家庭实用中成药

第2版

主　编　郁宣俊　张宝华　杜大军

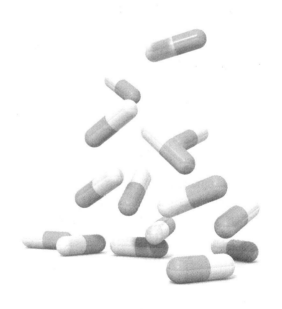

人民卫生出版社

图书在版编目（CIP）数据

家庭实用中成药 / 郇宜俊，张宝华，杜大军主编 . —2 版 .
—北京：人民卫生出版社，2017

ISBN 978-7-117-25233-1

Ⅰ . ①家… Ⅱ . ①郇…②张…③杜… Ⅲ . ①中成药 – 基本
知识 Ⅳ . ①R286

中国版本图书馆 CIP 数据核字（2017）第 237709 号

| 人卫智网 | www.ipmph.com | 医学教育、学术、考试、健康，购书智慧智能综合服务平台 |
| 人卫官网 | www.pmph.com | 人卫官方资讯发布平台 |

家庭实用中成药
第 2 版

主　　编：郇宜俊　张宝华　杜大军
出版发行：人民卫生出版社（中继线 010-59780011）
地　　址：北京市朝阳区潘家园南里 19 号
邮　　编：100021
E - mail：pmph @ pmph.com
购书热线：010-59787592　010-59787584　010-65264830
印　　刷：三河市尚艺印装有限公司
经　　销：新华书店
开　　本：710×1000　1/16　　印张：38
字　　数：702 千字
版　　次：2000 年 3 月第 1 版　　2017 年 11 月第 2 版
　　　　　2017 年 11 月第 2 版第 1 次印刷（总第 3 次印刷）
标准书号：ISBN 978-7-117-25233-1/R·25234
定　　价：80.00 元

打击盗版举报电话：010-59787491　E-mail：WQ @ pmph.com
（凡属印装质量问题请与本社市场营销中心联系退换）

参编人员

主　编　郇宜俊　张宝华　杜大军

副主编　王　慧　李胜南　王　欣

编　者　（以姓氏笔画为序）

王　浩　王幼鹏　王相立

冯立娟　任继东　刘文芳

刘洋博　李　强　李时臻

李顺敏　杨　希　杨　磊

张　旸　张士瑞　张海娟

英信华　郇　宇　郇正勋

秦东风　徐金雯　高付琳

麻爱华　隋洺骅　翟向红

前 言

《家庭实用中成药》自 2000 年 1 月出版以来,受到广大读者的喜爱,已重印两次。近年来,中成药的发展已有了许多新变化,有的列为了非处方药,有的又有了许多新的功效和用途。为了体现这些新发展,满足广大读者家庭医疗的需要,我们决定组织编写《家庭实用中成药》第 2 版。

第 2 版在第 1 版的基础上将剂型规格与用法用量合并为一项,增加了家庭医疗、药物新用、注意事项与禁忌等内容。全书共收载家庭实用中成药 599 种,同一品种不同剂型计算在内为 1109 种。药名后有"典"者为《中国药典》2015 年版收载品种,有"OTC"者为非处方药。将"中成药基础知识"作为一般常识,置于书后,并增加了药物、药品与中成药;处方药与非处方药;假药与劣药;药品批准文号;药品产品批号;药品有效期;中药的化学成分;儿童用药特点;妊娠期及哺乳期用药特点;老年人用药特点等内容。附录只收载了"撤销、淘汰中成药品种目录",删除了"处方药与非处方药分类管理办法(试行)""国家非处方药目录""全国中医医院急诊必备中成药目录""中成药名优产品名单"等内容。

新版更全面地介绍了家庭常用中成药,并以非处方药为主,增加了一些近几年出现的新品种,删去了一些不常用品种、撤销淘汰品种和中药注射剂,特别突出了家庭应用和近年来报道的药品新功效、新用途。对家庭医疗更有指导性。希望能在家庭用药日趋普遍的情况下,给广大读者在家庭医疗、合理用药、安全用药方面,提供尽量多的帮助。

郇宜俊
2017 年 8 月

目 录

第1章 内科用药

第1节 感冒用药

西医学认为,感冒是由感冒病毒或细菌引起的急性呼吸道传染病。本病起病急,病情轻重不一。诊断主要依据发热、头痛、鼻塞、流涕、乏力、周身肌肉酸痛等典型症状。血象检查可见血白细胞总数减少,淋巴细胞相对增加,嗜酸性粒细胞消失,合并细菌感染则白细胞总数及中性粒细胞增多,免疫荧光技术找抗原、病毒分离、血清学等检查有助于早期和明确诊断。

中医认为感冒是人体感受风邪所致的外感疾病。一年四季均可发生,尤以冬春季多见。因气候骤变,寒热失常,或起居不慎,露宿受凉,劳累淋雨等,人体抵抗力下降,卫气不固,外邪乘虚侵入而发病。初起一般多见鼻塞、流涕、喷嚏、声重、恶风,继则发热咳嗽,咽痒或痛,头痛身楚等。病程一般5~7天。

一般伤风全身症状不重,少有传变。时疫感冒多呈流行性,常突然恶寒,甚则寒战,高热,周身症状明显,且可化热入里,变生他病。

因风为六淫之首,常兼其他邪气而致病,因此,根据其病因、证情、病邪性质及治疗方法的不同,感冒主要分为以下四种类型:

1. 风寒感冒:症见恶寒重,发热轻,无汗,头痛,四肢酸痛,鼻塞声重,打喷嚏,流清涕,喉痒,咳嗽,痰稀色白,口不渴或微渴,喜热饮;舌苔薄白,脉浮或浮紧。

治疗以辛温解表,发散风寒为原则。常选用通宣理肺丸、荆防颗粒、正柴胡饮颗粒等。若表实无汗而兼内热之证(如口苦微渴等)宜选九味羌活丸;兼内热便秘,表里俱实者,宜解表通里,宜选防风通圣丸等。

2. 风热感冒:症见身热较著,微恶风,汗泄不畅,头胀痛,咽痛咳嗽,痰黏色黄,鼻塞,流黄浊涕;舌苔薄黄,脉浮数。

治疗以辛凉解表,疏散风热为原则。常选用银翘解毒丸、羚翘解毒丸、桑菊感冒片、抗感颗粒、风热感冒颗粒、双黄连口服液等。

3. 时疫感冒:或称流行性感冒,临床症状与风热感冒相似,但发病快,病情重,怕冷寒战,高热,头痛剧烈,肢体酸痛;舌红苔黄,脉浮数有力,常呈群体流行发病。

治疗以清热解毒,疏风透表为原则。常选用复方大青叶合剂、银黄口服液(见第32节口腔咽喉病用药)等。

4. 暑湿感冒:为夏季感冒,多因乘凉饮冷,裸体露宿,暑邪外侵,内伤湿滞所致。症见恶寒发热,身热无汗或汗出而热不解,心烦口渴,小便短赤,头痛头胀,胸闷,脘痞或腹痛肠鸣,呕吐泄泻,全身酸楚,体重乏力;舌苔薄黄而腻,脉濡数。

治疗以清暑祛湿解表为原则。常选用暑湿感冒颗粒、藿香正气丸(水、胶囊、颗粒)(见第3节祛暑用药)等,同时可配服银翘解毒丸等。

以上为常见感冒分型,另有气虚、血虚、阴虚感冒,均为体虚感冒,需在疏散解表药中酌加补正之品,以扶助正气,增强祛邪能力。值得注意的是,诸多温热病、传染病,初起表现类似感冒,若按感冒治疗,热不退或症状加重者,要及时到医院检查治疗,以免延误病情或变生他证。

一、风寒感冒用药

九味羌活丸(颗粒)^典

药物组成 羌活、防风、苍术、细辛、川芎、白芷、黄芩、地黄、甘草。

功能主治 疏风解表,散寒除湿。用于外感风寒湿所致的感冒,症见恶寒,发热,无汗,头重而痛,肢体酸痛。

剂型规格与用法用量 大蜜丸:每丸9克,口服,每次1丸,每日2次;水丸:姜葱汤或温开水送服,每次6~9克,每日2~3次;浓缩丸:姜葱汤或温开水送服,每次6~9克,每日2~3次;颗粒剂:每次15克,每日2~3次,每次5克,每日2~3次。

家庭医疗 应用本品的基本指征:外感风寒夹湿所致的感冒。症见恶寒,发热,无汗,头重而痛,肢体酸痛。

1. 治疗感冒:外感风寒湿邪所致上呼吸道感染。症见恶寒发热,肌表无汗,头痛项强,肢体酸楚疼痛,口苦而涩。常规服用。

2. 治疗风湿头痛:症见头痛如裹,肢体困重,胸闷腹胀,恶心纳呆,口干少饮;舌苔腻,脉濡浮缓。治宜祛风化湿。常规服用。

药物新用

1. 治疗风寒湿邪所致痹痛,关节疼痛,腰膝沉痛,类风湿关节炎见有上述证候者。常规服用。

2. 治疗肩周炎:常规服用。

3. 治疗外感牙痛:本品发汗祛湿,兼清里热。常规服用。

4. 治疗额窦炎:常规服用。

5. 治疗带状疱疹后遗神经痛:本品可使受损神经细胞的血液供应得到明显改善。常规服用。

6. 治疗白癜风:常规服用,同时外涂加味羌活酊(九味羌活丸组成药物加红花 5 克,浸泡于 75% 酒精 200 毫升中,一周后即成),每日 2~3 次,1 个月为一个疗程。治疗期间忌食辛辣食物及富含维生素 C 的水果,避免日光暴晒。

注意事项与禁忌

1. 本品含有细辛,不宜长期使用。

2. 儿童及老年人一般不宜使用;身体虚弱者慎用。

3. 肾脏病患者、孕妇、新生儿禁用。

外感风寒颗粒 _典OTC

药物组成　桂枝、白芷、防风、柴胡、荆芥穗、羌活、白芍、葛根、桔梗、苦杏仁(炒)、甘草、生姜。

功能主治　解表散寒,退热止咳。用于风寒感冒,恶寒发热,头痛项强,全身酸疼,鼻塞流清涕,咳嗽;苔薄白,脉浮。

剂型规格与用法用量　颗粒剂:开水冲服,每次 12 克,每日 3 次。

家庭医疗　应用本品的基本指征:风寒感冒,恶寒重,发热轻,头痛项强,全身酸痛,鼻塞流清涕,咳嗽,吐白痰;舌苔薄白,脉浮。

1. 治疗风寒感冒、普通感冒、流行性感冒:恶寒,轻微发热或不热,头痛,喷嚏,鼻塞流清涕,肢体酸痛,无汗,咳嗽,咯痰色白,口不渴,无咽痛。常规服用。

2. 治疗风寒咳嗽:咳嗽,咯痰色白,咽痒,常伴有鼻塞,流清涕,喷嚏,恶寒无汗,头痛,骨节酸痛等。常规服用。

药物新用　本品具有抗病毒、抗菌、解热止痛等作用。

1. 治疗急性鼻炎:鼻塞,喷嚏,流清水样鼻涕,鼻内不适,或伴有嗅觉减退,闭塞性鼻音,常感周身不适,头痛,或有恶寒微发热。常规服用。

2. 治疗慢性鼻炎:交替性、间歇性鼻塞,流清涕,或早晨及上午头痛、头昏不清,嗅觉减退,或微恶寒。常规服用。

3. 治疗空调病:夏季使用空调引起恶寒,头痛或头部昏沉,胸闷,鼻塞,流清涕,或周身不适,咳嗽等。常规服用。

注意事项与禁忌　不适用于风热感冒。表现为发热重,微恶风,有汗,口渴,鼻流浊涕,咽喉红肿热痛,咯吐黄痰,痰稠不易咯出。

感冒清热颗粒(胶囊、软胶囊、片、咀嚼片、口服液)典 OTC

药物组成 荆芥穗、防风、白芷、紫苏叶、薄荷、柴胡、葛根、芦根、桔梗、苦杏仁、苦地丁。

功能主治 疏风散寒,解表清热。用于风寒感冒,头痛发热,恶寒身痛,鼻流清涕,咳嗽咽干。

剂型规格与用法用量 颗粒剂:开水冲服,每次1袋,每日2次,病情重者加倍;胶囊剂:每粒0.45克,口服,每次3粒,每日2次;软胶囊剂:每粒0.65克,口服,每次4粒,每日2次;片剂:每片0.55克,口服,每次2~4片,每日3次;咀嚼片剂:每片1.5克。咀嚼溶化后吞服,每次2片,每日2次;口服液:每支10毫升,每次1支,每日2次。

家庭医疗 应用本品的基本指征:头痛发热,恶寒身痛,鼻流清涕,咳嗽咽干;舌苔薄白或薄黄,脉浮。

治疗风寒感冒:头痛发热,恶寒身痛,鼻流清涕,咳嗽咽干,周身酸软,乏力;舌苔薄黄,脉滑数。常规服用。

药物新用

1. 治疗急性扁桃体炎:咳嗽咽干,咽喉肿痛,口苦,头痛,发热,恶寒。常规服用。

2. 治疗咽喉炎:咳嗽咽干,咽痛,声音嘶哑,口苦。常规服用。

注意事项与禁忌

1. 不适用于风热感冒。表现为发热重,微恶风,有汗,口渴,鼻流浊涕,咽喉红肿热痛,咯吐黄痰。

2. 身体虚弱常有虚汗者不宜服用。

3. 脾虚大便稀者慎用。

4. 糖尿病患者宜选用无糖型颗粒剂。

5. 不宜同服滋补性中药。

荆防颗粒(合剂 OTC)

药物组成 荆芥、防风、羌活、独活、前胡、桔梗、柴胡、川芎、枳壳、茯苓、甘草。

功能主治 发汗解表,散风祛湿。用于风寒感冒,头痛身痛,恶寒发热,无汗,鼻塞,流清涕,咳嗽,咯吐白痰,温毒发颐。

剂型规格与用法用量 颗粒剂:开水冲服,每次1袋,每日3次;合剂:口服,每次10~20毫升,每日3次。

家庭医疗 应用本品的基本指征:风寒感冒,头痛身痛,恶寒无汗,鼻塞流清涕,咳嗽痰白;舌红苔薄白,脉浮。

1. 治疗风寒感冒:头痛身痛,怕冷,不发热或发热不甚,无汗,鼻塞,流清涕,咳嗽,咯吐白色稀痰,或肢体酸楚,头沉重;舌苔薄白,脉浮或浮紧。常规服用。

2. 治疗流行性感冒:发热恶寒,头痛,鼻塞,流涕。常规服用。

药物新用

1. 治疗疮疡:初起,肿痛、发热、恶寒。常规服用。

2. 治疗产后感染:初起,见有风寒表证,恶寒重发热轻,头痛身痛。颗粒剂,常规服用。

3. 治疗疟疾:寒疟,寒战发热,寒多热少,头痛,口不渴,精神疲惫,身体困倦;舌苔白腻,脉弦。常规服用。

注意事项与禁忌

1. 不适用于风热感冒。表现为发热重,微恶风,有汗,口渴,鼻流浊涕,咽喉红肿热痛,咯吐黄痰,痰稠不易咯出。

2. 不宜同服滋补性中药。

3. 本品含蔗糖,糖尿病患者不宜服用。

荆防败毒丸 ^{OTC}

药物组成　荆芥、防风、羌活、独活、土茯苓、川芎、柴胡、薄荷、前胡、桔梗、枳壳、党参、甘草。

功能主治　清热散风,发表解肌。用于伤风感冒,恶寒发热,头痛咳嗽,周身酸痛。

剂型规格与用法用量　水丸:每10粒重1克,口服,每次9克,每日2次。

家庭医疗　应用本品的基本指征:发热恶寒,头项强痛,咳嗽吐痰,鼻塞咽痛;舌淡红,苔薄白而腻,或微黄,脉浮。

1. 治疗风寒感冒:发热恶寒,头痛无汗,咳嗽吐痰,鼻塞咽痛;舌淡红苔薄白,脉浮。常规服用。

2. 治疗流行性感冒:发热恶寒,头项强痛,咳嗽吐痰,鼻塞咽痛等。常规服用。

3. 治疗温毒发颐:面部红肿疼痛,发热恶寒,头痛,或恶心呕吐等。常规服用。

4. 治疗疮疡初起:局部肿痛,发热,恶寒等。常规服用。

药物新用　本品具有解热、镇痛、抗病毒作用。

治疗破伤风:配合TAT(破伤风抗毒素)、抗生素。常规服用。

注意事项与禁忌　不适用于风热感冒。表现为发热重,微恶风,有汗,口渴,鼻流浊涕,咽喉红肿热痛,咯吐黄痰,痰稠不易咯出。

正柴胡饮颗粒^典^{OTC}

药物组成 柴胡、防风、陈皮、赤芍、甘草、生姜。

功能主治 表散风寒,解热止痛。用于外感风寒所致的发热恶寒,无汗,头痛,鼻塞,喷嚏,咽痒咳嗽,四肢酸痛;流感初起、轻度上呼吸道感染见上述证候者。

剂型规格与用法用量 颗粒剂:开水冲服,每次1袋,每日3次。小儿酌减。

家庭医疗 应用本品的基本指征:微恶风寒,发热,无汗,头身痛;舌苔薄白,脉浮。

1. 治疗风寒感冒:恶寒重,轻热或不发热,无汗,鼻痒喷嚏,鼻塞声重,咯痰液清稀,肢体酸楚;舌苔薄白,脉浮紧。常规服用。

2. 治疗流行性感冒初起,轻度上呼吸道感染等:常规服用。

药物新用

1. 治疗外感发热:本品解热、抗过敏,能解内毒素引起的发热,作用与阿司匹林相近。常规服用。

2. 治疗肺炎:本品可以解除发热、咳嗽、无力、气促等症状。常规服用。

3. 治疗骨折后发热:本品有明显的退热效果,且退热而不发汗,不损伤正气,退热作用稳定持久,无反跳现象,无西药的不良反应。常规服用。

4. 治疗心肌炎:本品有抗病毒及调节机体免疫作用。常规服用。

5. 治疗急性乳腺炎,乳腺小叶增生:开水冲服,每次2袋,每日3次。

6. 治疗恶性肿瘤发热:开水冲服,每次2袋,每日3次,连服7天为一个疗程。

参苏丸^典(片、胶囊)^{OTC}

药物组成 党参、紫苏叶、葛根、前胡、茯苓、桔梗、半夏(制)、陈皮、枳壳(炒)、木香、甘草、生姜、大枣。

功能主治 益气解表,疏风散寒,祛痰止咳。用于身体虚弱,感受风寒所致的感冒,症见恶寒发热,头痛鼻塞,咳嗽痰多,胸闷呕逆,乏力气短。

剂型规格与用法用量 大蜜丸:温开水送服,每次6~9克,每日2~3次;水丸:温开水送服,每次6~9克,每日2~3次;片剂:每片约0.3克,口服,每次3~5片,每日2~3次;胶囊剂:每粒0.45克,口服,每次4粒,每日2~3次。

家庭医疗 应用本品的基本指征:体虚之人外感风寒,内有痰湿,气短乏力,恶寒发热,头痛无汗,鼻塞声重,咳嗽痰多色白,胸闷恶心或呕吐;舌淡苔白,脉浮无力。

1. 治疗体虚感冒:气短乏力,恶寒重,发热轻,头痛无汗,鼻塞声重,咳嗽痰多色白,胸闷恶心,肢体酸痛;舌淡苔白,脉浮无力。常规服用。

2. 治疗风寒感冒:头痛发热,鼻塞声重,畏风恶寒,头痛无汗,鼻流清涕,四肢无力;舌淡苔白,脉浮紧。常规服用。

药物新用

1. 治疗急性支气管炎:咳嗽,咯痰量多色白,气短乏力,胸闷。常规服用。

2. 治疗慢性支气管炎:反复咳嗽多年,痰白质稀,易于咯出,伴胸闷气短乏力,食欲不佳。常规服用。

3. 治疗久病及老幼体弱者反复呼吸道感染:常规服用。

注意事项与禁忌

1. 不适用于风热感冒。表现为发热重,微恶风,有汗,口渴,鼻流浊涕,咽喉红肿热痛,咳吐黄痰。

2. 不宜同服滋补性中药。

防风通圣丸^{典OTC}(颗粒^典)

药物组成 防风、荆芥穗、薄荷、连翘、滑石、石膏、黄芩、栀子、大黄、芒硝、麻黄、桔梗、当归、白芍、川芎、白术(炒)、甘草。

功能主治 解表通里,清热解毒。用于外寒内热,表里俱实,恶寒壮热,头痛咽干,小便短赤,大便秘结,瘰疬初起,风疹湿疮。

剂型规格与用法用量 水蜜丸:每袋6克,口服,每次1袋,每日2次;颗粒剂:每袋3克,开水冲服,每次1袋,每日2次。

家庭医疗 应用本品的基本指征:恶寒壮热无汗,头目昏眩,目赤睛痛,口苦舌干,咽喉不利,溲赤便干等。

治疗外寒内热,表里俱实证:症见头痛,发热恶寒,咽喉疼痛,小便短赤,大便秘结,或疮痈初起的便秘发热等。常规服用。

药物新用

1. 治疗肥胖(减肥)或伴发无排卵症:从月经周期第5天开始连服5天,每日6克。

2. 治疗过敏:口服,每次6克,每日3次,连服2~3天。并忌食油腻、温燥食物。

3. 治疗春季结膜炎:口服,10岁以下每次3~5克,10~16岁每次6克,成人每次9克,每日2次。

4. 治疗扁平疣:口服,视体质强弱每次3~6克,每日2次。1周为一个疗程,最长可用至4个疗程。

5. 治疗神经痛、支气管哮喘、细菌性痢疾、多发性疮肿、副鼻窦炎、皮肤病、尿路感染等:常规服用。

注意事项与禁忌 孕妇慎用。

二、风热感冒用药

风热感冒颗粒^{OTC}

药物组成 板蓝根、金银花、连翘、薄荷、荆芥穗、桑叶、菊花、芦根、桔梗、牛蒡子、苦杏仁。

功能主治 疏风清热,宣肺利咽,解毒。用于感冒发热,汗出,鼻塞流涕,头痛,咳嗽,痰多,色黄质稠,咽喉肿痛,口干口渴。

剂型规格与用法用量 颗粒剂:每袋10克,开水冲服,每次1袋,每日3次。3~7岁儿童服成人量1/3,7岁以上儿童服成人量1/2。

家庭医疗 应用本品的基本指征:感冒发热,发热重恶寒轻,头痛,身体酸楚不适,咳嗽,多痰,口干渴,或见咽痛、鼻塞、流浊涕;舌苔薄黄,脉浮数。

1. 治疗风热感冒:发热或高热,头胀痛,微恶风寒,鼻塞,喷嚏,流浊涕,汗出不畅,口干,咽痛,咳嗽,痰黄稠;舌苔薄白微黄,脉浮数。常规服用。

2. 治疗风温:发热,微恶风寒,无汗或汗少,头痛,咳嗽,口干口渴;舌边尖红,苔薄白,脉浮数。常规服用。

药物新用 本品主要有解热,抗病毒,抑菌,抗炎,止咳,祛痰等作用。具有较好的解热作用,常用于细菌及病毒性感染的急性上呼吸道疾病。

1. 治疗风热乳蛾(扁桃体炎):咽部红肿,疼痛,吞咽时有不适感,咽喉干燥,伴有头痛,发热,恶寒,鼻塞,咳嗽等;舌边尖红,苔薄白或薄黄,脉浮数。常规服用。

2. 治疗急性咽喉炎:常规服用。

3. 治疗痄腮(腮腺炎):发热,恶寒轻,一侧或两侧耳下腮部漫肿疼痛;舌红苔薄白或薄黄,脉浮数。常规服用。

注意事项与禁忌

1. 多饮开水。

2. 避风寒。

3. 不宜同服滋补性中药。

4. 本品含蔗糖,糖尿病患者不宜服用。

5. 不适用于风寒感冒。表现为恶寒重,发热轻,无汗,头痛,口不渴,鼻塞,流清涕,喉痒咳嗽,吐稀白痰;舌苔薄白,脉浮或紧。

银翘散^典(片、颗粒、合剂)^{OTC}

药物组成 金银花、连翘、荆芥、薄荷、淡豆豉、牛蒡子、芦根、桔梗、淡竹叶、甘草。

功能主治　辛凉透表,清热解毒。用于外感风热感冒,发热头痛,口干咳嗽,咽喉疼痛,小便短赤。

剂型规格与用法用量　散剂:每袋 6 克。温开水冲服,每次 1 袋,每日 2~3 次;片剂:每片 0.35 克,口服,每次 4~8 片,每日 2 次;颗粒剂:开水冲服,每次 10 克,每日 2~3 次;合剂:口服,每次 10 毫升,每日 2~3 次。

家庭医疗　应用本品的基本指征:发热,微恶寒,头痛,咳嗽,口干口渴,咽喉疼痛;舌尖红,苔薄黄,脉浮数。

1. 治疗风热感冒、流行性感冒:发热,微恶寒,或有汗出,头痛,鼻塞流浊涕,口干而渴,咽喉红肿疼痛,咳嗽;舌苔薄黄,脉浮数。常规服用。

2. 治疗痄腮:发热,两腮红肿疼痛;舌苔薄黄,脉浮数。常规服用。

药物新用　本品具有发汗、解热、抗病原微生物、抗炎、镇痛、抗过敏、增强免疫功能等作用。

1. 治疗急性扁桃体炎:咽喉红肿疼痛,扁桃体肿大,或表面有脓性分泌物;舌苔薄黄,脉浮数。常规服用。

2. 治疗肺炎:发热,咳嗽等。常规服用。

3. 治疗麻疹:对麻疹病人具有退热作用,并促进顺利透疹。常规服用。

4. 治疗肾病综合征:辛凉解表,清热解毒可治肾病综合征。常规服用。

注意事项与禁忌

1. 不适用于风寒感冒。表现为恶寒重,发热轻,无汗,头痛,鼻塞,流清涕,喉痒咳嗽;舌苔薄白,脉浮或紧。

2. 脾胃虚寒,腹痛喜暖,泄泻忌用。

银翘解毒丸(片、胶囊、颗粒、口服液)⒪Ⓣ⒞

药物组成　金银花、连翘、薄荷、荆芥、淡豆豉、牛蒡子、桔梗、淡竹叶、甘草。

功能主治　辛凉解表,清热解毒。用于风热感冒,发热头痛,无汗或有汗不畅,咳嗽,口干口渴,咽喉疼痛。

剂型规格与用法用量　大蜜丸:每丸 3 克、9 克,芦根汤或温开水送服,每次 1 丸,每日 2~3 次;水蜜丸:口服,每次 6 克,每日 2~3 次,以芦根汤或温开水送服;浓缩丸:每袋 9 克,口服,每次 5 丸,每日 3 次;片剂:每片 0.25 克、0.4 克、0.52 克、0.55 克,口服,每次 4 片,每日 2~3 次;胶囊剂:每粒 0.4 克,口服,每次 4 粒,每日 2~3 次;软胶囊剂:每粒 0.45 克,口服,每次 2 粒,每日 3 次;颗粒剂:每袋 12 克或 15 克,开水冲服,每次 1 袋,每日 3 次;口服液:口服,每次 10 毫升,每日 3 次。

家庭医疗　应用本品的基本指征:发热,微恶风寒,无汗或汗出不畅,头痛,咳嗽,口干口渴,咽喉疼痛;舌边尖红,苔薄白或薄黄,脉浮数。与桑菊感冒片相比,清热解毒作用较强,止咳作用不如桑菊感冒片,与羚翘解毒丸相比,解热作用弱。

1. 治疗风热感冒:发热,无汗,微恶风寒,头痛,咳嗽,鼻塞,流浊涕,口干,咽喉肿痛;舌边尖红,苔薄白或薄黄,脉浮数。常规服用。

2. 治疗温病初起:发热,头痛,口渴,咳嗽,咽痛;舌边尖红,苔薄白或薄黄,脉浮数。常规服用。

3. 治疗风热乳蛾(急性扁桃体炎):发热,咽喉扁桃体炎红肿疼痛,头痛,口干;舌苔薄白或薄黄,脉浮数。常规服用。

4. 治疗痄腮(腮腺炎):发热,腮部肿痛;舌苔薄黄,脉浮数。取银翘散适量,以陈醋调成糊状外敷患处,外盖无菌敷料,胶布固定。每日换药1次,一般用药4~5天可获愈。

5. 治疗麻疹初起:头痛,发热,全身酸楚不适,乏力等。常规服用。

药物新用 本品有发汗、解热、抗病原微生物、抗炎、镇痛、抗过敏、增强免疫功能等作用。

1. 治疗急性咽炎、咽喉疱疹:常规服用。

2. 治疗小儿肺炎:寒战,高热,咳嗽,咳吐少量白黏痰,胸痛,头痛,胸闷。作为辅助用药,蜜丸口服,每次3~9克,每日3次,也可用温开水溶化成粥状服用。

3. 治疗流行性乙型脑炎:初起,头痛,发热。蜜丸口服,每次9克,每日3次。

4. 治疗痈肿疮疖:蜜丸口服,每次9克,每日2次。

5. 治疗流行性出血热:可作为辅助用药。常规服用。

6. 治疗慢性胃炎:属湿热型者,症见脘腹胀闷疼痛,食后加重,食欲减退,恶心,口苦,嗳气,便溏;舌苔黄或黄腻。常规服用。

7. 治疗各种角膜炎、结膜炎、色素膜炎、麦粒肿:常规服用。

8. 治疗多种眼病:包括:①麦粒肿、眼睑丹毒、眼睑炎性水肿;②眼部带状疱疹;③春季卡他性结膜炎;④疱疹性角膜炎、巩膜炎等。均有较好疗效。蜜丸口服,每次3克,每日2~3次,5天为一个疗程。

9. 治疗温病红疹:常规服用。

10. 治疗荨麻疹:蜜丸口服,每次1丸,每日2次。

11. 治疗牛皮癣:蜜丸口服,每次1丸,每日2次。

12. 治疗急性子宫内膜炎:常规服用。

注意事项与禁忌

1. 不适用于风寒感冒。表现为恶寒重,发热轻,无汗,头痛,鼻塞流清涕,口不渴,喉痒咳嗽,咳吐稀白痰;舌苔薄白,脉浮或紧。

2. 脾胃虚寒,腹痛喜暖,泄泻忌用。

3. 不宜同服滋补性中药。

银柴颗粒(合剂)^{OTC}

药物组成 忍冬藤、芦根、薄荷、柴胡、枇杷叶。

功能主治 清热,解表,止咳。用于风热感冒,发热咳嗽,咽喉肿痛。

剂型规格与用法用量 颗粒剂:开水冲服,每次 12 克,每日 3~4 次;合剂:口服,每次 30~40 毫升,每日 4 次。

家庭医疗 应用本品的基本指征:发热重,恶寒轻,头痛,咳嗽,口渴;舌红苔薄黄,脉浮数。

1. 治疗感冒发热:症见发热,微恶寒,头痛,咳嗽,口渴,咽痛;舌红苔薄黄,脉浮数。常规服用。

2. 治疗风热乳蛾:症见咽喉肿痛,伴有堵塞感,扁桃体肿大,头痛,发热,口干;舌苔薄白或薄黄,脉浮数。常规服用。

药物新用

1. 治疗痈肿:证属热性,痈肿初起。常规服用。

2. 治疗急性支气管炎:发热,咳嗽,咯痰黄稠,咽干口渴。常规服用。

3. 治疗急性咽喉炎:咽喉肿痛,声音嘶哑,甚则失音,发热面红。常规服用。

注意事项与禁忌

1. 不适用于风寒感冒。表现为恶寒重,发热轻,无汗,鼻塞流清涕,口不渴,咳吐稀白痰。

2. 不宜同服滋补性中药。

3. 本品含蔗糖,糖尿病患者不宜服用。

感冒灵颗粒(片、胶囊)^{OTC}

药物组成 金盏银盘、野菊花、岗梅、三叉苦、薄荷油、马来酸氯苯那敏、对乙酰氨基酚、咖啡因。

功能主治 解热,镇痛。用于感冒引起的头痛发热、鼻塞、流涕、咽痛。

剂型规格与用法用量 颗粒剂:每袋 10 克,开水冲服,每次 1 袋,每日 3 次;片剂:每片 0.33 克,口服,每次 4 片,每日 3 次;胶囊剂:每粒 0.5 克,口服,每次 2 粒,每日 3 次。

家庭医疗 应用本品的基本指征:感冒引起的头痛,发热,鼻塞,流涕,咽痛。

治疗风热感冒:证属风热袭表。症见发热明显,恶风寒,咳嗽,咳痰色黄黏稠,鼻塞,流浊涕,伴咽痛等。

药物新用　治疗夏季空调感冒:颗粒剂,常规服用。

注意事项与禁忌

1. 不宜同服滋补性中药。

2. 脾胃虚寒者慎用,症见腹痛、喜暖、泄泻。

3. 本品含对乙酰氨基酚、马来酸氯苯那敏、咖啡因。故服用本品期间不得饮酒(或含有酒精的饮料);不能同时服用与本品成分相似的其他抗感冒药;不得驾驶机、车、船、从事高空作业、机械作业及精密仪器操作等。

4. 服用本品时可有困倦、嗜睡、口渴、虚弱感;偶见皮疹、荨麻疹、药热及粒细胞减少。

5. 长期大量服用可导致肝肾功能异常,肝、肾功能不全者慎用。

6. 膀胱颈梗阻、甲状腺功能亢进、青光眼、高血压和前列腺肥大者慎用。

7. 孕妇及哺乳期妇女慎用。

感冒消炎片 OTC

药物组成　臭灵丹、千里光、蒲公英。

功能主治　散风清热,解毒利咽。用于感冒发热,咳嗽,咽喉肿痛,眼睛红肿疼痛。

剂型规格与用法用量　片剂:每片0.3克(每片相当于原药材1克)。口服,每次6片,症状较重者可加至8片,每日3次。

家庭医疗　应用本品的基本指征:感冒发热,咽喉疼痛,咽部充血,或有扁桃体肿大,口渴或咳嗽吐痰。

1. 治疗感冒:风热型普通感冒、流行性感冒等,发热重恶寒轻或不恶寒,或有恶风,咳嗽,口渴,咽痛或咽干。常规服用。

2. 治疗乳蛾:咽部疼痛,咽喉干燥,或有灼热感,吞咽不利,或吞咽时疼痛加重,伴口渴,发热或不发热,或有声音嘶哑,扁桃体肿大。每次8片,每日3次。

3. 治疗喉痹:急性咽炎,咽干咽痛,咽部灼热,吞咽唾液时疼痛一般比进食时更明显,咽部充血。如有化脓,咽部可见黄白点状渗出物。常规服用。

4. 治疗目赤肿痛:眼睑红肿,白睛充血,或伴畏光流泪。常规服用。

药物新用　本品具有抗菌,抗炎,解热的作用。对呼吸道常见病原球菌肺炎球菌有抗菌作用,大剂量对感染性致热原所致的体温升高有一定的解热作用,能持续约5小时。千里光煎剂对志贺痢疾杆菌和金黄色葡萄球菌有较强的抗菌作用,臭灵丹有祛痰作用。

1. 治疗流行性腮腺炎:腮腺肿胀、疼痛,以耳垂为中心,多双侧同时受累,也可先见于一侧,1~2日后波及对侧,发热,头痛,乏力,食欲减退。每次3~6片,每日3次。

2. 治疗牙周炎：刷牙或咀嚼食物时牙龈出血，牙龈红肿，牙周溢脓，或伴有疼痛，口臭。常规服用。

3. 治疗风热毒疮：皮肤红肿疼痛，发热，恶寒，头痛，食欲不佳；舌红苔薄黄。常规服用。

注意事项与禁忌

1. 不适用于风寒感冒。表现为恶寒重，发热轻，无汗，头痛，口不渴，鼻塞，流清涕，喉痒咳嗽，吐稀白痰；舌苔薄白，脉浮或紧。

2. 脾胃虚寒，腹痛喜暖，泄泻慎用。

桑菊银翘散 ^{OTC}

药物组成 桑叶、菊花、金银花、连翘、薄荷、荆芥、牛蒡子、蝉蜕、绿豆、川贝母、淡竹叶、苦杏仁、僵蚕、淡豆豉、桔梗、芦根、滑石、甘草。

功能主治 辛凉透表，宣肺止咳，清热解毒。用于外感风热，发热恶寒，头痛咳嗽，咽喉肿痛。

剂型规格与用法用量 散剂：口服，每次10克，每日2~3次。

家庭医疗 应用本品的基本指征：外感风热，发热恶寒，汗出，头痛咳嗽，咽喉肿痛。

1. 治疗风热感冒：外感风热，发热，微恶寒或不恶寒，头痛，咳嗽，吐白黏痰或黄痰，口渴，咽喉肿痛，鼻塞流涕，或有肢体疼痛。尤其适用于咳嗽症状较重的风热感冒。常规服用。

2. 治疗风热咳嗽：咳嗽频作，吐白色黏稠痰或吐黄痰，伴有发热，微恶寒或不恶寒，口渴，或咽痛，鼻塞，或咽痒作咳。常规服用。

药物新用 本品具有抗菌及抗病毒作用，另外还有抗炎、抗过敏和增强非特异性免疫力的作用。

1. 预防感冒：流行性感冒高发季节，预防流感。常规服用。

2. 治疗急性扁桃体炎：扁桃体明显肿大，咽部疼痛，吞咽时更甚，疼痛常放射至耳部，可伴有发热恶寒，周身不适等。常规服用。

3. 治疗肺炎：证属热邪在卫。症见发热重，恶寒轻，咳嗽咯痰，咽干咽痛，或有胸痛。可作为辅助药物常规服用。

4. 治疗百日咳：早期表现为流涕，咳嗽及低热，持续1~2周，与感冒无法区分，咳嗽逐渐加重，一口气可连续快速咳嗽5~10次，随之突然深呼吸以满足换气需要，可发生哮鸣样吸气性吼声，阵咳时面赤眼红，流涎流泪，眼睑水肿。常规服用。

注意事项与禁忌

1. 不适用于风寒感冒。表现为恶寒重，发热轻，无汗，头痛，鼻塞，流清涕,喉痒咳嗽;舌苔薄白,脉浮或紧。

2. 脾胃虚寒,腹痛喜暖,泄泻忌用。

桑菊感冒丸^典(片^典、合剂^典、颗粒、糖浆)^{OTC}

药物组成 桑叶、菊花、连翘、薄荷素油(合剂为薄荷)、苦杏仁、桔梗、芦根、甘草。

功能主治 疏风清热,宣肺止咳。用于风热感冒初起,头痛,咳嗽,口干,咽痛。

剂型规格与用法用量 浓缩水丸:口服,每次25~30粒,每日2~3次;片剂:每片0.52克或0.6克,口服,每次4~8片,每日2~3次;合剂:口服,每次15~20毫升,每日3次,用时摇匀。3~7岁儿童服成人量1/3,7岁以上儿童服成人量1/2;颗粒剂:每袋11克,开水冲服,每次1~2袋,每日2~3次;糖浆剂:口服,每次15~20毫升,每日3次。

家庭医疗 应用本品的基本指征:咳嗽,头痛,发热,身不甚热,微恶风寒,鼻塞,口微渴,咽微痛;舌苔薄白或薄黄,脉浮数。

治疗风热感冒:初起,头痛,咳嗽,身热,口干微渴,咽痛,肢体倦怠,乏力;舌苔薄白,脉浮数。常规服用。

药物新用 本品具有解热、抗炎、发汗、抗菌、抑制肠蠕动亢进等作用。

1. 治疗春冬季节流行性感冒、风疹、麻疹的前驱期:片剂口服,每次4~8片,每日3次。

2. 治疗急性支气管炎初起邪轻病微者:咳嗽,咳吐白黏痰,痰少,伴发热,头痛。片剂口服,每次4~8片,每日3次。

3. 治疗急性扁桃体炎:初起。常规服用。

4. 治疗急性咽喉炎:常规服用。

5. 治疗急性结膜炎初起:发热恶寒,头痛,眼红目赤。片剂,常规服用。

注意事项与禁忌

1. 不适用于风寒感冒。表现为恶寒重,发热轻,无汗,鼻塞流清涕,口不渴,咳吐稀白痰。

2. 不宜同服滋补性中药。

羚翘解毒丸(片、颗粒)^{OTC}

药物组成 羚羊角、金银花、连翘、薄荷、荆芥穗、淡豆豉、牛蒡子、桔梗、淡竹叶、甘草。

功能主治 疏风清热,解毒。用于风热感冒,头痛发热,恶寒,头晕目眩,咳嗽,咽痛,两腮赤肿。

剂型规格与用法用量　大蜜丸:每丸9克,鲜芦根汤或温开水送服,每次1丸,每日2~3次;水蜜丸:口服,每次1袋,每日2~3次;水丸:每袋5克,口服,每次1袋,每日2~3次;浓缩丸:每8丸重1.5克,口服,每次8粒,每日3次;片剂:每片0.55克,口服,每次4片,每日2次;颗粒剂:每袋10克,开水冲服,每次1袋,每日2~3次。

家庭医疗　应用本品的基本指征:风热感冒,头痛发热,微恶寒,咳嗽,咽喉疼痛,口干口渴;舌边尖红,苔薄白或薄黄,脉数。

1. 治疗风热感冒、流行性感冒:怕冷发热,发热重,恶寒轻,头痛,口干苦,咳嗽,咽喉疼痛,鼻塞,流涕,或有汗出,或口渴欲饮水;舌边尖红,苔薄白或薄黄,脉浮数。常规服用。

2. 治疗温热病初起:发热微恶风寒,无汗或有汗不畅,头痛,口微渴;舌边尖红,苔薄白,脉浮数。常规服用。

3. 治疗痄腮:发热恶寒,腮部肿痛,以耳垂为中心,全身不适,口干多饮;舌红苔薄黄,脉数。常规服用。

4. 治疗风热乳蛾(急性扁桃体炎):发热重,恶寒轻,咽喉肿痛;舌苔薄白或薄黄,脉数。常规服用。

5. 治疗麻疹初起:发热,恶寒,流泪,咳嗽;舌边尖红,苔薄白或薄黄,脉数。常规服用。

6. 治疗外科痈肿疔疮:初起见风热外感表证者。常规服用。

药物新用　本品有解热、抗炎、镇痛、镇静、抗病原微生物及增强免疫功能等作用。

1. 治疗乙型脑炎:初起,症轻者可选用。大蜜丸,口服,每次9~12克,每日3次。

2. 治疗急性咽喉炎:蜜丸,口服,每次6~9克,每日3次。

3. 治疗流行性脑膜炎:初起,可作为辅助药物服用。蜜丸,口服,每次6~9克,每日3次。

注意事项与禁忌

1. 不适用于风寒感冒。表现为恶寒重,发热轻,无汗,鼻塞流清涕,口不渴,咳吐稀白痰。

2. 不宜同服滋补性中药。

3. 蜜丸、颗粒剂含糖,糖尿病患者不宜服用。

三金感冒片 OTC

药物组成　金盏银盘、玉叶金花、金沙藤、薄荷油、三叉苦、地胆头、大头陈、倒扣草。

功能主治　清热解毒。用于风热感冒。症见发热,咽痛,口干。

剂型规格与用法用量　片剂:每片 0.21 克,口服,每次 6 片,每日 3 次。

家庭医疗　应用本品的基本指征:发热重恶寒轻,头痛,咽痛,口干渴,身痛,腰背痛等。

1. 治疗风热感冒、流行性感冒、普通感冒:发热重恶寒轻或不恶寒,头身疼痛,无汗,或腰背疼痛,颈项紧绷,咽痛,口苦。常规服用。

2. 治疗咽喉肿痛:咽喉扁桃体炎肿痛,食则疼痛加重,甚则食物难以下咽,声音嘶哑,发热重,关节痛或背部疼痛,甚则全身疼痛。常规服用。

药物新用　本品具有抗菌消炎,抗病毒,解热止痛,止呕止泻等作用。

1. 治疗疖病:多发于夏秋季节,皮肤呈单个或多个散在的小疖,好发于头皮和面部,多见于儿童及产后妇女,常伴有发热,咽干,口苦,食欲不振等。常规服用。

2. 治疗急性蜂窝织炎:局部红肿疼痛,红色较黯,边缘界限不清,中间部分的颜色较周围为深,病变部位较浅,触之较硬,压痛明显,可伴有发热恶寒,头痛,食欲不振。常规服用。

3. 治疗急性胃肠炎:腹痛腹泻,每日数次至数十次不等,水样便或黄绿色稀便,无脓血及黏液,有酸臭味,可伴头痛身痛,低热或中度发热。常规服用。

4. 治疗慢性胃炎:上腹部疼痛或胀满,日久不愈或反复发作,或上腹灼热,口干喜饮,食欲不振,或恶心呕吐。常规服用。

5. 治疗泄泻:大便次数增多,质稀,甚则大便如水样,腹痛腹胀,或伴有恶心呕吐,食欲下降,食量减少。常规服用。

6. 治疗细菌性痢疾:腹部疼痛,多呈阵发性,大便初时质稀,后转为脓血便,每日大便 10~20 次不等,里急后重,伴有食欲不振,厌油腻,恶心,口干,甚至发热。常规服用。

7. 治疗瘰疬:好发于面颈、胸胁、阴部,为无痛性红色或肤色结节及丘疹,质地较硬,不溃或未溃,或有灼热感,或有低热,口干,乏力,手足心热。常规服用。

8. 治疗关节炎:关节红肿疼痛,发热,咽痛,口干等。常规服用。

9. 治疗高血压:头痛头晕,面红目赤,心烦,咽干口干,耳鸣耳聋,胸胁胀满。常规服用。

注意事项与禁忌

1. 不适用于风寒感冒。表现为恶寒重,发热轻,无汗,头痛,口不渴,鼻塞,流清涕,喉痒咳嗽,吐稀白痰;舌苔薄白,脉浮或紧。

2. 体虚感冒慎用。

3. 脾胃虚寒,腹痛喜按,泄泻慎用。

4. 不宜同服滋补性中药。

抗感颗粒（口服液）典 OTC

药物组成 金银花、贯众、赤芍。

功能主治 清热解毒。用于外感风热引起的感冒，症见发热，头痛，鼻塞，喷嚏，咽痛，全身乏力、酸痛。

剂型规格与用法用量 颗粒剂：每袋 10 克，开水冲服，每次 1 袋，每日 3 次；口服液：口服，每次 10 毫升，每日 3 次。

家庭医疗 应用本品的基本指征：发热，咽痛，全身乏力及酸痛；舌红苔薄黄，脉浮数。

1. 治疗风热感冒、流行性感冒：症见发热重，微恶风，头胀痛，有汗或少汗，头痛身楚，咽喉红肿疼痛，咳嗽，痰黏或黄，鼻塞黄涕，口渴喜饮；舌尖边红，苔薄白微黄。脉浮数。常规服用。

2. 治疗风温初起：症见发热无汗，或汗出不畅，微恶风寒，头痛口渴，咳嗽咽痛；舌尖红，苔薄白或微黄，脉浮数。常规服用。

药物新用 治疗咽喉炎、扁桃体：常规服用。

注意事项与禁忌

1. 不宜同服滋补性中药。

2. 不适用于风寒感冒。症见发热轻、恶寒重、鼻流清涕、吐痰清稀。

3. 本品含蔗糖，糖尿病患者不宜服用。

4. 孕妇慎服。

双黄连口服液典
（片典、含片、咀嚼片、颗粒典、胶囊典、糖浆、气雾剂、栓典）OTC

药物组成 金银花、连翘、黄芩。

功能主治 疏风解表，清热解毒。用于外感风热所致的感冒，症见发热、咳嗽、咽痛；上呼吸道感染、肺炎见上述证候者。

剂型规格与用法用量 口服液：口服，每次 20 毫升，每日 3 次。3~7 岁儿童服成人量 1/3，7 岁以上儿童服成人量 1/2；片剂：每片 0.53 克，口服，每次 4 片，每日 3 次，小儿酌减；含片：每片 1 克，含服，每次 4 片，每日 3 次；咀嚼片：每片 1.0 克，咀嚼或含化，每次 3 片，每日 3 次；颗粒剂：每袋 5 克，开水冲服，每次 2 袋，每日 3 次，6 个月以下小儿，每次 2.0~3.0 克，6 个月 ~1 岁，每次 3.0~4.0 克，1~3 岁，每次 4.0~5.0 克，3 岁以上儿童酌量；胶囊剂：每粒 0.4 克，口服，每次 4 粒，每日 3 次；糖浆剂：口服，每次 20 毫升，每日 3 次，小儿酌减；气雾剂：振摇均匀后口腔吸入，每次吸入 10~15 喷，每间隔半小时吸入 1 次，每日 1~2 支，儿童吸入，每次 5 喷；栓剂：每枚 1.5 克。直肠给药，小儿每次 1 枚，每日 2~3 次。

家庭医疗 应用本品的基本指征:外感发热,微恶寒,无汗或汗出不畅,口渴,头痛身痛,鼻塞,咳嗽,咽痛;舌红苔薄黄,脉数。

1. 治疗感冒(普通感冒、流行性感冒):证属风热袭表。症见发热,微恶风寒,或有汗,鼻塞喷嚏,流稠涕,头痛,咽喉疼痛,咳嗽痰稠;舌苔薄黄,脉浮数。常规应用。

2. 治疗咳嗽:证属风热犯肺。症见咳嗽咳痰不爽,痰黄或稠黏,喉燥咽痛,常伴恶风身热,头痛肢楚,鼻流黄涕,口渴等表热证;舌苔薄黄,脉浮数或浮滑。常规应用。

3. 治疗风热乳蛾(急性扁桃体炎):证属风热外侵。症见咽部疼痛,吞咽不利,吞咽时疼痛加剧,咽喉有干燥灼热感,喉核红肿,连及周围咽部,伴发热严寒,头痛,鼻塞,肢体倦怠不适,咳嗽;舌边尖红,苔薄白微黄,脉浮数。常规应用。

4. 治疗风热喉痹(急性咽炎):证属风热。症见初起咽部干燥灼热,微痛,吞咽不利,其后疼痛加重,咽部有阻塞感,检查可见咽部微红稍肿,腭垂色红、肿胀,喉底红肿,或有颗粒突起,伴发热恶寒,头痛,咳嗽痰黄;舌苔薄白或微黄,脉浮数。常规应用。

5. 治疗腮腺炎:初期,可辅助退热。常规应用。

6. 治疗麻疹初起:有风热表证者。常规应用。

药物新用 本品具有抗菌,抗病毒,增强免疫功能等作用。

1. 治疗小儿肺炎:辅助退热。常规应用。

2. 治疗乙型脑炎:初期,辅助退热。常规服用。

3. 治疗小儿手足口病:辅助降温。常规应用。

4. 治疗口腔溃疡:与雷尼替丁合用,以本品口服液涂抹患处,每日6次。治疗期间忌食辛辣,注意口腔卫生。

注意事项与禁忌

1. 口服液如有轻微沉淀,可摇匀后服用,不影响疗效。

2. 糖尿病患者宜选无糖型。

3. 不宜同服滋补性中药。

4. 不适用于风寒感冒。表现为恶寒重,发热轻,无汗,头痛,口不渴,鼻塞,流清涕,喉痒咳嗽,吐稀白痰;舌苔薄白,脉浮或紧。

5. 栓剂最好于小儿排便后用药。

6. 栓剂受热易变形,应在35℃以下存放。

复方桑菊感冒片(颗粒、胶囊) OTC

药物组成 桑叶、野菊花、一枝黄花、薄荷油、芦根、桔梗、枇杷叶、甘草。

功能主治　散风清热,利咽止咳。用于风热感冒引起的发热,头晕,咳嗽,咽干,喉痛。

剂型规格与用法用量　片剂:每片0.4克,口服,每次6片,每日2次;颗粒剂:每袋20克,开水冲服,每次1袋,每日2~3次;胶囊剂:每粒0.3克,口服,每次6粒,每日2~3次。

家庭医疗　应用本品的基本指征:发热,体温一般在38.5℃以下,头痛,咽痒,或咽部疼痛,咽干,口干,咳嗽,但不以咳嗽为主,咯吐白痰或黄痰,痰量不多,鼻塞流涕;舌红苔薄黄,脉浮数。

1.治疗流行性感冒:症见发热,怕风,咽痒,咽干或咽痛,口干,口渴,或有咳嗽吐痰,或有鼻塞流涕。常规服用,早期服用效果佳。

2.治疗普通感冒:证属风热型感冒。症见发热重,恶风或微恶寒,咽痒咽痛,口干口渴,轻度咳嗽,鼻塞,流涕。常规服用。

药物新用　本品具有抗病毒、抗病原微生物、祛痰止咳等作用。方中桑叶、野菊花、一枝黄花等有较强的抗菌、抗病毒作用,对金黄色葡萄球菌、溶血性链球菌、卡他球菌、白喉杆菌、大肠杆菌等有明显的抑制作用。菊花对流感病毒,薄荷对疱疹病毒、牛痘病毒有较强的抑制作用。枇杷仁、桔梗、甘草、芦根祛痰镇咳,能促进支气管痰液排出,芦根还有利尿作用。

1.治疗咽喉肿痛:急性扁桃体炎、慢性扁桃体炎急性发作、咽炎见有咽喉疼痛,吞咽时疼痛,口干舌燥,扁桃体肿大等。常规服用。

2.治疗急性支气管炎:咳嗽,咯痰,痰量不多,痰色白或黄,口干或有咽干咽痛。常规服用。

注意事项与禁忌

1.不适用于风寒感冒。表现为恶寒重,发热轻,无汗,头痛,鼻塞,流清涕,喉痒咳嗽;舌苔薄白,脉浮或紧。

2.脾胃虚寒,腹痛喜暖,泄泻慎用。

3.不宜同服滋补性中药。

复方感冒灵颗粒(片、胶囊)🅾🆃🅲

药物组成　金银花、五指柑、野菊花、三叉苦、南板蓝根、岗梅、马来酸氨苯那敏、对乙酰氨基酚、咖啡因。

功能主治　辛凉解表,清热解毒。用于风热感冒之发热,微恶风寒,头身痛,口干而渴,鼻塞涕浊,咽喉红肿疼痛,咳嗽,痰黄黏稠。

剂型规格与用法用量　颗粒剂:每袋14克,开水冲服,每次1袋,每日3次,2天为一个疗程;片剂:每片0.32克,口服,每次4片,每日3次,2天为一个疗程;胶囊剂:每粒0.5克,口服,每次2粒,每日3次,2天为一个疗程。

家庭医疗 应用本品的基本指征:感冒引起的头痛,发热,鼻塞,流涕,咽痛。

治疗感冒:证属风热袭表。症见发热明显,恶风寒,咳嗽,咳痰色黄黏稠,鼻塞,流浊涕,伴咽痛等。

注意事项与禁忌

1. 不适用于风寒感冒。表现为恶寒重,发热轻,无汗,头痛,鼻塞,流清涕,喉痒咳嗽。

2. 不宜同服滋补性中药。

3. 本品含对乙酰氨基酚、马来酸氯苯那敏、咖啡因。故服用本品期间不得饮酒(或含有酒精的饮料);不能同时服用与本品成分相似的其他抗感冒药;不得驾驶机、车、船、从事高空作业、机械作业及精密仪器操作等。

4. 服用本品时可有困倦、嗜睡、口渴、虚弱感;偶见皮疹、荨麻疹、药热及粒细胞减少。

5. 长期大量服用可导致肝肾功能异常,肝、肾功能不全者慎用。

6. 膀胱颈梗阻、甲状腺功能亢进、青光眼、高血压和前列腺肥大者慎用。

7. 孕妇及哺乳期妇女慎用。

玉叶解毒颗粒(糖浆) ^{OTC}

药物组成 玉叶金花、积雪草、金银花、菊花、野菊花、山芝麻、岗梅。

功能主治 清热解毒,辛凉解表,清暑利湿,生津利咽。用于外感风热引起的发热,咳嗽,口干,咽痛,小便短赤;预防中暑。

剂型规格与用法用量 颗粒剂:每袋12克,开水冲服,每次1袋,每日3次;糖浆剂:口服,每次20毫升,每日3次。

家庭医疗 应用本品的基本指征:发热,微恶寒或不恶寒,咳嗽,咽干而痛,口干口渴,小便短赤。

1. 治疗风热感冒、流行性感冒:发热头痛,咽喉肿痛,口干,咳嗽,小便短赤。常规服用。

2. 治疗风热咳嗽:咳嗽,咯痰色白或黄,咽干口苦,伴身热恶寒等。常规服用。

3. 治疗暑热:发热,头痛头昏,鼻塞,咽干口渴,恶心胸闷。常规服用。

药物新用 本品有抗炎消肿、镇咳化痰、抗菌、抗病毒、镇痛、利尿等作用。

1. 治疗扁桃体炎:咽喉红肿疼痛,扁桃体肿大。常规服用。

2. 治疗咽喉炎:咽喉红肿疼痛,咽干,咳嗽等。常规服用。

3. 治疗尿路感染:尿频,尿急,尿痛,小便时有灼热感等。常规服用。

注意事项与禁忌 适用于暑湿偏热型感冒,不适用于风寒感冒。表现为恶寒重,发热轻,无汗,头痛,口不渴,鼻塞,流清涕,喉痒咳嗽,吐稀白痰;舌苔薄白,脉浮或紧。

消炎退热颗粒典OTC(胶囊)

药物组成　大青叶、蒲公英、紫花地丁、甘草。

功能主治　清热解毒,凉血消肿。用于外感热病,热毒壅盛证,症见发热头痛,口干口渴,咽喉肿痛;上呼吸道感染见上述证候者。

剂型规格与用法用量　颗粒剂:每袋 10 克或 3 克(无糖型),开水冲服,每次 1 袋,每日 4 次;胶囊剂:每粒 0.36 克,口服,每次 2 粒,每日 4 次。

家庭医疗　应用本品的基本指征:发热,微恶寒或不恶寒,咽喉肿痛,口干口渴,大便干结,小便黄赤。

1. 治疗风热感冒:发热,微恶寒或不恶寒,头痛,咽干咽痛,咽部红肿,口渴喜饮或有小便黄,大便干。常规服用。

2. 治疗咽喉肿痛:咽喉红肿疼痛,进食时疼痛明显,发热,口渴口干,或有头痛。常规服用,必要时加倍。

3. 治疗目赤肿痛:目赤肿痛,畏光羞明,时流热泪,伴发热头痛,鼻塞流浊涕,口渴,小便色黄,大便干。常规服用,必要时加倍。

4. 治疗痈疖疔疮:痈是皮肤红肿疼痛,结块逐渐扩大高肿而硬,触之灼热;疖疮则发于皮肤浅表,随处可生,初期局部肌肤红肿,继则灼热疼痛,突起无根,肿热局限,有黄白脓头,可伴有发热;疔疮发无定处,随处可生,初起有粟米样小泡,形如钉头,其根较深,或痒或麻,或红肿疼痛。常规服用,初期服用疗效好,病情重者可加倍。

5. 治疗乳痈初期:乳房肿胀疼痛,患处出现轻度压痛的炎性硬块,局部灼热发红,可伴有发热,口渴等。常规服用,必要时加倍。

药物新用　大青叶具有抗内毒素、抗炎、抗病原微生物作用,其煎剂对由霍乱、伤寒混合疫苗引起的发热家兔,有明显降低体温作用。蒲公英具有抗病毒,抗菌及抗内毒素作用,并能激发抗体,增强免疫功能。

1. 治疗急性扁桃体炎:咽喉肿痛,进食时加重,扁桃体肿大,咽部充血,口渴发热。常规服用。

2. 治疗急性咽炎:咽部红肿,咽干咽痛,口干口渴,发热等。常规服用。

3. 治疗痈肿:痈肿疼痛,或有发烧。颗粒剂,开水冲服,每次 2 袋,每日 3~4 次。

注意事项与禁忌

1. 不适用于风寒感冒。表现为恶寒重,发热轻,无汗,头痛,口不渴,鼻塞,流清涕,喉痒咳嗽,吐稀白痰;舌苔薄白,脉浮或紧。

2. 脾胃虚寒,腹痛喜暖,泄泻忌用。

清热灵颗粒^{OTC}

药物组成　黄芩、大青叶、连翘、甘草。

功能主治　清热解毒。用于感冒发热,咽喉肿痛。

剂型规格与用法用量　颗粒剂:每袋 7 克或 15 克,无蔗糖型每袋 5 克,开水冲服,周岁以内小儿每次 5 克,1~6 岁每次 10 克,每日 3 次;7 岁以上每次 15 克,每日 3~4 次。

家庭医疗　应用本品的基本指征:感冒发热,微恶寒或不恶寒,咽喉肿痛,鼻塞,流黄涕,口干口渴。

1. 治疗风热感冒、流行性感冒:发热,微恶寒或不恶寒,咽喉肿痛,或鼻塞,流黄涕,口干口渴,或有汗出,小便黄。常规服用。

2. 治疗急性扁桃体炎:咽喉肿痛,咽干咽红,或伴发热,周身不适,鼻塞,口干口渴;扁桃体肿大,表面可见黄白色点状渗出物。常规服用,必要时加倍。

3. 治疗急性咽炎:咽部灼热疼痛,吞咽时加剧,咽干口渴,常伴有头痛,发热,便秘等。常规服用。

药物新用　治疗急性蜂窝织炎:初期,局部皮肤红肿疼痛,红色较黯,边缘界限不清,触之较硬,压痛明显,多伴有恶寒发热,头痛,口渴。口服,每次 2~3 袋,每日 3 次。同时外敷如意金黄膏。

注意事项与禁忌

1. 不适用于风寒感冒。表现为恶寒重,发热轻,无汗,头痛,口不渴,鼻塞,流清涕,喉痒咳嗽,吐稀白痰;舌苔薄白,脉浮或紧。

2. 脾胃虚寒,腹痛喜按,泄泻慎用。

3. 不宜同服滋补性中药。

小柴胡颗粒^{OTC}（片^{OTC}、泡腾片、胶囊）^典

药物组成　柴胡、姜半夏、黄芩、党参、甘草、生姜、大枣。

功能主治　解表散热,疏肝和胃。用于外感病,邪犯少阳证,症见寒热往来,胸胁苦满,食欲不振,心烦喜呕,口苦咽干。

剂型规格与用法用量　颗粒剂:每袋 10 克,无蔗糖型每袋 3 克,开水冲服,每次 1~2 袋,每日 3 次;片剂:每片 0.4 克,口服,每次 4~6 片,每日 3 次;泡腾片剂:每片 2.5 克,温开水冲溶后口服,每次 1~2 片,每日 3 次;胶囊剂:每粒 0.39 克,口服,每次 4 粒,每日 3 次。

家庭医疗　应用本品的基本指征:邪在少阳,寒热往来,口苦咽干,胸胁苦满;舌苔薄白,脉弦。

1. 治疗少阳病:邪在半表半里,症见往来寒热,胸胁苦满,默默不欲饮食,心烦喜呕,口苦,咽干,目眩;舌苔薄白,脉弦。常规服用。

2. 治疗伤寒,热入血室:妇人伤寒中风,月经来潮或欲净时寒热往来,白天神志清爽,暮则谵语,胸胁苦满;舌苔薄白,脉弦数。常规服用。

3. 治疗黄疸:身黄,目黄,小便黄,腹痛,呕吐,且往来寒热,头昏目眩,胸胁苦满,心烦;舌苔薄白,脉弦。常规服用。

药物新用

1. 治疗急性肝炎:寒热往来,胸胁苦满,脘腹胀满,心烦喜吐,厌食油腻,纳少乏力,口苦咽干。常规服用。

2. 治疗胆囊炎:寒热往来,右胁胀满或有疼痛,恶心呕吐,口苦咽干,厌食油腻之品,大便不畅。常规服用。

3. 治疗胆石症:胁肋疼痛,或伴黄疸,时有寒热,纳少,乏力,心烦,口苦等。常规服用。

4. 治疗经期感冒:月经期间感受外邪,出现往来寒热,胸胁苦满等。常规服用。

5. 治疗小儿厌食症:小儿食欲不振,腹胀纳少,面黄肌瘦等。常规服用,15天为一个疗程。

6. 治疗腮腺炎:腮部以耳垂为中心肿胀疼痛,单侧或双侧,身热,头痛,乏力,食欲减退等。常规服用,7天为一个疗程。

7. 治疗上呼吸道感染:发热明显,伴口苦。常规服用。

注意事项与禁忌

1. 风寒表证者不宜使用。

2. 脾胃虚弱,呕吐泄泻,腹胀便溏,咳嗽痰多者慎服。

3. 不宜同服用滋补性中药。

柴胡口服液^{典OTC}

药物组成 柴胡。

功能主治 解表退热。用于外感发热,症见身热面赤,头痛身楚,口干而渴。

剂型规格与用法用量 口服液:口服,每次10~20毫升,每日3次。3~7岁儿童服成人量1/3,7岁以上儿童服成人量1/2。

家庭医疗 柴胡具有透表泄热,疏肝解郁之功,常用于感冒发热。

1. 治疗感冒发热:寒热往来,头痛鼻塞,咳嗽。常规服用。

2. 治疗疟疾:寒热阵作。常规服用。

药物新用 本品具有明显的退热作用。

1. 治疗其他各种炎症引起的高热:有退热作用,可作为退热辅助药物应用。常规服用。

2. 治疗肺部感染：见有发热，咳嗽咽痛。常规服用。

3. 治疗肝炎发热：见有发热，黄疸，厌油。常规服用。

4. 治疗手足口病：与西药利巴韦林分散片合用，可缩短病程，减少不良反应。口服，6岁以下，每次10毫升，6~12岁，每次15毫升，每日3次。

5. 治疗复发性口疮：本品有抗炎、抗病原体、调节免疫、抑制胃酸分泌作用。常规服用。

6. 治疗抑郁症：低剂量口服，每次1支，每天3次。

注意事项与禁忌

1. 本品含蔗糖，糖尿病患者不宜服用。

2. 本品在放置期间有少量细微沉淀，振摇即散，不影响使用。

三、时疫感冒用药

复方大青叶合剂^典（颗粒）^{OTC}

药物组成 大青叶、金银花、羌活、拳参、大黄。

功能主治 疏风清热，解毒消肿，凉血利胆。用于外感风热或温毒所致的发热头痛，咽喉红肿，耳下肿痛，胁痛黄疸；流行性感冒、腮腺炎、急性病毒性肝炎见上述证候者。

剂型规格与用法用量 口服液：口服，每次10~20毫升，每日2~3次，用于急性病毒性肝炎，每次30毫升，每日3次；颗粒剂：每袋10克，开水冲服，每次1袋，每日1~2次。

家庭医疗 应用本品的基本指征：感冒发热头痛，咽喉红肿，口干或渴，咳嗽痰黄，耳下肿痛，胁痛黄疸等。

1. 治疗时疫感冒（流行性感冒）：症见发热较重，稍有恶寒，有汗不多，头痛，咳嗽，痰少而黏稠，或咽喉肿痛，口干欲饮；舌红苔薄黄，脉浮数。常规服用。

2. 治疗大头瘟：发病急，始起憎寒发热，头面红肿，或伴咽喉疼痛，继则恶寒渐罢而热势益增，口渴引饮，烦躁不安，头面焮肿，咽喉疼痛加剧；舌赤苔黄，脉数实。常规服用。

药物新用 治疗病毒性感冒、腮腺炎、乙型脑炎、急性病毒性肝炎，以及病毒、细菌所致的传染病、炎症、无名热等：本品具有解热、抗菌、抗炎作用。常规服用。

注意事项与禁忌

1. 本品适用于风热感冒，症见发热咽痛，口干或渴，咳嗽痰黄。

2. 脾胃虚寒泄泻者慎服。

3. 不宜同服滋补性中药。

4. 孕妇慎用。

连花清瘟胶囊（颗粒、片）典

药物组成　连翘、金银花、炙麻黄、石膏、炒苦杏仁、大黄、鱼腥草、板蓝根、绵马贯众、广藿香、薄荷脑、红景天、甘草。

功能主治　清瘟解毒，宣肺泄热。用于流行性感冒属热毒袭肺证，症见发热或高热，恶寒，肌肉酸痛，鼻塞流涕，咳嗽，头痛，咽干咽痛；舌偏红，苔黄或黄腻。

剂型规格与用法用量　胶囊剂：每粒0.35克，口服，每次4粒，每日3次；颗粒剂：每袋6克，开水冲服，每次1袋，每日3次；片剂：每片0.35克，口服，每次4粒，每日3次。

家庭医疗　应用本品的基本指征：发热微恶寒，咳嗽，头痛咽痛，身热，咳喘汗出口渴；舌偏红，苔黄或黄腻。

1. 治疗风热感冒：发热，微恶风寒，或有汗，鼻塞喷嚏，流稠涕，头痛，咽喉疼痛，咳嗽痰稠；舌苔薄黄，脉浮数。常规服用。

2. 治疗外感发热：症见壮热胸痛，咳嗽喘促，痰黄稠或痰中带血，口干；舌红苔黄，脉数。常规服用。

3. 治疗肺胀：证属痰热郁肺。症见咳逆喘息气粗，痰黄或白，黏稠难咯，胸满烦躁，目胀睛突，或发热汗出，或微恶寒，溲黄便干，口渴欲饮；舌质黯红，苔黄或黄腻，脉滑数。常规服用。

4. 治疗时疫感冒：又称流行性感冒，本品可抗流感病毒和呼吸道常见病毒，见发热咽痛。常规服用。

药物新用

1. 治疗小儿手足口病：症见高热，烦渴，咳嗽，咽后壁红肿，有疱疹，或手足、臀周红疹；舌红，苔黄厚腻，脉数。颗粒剂冲服，每次3克，每日3次。可局部配合使用康复新液。

2. 治疗急性扁桃体炎：本品退热、消炎，可强力抑制金黄色葡萄球菌、溶血性链球菌、肺炎球菌等，可治疗急性扁桃体炎等呼吸系统炎症。常规服用。

3. 治疗急性咽炎：咽痛，咽干，灼热，吞咽痛，或见恶风或发热，口渴欲饮，咳嗽，食欲不振，咽部黏膜充血，咽后壁淋巴滤泡和咽侧索红肿，或有脓点散布于咽后壁，腭垂、软腭红肿；舌边尖红，舌苔薄白，脉浮数或滑数。

4. 治疗单纯疱疹病毒性角膜炎：症见眼红、眼痛、角膜溃疡、眼睑皮肤疱疹、流泪、畏光、水肿、灰白混浊、视力下降，多单眼发病，有既往眼病发作史。常规服用。

注意事项与禁忌

1. 不宜同服滋补性中药。

2. 风寒感冒者不适用。

3. 高血压、心脏病患者慎用。有肝病、糖尿病、肾病等慢性病严重者应在医师指导下服用。

4. 儿童、孕妇、哺乳期妇女、年老体弱及脾虚便溏者应在医师指导下服用。

5. 发热体温超过 38.5℃的患者,应去医院就诊。

6. 本品不宜长期服用。

7. 对本品过敏者禁用,过敏体质者慎用。

8. 运动员慎用。

清开灵颗粒^典
(胶囊^典、软胶囊^典、滴丸、口服液^典、片^典、分散片、泡腾片^典) OTC

药物组成 金银花、黄芩苷、栀子、板蓝根、水牛角、胆酸、珍珠母、猪去氧胆酸。

功能主治 清热解毒,镇静安神。用于外感风热时毒,火毒内盛所致高热不退,烦躁不安,咽喉肿痛,舌质红绛,苔黄,脉数;上呼吸道感染、病毒性感冒、急性化脓性扁桃体炎、急性咽炎、急性气管炎、高热等病症属上述证候者。

剂型规格与用法用量 颗粒剂:每袋 1.5 克(含黄芩苷 20 毫克,无糖型),3 克(含黄芩苷 20 毫克,橙香型),10 克(含黄芩苷 20 毫克),口服,每次 1~2 袋,每日 2~3 次;胶囊剂:每粒 0.25 克(含黄芩苷 10 毫克),口服,每次 2~4 粒,每日 2~3 次;每粒 0.4 克(含黄芩苷 20 毫克),口服,每次 1~2 粒,每日 2~3 次;软胶囊剂:每粒 0.2 克(含黄芩苷 10 毫克),每次 2~4 粒,每日 3 次,每粒 0.4 克(含黄芩苷 20 毫克),口服,每次 1~2 粒,每日 3 次;滴丸剂:口服或舌下含服,每次 10~20 丸,每日 2~3 次;口服液:每支 10 毫升,口服,每次 20~30 毫升,每日 2 次;片剂:每片 0.5 克(含黄芩苷 20 毫克),口服,每次 1~2 片,每日 3 次;分散片:每片 0.4 克,直接口服,或放入适量温开水中,待分散均匀后口服,每次 2~4 片,每日 3 次;泡腾片:每片 1 克(含黄芩苷 10 毫克),热水中泡腾溶解后服用,每次 2~4 片,每日 3 次。儿童酌减或遵医嘱。

家庭医疗 应用本品的基本指征:高热、烦渴、咽喉肿痛;舌质红绛,苔黄,脉数。

1. 治疗流行性感冒(时疫感冒):发热恶寒,头晕头痛,咽干咽痛,烦渴喜饮;舌红绛,脉洪数。常规服用。

2. 治疗急性咽炎:症见咽干咽痛,灼热,咽部红肿,甚至有脓点,声音嘶哑,呼吸困难等。常规服用。

3. 治疗急性扁桃体炎:扁桃体充血,肿大,甚至化脓,发热恶寒,口渴喜饮;舌红,苔黄或腻,脉数。常规服用。

药物新用

1. 治疗成人麻疹:本品解热、镇静、抗惊厥、调节免疫功能,对病毒、细菌引起的上呼吸道感染、高热有明显疗效,对肝损伤有保护作用。对麻疹有透发和缓解作用。常规服用。

2. 治疗带状疱疹:本品分散片联合伐昔洛韦治疗带状疱疹,效果满意。口服,每次2片,每日2次。

3. 治疗禽流感:用本品联合双黄连口服液抗禽流感病毒,效果显著。常规服用。

4. 治疗慢性咽炎:有咽部不适、异物感、灼热感或微痛感以及干咳、反复声音嘶哑等。可联合冬凌草片,常规服用。

5. 治疗流行性腮腺炎:症见腮腺非化脓性肿胀、疼痛、发热伴咀嚼受限。联合青黛,常规服用。

6. 治疗小儿手足口病:有流行病特征;发热;皮疹以手足掌部为特征,部分病例发生在臀部;口腔疱疹一般与手足疱疹同时或先于手足疱疹;可伴有咳嗽、流涎、食欲不振、呕吐等表现。颗粒剂口服,小儿6~12个月,每次1~1.5克,1~3岁,每次1.5~2克,4~6岁,每次2~3克,均每日2次,连服5~7天。

7. 预防甲型H1N1流感:症见发热、咳嗽、咳痰、恶心、呕吐或腹泻及全身中毒症状(头痛、全身乏力、关节痛和全身酸痛等)。口服液,每次30毫升,每日2次。

8. 治疗慢性胃炎:症见胃脘痛,嗳气,嘈杂,反酸,腹胀,纳呆少食,检查见胃黏膜充血肿胀、点片状出血糜烂等,系阳热旺毒盛特征。口服液,每次1~2支,每日2次。

9. 治疗偏头痛:本品口服液对风火瘀血性偏头痛,具有较好的近、远期疗效,同时可明显改善伴随症状。常规服用。

注意事项与禁忌

1. 不同服滋补性中药。

2. 不适用于风寒感冒。表现为恶寒重,发热轻,无汗,头痛,鼻塞,流清涕,喉痒咳嗽。

3. 平素脾胃虚寒久病体虚患者如出现腹泻时慎用。

4. 高血压、心脏病患者慎服。

5. 患有肝病、糖尿病、肾病等慢性病严重者应在医生指导下服用。

6. 儿童、年老体弱者应在医师指导下服用。

7. 对本品过敏者禁用,过敏体质者慎用。

四、暑湿感冒用药

暑湿感冒颗粒^典

药物组成 广藿香、佩兰、香薷、紫苏叶、防风、白芷、苦杏仁、生夏、茯苓、陈皮、大腹皮。

功能主治 清暑祛湿,芳香化浊。用于暑湿感冒,症见胸闷呕吐,腹泻便溏,发热,汗出不畅。

剂型规格与用法用量 颗粒剂:每袋8克,开水冲服,每次1袋,每日3次,小儿酌减。

家庭医疗 应用本品的基本指征:暑湿感冒,胸闷呕吐,腹泻便溏,发热,汗出不畅。

1. 治疗暑湿感冒:症见胸闷呕吐,腹泻便溏,发热,汗出不畅。常规服用。

2. 治疗外感风寒感冒:症见胸闷呕吐,腹泻便溏,发热不畅。常规服用。

药物新用

1. 治疗夏季厌食症:证属脾虚湿困。症见食欲不振,食后腹胀,恶心呕吐,大便溏泄;舌淡,苔白腻,脉濡。常规服用。

2. 治疗急性胃肠炎:证属湿滞脾胃。症见胃脘疼痛,恶心欲吐,纳呆食少;舌红,苔白腻。常规服用。

3. 治疗痞满:胃部痞塞不通,胸膈满闷,头晕目眩,身重困倦,呕恶纳呆;舌苔白厚腻,脉沉滑。常规服用。

4. 治疗呕吐:外邪犯胃,突然呕吐,胸脘满闷,发热恶寒,头身疼痛;舌苔白腻,脉缓弱。常规服用。

5. 治疗腹泻:寒湿内盛,泻下清稀,甚至如水,脘闷食少,腹痛肠鸣,若兼外寒,可见发热,恶寒,头痛,肢体酸痛;舌苔白或白腻,脉濡缓。常规服用。

6. 治疗痢疾:暑天感受寒湿而痢,症见腹痛拘急,痢下赤白黏冻,白多赤少,或为纯白冻,里急后重,口淡无味,脘胀腹满,头身困重;舌质淡,苔白腻,脉濡缓。常规服用。

7. 治疗中暑:夏季感受暑热,头晕头重,恶心呕吐,甚或昏迷。急以2袋,温开水化开服。

注意事项与禁忌

1. 忌服滋补性中药。

2. 饮食宜清淡,以免助热生湿。

3. 孕妇慎用。

暑热感冒颗粒^典

药物组成　香薷、佩兰、菊花、荷叶、丝瓜络、知母、竹叶、竹茹、连翘、北沙参、生石膏。

功能主治　祛暑解表,清热,生津。用于暑热感冒,症见发热重,恶寒轻,汗出而热不退,心烦口渴,小便黄赤。

剂型规格与用法用量　颗粒剂:每袋10克,开水冲服,每次1~2袋,每日3次。

家庭医疗　应用本品的基本指征:病发于夏天,发热重,恶寒轻,汗出多而热不退,口大渴;脉洪数。

1. 治疗暑湿感冒:夏季感受暑邪引起,发热重,恶寒轻,汗出热不退,心烦,口渴,小便赤;舌苔黄,脉数。常规服用。

2. 治疗暑温:夏暑之季感受暑热病邪而见壮热,汗出多,心烦,面赤气粗,口渴,或背微恶寒;舌苔黄燥,脉洪数。常规服用。

药物新用　香薷有健胃、解暑、利尿、抑制病毒生长作用。佩兰挥发油对流行性感冒病毒有抑制作用。知母浸膏有解热作用,知母煎剂对溶血性金黄色葡萄球菌、甲型溶血性链球菌、乙型溶血性链球菌、霍乱弧菌、大肠杆菌、变形杆菌、肺炎双球菌、痢疾杆菌、伤寒杆菌、副伤寒杆菌等均有较强的抑制作用。连翘浓缩煎剂有抗菌作用,可抑制伤寒杆菌、副伤寒杆菌、大肠杆菌、痢疾杆菌、白喉杆菌及霍乱弧菌、葡萄球菌、链球菌等。菊花有抗菌、解热作用。

1. 治疗流行性感冒:发热,恶寒,咳嗽,鼻塞流涕,心烦,口渴。常规服用。
2. 治疗流行性乙型脑炎:初起,发热恶寒,头痛,鼻塞流涕。可作为辅助药物,常规服用。

注意事项与禁忌　不适用于风寒感冒。表现为恶寒重,发热轻,无汗,头痛,口不渴,鼻塞,流清涕,喉痒咳嗽,吐稀白痰;舌苔薄白,脉浮或紧。

四正丸^{典OTC}

药物组成　广藿香、香薷、紫苏叶、白芷、法半夏、茯苓、枳壳(麸炒)、陈皮、厚朴(姜炙)、大腹皮、槟榔、檀香、桔梗、白扁豆(去皮)、木瓜、山楂(炒)、六神曲(麸炒)、麦芽(炒)、白术(麸炒)、甘草。

功能主治　祛暑解表,化湿止泻。用于内伤湿滞,外感风寒,头晕身重,恶寒发热,恶心呕吐,饮食无味,腹胀泄泻。

剂型规格与用法用量　大蜜丸:每丸6克,口服,姜汤或温开水送服,每次2丸,每日2次。

家庭医疗　应用本品的基本指征:四时感冒,恶寒发热,头晕身倦,恶心呕吐,腹胀腹泻;舌苔白或腻,脉浮或濡。

1. 治疗四时感冒:恶寒发热,身热不扬,骨节酸楚,胸闷恶心,胸脘胀满,食少纳呆,或胀痛泄泻,或恶心呕吐;舌苔白,脉浮或濡。常规服用。

2. 治疗普通感冒:恶寒发热,身热不扬,头晕身倦,恶心呕吐等。常规服用。

3. 治疗暑湿偏寒型感冒兼有食积者:常规服用。

4. 治疗呕吐:突然呕吐,病势较急,恶寒发热,胸脘痞闷,肢痛身重,食少纳呆;舌苔白腻,脉浮滑。常规服用。

5. 治疗痞满:胸脘痞塞,满闷不舒,头目眩晕,胸闷纳呆,恶心欲吐,身重倦怠;舌苔厚腻,脉滑。常规服用。

6. 治疗泄泻:腹胀泄泻,泄物清稀,或杂有不消化的食物,胸闷食少,或嗳腐反酸,头重身倦;舌苔白腻,脉濡缓。常规服用。

药物新用

1. 治疗慢性胃炎:腹胀腹泻,嗳气吞酸,或有腹痛,恶心呕吐等。常规服用。

2. 治疗消化不良:腹胀,腹痛,腹泻,恶心。常规服用。

3. 治疗胃神经官能症:腹胀腹痛,腹泻,恶心呕吐,反酸等。常规服用。

注意事项与禁忌　不适用于风热感冒。表现为发热明显,微恶风,有汗,口渴,鼻流浊涕,咽喉红肿热痛,咳吐黄痰;舌苔薄黄,脉浮数。

第2节　止咳平喘祛痰用药

止咳平喘祛痰类药物适用于呼吸系统疾病。包括气管、支气管、肺以及胸膜、胸壁、纵隔和呼吸肌的病变。如急慢性支气管炎、肺炎、支气管哮喘、支气管扩张、肺源性心脏病、肺脓肿、胸膜炎、胸腔积液、气胸等。

临床常见症状:

1. 咳嗽:急性支气管炎咳嗽较剧,呈阵发性;慢性支气管炎,咳嗽多在严冬发作,春暖缓解;空洞性肺结核、肺脓肿和支气管扩张等,多在晨起体位变动痰液排出时咳嗽加剧;支气管肺癌初期多干咳,待肿瘤增大阻塞支气管时,常出现高音调、阻塞性咳嗽;小儿百日咳,在阵咳后常伴有吼音。

2. 咳痰:健康人每日仅有少量白色黏痰。痰量及其性状对诊断肺部感染和推断病原体有极大帮助。如咯铁锈色痰,多见于大叶性肺炎,咯大量脓血痰多见于肺脓肿;原来痰量较多,突然减少,且伴发热,可能为支气管引流不畅所致。

3. 咯血:支气管黏膜和肺脏充血时咯血量少。支气管扩胀、支气管黏膜溃疡、支气管动脉病变和肺结核空洞壁动脉瘤破裂等可引起大咯血。肺癌以痰中带血或少量咯血为多见。咯血虽多见于呼吸系统疾病,但也可涉及心血管系统血液病和其他全身性疾病。

4. 呼吸困难：气胸和胸腔大量积液时，常可迅速出现呼吸困难；慢性支气管炎、肺气肿，多经历数年甚至 20 年以上，才出现呼吸困难；哮喘为反复发作性呼吸困难，且伴哮鸣音；喉头水肿、喉和气道炎症、肿瘤或异物引起上气道狭窄，常现吸气性呼吸困难；慢性支气管炎、支气管哮喘、肺气肿、细支气管阻力增加或痉挛，呼吸困难呈呼气性。

5. 胸痛：有浅部和深部疼痛之分。急性支气管炎、心绞痛、纵隔炎、食管疾病等引起的疼痛，属于深部胸痛。浅部疼痛包括壁层、胸以外软组织及肋的疼痛。如胸部创伤、肋骨骨折、肋软骨炎、带状疱疹、干性胸膜炎等。

实验室检查常进行血象、细菌学、细胞学、血液生化、胸部 X 线检查。肺内细微病变、纵隔、胸膜以及隐蔽区域病变，可进行 CT 检查。对隐匿性肺癌和肺癌分期，CT 检查尤具价值。高分辨 CT 有助于肺间质病变的早期发现和诊断。病情需要时，可做磁共振、穿刺、活检、纤维支气管镜等检查。

中医学认为，呼吸系统疾病多属于感冒、咳嗽、哮证、喘证、肺痈、肺痨、肺痿、咳血等肺系的病症。肺气宜宣宜降。若肺邪闭塞，宣降不利，常表现为咳嗽，甚则喘息。肺证有邪实和正虚之分，邪实者或为寒闭，或为热壅，或为痰阻，多因起居不慎，寒暖失调，感受外邪所致。如外感实证失治、误治，日久可转为内伤，正气日衰，或为肺气虚，或为肺阴虚。若肺虚不能输津滋肾，可表现为肺肾阴亏。若脾虚不能散布精微，肺因之而虚，则为肺脾两虚。若情志郁结，肝郁化火，上犯于肺，则可出现肝火犯肺。因此，其证情较为复杂。

常见证型有：

1. 风寒犯肺：恶寒发热，咳喘声重，痰白质稀，鼻塞流清涕；舌苔薄白，脉浮紧。

治疗以宣肺散寒、化痰、止咳、平喘为原则。常选用桂龙咳喘宁颗粒（胶囊）、镇咳宁胶囊等。

2. 风热犯肺：发热微恶风寒，咳嗽咽痛，咯白黏痰或微黄痰；舌苔薄黄，脉浮数。

治疗以祛风清热、化痰止咳为原则。常选用牛黄蛇胆川贝液、蛇胆陈皮散、急支糖浆等。

3. 痰热蕴肺：咳喘痰多，色黄质稠，或腥臭带脓血，咽喉肿痛，发热口渴，便干尿赤；舌红苔黄，脉滑数。

治疗以清热化痰、止咳平喘为原则。常选用返魂草颗粒、咳喘宁颗粒、复方鲜竹沥液、橘红丸等。

4. 肝火犯肺：咳嗽阵作，胸胁疼痛，烦躁易怒，头痛目赤，口苦，甚则咳血；舌红苔黄，脉弦数。

治疗以清肝泻肺为原则。常选用黛蛤散等。

5. 阴虚肺燥:咳呛气逆,痰少而黏或带血丝,口干鼻燥或声音嘶哑;舌红少苔,脉细数。

治疗以清肺润燥,滋阴润肺为原则。常选用罗汉果止咳糖浆、秋梨润肺膏、养阴清肺丸等。

6. 肺气亏虚:咳喘气短,声音低怯,倦怠懒言,面色少华,畏风自汗,痰多色白,或纳呆便溏;舌淡苔白,脉虚弱。

治疗以健脾益肺,培土生金为原则。常选用固本咳喘片、润肺止嗽丸等。

7. 肺肾气虚:咳喘日久,动则喘甚,声音低怯,形瘦神疲,腰膝酸软;舌黯淡,脉沉弱。

治疗以补益肺肾,纳气平喘为原则。常选用蛤蚧定喘丸、百合固金丸、百令胶囊(见第17节滋补强壮用药)等。

若出现憋喘不能平卧,张口抬肩,鼻煽气促或有痰鸣,心慌动悸,烦躁不安,面青唇紫,汗出如珠,四肢厥冷,脉浮大无根或神志不清,为肺气短竭,心肾阳衰的喘脱危候,必须及时抢救,慎加处理。

平素应避风寒,慎起居,节饮食,戒烟酒,调情志,加强体育锻炼,增强体质,以固根本。

一、风寒犯肺用药

二陈丸^典(合剂)^{OTC}

药物组成 陈皮、半夏(制)、茯苓、甘草。

功能主治 燥湿化痰,理气和胃。用于痰湿停滞引致的咳嗽痰多,胸脘胀闷,恶心呕吐。

剂型规格与用法用量 水丸:每袋6克,口服,每次9~15克,每日2次;浓缩丸:每8丸相当于原生药3克,口服,每次12~16丸,每日3次;合剂:口服,每次10~15毫升,每日3次,用时摇匀。

家庭医疗 应用本品的基本指征:脘腹胀满,纳呆呕恶,咳嗽痰白;舌苔白润,脉滑。

1. 治疗湿痰:咳嗽痰白,量多易出,脘痞纳呆,肢体沉重;舌苔白润,脉滑。常规服用。

2. 治疗痞满:脘痞纳少,恶心欲吐,痰白多涎,头胀昏重,肢体无力;舌苔白滑,脉缓。常规服用。

3. 治疗呕吐:泛呕痰涎,脘痞纳呆,头眩心悸,肢体沉重无力;舌苔白滑,脉濡缓。常规服用。

4. 治疗眩晕:头晕目眩,恶心呕吐,胸脘痞闷,纳少神疲;舌苔白腻,脉弦滑。常规服用。

药物新用 本品具有祛痰、镇咳、止吐、解痉、保肝、利胆、抑菌和调节免疫功能等作用。

1. 治疗慢性支气管炎:反复咳嗽咯痰,气喘,胸闷等。常规服用。

2. 治疗支气管扩张症:咳嗽痰多色白,胸闷喘促。常规服用。

3. 治疗肺气肿:胸闷,咳嗽,咯痰色白,气促等。常规服用。

4. 治疗肺心病:胸闷气喘,咳嗽,心慌。常规服用。

5. 治疗胃炎:呕吐痰涎,胸脘满闷不舒,纳呆乏力。常规服用。

6. 治疗胃及十二指肠溃疡:腹胀腹痛,恶心呕吐,纳差乏力,嗳气反酸。常规服用。

7. 治疗内耳性眩晕:头晕目眩,恶心呕吐,耳鸣,纳差乏力。常规服用。

8. 治疗迁延性肝炎:水丸。常规服用。

9. 治疗糖尿病:水丸。常规服用。

10. 治疗甲状腺肿:水丸。常规服用。

11. 治疗妊娠恶阻:怀孕后恶心呕吐,食欲不振,头晕,体倦等。水丸。常规服用。

注意事项与禁忌 本品适用于痰湿咳嗽。表现为咳嗽反复发作,咳声重浊,痰多,因痰而嗽,痰黏稠或稠厚成块,色白或带灰色,每于早晨或食后咳甚痰多,常伴有胸闷,脘痞;舌苔白腻,脉濡滑。

止咳片 ^{OTC}

药物组成 百部、苦杏仁、前胡。

功能主治 润肺定喘,祛痰止咳。用于咳嗽,痰多,气喘。

剂型规格与用法用量 片剂:每片 0.25 克,口服,每次 3~4 片,每日 3 次。

家庭医疗 应用本品的基本指征:咳嗽频作,咳声高扬,痰量较多,气喘息促。

1. 治疗咳嗽:咳嗽,痰多色白或色黄,咯痰不爽,气喘息促,或胸脘满闷。常规服用。

2. 治疗肺痨:咳嗽较甚,潮热盗汗,手足心热,气短懒言,咯血,可在抗痨的同时加用本品,以达标本兼治的目的。常规服用。

3. 治疗喘证:实喘,喘促,胸闷憋气,呼吸深长,呼出稍感畅快,气粗声高,或伴有痰鸣咳嗽,脉象有力。适用于病程较短,体质壮实。常规服用。

药物新用 本品镇咳祛痰,具有松弛支气管平滑肌,抑制结核杆菌,抗流感病毒,抗菌,抗真菌等作用。

1. 治疗急、慢性支气管炎：咳嗽痰多，色白或色微黄，胸闷憋气，气喘息促。常规服用。

2. 治疗支气管哮喘：本品止咳作用较强，平喘作用稍差。可用于咳嗽变异型哮喘。对痰多，喘促不甚的普通哮喘亦可试用。常规服用。

3. 治疗百日咳：常规服用，儿童酌减。

注意事项与禁忌 本品适用于咳嗽痰多，寒热表证不明显者。

止嗽青果丸

药物组成 西青果、麻黄、石膏、苦杏仁（去皮炒）、甘草、紫苏子（炒）、紫苏叶、半夏（制）、浙贝母、桑白皮（蜜制）、银杏仁、黄芩、款冬花、冰片。

功能主治 宣肺化痰，止咳定喘。用于风寒束肺引起的咳嗽痰盛，胸膈满闷，气促作喘，口燥咽干。

剂型规格与用法用量 大蜜丸：每丸3克，口服，每次2丸，每日2次。

家庭医疗 应用本品的基本指征：咳嗽痰多，胸膈满闷，气促作喘，口燥咽干。

1. 治疗风寒束肺：症见咳嗽，痰稀色白，微恶寒，轻度发热，无汗，鼻塞流清涕；舌苔白，脉浮紧。常规服用。

2. 治疗喘证风寒袭肺：症见喘促胸闷，咳痰稀白，常兼有风寒表证；舌苔薄白而滑，脉浮紧。常规服用。

药物新用

1. 治疗喘息性支气管炎：胸闷气喘，咳吐浓痰，张口抬肩，不能平卧。常规服用。

2. 治疗支气管哮喘急性发作：咳嗽气喘，咯痰，胸闷，脘腹胀满，喉中痰鸣有声。常规服用。

3. 治疗上呼吸道感染：咳嗽、咳痰、气喘胸闷。常规服用。

4. 治疗肺部感染、肺炎等：高热烦渴，气促喘息，胸闷胸痛，咳嗽气急。常规服用。

注意事项与禁忌 肺痨、气促痨喘者忌服。

止嗽定喘丸（片、口服液^{典OTC}）

药物组成 麻黄、苦杏仁、石膏、甘草。

功能主治 辛凉宣泻，清肺平喘。用于表寒里热，身热口渴，咳嗽痰盛，喘促气逆，胸膈满闷；急性支气管炎见上述证候者。

剂型规格与用法用量 水丸：口服，每次6克，每日2次；浓缩丸：每10丸重2.15克，口服，每次10丸，每日2~3次，温开水送服，小儿酌减；片剂：每片

0.6 克,口服,每次 4 片,每日 2 次;口服液:每支 10 毫升,口服,每次 1 支,每日 2~3 次,小儿酌减。

家庭医疗　应用本品的基本指征:发热口渴,咳嗽痰黄,喘促,胸闷,有汗或无汗;舌红,苔薄白或黄,脉浮滑而数。

治疗咳喘:咳嗽喘促,或有鼻煽,身热口渴,气粗;舌红苔薄白或黄,脉浮滑而数。常规服用。

药物新用

1. 治疗上呼吸道感染、大叶性肺炎、急性支气管炎、慢性支气管炎急性发作、支气管哮喘:见有上述症状者。常规服用。

2. 治疗麻疹:麻疹已透或未透,身热,咳嗽,口干渴,气粗。常规服用。

注意事项与禁忌

1. 风寒虚喘者忌用。表现为咳声低弱,动则气喘气短,自汗怕风。

2. 高血压,心脏病患者慎用。

3. 糖尿病患者可选用无糖型。

华山参片^典(气雾剂)

药物组成　华山参浸膏。

功能主治　温肺平喘,止咳祛痰。用于寒痰停饮犯肺所致的气喘咳嗽,吐痰清稀;慢性气管炎、喘息性气管炎见上述证候者。

剂型规格与用法用量　片剂:每片 0.12 毫克,口服,常用量每次 1~2 片,每日 3 次,极量每次 4 片,每日最大量不得超过 12 片;气雾剂:每瓶 5 毫升,将药瓶倒置,喷头圆孔对准口腔,用力吸气的同时,揿压阀门使溶液雾状喷入口腔,闭口数分钟,每次喷 3~4 次,每日 3~4 次。

家庭医疗　应用本品的基本指征:气喘咳嗽,吐痰清稀。

1. 治疗咳嗽:证属痰浊壅肺。症见咳嗽痰多,痰白而稀,胸闷纳呆,神疲乏力,大便溏薄;舌苔白腻,脉濡滑。常规服用或喷吸。

2. 治疗喘证:证属痰浊阻肺。症见喘而胸满闷塞,甚则胸盈仰息,咳嗽痰多黏腻色白,咯吐不利,兼有呕恶纳呆,口黏不渴;舌苔厚腻色白,脉滑。常规服用或喷吸。

药物新用

治疗慢性支气管炎:咳嗽咳痰,每年发病持续 3 月以上,连续 2 年或 2 年以上。常规应用。

注意事项与禁忌

1. 不可多用,以防中毒。

2. 青光眼患者忌用。

3. 前列腺极度肥大者慎用。

4. 孕妇忌用。

杏苏止咳颗粒^典（糖浆^典、口服液）^{OTC}

药物组成　苦杏仁、陈皮、紫苏叶、前胡、桔梗、甘草。

功能主治　宣肺气，散风寒，镇咳祛痰。用于感冒风寒，咳嗽气逆。

剂型规格与用法用量　颗粒剂：每袋12克，开水冲服，每次1袋，每日3次；糖浆剂：口服，每次10~15毫升，每日3次；口服液：每次10毫升，每日3次。

家庭医疗　应用本品的基本指征：咳嗽痰多色白，咽痒咽痛。

1. 治疗感冒：风寒感冒，寒热已解，仍有咽痛，咽喉不利，咳嗽，痰多；舌苔薄白，脉浮滑。常规服用。

2. 治疗咳嗽：咳嗽，新感或旧病复发，痰白量多易咳出，或见胸膈不利；舌苔薄白，脉滑。常规服用。

药物新用　本品具有祛痰、镇咳、抗炎、增强网状内皮系统吞噬功能等作用。

1. 治疗急、慢性支气管炎：咳嗽或伴有气喘，发热轻，恶寒重，痰多色白，黏腻不爽。常规服用。

2. 治疗支气管扩张：咳嗽痰白量多。常规服用。

3. 治疗肺气肿：咳嗽胸闷，吐白色黏痰。常规服用。

注意事项与禁忌　本品适用于痰湿咳嗽。表现为咳嗽反复发作，咳声重浊，痰多，因痰而嗽，痰黏稠或稠厚成块，色白或带灰色，每于早晨或食后咳甚痰多，常伴有胸闷，脘痞；舌苔白腻，脉濡滑。

苓桂咳喘宁胶囊^{OTC}

药物组成　茯苓、桂枝、白术（麸炒）、甘草（蜜炙）、法半夏、陈皮、苦杏仁、桔梗、龙骨、牡蛎、生姜、大枣。

功能主治　温肺化饮，止咳平喘。用于外感风寒，痰湿阻肺，症见咳嗽痰多，喘息胸闷气短。

剂型规格与用法用量　胶囊剂：每粒0.34克，口服，每次5粒，每日3次。

家庭医疗　应用本品的基本指征：久咳，咳嗽频作，咯痰色白，喘促胸闷。

1. 治疗喘息型支气管炎：症见突然咳嗽，声咳急频为主，痰稀薄、鼻塞、流清涕、咽痒或伴头痛、恶寒或不发热；舌苔微白，脉浮。常规服用。

2. 治疗慢性支气管炎：症见咳嗽、咳痰、气短与喘息等反复发作；舌淡苔白厚腻，脉弦紧。常规服用。

3. 治疗风寒感冒：证见恶寒咳嗽，其表现为咳嗽声重，气急，咳痰稀薄色白,常伴鼻塞,流清涕;舌苔薄白而润,脉浮或浮紧。常规服用。

药物新用

1. 治疗支气管扩张:证见咳嗽声低,咳痰色白质黏,自汗乏力,舌淡苔薄白,脉滑。常规服用。

2. 治疗肺脓疡:初期,证见发热恶寒,咳嗽咯白痰,甚或脓血腥臭痰,质黏,日益增多,胸痛,恶寒重;舌红苔薄白,脉滑。常规服用。

3. 治疗慢性肺源性心脏病:证见咳嗽痰多,痰白而稀,短气喘息;舌淡苔白,脉细。常规服用。

注意事项与禁忌

1. 偶有口干及胃脘不适,胃脘不适者宜饭后服。不宜久服多用。

2. 咽喉肿痛,五心烦热者禁用。

3. 儿童、孕妇、体质虚弱者慎用。

复方川贝精片^{典OTC}(胶囊、颗粒)

药物组成 麻黄浸膏、川贝母、陈皮、桔梗、法半夏、五味子、远志、甘草浸膏。

功能主治 宣肺化痰,止咳平喘。用于风寒咳嗽、痰喘引起的咳嗽气喘、胸闷、痰多;急、慢性支气管炎见上述证候者。

剂型规格与用法用量 片剂:每片0.25克,口服,每次3~6片,每日3次;胶囊剂:每粒0.4克,口服,每次2~3粒,每日3次,小儿酌减;颗粒剂:每袋6克,开水冲服,每次1~2袋,每日3次。小儿酌减。

家庭医疗 应用本品的基本指征:痰浊壅肺,气失宣降引起久咳,痰喘等。

1. 治疗风寒咳嗽:症见咳嗽频作,咽痒声重,痰白清稀,鼻塞流涕,恶寒少汗,或有发热头痛,全身酸痛;舌苔薄白,脉浮紧。常规服用。

2. 治疗喘证:症见喘息,呼吸气促,胸部胀闷,咳嗽,痰多稀薄色白,兼有头痛,鼻塞,无汗,恶寒,或伴发热,口不渴;舌苔薄白而滑,脉浮紧。常规服用。

药物新用

1. 治疗急、慢性支气管炎:咳嗽气喘,咯痰,胸闷。常规服用。

2. 治疗支气管扩张:慢性咳嗽、大量脓痰、反复咯血。常规服用。

注意事项与禁忌

1. 不宜同服滋补性中药。

2. 高血压、心脏病患者慎用。

3. 孕妇慎用。

复方贝母片^{OTC}

药物组成 川贝母、麻黄、桔梗、半夏、陈皮、五味子、紫菀、米壳、远志、浮海石、甘草。

功能主治 平喘祛痰,清热止咳。用于风寒咳嗽,痰喘;老年慢性支气管炎。

剂型规格与用法用量 片剂:每片 0.3 克,口服,每次 3~6 片,每日 3 次。

家庭医疗 应用本品的基本指征:咳嗽气喘,黄痰或白痰、质黏难咳。

1. 治疗咳嗽:证属痰浊壅肺。症见咳嗽重浊,痰多壅盛,色白而稀,胸闷纳呆;舌苔白腻,脉濡。常规服用。

2. 治疗急、慢性支气管炎:症见咳嗽气喘,咯痰,胸闷。常规服用。

3. 治疗喘证:证属痰浊阻肺。症见喘而胸满闷窒,甚则胸盈仰息,咳嗽痰多黏腻色白,咯吐不利,兼有呕恶纳呆,口黏不渴;舌苔厚腻色白,脉滑。常规服用。

4. 治疗支气管扩张:症见慢性咳嗽,大量脓痰,反复咯血。常规服用。

注意事项与禁忌

1. 不宜同服滋补性中药。

2. 高血压、心脏病患者慎服。

3. 孕妇禁服。

桂龙咳喘宁颗粒^典(胶囊^典、片) ⓞⓣⓒ

药物组成 桂枝、龙骨、牡蛎、法半夏、炒苦杏仁、瓜蒌皮、白芍、黄连、生姜、大枣、炙甘草。

功能主治 止咳化痰,降气平喘。本品用于外感风寒,痰湿阻肺引起的咳嗽,气喘,痰涎壅盛;急慢性支气管炎见上述证候者。

剂型规格与用法用量 颗粒剂:每袋 6 克,开水冲服,每次 1 袋,每日 3 次;胶囊剂:每粒 0.5 克(相当于饮片 1.67 克),口服,每次 5 粒,每日 3 次;片剂:每片 0.41 克,口服,每次 4 片,每日 3 次。

家庭医疗 应用本品的基本指征:咳嗽气喘,痰涎壅盛,胸闷气短。

1. 治疗风寒咳嗽(急、慢性支气管炎):症见咳嗽声重,气急,咽痒,咳痰稀薄色白,常伴鼻塞,流清涕,头痛,肢体酸痛,恶寒发热,无汗等表证;舌苔薄白,脉浮或浮紧。常规服用。

2. 治疗哮喘:症见反复发作气喘咳嗽胸闷,咯痰色白量多,喉中痰鸣,纳少,乏力等。常规服用。

药物新用 治疗空调病:每次 3~5 粒(小儿酌减),每日 2~3 次,3 天为一个疗程。身重困倦,恶心者以香薷 10 克,沸水泡汁饮服,亦可嚼服生姜两片后服药;咳嗽痰多,胸闷者以陈皮 10 克,沸水泡汁饮服;少汗,口渴心烦者以葛根 15 克,沸水泡汁饮服。

注意事项与禁忌

1. 服药期间忌烟、酒、猪肉及生冷食物。

2. 不宜同服滋补性中药。

通宣理肺丸^典（片^典、胶囊^典、颗粒^典、口服液、膏）^{OTC}

药物组成 麻黄、紫苏叶、前胡、桔梗、苦杏仁、陈皮、半夏（制）、茯苓、枳壳（麸炒）、黄芩、甘草。

功能主治 解表散寒，宣肺止咳。用于风寒束表，肺气不宣所致的感冒咳嗽，症见发热、恶寒、咳嗽、鼻塞流涕、头痛、无汗、肢体酸痛。

剂型规格与用法用量 大蜜丸：每丸 6 克，口服，每次 2 丸，每日 2~3 次；水蜜丸：口服，每次 70 丸，每日 2~3 次；浓缩丸：口服，每次 8~10 丸，每日 2~3 次；片剂：每片 0.3 克，口服，每次 4 片，每日 2~3 次；胶囊剂：每粒 0.36 克，口服，每次 2 粒，每日 2~3 次；颗粒剂：每袋 9 克或 3 克（无糖型），开水冲服，每次 1 袋，每日 2 次；口服液：每支 10 毫升，口服，每次 2 支，每日 2~3 次，3~7 岁儿童服成人量 1/3，7 岁以上儿童服成人量 1/2；煎膏剂：口服，每次 15 克，每日 2 次。

家庭医疗 应用本品的基本指征：恶寒较甚，头痛鼻塞，咳嗽痰白，无汗而喘，肢体酸痛；舌苔薄白，脉浮紧。

治疗咳喘：发热恶寒，咳嗽，气喘，鼻塞流涕，头痛无汗；舌苔薄白，脉浮紧。常规服用。

药物新用 本品具有抗菌、抗病毒、解热、镇痛、抗炎、缓解支气管痉挛、镇咳、祛痰和平喘作用。

1. 治疗上呼吸道感染、急性支气管炎：见有上述症状者。常规服用。

2. 治疗支气管哮喘：喘促胸闷，喉中哮鸣，口不渴，咽不红，或鼻流清涕。常规服用。

3. 治疗顽固性咳嗽：常规服用，并加服云南白药每次 2 粒，每日 2 次。

注意事项与禁忌

1. 风热感冒及阴虚咳嗽者忌用。

2. 颗粒剂、口服液剂含糖，糖尿病患者不宜服用。

喘咳宁片^{OTC}

药物组成 麻黄、苦杏仁霜、桔梗、猪胆汁、甘草。

功能主治 止咳平喘。用于内有里热，外感风寒所致的咳喘。

剂型规格与用法用量 片剂：每片 0.25 克。口服，每次 3~4 片，每日 3 次。

家庭医疗 应用本品的基本指征：咳嗽喘促，喉中痰鸣如吼，胸闷胁胀，咳痰色黄或白，黏浊稠厚，烦闷不安，或伴有口渴，微恶寒；舌苔黄腻，质红，脉滑数或弦滑。

1. 治疗哮喘:反复发作的呼吸喘促,喉间痰鸣,胸闷憋气,咳嗽咯痰,痰色或白或黄。支气管哮喘发作期。常规服用。

2. 治疗喘证:喘促,咳嗽,胸闷憋气,息粗,咯痰黄稠或白稠,或伴有恶寒发热,口渴,无汗或汗出不多。常规服用。

3. 治疗咳嗽:咳嗽吐痰,痰色或白或黄,痰黏稠不易咯出,或有胸闷胸痛。普通感冒、流行性感冒、急性支气管炎咳嗽。常规服用。

药物新用

1. 治疗肺气肿:喘促,胸闷憋气,咳嗽吐痰。常规服用。

2. 治疗百日咳:片剂口服,每次2~3片,每日3次。

3. 治疗肺炎:喘促,咳嗽,吐痰,痰黏稠难咯。加服本品,每次4片,每日3次。

注意事项与禁忌

1. 哮病急性发作,伴呼吸困难、心悸、紫绀者,或喘息明显,表现为端坐呼吸者,或哮病持续状态等,应去医院就诊。

2. 高血压、心脏病患者慎用。

痰咳净散(片) OTC

药物组成 桔梗、苦杏仁、远志、五倍子、冰片、甘草、咖啡因。

功能主治 通窍顺气,消炎镇咳,促进排痰。用于急性和慢性气管炎、咽喉炎、肺气肿等引起的咳嗽,胸闷,痰多,气促,气喘。

剂型规格与用法用量 散剂:含服,每次0.2克,每日3~6次;片剂:每片0.2克,含服,每次1片,每日3~6次。

家庭医疗 应用本品的基本指征:胸闷,气喘,咳嗽,多痰。

1. 治疗咳嗽:证属痰湿壅肺。症见咳嗽反复发作,尤以晨起咳甚,咳声重浊,痰多,痰黏腻或稠厚成块,色白或带灰色,胸闷气憋,痰出则咳缓,憋闷减轻,常伴体倦,脘痞,腹胀,大便时溏;舌苔白腻,脉濡滑。急、慢性支气管炎之咳喘。常规含服。

2. 治疗喘证:证属痰浊阻肺。症见喘而胸满闷窒,甚则胸盈仰息,咳嗽痰多黏腻色白,咯吐不利,兼有呕恶纳呆,口黏不渴;舌苔厚腻色白,脉滑。常规含服。

药物新用

1. 治疗肺气肿(第二期):症见咳嗽,咳痰,气短,气促。常规含服。

2. 治疗咽炎:对消除或减轻咽部异物感、咽痒、咳嗽等症状疗效较好。含服,每次0.2克,每日3次。

3. 治疗甲型流感:对流感病毒无直接杀灭作用,但对病毒综合抑制和对病毒复制增殖过程抑制有一定作用。常规含服。

注意事项与禁忌

1. 本品应含服,不宜吞服、冲服。

2. 不宜同服滋补性中药。

3. 不宜长期服用。

4. 糖尿病、孕妇及脾胃虚寒泄泻者慎服。

镇咳宁糖浆^典(胶囊 ⒪ 、口服液 ⒪)

药物组成　甘草流浸膏、桔梗、盐酸麻黄碱、桑白皮。

功能主治　止咳、平喘、祛痰。用于风寒束肺所致的咳嗽,气喘,咳痰;支气管炎、支气管哮喘见上述证候者。

剂型规格与用法用量　糖浆剂:口服,每次 5~10 毫升,每日 3 次;胶囊剂:每粒 0.35 克,口服,每次 1~2 粒,每日 3 次;口服液:口服,每次 5~10 毫升,每日 3 次。

家庭医疗　应用本品的基本指征:咳嗽,恶风,鼻塞,流涕,气喘。

1. 治疗伤风感冒:症见恶寒恶风,发热,头痛,鼻塞流涕,全身无力;脉浮。常规服用。

2. 治疗风寒咳嗽:症见咳嗽频作,咽痒声重,痰白清稀,鼻塞流涕,恶寒少汗,或有发热头痛,全身酸痛;舌苔薄白,脉浮紧。常规服用。

3. 治疗支气管炎:症见咳嗽咳痰,喘促。常规服用。

4. 治疗哮证:症见呼吸急促,喉中哮鸣有声,胸膈满闷如塞,咳不甚,痰少咯吐不爽;或气粗息涌,喉中哮鸣,胸高胁胀,咳呛阵作,咯痰色黄或白,黏浊稠厚,排吐不利,烦闷不安,汗出,面赤,口苦,口渴喜饮;舌红苔腻,脉弦滑或紧。常规服用。

注意事项与禁忌　高血压,冠心病及甲状腺功能亢进者慎用。

橘红痰咳液^典(颗粒、煎膏) ⒪

药物组成　化橘红、半夏(制)、苦杏仁、五味子、白前、蜜百部、茯苓、甘草。

功能主治　理气祛痰,润肺止咳。用于痰浊阻肺所致的咳嗽,气喘,痰多;感冒、支气管炎、咽喉炎见上述证候者。

剂型规格与用法用量　合剂:口服,每次 10~20 毫升,每日 3 次;颗粒剂:每袋 10 克,开水冲服,每次 1~2 袋,每日 3 次,或每袋 4 克(无糖型),开水冲服,每次 10~20 克,每日 3 次。煎膏剂:口服,每次 10~20 克,每日 3 次。

家庭医疗　应用本品的基本指征:痰浊阻肺,痰湿咳嗽,咳声重浊,痰色白或带灰色,喘息不得卧,喉中痰鸣,常伴有胸闷、脘痞;舌苔白腻,脉濡滑。

1. 治疗支气管炎咳嗽:咳嗽不止,痰多色白,胸脘痞闷,食少纳差,腹胀便溏;舌淡苔白腻,脉弦滑。常规服用。

2. 治疗哮喘:呼吸急促,喉中痰鸣,甚则张口抬肩,呕吐痰涎,胸脘憋闷;舌淡苔白,脉弦滑。常规服用。

3. 治疗痰饮:胸脘痞满,水走肠间,辘辘有声,咳喘,痰量多色白,不能平卧,颜面浮肿,头身重痛;舌淡苔白腻,脉弦滑或弦紧。常规服用。

药物新用 本品具有祛痰、镇咳、平喘等作用。

1. 治疗肺气肿:咳嗽咯痰,痰白量多,胸脘痞闷,脘腹胀满。常规服用。

2. 治疗肺心病:咳嗽气喘,胸闷心悸。常规服用。

注意事项与禁忌 风热者忌用。

二、风热犯肺用药

二母宁嗽丸^典(颗粒^典) OTC

药物组成 川贝母、知母、石膏、炒栀子、黄芩、蜜桑白皮、炒瓜蒌子、蒸五味子、茯苓、陈皮、麸炒枳实、炙甘草。

功能主治 清肺润燥,化痰止咳。用于燥热蕴肺所致的咳嗽,痰黄而黏不易咳出,胸闷气促,久咳不止,声哑喉痛。

剂型规格与用法用量 大蜜丸:每丸9克,温开水送服,每次1丸,每日2次;水蜜丸:每10粒重1克,口服,每次6克,每日2次;颗粒剂:每袋10克,无蔗糖型每袋3克,开水冲服,每次1袋,每日2次。

家庭医疗 应用本品的基本指征:咳嗽,痰黄稠,量少,不易咳出,或干咳无痰,胸满气促,咽干口燥,声哑喉痛;舌红苔薄黄或无苔,脉细或细数。

1. 治疗咳嗽:久咳不止,干咳,或痰黄而黏量少不易咯出,或痰中带血,胸闷气促,口干咽燥,声音嘶哑,或口渴喜饮;舌红少苔,脉细数。常规服用。

2. 治疗咽喉痛:干咳日久不愈,声音嘶哑,咽喉红肿疼痛,口干口渴;舌红少苔,脉细或细数。常规服用。

药物新用 慢性支气管炎,支气管扩张,老年性咳喘,慢性咽炎见有以上临床表现者,可辨证应用。

注意事项与禁忌 外感风寒,痰涎壅盛者忌用。表现为咳嗽气急,痰多稀薄色白,易咳出,伴鼻塞,流清涕,头身疼痛,恶寒发热。

川贝清肺糖浆 OTC

药物组成 川贝母、枇杷叶、麦冬、地黄、苦杏仁、薄荷、桔梗、甘草。

功能主治 清肺润燥,止咳化痰。用于风热感冒,燥热伤肺引起的干咳无痰,或痰稠难咯,咽干,咽痛。

剂型规格与用法用量 糖浆剂:口服,每次 15~30 毫升,每日 3 次。3~7 岁儿童服成人量 1/3,7 岁以上儿童服成人量 1/2。

家庭医疗 应用本品的基本指征:干咳无痰,或痰稠难咯,或痰中带血丝,咽干,咽痛;舌红苔薄白或薄黄。

1. 治疗风热感冒、咳嗽:发热,恶寒,咳嗽,无痰,或痰少,色黄质稠,不易咯出,咽干咽痛,或有发热恶风,汗出。常规服用。

2. 治疗燥热咳嗽:干咳无痰,或痰稠不易咯出,或痰中带血丝,胸痛,咽痛,口鼻干燥。常规服用。

3. 治疗阴虚咳嗽:咳嗽日久不愈,干咳无痰,或痰少不易咯出,或痰中带血,口干舌燥,或手足心热,或身微热。常规服用。

药物新用 治疗上呼吸道感染、支气管炎、支气管哮喘等:属风热犯肺者。常规服用。

注意事项与禁忌

1. 不适用于寒嗽及胃寒作呕者。

2. 痰湿咳嗽不宜。表现为咳嗽痰多,痰黏腻或稠厚成块,伴有食倦,食少腹胀,大便稀溏。

3. 大便溏泄者或婴儿慎用。

4. 本品含糖,糖尿病患者不宜服用。

5. 用时振摇均匀。

牛黄蛇胆川贝散(液、胶囊) OTC

药物组成 人工牛黄、川贝母、蛇胆汁。

功能主治 清热,化痰,止咳。用于外感咳嗽中的热痰咳嗽,燥痰咳嗽。

剂型规格与用法用量 散剂:每支 0.5 克,每次 1~2 支,每日 2~3 次,小儿酌减;口服液:每支 10 毫升,每次 1 支,每日 3 次,小儿酌减;胶囊剂:每粒 0.25 克(小粒)或 0.5 克(大粒),口服,每次 2~4 粒(小粒)或 1~2 粒(大粒),每日 3 次,小儿酌减。

家庭医疗 应用本品的基本指征:咳嗽,痰多而黏,或喉中有痰,质黏厚或稠黄,咯吐不爽,或有腥味,面赤,或有身热,口干欲饮;舌苔薄黄腻,质红,脉滑数。

1. 治疗风热咳嗽:咳嗽,痰黄或稠,咯痰不爽,口干,咽痛,身热,汗出,恶风;舌苔薄黄,脉浮数。常规服用。

2. 治疗燥热咳嗽:干咳,少痰,或痰中带血丝,咽干,胸痛,尿赤,便秘;舌红苔黄,脉数。常规服用。

3. 治疗小儿痰热喘咳:咳嗽,或气促而喘,痰黄或稠,唇红而干,口干,尿赤,便秘,面红身热,或热甚惊风;舌红苔黄,脉数。常规服用。

药物新用 本品具有抑菌、抗炎、祛痰、镇咳作用。

1. 治疗急性支气管炎:咳嗽咯痰,胸闷气短,身热。常规服用。

2. 治疗支气管哮喘急性发作:咳嗽气喘,咯痰,胸闷,脘腹胀满,喉中痰鸣有声。常规服用。

注意事项与禁忌 儿童、老人、孕妇、体质虚弱及脾胃虚寒者慎用。

急支糖浆^典(颗粒)^{OTC}

药物组成 麻黄、鱼腥草、金荞麦、四季青、紫菀、前胡、枳壳、甘草。

功能主治 清热化痰,宣肺止咳。用于外感风热所致的咳嗽,症见发热,恶寒,胸膈满闷,咳嗽咽痛;急性支气管炎、慢性支气管炎急性发作见上述证候者。

剂型规格与用法用量 糖浆剂:口服,每次20~30毫升,每日3~4次,儿童1岁以内每次5毫升,1~3岁每次7毫升,4~7岁每次10毫升,7岁以上每次15毫升,每日3~4次;颗粒剂:每袋4克,开水冲服,每4克,每日3~4次。

家庭医疗 应用本品的基本指征:发热,恶寒,咳嗽,咽痛等。

1. 治疗风热咳嗽:症见发热,恶寒,胸膈满闷,咳嗽咽痛;舌红苔黄腻,脉滑数。常规服用。

2. 治疗肺痈初期:症见发热微恶寒,咳嗽,咯黏液痰或黏液脓性痰,痰量由少渐多,胸痛,咳时尤甚,呼吸不利,口干鼻燥;舌苔薄黄或薄白,脉浮数而滑。常规服用。

3. 治疗肺气肿(第二期):症见咳嗽,咳痰,气短,气促。糖浆剂口服,每次30毫升,每日3次。

注意事项与禁忌 不宜同服滋补性中药。

莱阳梨止咳糖浆(口服液、颗粒)^{OTC}

药物组成 莱阳梨、麻黄、杏仁水、北沙参、百合、远志、桔梗、薄荷脑。

功能主治 镇咳祛痰。用于伤风感冒引起的咳嗽痰多。

剂型规格与用法用量 糖浆剂:口服,每次10毫升,每日4次,小儿酌减;口服液:每支10毫升,口服,每次1支,每日4次,小儿酌减;颗粒剂:每袋8克,开水冲服,每次1袋,每日4次,小儿酌减。

家庭医疗 应用本品的基本指征:咳嗽,痰多黏稠难咯出,痰色或白或黄,咽干,口渴。

1. 治疗感冒咳嗽:外感风热,咳嗽咯痰,痰吐不爽,咽干口渴,心烦不安等。常规服用。

2. 治疗急、慢性气管炎：常规服用。

3. 治疗支气管扩张：咳嗽，咯痰，胸闷等。常规服用。

注意事项与禁忌　本品含糖，糖尿病患者禁服。

蛇胆川贝散^{典OTC}（液^{OTC}、胶囊^{典OTC}、软胶囊^典）

药物组成　蛇胆汁、川贝母。

功能主治　清肺，止咳，除痰。用于肺热咳嗽，痰多。

剂型规格与用法用量　散剂：口服，每次 0.3~0.6 克，每日 2~3 次；口服液：每支 10 毫升，口服，每次 1 支，每日 2 次，小儿酌减；胶囊剂：每粒 0.3 克，口服，每次 1~2 粒，每日 2~3 次；软胶囊剂：每粒 0.3 克，口服，每次 2~4 粒，每日 2~3 次。

家庭医疗　应用本品的基本指征：肺热咳嗽，身热，咯痰，痰量多，质稠，色白或黄，不易咯出，口干口渴；舌边尖红，苔黄腻，脉滑或滑数。

1. 治疗普通感冒、流行性感冒、肺炎等引起的咳嗽：症见咳嗽不止，咳声有力，痰盛气促，痰黄黏稠，量多不易咯出，伴有身热，口干口渴，或有咽痛、胸闷胸痛；舌红苔黄，脉数。常规服用。

2. 治疗喘证：症见喘促，胸闷憋气，或有胸痛，痰多黏稠色黄，口渴喜冷饮，小便黄，大便干。对喘息症状较轻者比较适宜。常规服用。

药物新用　蛇胆、川贝母均有镇咳祛痰作用。

1. 治疗急性支气管炎：咳嗽气促，咯痰量多色白或黄，黏稠不易咯出，身热汗出，或伴有大便干，小便黄。常规服用。

2. 治疗慢性支气管炎急性发作：平素咳嗽气喘，外感诱发咳嗽气喘加重，咯痰不爽，肺部听诊可有干湿性啰音。常规服用。

3. 治疗支气管扩张伴感染：咳嗽吐痰，痰黄稠或咯血，身热。常规服用。

4. 治疗扁桃体炎：口服本品胶囊剂，每次 0.6 克，每日 3 次，6 天为一个疗程。

5. 治疗慢性咽炎：本品散剂对消除或减轻咽部异物感、咽痒、咳嗽等症状，近期疗效高，见效快，使用方便。本品散剂或胶囊内的药粉，含服，每次 0.6 克，每日 2 次，6 天为一个疗程。

6. 治疗肺炎：咳嗽不止，发热较著，痰量多色黄，精神不振，纳差，大便干结，小便黄赤。常规服用。

7. 治疗百日咳：散剂口服，每次 0.15~0.3 克，每日 3 次。一般 2~4 天咳嗽减轻，痰量减少。

8. 治疗反复发作性口腔溃疡：口腔内侧、颊部、舌上腭等处出现一个或多个圆形或椭圆形大小不定的小溃疡，局部灼热疼痛，可用散剂内服及外敷。内服，每次 1.2 克，每日 3 次，外敷每日 3~6 次。一般 3 天疼痛减轻，连续服用十余天,大部分病人可痊愈。

注意事项与禁忌

1. 本品适用于风热咳嗽。

2. 儿童、老人、孕妇、体质虚弱者慎用。

蛇胆川贝枇杷膏^{OTC}

药物组成 蛇胆、川贝母、半夏、枇杷叶、桔梗、薄荷脑。

功能主治 润肺止咳,祛痰定喘。用于肺燥虚劳之咳嗽,痰多,胸闷,气喘,以及烟酒过多之喉痒干咳,声音沙哑,咳痰不爽;治疗感冒、气管炎、支气管炎、肺炎、肺气肿以及肺结核见上述症状者。

剂型规格与用法用量 煎膏剂:徐徐吞下或少许热开水冲服,每次22克(15毫升,约1汤匙),每日3次。

家庭医疗 应用本品的基本指征:咳嗽,痰多,胸闷,气喘。

1. 治疗风热犯表感冒:症见发热恶寒,咳痰色黄质黏,鼻塞流浊涕,咽痛;舌红苔薄黄,脉浮数。常规服用。

2. 治疗风热咳嗽:症见咳嗽,咳痰黄稠,或间发风热,头痛咽痛,汗出口干;舌苔淡黄,脉浮数。急性支气管炎.常规服用。

药物新用 本品具有镇咳、祛痰、平喘、抗炎、抑菌等作用。

1. 治疗肺炎:症见咳嗽,发热,体温较高,咯痰色黄量多质稠,精神倦怠,纳差,听诊双肺有干湿性啰音。常规服用。

2. 治疗肺气肿(第二期):症见咳嗽,咳痰,气短,气促者。常规服用。

注意事项与禁忌

1. 风寒表证引起的咳嗽慎服。

2. 不宜同服滋补性中药。

蛇胆陈皮散^典(片^典、胶囊^典、口服液)^{OTC}

药物组成 蛇胆汁、陈皮(蒸)。

功能主治 理气化痰,祛风和胃。用于痰浊阻肺,胃失和降,咳嗽,呕逆。

剂型规格与用法用量 散剂:每袋0.3克或0.6克,口服,每次0.3~0.6克,每日2~3次;片剂:每片0.22克,口服,每次2~4片,每日3次:胶囊剂:每粒0.3克,口服,每次1~2粒,每日2~3次;口服液:每支10毫升,口服,每次1支,每日3~4次。

家庭医疗 应用本品的基本指征:咳嗽咯痰,痰黄而黏,身热;舌红,脉数。

治疗肺热痰咳:发热,喘咳,痰黄而黏;舌苔黄,脉滑数。常规服用。

药物新用 本品具有镇咳祛痰作用。

1. 治疗上呼吸道感染:发热头痛,鼻塞流浊涕,恶寒或不恶寒,咳嗽有痰,咽干口渴或咽喉肿痛。常规服用。

2. 治疗急性支气管炎:咳嗽气喘,发热,咯痰色黄质稠,听诊双肺呼吸音粗。常规服用。

3. 治疗肺炎:咳嗽,发热,体温较高,咯痰色黄量多质稠,精神倦怠,纳差,听诊双肺有干湿性啰音。常规服用。

4. 治疗梅核气:散剂含化,每次 0.1 克,每日 6 次。

5. 治疗百日咳:散剂,1 岁以下每日 0.3 克,2~5 岁每日 0.45 克,6~10 岁每日 0.6 克,11~15 岁每日 0.9 克,皆分 3 次服,咳重者,剂量可略大。

6. 治疗亚硝酸盐中毒:配合治疗,散剂,成人每次 2 瓶,儿童每次 1 瓶,幼儿 1/3~1/2 瓶,开水送服或调匀灌服,服药后症状未完全恢复者,隔 2 小时再服第二次。一般服第一次药后半小时至 1 小时,乌紫症状开始改善,口唇、指甲及皮肤逐渐转红,其他症状随之减轻。

注意事项与禁忌　本品适用于风寒咳嗽有痰,寒热表证不明显者。

强力枇杷膏^{典OTC}(颗粒、胶囊)

药物组成　枇杷叶、罂粟壳、百部、白前、桑白皮、桔梗、薄荷脑。

功能主治　养阴敛肺,镇咳祛痰。用于久咳劳嗽,上呼吸道炎、支气管炎引起的咳喘痰饮等症。

剂型规格与用法用量　煎膏剂(蜜炼):口服,每次 20 克(相当于原药材 2.3 克),每日 3 次;颗粒剂:每袋 1.5 克,开水冲服,每次 1.5 克,每日 3 次;胶囊剂:每粒 0.3 克,口服,每次 2 粒,每日 3 次。

家庭医疗　应用本品的基本指征:咳嗽,气喘,咯痰,胸闷。

1. 治疗风热咳嗽:症见咳嗽,咳痰黄稠,或间发风热,头痛咽痛,汗出口干;舌苔淡黄,脉浮数。常规服用。

2. 治疗肺热咳嗽:证属痰热壅肺。症见咯痰黄稠而量多,胸闷,气喘息粗,甚则鼻翼煽动,或喉中痰鸣,烦躁不安,发热口渴,或咳吐脓血腥臭痰,胸痛,大便秘结,小便短赤;舌红苔黄腻,脉滑数。常规服用。

3. 治疗喘证:证属痰浊阻肺。症见喘而胸满闷窒,甚则胸盈仰息,咳嗽痰多黏腻色白,咯吐不利,兼有呕恶纳呆,口黏不渴;舌苔厚腻色白,脉滑。常规服用。

药物新用　本品中桔梗含桔梗皂苷,薄荷含薄荷油、薄荷酮,枇杷叶含有棉子素、棉子素苷,罂粟壳含有可待因、吗啡、罂粟碱。具有抑制咳嗽中枢,止咳镇咳,稀释痰液,化痰祛痰,抗炎,消肿,止痛等作用。

1. 治疗风热感冒咳嗽:咳嗽,咳痰黄稠,头痛咽痛,汗出口干。常规服用。

2. 治疗慢性支气管炎:咳嗽气喘,咯痰,胸闷。常规服用。

注意事项与禁忌

1. 本品适用于支气管炎,但组方中缺少抗菌抗炎药物,故对有明显感染的病人,不宜单独使用。

2. 本品含罂粟壳,有效成分可待因、吗啡、罂粟碱有抑制咳嗽中枢,虽镇咳但不利于痰的咳出。故对婴幼儿、痰黏稠者应慎用,切不宜久用。

3. 糖尿病患者禁服。

4. 儿童、孕妇、哺乳期妇女禁用。

三、痰热蕴肺用药

川贝止咳露^典(川贝枇杷露^典、糖浆) OTC

药物组成　川贝母、枇杷叶、桔梗、前胡、桑白皮、百部、薄荷脑。

功能主治　止咳祛痰。用于风热咳嗽,痰多上气或燥咳。

剂型规格与用法用量　糖浆剂:口服,每次 15 毫升,每日 2~3 次。3~7 岁儿童服成人量 1/3,7 岁以上儿童服成人量 1/2。

家庭医疗　应用本品的基本指征:肺热咳嗽,痰多色黄,口干咽干;舌红苔黄,脉滑数。

治疗痰热壅肺咳嗽:咳嗽气息急促,或喉中有痰声,痰多稠黏或为黄痰,咳吐不爽,或痰有热腥味,或咳吐血痰,胸胁胀满,或咳引胸痛,面赤,或有身热,口干欲饮;舌红,舌苔薄黄腻,脉滑数。急慢性支气管炎。常规服用。

注意事项与禁忌

1. 风寒咳嗽者不宜服用。表现为咳嗽声重,咯痰稀薄色白,伴鼻塞流清涕,恶寒发热,头身疼痛。

2. 支气管扩张、肺脓疡、肺结核、肺心病患者,应在医生指导下服用。

3. 本品含蔗糖,糖尿病患者不宜服用。

肺宁颗粒(返魂草颗粒) OTC 肺宁胶囊(返魂草胶囊)

药物组成　返魂草。

功能主治　清热祛痰,镇咳平喘。用于肺内感染、慢性支气管炎、喘息性支气管炎、急性呼吸道感染。

剂型规格与用法用量　颗粒剂:每袋 10 克,饭后开水冲服,每次 1 袋,每日 3 次,1~2 周为一个疗程;胶囊剂:每粒 0.5 克,口服,每次 4 粒,每日 3 次。

家庭医疗　应用本品的基本指征:咳嗽,痰黄黏稠,口渴,发热。

1. 治疗风热咳嗽:症见咳嗽不爽,痰黄黏稠,不易咯出,口渴咽痛,鼻流浊涕,伴有发热头痛,恶风,微汗出;舌红苔薄黄,脉浮数,指纹红紫。常规服用。

2. 治疗痰热咳嗽:症见咳嗽痰黄,稠黏难咯,面赤唇红,口苦作渴,或有发热、烦躁不宁,尿少色黄;舌红苔黄腻,脉滑数,指纹色紫。常规服用。

3. 治疗喘证:证属痰热蕴肺。症见喘咳气涌,胸部胀痛,痰多黏稠色黄,或夹血色,伴胸中烦热,面红身热,汗出口渴喜冷饮,咽干,尿赤,或大便秘结;舌苔黄或腻,脉滑数。常规服用。

药物新用

治疗慢性支气管炎:本品能缓解支气管平滑肌痉挛,扩张支气管。每次 1 袋,每日 4 次。

注意事项与禁忌　不宜同服滋补性中药。

咳喘宁颗粒^{OTC}（片^{OTC}、胶囊、口服液^典^{OTC}）

药物组成　麻黄、石膏、苦杏仁、桔梗、百部、罂粟壳、甘草。

功能主治　宣通肺气,止咳平喘。用于痰热阻肺所致的咳嗽频作,咯痰色黄,喘促胸闷。

剂型规格与用法用量　颗粒剂:每袋 15 克(相当于总药材 8.58 克),开水冲服,每次 15 克,每日 3 次;片剂:每片 0.6 克,口服,每次 2~4 片,每日 2 次;胶囊剂:每粒 0.32 克,口服,每次 3~4 粒,每日 2 次;口服液:每支 10 毫升,口服,每次 1 支,每日 2 次。

家庭医疗　应用本品的基本指征:久咳,咳嗽频作,咯痰色黄,喘促胸闷。

1. 治疗痰热咳嗽:症见咳嗽痰黄,稠黏难咯,面赤唇红,口苦作渴,或有发热,烦躁不宁,尿少色黄;舌红苔黄腻,脉滑数。常规服用。

2. 治疗喘证:证属痰热蕴肺。症见喘咳气涌,胸部胀痛,痰多黏稠色黄,或夹血色,伴胸中烦热,面红身热,汗出口渴喜冷饮,咽干,尿赤,或大便秘结;舌苔黄或腻,脉滑数。常规服用。

药物新用

1. 治疗支气管哮喘急性发作:咳嗽气喘,咯痰,胸闷,脘腹胀满,喉中痰鸣有声。常规服用。

2. 治疗急、慢性支气管炎:咳嗽气喘,咯痰,胸闷。常规服用。

3. 治疗老年痰喘:常规服用。

注意事项与禁忌

1. 脾胃虚寒泄泻者慎服。

2. 运动员慎用。

3. 不宜同服滋补性中药。

复方鲜竹沥液^{典OTC}

药物组成 鲜竹沥、鱼腥草、生半夏、枇杷叶、桔梗、生姜、薄荷油。

功能主治 清热化痰,止咳。用于痰热咳嗽,痰黄黏稠。

剂型规格与用法用量 口服液:每支10毫升或20毫升,口服,每次20毫升,每日2~3次。

家庭医疗 应用本品的基本指征:咳嗽,有痰,色黄黏稠。

1. 治疗咳嗽:证属痰热壅肺。症见咯痰黄稠而量多,胸闷,气喘息粗,甚则鼻翼煽动,或喉中痰鸣,烦躁不安,发热口渴,或咳吐脓血腥臭痰,胸痛,大便秘结,小便短赤;舌红苔黄腻,脉滑数。常规服用。

2. 治疗风热咳嗽:症见咳嗽,咳痰黄稠,或间发风热,头痛咽痛,汗出口干;舌苔淡黄,脉浮数。常规服用。

药物新用

1. 治疗急性上呼吸道感染:症见咳嗽痰多色黄,咽痒咽痛。常规服用。

2. 治疗急性支气管炎:症见咳嗽痰多,气促。常规服用。

注意事项与禁忌

1. 不适用风寒咳嗽。

2. 不宜长期服用。

3. 不宜同服滋补性中药。

祛痰灵口服液^{典OTC}

药物组成 鲜竹沥、鱼腥草。

功能主治 清热化痰。用于痰热壅肺所致的咳嗽,痰多,喘促;急、慢性支气管炎见上述证候者。

剂型规格与用法用量 口服液:口服,成人每次30毫升,每日3次;小儿2岁以下每次15毫升,每日2次;2~6岁,每次20毫升,每日2次;6岁以上每次30毫升,每日2~3次。

家庭医疗 应用本品的基本指征:咳嗽,有痰,色黄黏稠。

1. 治疗风热咳嗽:症见咳嗽,咳痰黄稠,或间发风热,头痛咽痛,汗出口干;舌苔淡黄,脉浮数。常规服用。

2. 治疗肺热咳嗽:证属痰热壅肺。症见咯痰黄稠而量多,胸闷,气喘息粗,甚则鼻翼煽动,或喉中痰鸣,烦躁不安,发热口渴,或咳吐脓血腥臭痰,胸痛,大便秘结,小便短赤;舌红苔黄腻,脉滑数。常规服用。

药物新用

1. 治疗急性上呼吸道感染:症见咳嗽痰多色黄,咽痒咽痛。常规服用。

2. 治疗急性支气管炎:症见咳嗽痰多,气促。常规服用。

注意事项与禁忌

1. 不适用风寒咳嗽。

2. 不宜同服滋补性中药。

3. 不宜长期服用。

4. 孕妇、体质虚弱及便溏者慎用。

除痰止咳丸 ^{OTC}

药物组成　黄芩、栀子(姜水炒)、海浮石(煅)、黄柏、熟大黄、前胡、桔梗、防风、枳实、法半夏、六神曲(麸炒)、陈皮、白术(麸炒)、甘草、知母、天花粉、冰片、薄荷冰。

功能主治　清肺泻火,化痰止咳。用于痰热蕴肺,肺失清肃所致的咳嗽,发热,痰黄质稠,难以咯出,烦躁胸闷,口燥咽干,大便干结;舌苔薄黄,脉滑数。

剂型规格与用法用量　大蜜丸:每丸 6 克。口服。每次 1 丸,每日 2 次。

家庭医疗　应用本品的基本指征:咳嗽发热,痰色黄质稠,难以咯出,甚或咳吐黄稠脓痰,气味腥臭,烦躁胸闷,口燥咽干,大便干结;舌苔薄黄或黄,脉滑数。

1. 治疗咳嗽痰稠:咳嗽,咳痰或兼喘,痰黄黏稠量少,咯痰不爽,甚或痰中带血,口鼻气热,或见身热,胸痛胸闷,咽喉肿痛,口苦咽干等;舌红苔黄,脉数有力或滑数。常规服用。

2. 治疗肺痈(成痈期):症见壮热不退,咳嗽气急,咳吐黄稠脓痰,气味腥臭,胸胁疼痛,转侧不利,口燥咽干;舌红苔黄或黄腻,脉滑数或洪数。常规服用。

药物新用

1. 治疗急、慢性支气管炎:咳嗽咯痰,痰黏咯之不爽,发热,咽干,胸闷等。常规服用。

2. 治疗支气管扩张合并感染:咳嗽,咯痰,或痰中带血。常规服用。

3. 治疗肺脓肿:咳嗽,咯痰黄稠,气味腥臭,胸闷胸痛,发热,咽干口燥等。常规服用。

4. 治疗肺炎:发热,咳嗽,咯痰,咽干口渴,胸闷或胸痛。常规服用。

5. 治疗肺心病:咳嗽气喘,咯吐黄色黏痰,心慌胸闷,活动后加重。常规服用。

6. 治疗肺结核:低热,咳嗽,咯痰,或痰中带血,胸闷胸痛,盗汗。常规服用。

注意事项与禁忌　本品适用于痰热咳嗽。表现为咳嗽痰多,或喉中痰鸣,咯吐不爽,身热,口干欲饮。

清气化痰丸 典 OTC

药物组成 胆南星、酒黄芩、瓜蒌仁霜、枳实、苦杏仁、陈皮、半夏（制）、茯苓、生姜。

功能主治 清肺化痰。用于痰热阻肺所致的咳嗽痰多,痰黄稠黏,胸腹满闷。

剂型规格与用法用量 水丸:每丸6克,口服,每次6~9克,每日2次,小儿酌减;浓缩丸:口服,每次6丸,每日3次。

家庭医疗 应用本品的基本指征:咳嗽痰黄,黏稠难咯,胸膈痞满,口渴,发热,甚则咳喘胸痛,或痰中带血,大便干结;舌红苔黄腻,脉滑数。

1. 治疗咳嗽:咳嗽痰多,气促息粗,或喉中痰鸣,痰黄黏稠,咯痰不爽,或有腥味,或咯血痰,胸胁引痛,面赤或有身热,口干欲饮;舌红苔薄黄腻,脉滑数。常规服用。

2. 治疗哮喘:气促喘息,胸胁胀满,痰鸣如吼,胸痛烦闷,呛咳频作,咯痰黄稠或黄浊如脓,不易咯出,面红口渴,或头痛身热;舌苔黄腻,脉滑数或弦滑。常规服用。

药物新用 本品镇咳、祛痰、平喘、抑菌,调节免疫。杏仁、半夏具有较强的镇咳作用;陈皮、胆南星、半夏均有祛痰作用;陈皮可对抗组胺所致支气管痉挛而有平喘作用,杏仁亦可平喘;黄芩、半夏、陈皮、茯苓对多种细菌有抑制作用;枳实有抗结核杆菌作用;半夏有抗真菌作用;茯苓、黄芩可促进机体的免疫功能,黄芩亦可抑制变态反应的发生。

1. 治疗急、慢性支气管炎:咳嗽咯痰,胸闷气短,喘促,胸痛隐隐。常规服用。

2. 治疗肺炎:咳嗽,发热,胸闷气短等。常规服用。

3. 治疗肺脓肿:咳嗽,咯痰量多色黄绸,气味腥臭,胸闷胸痛。常规服用。

4. 治疗肺结核:咳嗽,咯痰,低热颧红,纳差乏力。常规服用。

清肺抑火丸（片、膏） OTC

药物组成 黄芩、黄柏、栀子、知母、浙贝母、苦参、桔梗、前胡、天花粉、大黄。

功能主治 清肺止咳,化痰通便。用于肺热咳嗽,痰黄稠黏,口干咽痛,大便干燥。

剂型规格与用法用量 大蜜丸:每丸9克,口服,每次1丸,每日2~3次;水丸:每袋6克,口服,每次6克,每日2~3次;片剂:每片0.6克,口服,每次4片,每日2次;煎膏剂:开水冲服,每次5克,每日2次。

家庭医疗　应用本品的基本指征:咳嗽呛逆,痰黄黏稠,咳引胸痛,或口干咽痛,口鼻生疮,大便干燥或秘结,小便黄赤,衄血,牙龈肿痛出血;舌偏红,苔黄,脉细或数。

1. 治疗咳嗽:咳嗽痰多,胸膈满闷,或发热,口渴,咽干,甚至咽喉肿痛,大便秘结,小便短赤;舌红苔黄,脉数或滑数。常规服用。

2. 治疗咽喉肿痛:口渴咽燥,吞咽不利,语音嘶哑,咽部红肿,咳嗽,发热,大便秘结;舌红苔黄浊,脉数。常规服用。

3. 治疗鼻衄:鼻燥流血,口干咽燥,或咳嗽发热,或齿龈红肿,口气秽浊,大便秘结;舌苔黄,脉滑数。常规服用。

药物新用　本品具有抗菌、抗炎、祛痰止咳、止血作用。

1. 治疗上呼吸道感染:发热恶寒,咳嗽,咽痒咽干而痛,鼻塞流涕,身体酸楚不舒。常规服用。

2. 治疗流行性感冒:身热,恶寒,咳嗽,鼻塞流涕,肢倦乏力。常规服用。

3. 治疗急、慢性支气管炎:咳嗽咯痰,胸闷胸痛,气短乏力,纳差食少。常规服用。

4. 治疗肺炎:发热,咳嗽,咯痰,胸闷,精神疲倦。常规服用。

5. 治疗鼻出血:鼻燥衄血,口干咽燥,或发热,或齿龈红肿,口气秽浊。常规服用。

注意事项与禁忌　本品适用于痰热阻肺,咳嗽痰多证。

橘红丸 ^{OTC}（片、胶囊、颗粒）^典

药物组成　化橘红、陈皮、瓜蒌皮、半夏(制)、石膏、苦杏仁、浙贝母、炒紫苏子、紫菀、款冬花、桔梗、地黄、麦冬、茯苓、甘草。

功能主治　清肺,化痰,止咳。用于痰热咳嗽,痰多,色黄黏稠,胸闷口干。

剂型规格与用法用量　大蜜丸:每丸6克,每次2丸,每日2次;水蜜丸:每袋7.2克,口服,每次1袋,每日2次;浓缩丸:每袋3克,口服,每次1袋,每日2次;片剂:每片0.3克,口服,每次6片,每日2次;胶囊剂:每粒0.5克,口服,每次5粒,每日2次;颗粒剂:每袋11克,开水冲服,每次1袋,每日2次。

家庭医疗　应用本品的基本指征:咳嗽痰多,色黄质稠,不易咯出,胸闷口干;舌燥舌红苔黄腻,脉滑数。

1. 治疗咳嗽:咳嗽不止,夜间为重,痰多,不易咳出,胸闷口干,心烦;舌红苔黄,脉数。常规服用。

2. 治疗哮喘:喘促气急,张口抬肩,不能平卧,喉中痰鸣,痰多色黄质稠,心烦急躁。常规服用。

3. 治疗肺痈:咳吐大量脓痰,痰色黄绿,胸中闷痛,心烦急躁。可作为辅助药,常规服用。

药物新用

1. 治疗急、慢性支气管炎,肺炎恢复期:证属痰热蕴肺,肺燥伤阴。症见咳嗽不止,痰多色黄质稠,心烦口干。常规服用。

2. 治疗哮喘、喘息型支气管炎:症见喘促,张口抬肩,喉中痰鸣,咯痰黏黄量多。常规服用。

3. 治疗肺脓疡,支气管扩张:症见咳吐脓痰,量多,心烦急躁,胸中闷痛。常规服用。

注意事项与禁忌

1. 不适用于风寒型。

2. 孕妇慎服。

四、肝火犯肺用药

黛蛤散^典

药物组成 青黛、蛤壳。

功能主治 清热利肺,降逆除烦。用于肝火犯肺所致的头晕耳鸣,咳嗽吐衄,痰多黄稠,咽膈不利,口渴心烦。

剂型规格与用法用量 散剂:每袋12克。温水调服,每次6克,每日1次,或随处方入煎剂。

家庭医疗 应用本品的基本指征:头晕耳鸣,咳嗽吐衄,肺痿肺痈,咽膈不利,口渴心烦。

1. 治疗咳嗽:证属肝肺实热。症见咳嗽吐衄,咽膈不利,口渴心烦。常规服用。

2. 治疗肺痿肺痈。证属肝火犯肺。症见咳吐脓痰、血痰常规服用。

药物新用 本品中青黛性味咸寒,可清热解毒,凉血定惊,海蛤壳性味咸寒,可清热化痰、软坚散结,故合用可治疗肝火犯肺,咳痰带血,咽喉不适等症状,对咳嗽时间比较长,并且痰黏不容易咳出来者尤为有效。一般蛤粉与青黛的配伍比例为10∶1,热象重者青黛可以酌加,散剂每服3~6克,每日2~3次,煎剂10~30克,儿童酌减。直接吞服散剂较煎剂效佳。

青黛对肺炎杆菌、志贺痢疾杆菌、金黄色葡萄球菌及霍乱弧球菌等均有抑制作用,并可抗炎。青黛可提高免疫,蛤壳具有祛痰作用。故本品具有抑菌,抗炎,祛痰,提高免疫等作用。

1. 治疗急性支气管炎:常规服用。

2. 治疗肺部感染:常规服用。

3. 治疗慢性胃炎、胃十二指肠溃疡病:常规服用。

4. 治疗盆腔炎、阴道滴虫症:常规服用。

注意事项与禁忌

1. 避恼怒、忌厚味。

2. 脾胃虚寒者慎用。

五、阴虚肺燥用药

百花定喘丸 ^{OTC}

药物组成　百合、款冬花、天花粉、黄芩、牡丹皮、北沙参、天冬、麦冬、五味子、麻黄、紫菀、苦杏仁、前胡、陈皮、桔梗、石膏、薄荷脑。

功能主治　清热化痰,止嗽定喘。用于痰热咳喘,胸满不畅,咽干口渴。

剂型规格与用法用量　大蜜丸:每丸 9 克,口服,每次 1 丸,每日 2 次。

家庭医疗　应用本品的基本指征:咳嗽或喘急,痰多或痰中带血,胸满不畅,咽干口渴,声音嘶哑,或午后潮热;舌苔薄黄,脉细数。

1. 治疗哮喘:喘促短气,哮喘日久,痰多或痰中带血,胸满不畅,咽干口渴,声音嘶哑,或午后潮热;舌苔薄黄,脉细数。常规服用。

2. 治疗咳嗽:咳嗽气喘,痰中带血,伴手足心热,午后低热,自汗盗汗,口干咽燥,神疲乏力;舌红少苔,脉细数。常规服用。

药物新用

1. 治疗慢性支气管炎:咳嗽气喘,咯痰黏稠不爽,胸闷憋气,腹胀纳差等。常规服用。

2. 治疗喘息性支气管炎:咳嗽气喘,活动后喘促加重,伴胸闷心悸等。常规服用。

3. 治疗肺结核:咳嗽咯痰,痰中带血丝。常规服用。

注意事项与禁忌

1. 本品适用于热哮,寒哮患者慎用。

2. 高血压、心脏病患者慎用。

罗汉果止咳片（胶囊、糖浆）^{OTC}

药物组成　罗汉果、枇杷叶、桑白皮、白前、百部、桔梗、薄荷油。

功能主治　清热泻肺,镇咳祛痰。用于肺热,肺燥,感冒咳嗽。

剂型规格与用法用量　片剂:每片 0.36 克,口服,每次 2~3 片,每日 3 次,小儿酌减;胶囊剂:每粒 0.35 克,口服,每次 2~3 粒,每日 3 次;糖浆剂;口服,每次 15~20 毫升,每日 3 次。

家庭医疗 应用本品的基本指征:咳嗽痰多,黏稠难咳,口唇干燥等。

治疗咳嗽:证属肺阴耗伤。症见干咳无痰,或痰少而黏,不易咯出,口渴咽干,喉痒声嘶,手足心热,或咳嗽带血,午后潮热;舌红少苔,脉细数。上呼吸道感染、支气管炎引起的咳嗽。常规服用。

注意事项与禁忌 本品适用于伤风咳嗽,寒热症状不明显者。

秋梨润肺膏 OTC

药物组成 秋梨、百合、麦冬、川贝母、款冬花、冰糖。

功能主治 润肺止咳,生津利咽。用于阴虚肺热引起的咳嗽气短,痰少质黏,口干咽干,喉痛声哑,午后潮热,颧红盗汗,手足心热,形瘦,肢倦神疲。

剂型规格与用法用量 煎膏剂:口服,每次10~20克,每日2次,小儿酌减。

家庭医疗 应用本品的基本指征:阴虚肺热,津液虚亏引起的久咳、干咳,气短,痰少质黏,口燥咽干,喉痛声哑;舌红少苔,脉细数。

1. 治疗咳喘:咳嗽日久,干咳无痰,或痰少而黏,或痰中带血,气喘,口苦,咽干,声音嘶哑等。常规服用。

2. 治疗秋燥证:口、唇、鼻、咽等感到干燥,咽喉肿痛,皮肤干涩、发紧、干燥脱屑,烦躁不安等。常规服用。

药物新用 治疗肺结核、慢性支气管炎、肺气肿、支气管扩张见有上述症状者。常规服用。

注意事项与禁忌

1. 不适用于外感咳嗽,伴恶寒发热,头痛者。

2. 不适用于痰湿壅盛患者。表现为痰多黏稠或稠厚成块。

3. 本品含糖,糖尿病患者不宜服用。

息喘丸 OTC

药物组成 党参、墨旱莲、五指毛桃、胡颓子叶、无患子根、苦杏仁(去油)、陈皮(蒸)、白前、五指柑、穿破石、枇杷叶、白花鬼灯笼、桑白皮、甘草、盐酸麻黄碱。

功能主治 益气养阴,清肺平喘,止咳化痰。用于气阴不足,痰热阻肺,喘息气短,吐痰黄黏,咽干口渴。

剂型规格与用法用量 水蜜丸:口服,每次2克(约33粒),每日3次。

家庭医疗 应用本品的基本指征:喘息气短,喉中痰鸣,胸闷憋气,吐痰黄黏,咽干口渴,气短乏力。

1. 治疗哮喘:咳嗽喘促反复发作,喘息气短,喉中痰鸣,胸闷憋气,吐痰黄黏,咽干口渴,气短乏力;舌红或黯红,苔白或黄,脉滑数。常规服用。

2. 治疗咳嗽:咳嗽咯痰,胸闷气短,肢倦乏力,口干口渴等。常规服用。

药物新用

1. 治疗急、慢性支气管炎:咳嗽吐痰,喘促胸闷等。常规服用。

2. 治疗支气管哮喘:不论新久哮喘均可应用。常规服用。

3. 治疗支气管扩张:慢性咳嗽,间断性加重,痰量多,黏液样或黄绿色脓性痰,每日可达 100~400 毫升,50%~75% 有咯血,伴食欲不振,气短乏力。常规服用。

4. 治疗肺气肿:喘促胸闷憋气,活动则喘甚,咳嗽吐痰,气短乏力,纳差。常规服用。

5. 治疗肺痨:咳嗽痰白,盗汗乏力,颧红,消瘦,可在抗结核治疗的基础上加用本品,以减轻或消除咳嗽、咯血等症状。常规服用。

注意事项与禁忌

1. 本品适用于哮病缓解期,证属气阴两虚,痰热阻肺者。不适宜用于哮病发作期。

2. 高血压、心脏病及甲状腺功能亢进患者忌用。

养阴清肺丸^典(颗粒、合剂、口服液^典、膏^典、糖浆) OTC

药物组成　地黄、麦冬、玄参、川贝母、牡丹皮、白芍、薄荷、甘草。

功能主治　养阴润肺,清热利咽。用于阴虚肺燥,咽喉干痛,干咳少痰,或痰中带血。

剂型规格与用法用量　大蜜丸:每丸 6 克或 9 克,口服,每次 1 丸,每日 2 次;水蜜丸:口服,每次 6 克(60 粒),每日 2 次;颗粒剂:每袋 15 克,开水冲服,每次 1 袋,每日 2 次;合剂:口服,每次 15 毫升,每日 2 次,小儿酌减;口服液:每支 10 毫升,口服,每次 1 支,每日 2~3 次,小儿酌减。煎膏剂(膏滋):开水冲服,每次 15 克,每日 2~3 次;糖浆剂:口服,每次 20 毫升,每日 2 次,小儿酌减。

家庭医疗　应用本品的基本指征:咽喉干燥疼痛,干咳少痰,痰中带血,声音嘶哑,腰膝酸软,心烦少寐,颧红盗汗;舌红少苔,脉细数。

1. 治疗干咳:干咳少痰,咽干口渴。常规服用。

2. 治疗久咳:咳嗽日久,咽燥口干,痰少难咯。或干咳无痰。常规服用。

3. 治疗白喉:咽喉间起白色点状或片状白膜,拭之不去,咽喉肿痛,发热,鼻干唇燥,呼吸有声,似喘非喘,声音嘶哑,甚则失音,脉数。常规服用。

4. 治疗肺痨:身体消瘦,咳嗽咯血,潮热盗汗;舌红,脉细数。常规服用。

药物新用　本品有抗菌、解毒、抗炎、镇静、祛痰、止咳、解热等作用。

1. 治疗急性、慢性支气管炎:常规服用。

2. 治疗急性扁桃体炎(风热乳蛾):咽喉干燥灼热疼痛,吞咽或咳嗽时加重,咽部红肿,或有发热恶寒。常规服用。

3. 治疗急性咽喉炎、急性咽峡炎:咽喉干燥灼热疼痛,吞咽不利,咳嗽吐黄稠痰。常规服用。

4. 治疗慢性咽炎、慢性扁桃体炎:咽喉微痛微痒,干燥不适,灼热,异物感。常规服用。

5. 治疗喉结核:咽喉部干燥不适,微痛,吞咽不利,声音嘶哑,伴有咳嗽吐痰,或痰中带血,盗汗颧红。常规服用。

6. 治疗哮喘迁延期、肺气肿、肿瘤化疗后:辨证属阴虚内热者。常规服用。

注意事项与禁忌

1. 不适用于痰湿壅盛患者。表现为痰多黏稠,或稠厚成块;舌苔厚腻。

2. 不适用于风寒咳嗽者。表现为咳嗽声重,鼻塞流清涕。

六、肺气亏虚用药

固本咳喘片^典(胶囊、颗粒)^{OTC}

药物组成 党参、白术(麸炒)、茯苓、麦冬、盐补骨脂、醋五味子、炙甘草。

功能主治 益气固表,健脾补肾。用于脾虚痰盛,肾气不固所致的咳嗽,痰多,喘息气促,动则喘剧;慢性支气管炎、肺气肿、支气管哮喘见上述证候者。

剂型规格与用法用量 片剂:每片 0.4 克,口服,每次 3 片,每日 3 次,3 个月为一个疗程;胶囊剂:每粒 0.4 克,口服,每次 3 粒,每日 3 次;颗粒剂:每袋 2 克,开水冲服,每次 1 袋,每日 3 次。

家庭医疗 应用本品的基本指征:咳嗽,咳痰,神疲乏力,短气,喘促。

1. 治疗气虚咳嗽:症见咳而无力,痰白清稀,面色苍白,气短懒言,语声低微,喜温畏寒,体虚多汗;舌淡嫩,脉细少力。常规服用。

2. 治疗肺气虚虚喘:症见喘促短气,气怯声低,喉有鼾声,咳声低弱,吐痰稀薄,自汗畏风,易患感冒;舌淡红,脉软弱。常规服用。

药物新用 治疗慢性支气管炎:症见咳嗽,气喘、痰多,咽痒等。常规服用。

注意事项与禁忌

1. 感冒发热病人不宜服用。

2. 本品仅用于慢性支气管炎缓解期,发作期不宜服用。

润肺止嗽丸^{OTC}

药物组成 地黄、天冬、知母、天花粉、黄芩、桑白皮(蜜炙)、浙贝母、前胡、苦杏仁(去皮炒)、紫菀、紫苏子(炒)、款冬花、青皮(醋炙)、陈皮、黄芪(蜜炙)、五味子(醋炙)、酸枣仁(炒)、瓜蒌仁(蜜炙)、淡竹叶、桔梗、甘草(蜜炙)。

功能主治 润肺定喘,止嗽化痰。用于肺气虚弱引起的咳嗽喘促,痰涎壅盛,久嗽声哑。

剂型规格与用法用量 蜜丸:每丸6克,口服,每次1~2丸,每日2次;水蜜丸:每袋8克,口服,每次1袋,每日2次。

家庭医疗 应用本品的基本指征:咳嗽日久,干咳少痰,咳嗽声低无力,口干咽燥,神疲乏力,气短,午后颧红潮热,手足心热,盗汗或自汗。

1. 治疗咳嗽:久咳不止,咳声无力或嘶哑,干咳少痰,偶有痰中带淡红色血丝,神疲乏力,气怯声低,午后潮热,手足心热,夜间盗汗;舌红绛少苔,脉细数无力。常规服用。

2. 治疗肺痨:午后潮热,热势不高,常伴恶风,自汗或盗汗,形体消瘦,唇红咽干,干咳无痰,或痰少不易咯出,或痰中带血丝,神疲乏力,短气声低;舌红绛少苔,脉细数无力。常规服用。

药物新用

1. 治疗慢性支气管炎:反复咳嗽,干咳少痰,神疲乏力,气怯声低。常规服用。

2. 治疗肺结核:午后潮热,常伴恶风,自汗或盗汗并见,形体消瘦,唇红咽干,干咳无痰,或痰中带血丝,神疲乏力,短气声低。常规服用。

注意事项与禁忌 本品适用于气虚久咳。表现为咳嗽短气,咳声低弱,痰吐稀薄,自汗畏风,体虚乏力;舌淡苔白,脉弱或细。感受外邪者禁服。

七、肺肾气虚用药

百合固金丸^典**OTC**(片^典、颗粒^典、口服液^典**OTC**)

药物组成 百合、地黄、熟地黄、麦冬、玄参、川贝母、当归、白芍、桔梗、甘草。

功能主治 养阴润肺,化痰止咳。用于肺肾阴虚,燥咳少痰,痰中带血,咽干喉痛。

剂型规格与用法用量 大蜜丸:每丸6克或9克,饭前温开水送服,每次1丸,每日2次;水蜜丸:口服,每次6克,每日2次;浓缩丸:口服,每次8丸,每日3次;片剂:每片0.4克,每次5片,每日3次;或每片0.45克,每次3片,每日3次;颗粒剂:每袋9克,每次1袋,每日3次。口服液:每支10毫升,口服,每次10~20毫升,每日3次,小儿酌减。

家庭医疗 应用本品的基本指征:燥咳少痰,痰中带血,咽干咽痛,手足心热,骨蒸盗汗;舌红少苔,脉细数。

1. 治疗咳喘:咳嗽,气喘,咳血或痰中带血,咽喉干痛,自汗盗汗,头晕目眩,胸闷,手足烦热,大便干,小便黄;舌红少苔,脉弦细数。常规服用。

2. 治疗咽痛:咽喉干痛,日轻夜重,午后潮热,口干口苦,面赤。常规服用。

药物新用　本品具有抗菌消炎、解热、镇静、镇痛、祛痰、止咳及平喘作用。

1. 治疗支气管扩张:大蜜丸,常规服用,1个月为一个疗程。

2. 治疗慢性咽喉炎,咽干口燥,咽痒咳嗽,无痰。常规服用。

3. 治疗特发性肺纤维化:浓缩丸,每次 15 粒,每日 3 次,连服 3 个月。

4. 治疗妊娠咳嗽:常规服用。

5. 治疗自发性气胸:胸闷气喘,口干,干咳,盗汗等。大蜜丸,常规服用,1个月为一个疗程。

6. 治疗矽肺:大蜜丸口服,每次 1 丸,每日 3 次,1 个月为一个疗程。

7. 治疗肺结核稳定期、支气管炎干咳无痰、肺炎恢复期、肺癌:常规服用。

8. 治疗胃脘痛、肝脓肿、肝炎、泌尿系感染、特发性肺含铁血黄素增多症、扁平疣等:属于肝肾阴虚者。常规服用。

注意事项与禁忌

1. 不适用于风寒咳嗽。表现为咳嗽声重,鼻塞流清涕。

2. 不适用于痰湿壅盛患者。表现为痰多黏稠或稠厚成块。

3. 脾胃虚弱,食少腹胀,大便稀溏者不宜。

苏子降气丸^{典OTC}

药物组成　炒紫苏子、姜半夏、厚朴、前胡、沉香、当归、陈皮、生姜、大枣、甘草。

功能主治　降气化痰,温肾纳气。用于上盛下虚,气逆痰壅所致的咳嗽喘息,胸膈痞塞。

剂型规格与用法用量　水丸:温开水冲服,每次 6 克,每日 1~2 次。

家庭医疗　应用本品的基本指征:肺脾不利,肾不纳气,上盛下虚之咳嗽胸痹等。上盛见咳喘多痰,恶畏风寒及头痛鼻塞;下虚见腿沉腰酸,足冷多溺;尺脉沉。

1. 治疗咳喘:咳嗽气短,喘促不利,痰多色白,胸闷,头晕目眩,腰膝酸软,全身乏力,或见肢体浮肿;舌黯苔白腻,脉沉滑。常规服用。

2. 治疗胸痹:胸闷,咳喘,痰涎壅盛,不思饮食,肢体倦息,头晕目眩,大便秘结;舌苔白滑,脉沉。常规服用。

药物新用　治疗慢性支气管炎、支气管哮喘、肺气肿、肺源性心脏病以及胸膜炎等:属肾气亏虚,痰涎阻肺,见有上述症状者。常规服用。

注意事项与禁忌

1. 避风寒。

2. 本品偏于温燥,不宜用于肺肾两虚之喘咳。肺肾两虚而见肺热痰喘,痰气壅盛,肺肾水湿,瘀结痰喘实证者忌用。

3. 阴虚火旺,燥咳者忌服。表现为干咳少痰,咽干咽痛,口干舌燥;舌红无苔。

4. 表证不解,热盛灼金,大便溏,气少食衰,蛔虫腹痛者忌用。

蛤蚧定喘丸（胶囊）典OTC

药物组成　蛤蚧、炒紫苏子、炒苦杏仁、紫菀、瓜蒌子、麻黄、石膏、煅石膏、醋鳖甲、麦冬、百合、黄连、黄芩、甘草。

功能主治　滋阴清肺,止咳平喘。用于肺肾两虚,阴虚肺热所致的虚劳久咳,年老哮喘,气短烦热,胸满郁闷,自汗盗汗。

剂型规格与用法用量　大蜜丸:每丸9克,饭后温开水送服,每次1丸,每日2次;小蜜丸:饭后温开水送服,每次9克,每日2次;水蜜丸:每袋6克,饭后温开水送服,每次5~6克,每日2次;胶囊剂:每粒0.5克,口服,每次3粒,每日2次。

家庭医疗　应用本品的基本指征:年老哮喘,虚劳久咳,气短发热,胸满郁闷,自汗盗汗,五心烦热,神疲乏力,不思饮食;舌红,脉细。

1. 治疗喘证:证属肾气虚。症见喘促日久,气息短促,呼多吸少,动则喘甚,气不得续,小便常因咳甚而失禁,或尿后余沥,形瘦神疲,语言低微,面青肢冷,或有跗肿;舌红少薄,脉微细或沉弱。常规服用。

2. 治疗阴虚咳嗽:症见咳嗽气喘,干咳无痰,或痰少而黏,不易咯出,口渴咽干,喉痒声嘶,手足心热,或咳嗽带血,午后潮热,自汗盗汗,神疲乏力;舌红少苔,脉细数。常规服用。

药物新用　本品具有镇咳、平喘、祛痰、增强免疫作用。

1. 治疗慢性支气管炎:症见长期咳嗽咯痰,色白量多质稀,反复发作,伴气短乏力,自汗盗汗。常规服用。

2. 治疗喘息性支气管炎:症见咳嗽气喘,咯痰色白或黄,身热,体倦。常规服用。

3. 治疗慢性哮喘:症见喘息,气急,胸闷或咳嗽等,少数患者可以胸痛为主要表现。常规服用。

4. 治疗肺气肿:咳嗽,胸闷,胁肋胀满,可伴有心悸气促等。常规服用。

5. 治疗肺心病:喘促短气,哮喘日久,语言低微,动则喘甚,腰膝酸软,失眠盗汗,口干咽燥;舌红,脉细。常规服用。

6. 治疗肺结核:咳嗽咯痰,痰中带血丝,午后低热,消瘦乏力,盗汗。常规服用。

注意事项与禁忌

1. 本品适用于虚劳咳喘。不适用于咳嗽新发者。

2. 本品适用于哮病缓解期,证属肺肾两虚,痰浊阻肺者。不适宜用于哮病发作期。

3. 外感风寒引起的咳嗽忌用。

4. 高血压、心脏病患者慎用。

第3节　祛暑用药

夏季气候炎热,暑热伤人,常使人头晕、头痛、口干口渴、心烦汗多,甚至暑湿感冒、暑温、中暑等。暑邪致病有以下几个证候特点:

1. 起病即见炎热燔灼之象:暑为阳热之邪,其性炎热,伤人则见一系列阳热症状。因此暑邪致病多出现汗多烦渴、喘息气粗、壮热等证候。

2. 暑易耗气伤阴:暑热之邪亢盛则易致阴津耗灼,又因暑热迫津外泄出汗,汗出过多则可耗气。暑性开泄,暑邪伤人则气泄而多汗,故耗气伤津,引起气、阴液亏乏的证候。

3. 暑热犯心易出现神志病证:心为火脏,主神明,又主血脉。若暑热之邪犯心,则可致神志昏乱,暑热之邪迫血,则可使血溢脉外而妄行。

4. 暑伤肺气:暑邪热盛则易伤害肺气。岁火太过,炎暑流行,金肺受邪。肺为娇脏,不耐寒热,其症状特点为:少气,咳喘,血嗌,血泄,注下,溢燥,耳聋,中热,肩背热,甚则胁下苦满,胸中痛,胁痛。暑邪伤肺,易导致肺络损伤,出现咯血咳嗽之症,后世称之为“暑瘵”。

5. 暑易夹湿:暑热季节常多雨潮湿,加之人们易贪凉饮冷,故暑邪为病,常易夹湿邪。暑邪易夹湿气,导致暑湿相兼的病证。

暑邪伤人,常见症状有:

1. 高热:因暑邪为阳热之邪,其性炎热,故暑邪伤人往往表现体温升高,甚至到 39℃以上。

2. 头晕头痛:暑性炎热向上,故致病有向上的特点,伤及人的头部,阻塞气机,扰乱清空,故出现头晕、头痛。

3. 口干口渴:由于暑性升散,最易伤津耗气,在炎热环境中出汗是人体散热的主要方式,暑邪侵袭人体,可致腠理开泄,出现多汗。汗出过多,一方面损伤津液,又因津能载气,津泄致气随津脱,导致气津两伤,临床常见口干口渴,乏力气短,甚至突然昏倒,不省人事。

暑邪致病的治疗关键,在于祛暑,有热者兼加清热,有湿者并用化湿。常选用金梅清暑颗粒、藿香正气水等。

六合定中丸^{典OTC}

药物组成　广藿香、紫苏叶、香薷、木香、檀香、姜厚朴、炒枳壳、陈皮、桔梗、茯苓、木瓜、炒白扁豆、炒麦芽、炒稻芽、炒六神曲、炒山楂、甘草。

功能主治　祛暑除湿,和中消食。用于夏伤暑湿,宿食停滞,寒热头痛,胸闷恶心,吐泻腹痛。

剂型规格与用法用量　大蜜丸:每丸 9 克,温开水送服,每次 1 丸,每日 3 次。3~7 岁儿童服成人量 1/3,7 岁以上儿童服成人量 1/2;水丸:每袋 6 克,温开水送服,每次 3~6 克,每日 2~3 次。

家庭医疗　应用本品的基本指征:夏伤暑湿,宿食停滞,寒热头痛,胸闷恶心,吐泻腹痛;舌红,苔厚腻或黄,脉滑数。

1. 治疗感冒:外感暑湿寒邪,头痛身热,四肢酸懒,恶心呕吐,胸脘胀满,腹痛腹泻;舌苔白,脉浮。常规服用。

2. 治疗呕吐:夏季中暑湿或内伤生冷,胃失和降,而见恶心,呕吐,腹痛等;舌苔白腻,脉濡滑。常规服用。

3. 治疗泄泻:泄泻清稀,腹痛肠鸣,兼有寒热头痛,肢体酸痛,或腹痛即泻,泻下气秽,色黄褐;舌苔白或薄黄,脉浮滑。常规服用。

4. 治疗霍乱:其病急,病势重,上吐下泻,初起泄泻带有稀粪,继则下利清稀,如米泔水,四肢清冷。常规服用。

药物新用

1. 治疗急性胃炎:恶心呕吐,脘腹胀满疼痛。常规服用。

2. 治疗急性胃肠炎:泄泻清稀,恶心呕吐,腹痛腹胀属暑湿外袭,宿食内停。常规服用。

注意事项与禁忌

1. 不宜同服滋补性中药。

2. 孕妇忌服。

金梅清暑颗粒^{OTC}

药物组成　金银花、乌梅、淡竹叶、甘草。

功能主治　清暑解毒,生津止渴。用于夏季暑热,口渴多汗,头昏心烦,小便短赤。

剂型规格与用法用量　颗粒剂:每袋 15 克。开水冲服,每次 15 克,每日 2 次。

家庭医疗　应用本品的基本指征:夏季暑热,口渴多汗,头昏心烦,小便短赤。

治疗夏季暑症:身热,口渴,恶心或呕吐,胸闷头昏,身重。常规服用。

药物新用 本品具有抗菌抑菌作用。

1. 治疗夏季皮炎:常规服用。

2. 治疗汗腺炎:常规服用。

3. 治疗急性肠炎:腹痛腹泻,头身困重,恶心,脘痞胸闷,小便黄。常规服用。

注意事项与禁忌 饮食宜清淡。

清凉含片 OTC

药物组成 薄荷油、紫苏叶、葛根、薄荷脑、乌梅肉。

功能主治 清凉解暑,生津止渴,利咽。用于外感暑湿,口渴恶心,咽喉肿痛,烦闷,头晕。

剂型规格与用法用量 片剂:每片1克。含化,每次2~4片,每日数次。

家庭医疗 应用本品的基本指征:受暑受热,口渴恶心,烦闷眩晕,咽喉肿痛;舌红苔黄,脉数。

治疗中暑:口渴恶心,烦闷眩晕,咽喉肿痛,烦闷,头晕。常规含服。

药物新用 治疗咽喉肿痛,扁桃体炎等:常规含服。

注意事项与禁忌

1. 体虚多汗者不宜服用。

2. 不宜同服滋补性中药。

清凉油 OTC

药物组成 薄荷脑、薄荷油、樟脑油、樟脑、桉叶油、丁香油、桂皮油、氨水。

功能主治 清凉散热,醒脑提神,止痒止痛。用于感冒头痛,中暑,晕车,蚊虫叮咬。

剂型规格与用法用量 软膏剂:外用,取适量涂于太阳穴、后颈或患处。

家庭医疗 应用本品的基本指征:头痛,头晕,恶心,呕吐;蚊虫叮咬红肿痒痛。

1. 治疗感冒:头痛,鼻塞,神疲乏力。常规应用。

2. 治疗中暑:头痛,头晕,恶心呕吐,四肢乏力等。常规应用。

3. 治疗晕车、晕船:头晕,恶心呕吐。常规应用。

4. 治疗蚊虫叮咬:局部皮肤红肿,瘙痒,疼痛。取适量涂于叮咬之处。

药物新用

1. 治疗咳嗽:感冒咳嗽不止时,可在后背上涂些清凉油,5分钟后咳嗽症状即可缓解,过2小时再涂1次。

2. 治疗单纯性腹泻:将清凉油在尾骨与肛门之间沟槽内涂抹,并来回搓擦,直到皮肤感到微热为止。同时在肚脐上涂少量清凉油相配合,对单纯性腹泻有一定疗效。

3. 治疗烫伤:局部皮肤红痛,或有水疱者,局部外用。

4. 治疗外痔:先将患处会阴部洗净,用清凉油直接涂擦外痔核肿胀隆起处,涂量以自觉患部有清凉感为度,每日2~3次,1周为一个疗程,用药期间忌食辛辣,禁酒,一般一个疗程即可显效。

5. 治疗鸡眼:鸡眼患者可每天将清凉油涂在鸡眼上数次,再用点燃的香烟熏烤,使清凉油渗透到鸡眼内。如此治疗一段时间,鸡眼会自动脱落。

注意事项与禁忌

1. 本品为外用药,不可内服。

2. 眼睛、外阴等皮肤黏膜及破损处忌用。

3. 涂后皮肤发红或起小红点,或瘙痒加重者,应停用。

藿香正气水^典

（口服液^典、胶囊、软胶囊^典、滴丸^典、颗粒、丸、片）OTC

药物组成　广藿香油、紫苏叶油、苍术、陈皮、厚朴(姜制)、白芷、生半夏、茯苓、大腹皮、甘草浸膏。

功能主治　解表化湿,理气和中。用于外感风寒,内伤湿滞或夏伤暑湿所致的感冒,症见头痛昏重,胸膈痞闷,脘腹胀痛,呕吐泄泻;胃肠型感冒见上述证候者。

剂型规格与用法用量　酊剂:口服,每次5~10毫升,每日2次,用时摇匀;口服液:口服,每次5~10毫升,每日2次,3~7岁儿童服成人量1/3,7岁以上儿童服成人量1/2;硬胶囊:每粒0.3克,口服,每次4粒,每日2~3次;软胶囊:每粒0.45克,口服,每次2~4粒,每日2次;滴丸:每粒2.6克,口服,每次1~2袋,每日2次;颗粒剂:每袋5克,开水冲服,每次1袋,每日2次,3~7岁儿童服成人量1/3,7岁以上儿童服成人量1/2;大蜜丸:每丸6克,口服,每次1丸,每日2次;浓缩丸:口服,每次8丸,每日3次,3~7岁儿童服成人量1/3,7岁以上儿童服成人量1/2;片剂:每片0.3克,口服,每次4~8片,每日2次;

家庭医疗　应用本品的基本指征:恶寒发热,头身困重,胸脘满闷,纳呆,恶心呕吐,泄泻;舌苔白腻,脉濡缓。

1. 治疗感冒:恶寒发热,头身困重疼痛,胸脘满闷,恶心纳呆。常规服用。

2. 治疗呕吐:呕吐,脘腹胀满疼痛,伴有发热恶寒,周身酸楚不适。常规服用。

3. 治疗中暑:夏季突然恶寒发热,头晕昏沉,恶心呕吐,胸脘满闷,甚则昏仆;舌红苔白厚腻,脉滑数。常规服用。

4. 治疗泄泻:泄泻暴作,泻下清稀,肠鸣腹痛,脘闷纳呆,伴恶寒发热,周身酸楚。常规服用。

5. 治疗霍乱:突然呕吐下利,胸脘痞满,恶寒等。常规服用。

6. 用于触冒山岚瘴疟秽浊之气的急救:常规服用。

药物新用 本品具有解痉,镇痛,镇吐,增强细胞免疫功能,抑菌等作用。并能对抗拟胆碱药所引起的肠痉挛。

1. 治疗胃肠型感冒,急、慢性胃肠炎、痢疾、副伤寒:属于外感风寒,内伤食滞者。常规服用。

2. 治疗功能性消化不良:本品胶囊剂口服,每次3粒,每天2次。

3. 治疗水土不服:腹胀腹泻,纳差,头昏,失眠。常规服用。

4. 治疗婴幼儿腹泻:取纱布一块,放入本品酊剂中预热,温后再把纱布块捞出,放于患儿肚脐,小于6个月患儿敷2~3小时,6个月以上患儿时间可适当延长,每日3次,2日即可见效。注意勿烫伤。

5. 治疗食物中毒:蜜丸大剂量(45克)研末冲服。

6. 防治动物蛋白过敏症:进食虾、蟹乃至蛋、鱼、牛肉等高蛋白的动物性食物后,所出现的局部或全身皮肤瘙痒。蜜丸口服,每次9克,每日2次。

7. 治疗青鱼胆中毒:取本品蜜丸120克,水煎分2次服,每隔2小时1次。

8. 治疗亚硝酸盐中毒:取本品蜜丸45克,研碎冲服,每隔3小时1次。

9. 治疗夏季空调综合征:口服液,每次10毫升,每日2次。

10. 治疗支气管哮喘发作期:本品酊剂10毫升加生理盐水30毫升,雾化吸入。每次30分钟,每天1次。

11. 治疗风湿头痛:蜜丸口服,每次6克,每日2次。

12. 治疗眶上神经痛:患侧眼眉棱骨疼痛,伴有恶心腹胀等。蜜丸口服,每次9克,每日3次,一般3天后可好转。

13. 治疗慢性乙型肝炎:常规口服胶囊剂,每次6粒,每日3次。

14. 治疗消渴(糖尿病):蜜丸内服,每次6~9克,每日2次。

15. 治疗水肿:蜜丸口服,每次6克,每日2次。

16. 治疗嗜睡、多寐:蜜丸内服,每次6~9克,每日2次。

17. 治疗失眠:蜜丸内服,每次9克,每日2次。

18. 治疗梅尼埃综合征:蜜丸口服,每次6克,每日2次。

19. 治疗肢节疼痛:本品酊剂涂搽患处,并稍加按摩。

20. 治疗腰痛:蜜丸口服,每次1~2丸,每日2次。

21. 治疗痹证:蜜丸口服,每次6克,每日2次。

22. 治疗蚊虫叮咬:本品酊剂外用,涂药半小时左右,瘙痒可消失。

23. 治疗夏季皮炎:蜜丸,常规服用,局部外涂本品酊剂。

24. 治疗痱子:先用温水洗净患部,擦干,用本品酊剂轻轻反复涂擦患处,每日 2~3 次,一般 3 天内可治愈。

25. 治疗荨麻疹:蜜丸,温开水送服,每次 6 克,每天 3 次,7 天为一个疗程。

26. 治疗神经性皮炎:本品酊剂直接涂擦患处,每日 2~3 次。

27. 治疗白癜风:每日用净布蘸酊剂涂擦患处,微微用力,擦至皮肤微红为度,每日 3~5 次。

28. 治疗脚湿气病:温开水或淡盐水把患脚洗净,擦干后,用本品酊剂适量涂于患处,2 小时后可洗去,每日 1~2 次。

29. 治疗头癣、手足癣,灰指甲:本品酊剂外涂,每日擦拭 3~4 次。

30. 治疗皮肤癣菌病:本品酊剂每日外搽患处 2 次。

31. 治疗外痔:用本品酊剂 20 毫升加凉开水 1000 毫升,以药棉擦洗,每日 2 次。

32. 治疗外阴瘙痒:本品酊剂 10 毫升,凉开水 500 毫升,混合后清洗外阴。男女皆可应用。

33. 治疗妊娠恶阻:蜜丸内服,每次 6 克,每日 3 次。

注意事项与禁忌

1. 不能饮酒的患者,避免使用酊剂,现有无醇型剂型,可以选用。

2. 不宜同服滋补性中药。

3. 吐泻频剧,胃肠已空,体虚年迈者应慎用,以避免对胃肠的直接刺激。

4. 与胃复安同用,可产生拮抗作用,两者作用均减弱。

藿香祛暑水 ^{OTC}

药物组成　广藿香、香薷、白芷、紫苏叶、丁香、苍术、陈皮、大腹皮、法半夏、茯苓、生姜、甘草。

功能主治　祛暑化湿,解表和中。用于内蕴湿滞,受暑感寒引起的恶寒发热,头痛无汗,四肢酸懒,恶心呕吐,腹痛腹泻。

剂型规格与用法用量　酊剂:口服,每次 7.5 毫升,每日 2 次。

家庭医疗　应用本品的基本指征:恶寒发热,头身困重,胸脘满闷,恶心呕吐,泄泻;舌苔白腻,脉濡。

1. 治疗感冒:恶寒发热,头身困重疼痛不适,胸脘满闷,恶心纳呆。常规服用。

2. 治疗呕吐:呕吐,脘腹胀痛,伴发热恶寒,周身困重疼痛。常规服用。

3. 治疗中暑:夏季突然恶寒发热,头晕昏重,胸脘满闷,恶心欲吐,甚则昏仆;舌苔白腻。常规服用。

4. 治疗泄泻:泄泻暴作,泻下清稀,肠鸣腹痛,脘闷纳呆,伴恶寒发热,周身酸楚。常规服用。

5. 治疗霍乱:突然呕吐下利,胸脘痞满,恶寒等。常规服用。

药物新用

1. 治疗胃肠型感冒:感冒后恶寒发热,头身困重,胸脘满闷,恶心呕吐,或腹痛泄泻等。常规服用。

2. 治疗流行性感冒:感冒发热,恶寒无汗,头重头昏,恶心欲吐,胸脘痞满。常规服用。

3. 治疗急性胃肠炎:呕吐泄泻,腹胀腹痛,胸脘痞满,头身困重。常规服用。

注意事项与禁忌

1. 本品适用于暑湿吐泻偏寒者。表现为呕吐泄泻,排泄物清稀,甚至如水样,头昏胸闷,脘痞纳呆,恶寒,怕风,或伴有发热,头昏身重,肢体酸痛;舌苔白腻,脉濡。

2. 饮食宜清淡。

第4节　心血管病用药

心血管病是内科常见病,多发病,且多较严重,常明显影响病人的劳动力,病死率较高。该病包括心脏、血管和调节血液循环的神经体液机构等方面的疾病,尤以心脏病为多见。常见者有:冠心病心绞痛、心肌梗死、心脏瓣膜病、心肌病、心肌炎、肺源性心脏病、先天性心脏血管病、心律失常、高血压、周围血管病等。

临床常见症状:

1. 呼吸困难:为左心功能不全,肺淤血的主要症状,轻者仅表现为劳累时呼吸困难或阵发性夜间呼吸困难,重者则持续而需端坐呼吸,可伴哮鸣。

2. 胸痛:心绞痛是冠状动脉供血不足的主要症状,典型表现为胸骨后压迫或紧缩性痛,可向左肩及左上肢放射,发作前常有诱因,持续仅为3~5分钟。急性心肌梗死时的胸痛,性质与心绞痛相似,但历时长,可达数小时或数十小时。急性心包炎的疼痛,多在左前胸,与体位有关。其他非心脏性的情况,如肺梗死、肋间神经痛、颈椎病等,也可引起胸痛,需注意鉴别。

3. 心慌:为心脏搏动时的一种不适感,由心动过速,心律失常或高动力循环状态所引起。

4. 水肿:心源性水肿,常从下肢开始。早期仅于日间活动后出现,休息一夜后消失。此与直立时下肢静脉压增高有关。长期卧床者水肿则发生在背部和骶部,水肿呈凹陷性。

5. 紫绀：为缺氧的表现，当血液中还原血红蛋白增多，超过 50g/L（克/升）时，即可出现紫绀。可分为中心性和末梢性两种。前者是由于先天性心血管病异常通道，导致血液从右向左分流，或肺部疾患，静脉血未得到充分氧合所致；后者则为周围循环血流缓慢，组织从血中摄取氧过多所致，常见于心力衰竭时。

6. 昏厥：为心排血量突然减少，脑组织暂时缺血而引起的短暂性意识丧失。如由于心跳骤停而发生昏厥者，称为心源性脑缺血综合征，常伴有抽搐；如因反射性周围血管扩张，或急性大量失血而引起脑缺血发生昏厥者，称为血管性昏厥。此外血压陡然增高造成脑血管痉挛，颅内压增高或脑水肿时，也可引起昏厥。

7. 咯血：心脏病发生肺淤血、肺水肿或肺梗死时都可发生咯血。

实验室检查除一般血、尿常规检查外，应根据可能病因选择有关检查。如怀疑心绞痛，特别是考虑为心肌梗死，临床上首选心电图检查，其次考虑血清酶学、肌红蛋白测定或心肌肌凝蛋白轻链测定。有条件者可做放射性核素或超声心动图检查。

心律失常，临床上首推心电图检查，若对复杂心律失常，常规心电图难以确诊，则视条件可考虑做动态心电图、食管心电图、希氏束电图、心向量图等。

心脏瓣膜病，常见先天性心脏病、心内肿瘤、感染性心内膜炎、心包积液等，宜首选超声心动图（包括 M 型，二维和多普勒等），其次是 X 线检查或 CT 检查。

心血管疾病在中医学中，多属于"胸痹心痛""心悸""水肿"等范畴。多与寒邪内侵，饮食不当，情志失调，年老体虚等因素有关。其病机有虚实两方面，实为寒凝、气滞、血瘀、痰阻、胸阳阻滞心脉；虚为心、脾、肾亏虚，心脉失养；在其形成发展过程中，大多先实而后虚，亦有先虚而后实者。但临床表现，多虚实夹杂，或以实证为主，或以虚证为主，证候较复杂，常见有以下几种类型：

1. 心血瘀阻：心胸阵痛，如刺如绞，固定不移，入夜更甚，伴有胸闷心悸，面色晦黯；舌紫黯或有瘀斑，脉沉涩或结代。多见于冠心病心绞痛、心肌梗死等。

治疗以活血化瘀，理气止痛为原则。常选用速效救心丸、冠心苏合丸、冠脉宁片、复方丹参滴丸、精制冠心颗粒、地奥心血康胶囊等。

2. 寒凝心脉：心胸痛如缩窄，遇寒而作，形寒肢冷，胸闷心悸，重则喘息，不能平卧；舌淡苔白滑，脉细或弦紧。多见于冠心病心绞痛、心肌梗死等。

治疗以辛温通阳，开痹散寒为原则。常选用苏合香丸等。

3. 气阴两虚：胸闷心悸或心胸隐痛，时作时止，气短神疲，倦怠懒言，面色少华，头晕目眩，遇劳则甚；舌偏红或有齿印，脉细弱无力或结代。可见于冠心病、肺源性心脏病、心肌炎、心肌病、心脏瓣膜病等。

治疗以益气养阴，活血通络为原则。常选用芪冬颐心口服液、活力源片、心宝丸等。

4. 心气虚弱：心悸胸闷反复发作或心胸隐痛，气短乏力，动则喘息，心悸易汗，倦怠懒言，面色㿠白；舌淡黯或有齿印，苔薄白，脉弱或结代。可见于心肌病、心肌炎、肺源性心脏病、心脏瓣膜病、冠心病、先天性心脏血管病等。

治疗以补益心脾，活血通脉为原则。常选用环心丹、养心氏片、活力源片等。

5. 痰浊内阻：胸闷气短，喘促，形体肥胖，肢体沉重，脘痞，痰多口黏；舌苔浊腻，脉滑。多见于高脂血症、动脉硬化症、冠心病等。

治疗以化痰降浊，活血化瘀为原则。常选用血脂宁丸、血脂康胶囊、脂必妥片等。

6. 心肾阳虚：胸闷气短，甚则胸痛彻背，心悸汗出，形寒肢冷，动则气喘，不能平卧，腰酸乏力，面浮足肿，唇甲淡白或青紫；舌淡胖或紫黯，脉沉细或脉微欲绝。可见于多种类型的心脏病之心功能不全。

治疗以益气温阳，活血，利水，通络为原则。如肾阳虚衰，不能制水，水气凌心，症见心悸喘促，不能平卧，尿少浮肿者，宜温阳利水。若重者，宜回阳救逆固脱，同时配合西医学抢救措施。常选用麝香保心丸、宁心宝胶囊等。

以上各种类型中，若出现脉迟缓、结代者，如病态窦房结综合征、房室传导阻滞、心房纤颤等，均可选用稳心颗粒、宁心宝胶囊、心宝丸等。

家庭救治应注意的是，心血管病病因复杂，症状轻重不一，临床需谨慎鉴别，病情严重者，可危及生命，需住院给以中西医结合抢救治疗，万不可在家随意自选服药，以免加重或延误病情。

心宝丸

药物组成 附子、鹿茸、人参、肉桂、洋金花、三七、麝香、冰片、红花、蟾酥。

功能主治 温补心肾，强心复脉。具有兴奋窦房结，增加左心搏出量，缩短射血前时间，提高心功能，改善心肌缺血，消减心绞痛作用。用于病态窦房结综合征、窦房结功能低下引起的心动过缓；各种心脏病引起的慢性心力衰竭、心悸、气促、疲乏、食呆、下肢浮肿、紫绀、呼吸困难；老年性心脏无力、心功能不全；心绞痛、心肌缺血；期外收缩。

剂型规格与用法用量 浓缩丸：每粒60毫克，口服，每次1~2粒，每日2~3次；慢性心功能不全，Ⅰ级每次2粒，Ⅱ级每次4粒，Ⅲ级每次6粒，每日3次，2个月为一个疗程，心功能正常后改为日维持剂量1~2粒；病态窦房结综合征，轻型每次2~3粒，中型每次4~5粒，重型每次5~10粒，每日3次，3~6个月为一个疗程；其他心律失常（期外收缩）及房颤，心肌缺血或心绞痛，每次

2~4粒,每日3次,1~2个月为一个疗程。

家庭医疗 应用本品的基本指征:胸闷,心悸,自汗,乏力,心率减慢,或有紫绀,呼吸困难。

1. 治疗胸痹:证属气阴两虚,心肾阳虚。症见心胸时痛,时作时止,心悸气短,动则亦甚,疲倦乏力,声低息微,面色苍白,易出汗,四肢欠温或肿。常规服用。

2. 治疗心悸:证属心气不足,心阳不振。症见心慌易惊恐,气短乏力,面色苍白,四肢发冷,头晕目眩,动则更甚,静则缓解。常规服用。

3. 治疗真心痛:证属气虚血瘀。症见心胸刺痛,胸部闷滞,动则加重,伴短气乏力,汗出心慌;舌体胖大,舌边有齿痕,舌黯淡或有瘀点瘀斑,苔薄白,脉弦细无力。或证属正虚阳脱。症见心胸绞痛,胸中憋闷,或有窒息感,喘促不宁,心慌,面色苍白,大汗淋漓,烦躁不安,或表情淡漠,重则神识昏迷,四肢厥冷,口开目合,手撒遗尿;脉疾数无力,或脉微欲绝。常规服用。

药物新用

1. 治疗慢性心功能不全,窦房结功能不全引起的心动过缓,病窦综合征以及心肌缺血性心脏病引起的心绞痛及心电图缺血性改变:疗效显著,副作用小。常规服用。

2. 治疗心脏手术后心功能不全,心率较慢或合并心律失常及心肌劳损:常规服用。

注意事项与禁忌

1. 服药后口干,可用淡盐水或用生地10克水煎送服。

2. 感冒发热慎用。

3. 阴虚内热,肝阳上亢,痰火内盛忌服。

4. 青光眼忌用。

5. 运动员慎用。

6. 孕妇忌用。

心灵丸

药物组成 人参、麝香、牛黄、熊胆、蟾酥、珍珠、冰片、三七、水牛角。

功能主治 活血化瘀,益气强心,定心安神。用于胸痹心痛,心悸胸闷,气短气促,头痛眩晕;冠心病、心绞痛、心功能不全、心律失常、高血脂、高血压。

剂型规格与用法用量 微丸:每粒20毫克,舌下含化或咀嚼后咽服,每次2粒,每日1~3次,也可在临睡前或发病时含服。

家庭医疗 应用本品的基本指征:胸闷,胸痛,自汗,神疲乏力等。

1. 治疗胸痹(冠心病、心绞痛):症见胸闷胸痛,可因劳累加剧,自汗,面色苍白,无红润和光泽,神倦怯寒,四肢欠温,或虚烦不寐;舌淡,边有齿痕,苔白或腻,脉沉细。常规服用。

2. 治疗心悸气促:症见心慌不宁,善惊易恐,气短乏力,头晕目眩,动则更甚,静则悸缓。常规服用。

药物新用 本品具有镇静,减慢心率,扩张冠脉,增加冠脉血流量,降低心肌耗氧量,降低血压,对抗异丙肾上腺素,兴奋心脏,并扩张肢体和脑血管,减轻心脏负荷,发挥抗心肌缺血的作用。

1. 治疗高血压:对高血压时的眩晕,烦躁易怒有缓解作用。常规服用。

2. 治疗高脂血症:每次2粒,每日3次,连续服用3个月。血脂降至正常后再服2个月。

3. 解毒:本品组方中的多种解毒药物,可清除毒物,抑制炎症反应,阻断血管内皮损伤的始动环节,稳定粥样硬化斑块,防止冠脉事件进一步恶化,改善临床症状及心电图,恢复心功能均有良好效果。常规服用。

注意事项与禁忌

1. 个别患者有轻度恶心眩晕,可自行消失。

2. 心脏传导阻滞者应在医生指导下应用。

3. 体质虚寒及孕妇忌服。

正心泰片^典(胶囊^典、颗粒)

药物组成 黄芪、丹参、川芎、葛根、槲寄生、山楂。

功能主治 补气活血,化瘀通络。用于气虚血瘀所致的胸痹,症见胸痛,胸闷,心悸,气短,乏力;冠心病心绞痛见上述证候者。

剂型规格与用法用量 片剂:每片0.36克,口服,每次4片,每日3次;胶囊剂:每粒0.39克或0.46克,口服,每次4粒,每日3次;颗粒剂:每袋5克,开水冲服,每次1袋,每日3次。

家庭医疗 应用本品的基本指征:胸痛,胸闷,心悸,乏力,眩晕,腰膝酸软等。

1. 治疗心悸:症见心悸气短,头晕目眩,面色无华,倦怠乏力,或形寒肢冷,或心痛时作,痛如锥刺,唇甲青紫;舌色淡或黯,舌上瘀斑瘀点。常规服用。

2. 治疗胸痹:症见心胸疼痛,如刺如绞,痛有定处,入夜尤甚,日久不愈,可因发怒或劳累加重;或见心悸心痛,胸闷气短,动则更甚,自汗,神倦畏寒,四肢欠温。常规服用。

药物新用 本品具有舒张冠状血管,增加冠脉流量,抗心肌缺血,保护心肌,耐氧作用,能改善心脏功能,明显降低血液黏度,使全血比黏度、血浆比黏度及纤维蛋白质浓度明显减少,从而达到抗心律失常、降血脂、防动脉硬化、抑制血小板聚集、抗凝聚、抗血栓、提高机体免疫功能等作用。常规服用。

注意事项与禁忌

1. 脾胃虚寒者慎用。

2. 孕妇慎用。

宁心宝胶囊

药物组成　虫草头孢菌粉。

功能主治　益肝肾,补精髓,止咳化痰。用于多种心律失常、房室传导阻滞、难治性缓慢型心律失常、传导阻滞。

剂型规格与用法用量　胶囊剂:每粒 0.25 克,口服,每次 2 粒,每日 3 次。

家庭医疗　应用本品的基本指征:心慌短气,咳嗽咳痰,腰酸背痛,乏力自汗等。

1. 治疗心悸:症见心悸气短,头晕目眩,面色无华,倦怠乏力,或面色苍白,形寒肢冷;舌淡白,脉虚弱。常规服用。

2. 治疗胸痹:症见胸闷胸痛,痰多气短,肢体沉重,遇阴雨天发作或加重,伴倦怠乏力,纳呆便溏,咳吐涎沫,或心胸隐痛,时作时休,动则亦甚,声低息微,易汗出,或心胸憋闷,心悸盗汗,虚烦不寐,腰膝酸软,头晕目眩,或心悸心痛,胸闷气短,动则更甚,自汗,神倦畏寒,四肢欠温,甚至浮肿等。常规服用。

药物新用

1. 提高器质性心脏病病人的缓慢心率,对提高病态窦房结综合征和房室传导阻滞的心率有效:常规服用。

2. 抗心律失常,增强心肌收缩力:常规服用。

3. 降低 Ⅱ 型糖尿病患者尿液微量蛋白,保护肾脏:常规服用。

注意事项与禁忌

1. 本品需 1 周后方可起效,故不宜用于危及生命的严重心律失常。

2. 孕妇及过敏体质者慎用。

血脂宁丸^典（胶囊）

药物组成　决明子、山楂、何叶、制何首乌。

功能主治　化浊降脂,润肠通便。用于痰浊阻滞型高脂血症,症见头昏胸闷,大便干燥。

剂型规格与用法用量　大蜜丸:每丸 9 克,口服,每次 2 丸,每日 2~3 次;胶囊剂:每粒 0.25 克,口服,每次 1 粒,每日 3 次。

家庭医疗　应用本品的基本指征:头晕,神疲乏力,失眠健忘,肢体麻木,胸闷心悸等。

1. 治疗眩晕:证属痰浊上蒙。症见眩晕,头重如蒙,视物旋转,胸闷作恶,呕吐痰涎,食少多寐;舌苔白腻,脉弦滑。常规服用。

2. 治疗胸痹:证属痰浊闭阻。症见胸闷重而心痛轻,形体肥胖,痰多气短,遇阴雨天而易发作或加重,伴有倦怠乏力,纳呆便溏,口黏,恶心,咯吐痰涎;舌苔白腻或白滑,脉滑。常规服用。

药物新用 本品具有降低胆甾醇、甘油三酯含量,软化血管,增强冠状动脉的血液循环,提高心肌对强心苷作用的敏感性,抗心律失常及高脂血症。可防治各种高血脂、高血压、冠心病、便秘,并可抗癌,抗衰老等。多用于冠状粥样硬化性心脏病、心律失常及高脂血症的防治。

1. 治疗高脂血症:重者见头晕目眩,头痛,胸痛胸闷,心慌气短,乏力,口角歪斜,不能说话,肢体麻木等症状,最终会导致冠心病、脑中风等严重疾病,并出现相应表现。常规服用。

2. 治疗冠心病和周围动脉诸证:长期血脂高,脂质在血管内皮沉积,引起动脉粥样硬化,而出现冠心病和周围动脉疾病。表现为心绞痛、心肌梗死、脑卒中和间歇性跛行(肢体活动后疼痛),少数高血脂还可出现角膜弓和眼底改变。常规服用。

注意事项与禁忌 严重胃溃疡、胃酸分泌多者禁用或慎用。

血脂康胶囊(片)^典

药物组成 红曲。

功能主治 化浊降脂,活血化瘀,健脾消食。用于痰阻血瘀所致的高脂血症,症见气短乏力,头晕,头痛,胸闷,腹胀,食少纳呆;也可用于高脂血症及动脉粥样硬化所致的其他心脑血管疾病的辅助治疗。

剂型规格与用法用量 胶囊剂:每粒0.3克。早晚饭后口服,每次2粒,每日2次;片剂:每片0.4克,口服,每次2片,每日2次。

家庭医疗 应用本品的基本指征:高血脂。

1. 治疗心悸:症见形体肥胖,动则汗出,心悸眩晕,胸脘痞闷,恶心吐涎,渴不欲饮等。常规服用。

2. 治疗胸痹:证属心脉痹阻,或有瘀血。症见胸闷如窒而痛,或痛引肩背,气短喘促,肢体沉重,形体肥胖,痰多;舌苔浊腻,脉滑。常规服用。

药物新用 本品有调节血脂,降低甘油三酯、低密度脂蛋白胆固醇,升高高密度脂蛋白胆固醇作用,可抑制动脉粥样硬化斑块的形成,保护血管内皮细胞,抑制脂质在肝脏沉积,改善血流、降血糖、抗血栓、调节免疫功能、抗炎、抗氧化、减少氧化应激、抗细胞凋亡、抑制平滑肌增殖、舒张血管,改善周围神经传导速度。

1. 治疗动脉粥样硬化:可干预非酒精性脂肪性肝病合并颈动脉粥样硬化,可保护内皮细胞、抗动脉粥样硬化,减轻肝细胞脂肪变性及肝纤维化,抑制脂肪肝的形成。常规服用。

2. 治疗急性缺血性脑卒中:可改善脑神经功能缺损。常规服用。

3. 治疗糖尿病:可辅助治疗,能提高坐骨神经传导速度,对糖尿病周围神经具有保护作用。常规服用。

注意事项与禁忌

1. 用药期间应定期检查血脂,血清氨基转移酶和肌酸磷酸激酶;有肝病史者服用本品尤其要注意肝功能的监测。

2. 在用药过程中,如发生血清氨基转移酶增高达正常高限3倍,或血清肌酸磷酸激酶显著增高时,应停用。

3. 活动性肝炎或无法解释的血清氨基转移酶增高者禁用。

4. 常见不良反应为胃肠不适,如胃痛、腹胀、胃部灼热感等。

5. 孕妇及哺乳期妇女慎用。

脂必妥片(胶囊)

药物组成　红曲、山楂、白术。

功能主治　健脾消食,除湿祛痰,活血化瘀。用于脾瘀阻滞,症见气短,乏力,头晕,头痛,胸闷,腹胀,食少纳呆等;高血脂症;也可用于高血脂症及动脉粥样硬化引起的其他心血管疾病的辅助治疗。

剂型规格与用法用量　片剂:每片0.35毫克,口服,每次3片,每日2次;胶囊剂:每粒0.24克、0.35克,口服,每次2粒,每日2次,早晚饭后服用。

家庭医疗　应用本品的基本指征:气短,乏力,头晕,胸闷,腹胀,食少纳呆等。

1. 治疗心悸:症见心悸不宁,善惊易恐,坐卧不安,少寐多梦而易惊醒,食少纳呆,恶闻声响;舌苔薄白,脉细略数或细弦。常规服用。

2. 治疗胸痹:证属痰浊闭阻。症见形体肥胖,胸闷心痛,痰多,遇阴雨天易发作或加重,伴倦怠乏力,纳呆便溏;舌体胖大有齿痕,苔浊腻,脉滑。常规服用。

3. 治疗眩晕,头痛:症见头昏头重,眩晕,胸脘满闷,纳呆呕恶;舌苔白腻,脉濡滑。常规服用。

4. 治疗中风中经络,风痰入络或风痰瘀阻:症见肌肤不仁,手足麻木,或伴口眼歪斜,半身不遂。常规服用。

药物新用

1. 治疗高脂血症:本品降甘油三酯,降胆固醇,低密度脂蛋白,升高高密度脂蛋白。常规服用。

2. 治疗和预防动脉粥样硬化、心脑血管疾病:常规服用。

注意事项与禁忌

1. 避免高脂饮食,如肥肉、禽肉皮、内脏、蛋黄等。

2. 孕妇及哺乳期妇女慎用。

血栓心脉宁胶囊(片)典

药物组成 川芎、丹参、水蛭、毛冬青、人参茎叶总皂苷、人工麝香、人工牛黄、冰片、蟾酥、槐花。

功能主治 益气活血,开窍止痛。用于气虚血瘀所致是中风,胸痹,症见头晕目眩,半身不遂,胸闷心痛,心悸气短;缺血性中风恢复期、冠心病心绞痛见上述证候者。

剂型规格与用法用量 胶囊剂:每粒0.5克,口服,每次4粒,每日3次;片剂:每片0.4克,口服,每次2片,每日3次。

家庭医疗 应用本品的基本指征:心胸刺痛,连及肩背,胸闷不舒,动则尤甚;舌黯,舌边瘀点,脉涩。

1. 治疗中风恢复期:证属气虚络瘀。症见肢软无力,或肢体偏瘫,面色萎黄;舌淡紫或有瘀斑,苔薄白,脉细涩或细弱。常规服用。

2. 治疗胸痹;证属气虚血瘀。症见心胸疼痛,如刺如绞,或伴胸闷气短,乏力自汗,脉细弱或结代。常规服用。

药物新用 本品常用于治疗脑血栓、冠状动脉粥样硬化性心脏病、心绞痛等。

1. 治疗脑血栓,脑水肿,防治脑缺血:常规服用。

2. 治疗病态窦房结综合征:胶囊剂口服,每次4粒,每日4次。

3. 治疗冠状动脉支架置入术后心绞痛:常规服用。

4. 治疗高脂血症:常规服用。

5. 治疗血管性眩晕(椎基底动脉血循环障碍)及梅尼埃病眩晕:能明显改善脑缺血所致的眩晕乏力,胸闷,耳鸣等。与西比灵结合,常规服用。

6. 治疗普通头痛、偏头痛、神经性头痛:常规服用。

7. 治疗肺心病:常规服用。

8. 治疗急性胆囊炎:胶囊剂口服,每次4粒,每日4次。

注意事项与禁忌

1. 过量服用可导致腹痛、腹泻、恶心、呕吐。

2. 孕妇忌服。

地奥心血康胶囊^典

药物组成 黄山药甾体总皂苷。

功能主治 活血化瘀,行气止痛,扩张冠脉血管,改善心肌缺血。用于预防和治疗冠心病、心绞痛以及瘀血内阻之胸痹、眩晕、气短、心悸、胸闷或痛。

剂型规格与用法用量 胶囊剂:每粒100毫克。口服,每次1~2粒,每日3次。

家庭医疗 应用本品的基本指征:心胸闷痛,心悸,头晕目眩。

1. 治疗心悸:证属心阳不振,症见心悸不安,胸闷气短,动则尤甚,面色苍白,形寒肢冷,舌苔淡白,脉虚弱或沉细无力;或证属瘀阻心脉,症见心悸不安,胸闷不舒,心痛时作,痛如锥刺,唇甲青紫,舌紫黯或有瘀斑,脉涩或结代。常规服用。

2. 治疗胸痹:证属心血瘀阻,症见心胸疼痛,如刺如绞,痛有定处,入夜尤甚,甚则心痛彻背,背痛彻心,或痛引肩背,伴有胸闷,日久不愈,可因暴怒、劳累加重,舌紫黯,有瘀斑,苔薄,脉弦涩;或证属寒凝心脉,症见猝然心痛如绞,心痛彻背,喘不得卧,多因气候骤冷或骤感风寒而发病或加重,伴形寒,甚则手足不温,冷汗自出,胸闷气短,心悸,面色苍白,苔薄白,脉沉紧或沉细;或心肾阳虚,症见心悸而痛,胸闷气短,动则更甚,自汗,面色㿠白,神倦怯寒,四肢欠温或肿胀,舌淡胖,边有齿痕,苔白或腻,脉沉细迟;或证属瘀血内阻,症见眩晕,胸闷,心悸,气短。均常规服用。

3. 治疗真心痛:证属气虚血瘀,症见胸部闷窒,动则加重,伴短气乏力,汗出心悸,舌体胖大,边有齿痕,舌黯淡或瘀点、瘀斑,苔薄白,脉弦细无力;或证属寒凝心脉,症见胸痛彻背,胸闷气短,心悸不宁,神疲乏力,形寒肢冷,舌黯淡苔白腻,脉沉无力,迟缓或结代。常规服用。

4. 治疗眩晕:证属瘀血阻窍。症见眩晕,头痛,兼健忘,失眠,心悸,精神不振,耳鸣耳聋,面唇紫黯;舌黯有瘀斑,脉涩或细涩。常规服用。

药物新用

1. 治疗高脂血症:口服,每次2粒,每天3次,8天为一个疗程。

2. 治疗冠心病心肌缺血合并糖尿病:使用WFB-ⅡB增强型四肢序贯式正压体外反搏器,每日反驳1次,每次1小时,同时加服本品,每次1粒,每天3次。

3. 治疗脑梗死后遗症:预防缺血性心脑血管病。常规服用。

4. 治疗和保护脑缺血再灌注损伤:可减轻脑细胞的损伤,对脑组织细胞起保护作用。常规服用。

5. 治疗肺心病:可减轻右心负荷,增加右心输出量,左室几何形态和左心顺应性有所改善,左室舒张期充盈速度增快,整个心脏功能好转。常规服用。

6. **防治白血病心脏损害**:减少心肌耗氧量,增加冠状动脉血流量,改善末梢微循环,对减轻心肌损伤,保护心脏有明显效果。口服,每次2粒,每日3次。

7. **治疗和预防偏头痛**:能抑制血小板凝集,阻止颅内外血管异常收缩,打断血管异常舒缩的恶性循环,有效制止偏头痛的发生。常规服用,连服1~3月。

8. **治疗抗精神病药物所致心电图异常**:在常规抗精神病药剂量不变的情况下,加服本品每次2粒,每天3次,7天为一个疗程。

9. **治疗梅尼埃病**:疗效明显。口服,初始每次2粒,每天3次,7天为一个疗程。病情稳定或好转后,每次1粒,每日3次,同时逐步停用其他药物。

10. **治疗难治性肺结核**:症状改善快,病灶吸收好。联合抗痨药物,每次2粒,每日3次,2个月后减为每次1粒,每天3次。

11. **治疗消化性溃疡**:有促进溃疡肉芽组织的生长,降低血黏度,调节机体免疫功能,产生黏膜保护作用,促进溃疡愈合作用。口服,每次2粒,每日3次。

12. **治疗慢性肾衰**:口服,每次2粒,每日3次,连用2个月为一个疗程。

13. **治疗肾病综合征**:适宜长期服用。每次1粒,每天3次,连服6个月。

14. **治疗冻疮**:效果显著,且无明显副作用。餐后口服,每次2粒,每日3次。

注意事项与禁忌 孕妇及哺乳期妇女慎用。

芪冬颐心口服液(颗粒)^典

药物组成 黄芪、麦冬、金银花、茯苓、地黄、人参、龟甲(烫)、煅紫石英、桂枝、淫羊藿、丹参、郁金、枳壳(炒)。

功能主治 益气养心,安神止悸。用于气阴两虚所致的心悸,胸闷,胸痛,气短乏力,失眠多梦,自汗,盗汗,心烦;病毒性心肌炎、冠心病心绞痛见上述证候者。

剂型规格与用法用量 口服液:饭后口服,每次20毫升,每日3次,28天为一个疗程;颗粒剂:每袋5克,饭后开水冲服,每次1袋,每日3次,28天为一个疗程。

家庭医疗 应用本品的基本指征:胸闷心悸,自汗盗汗,五心烦热等。

1. **治疗心悸**:证属气血不足。症见心悸气短,失眠健忘,倦怠乏力,纳呆食少;舌淡红,脉细弱。或见心烦失眠,五心烦热,自汗盗汗,胸闷心烦;舌淡少津,苔少或无等。常规服用。

2. **治疗胸痹(冠心病、心绞痛)**:证属气阴两虚。症见心胸隐痛,时作时休,心悸气短,动则亦甚,倦怠乏力,声息低微,易汗出,或心胸憋闷,心悸盗汗,虚烦不眠,腰膝酸软,头晕耳鸣口干等;舌淡红,苔薄白或少苔。常规服用。

药物新用

1. 治疗小儿下呼吸道感染心肌损伤:常规服用。
2. 治疗心肌梗死:能减轻心肌细胞的损伤,保护缺血心肌。常规服用。
3. 治疗病毒性心肌炎:常规服用。

注意事项与禁忌

1. 偶见服药后胃部不适,饭后服用可减轻或避免。
2. 孕妇忌服。

苏合香丸^典

药物组成 苏合香、安息香、人工麝香、冰片、水牛角浓缩粉、檀香、沉香、丁香、香附、木香、乳香、荜茇、白术、诃子肉、朱砂。

功能主治 芳香开窍,行气止痛。用于痰迷心窍所致的痰厥昏迷,中风偏瘫,肢体不利,以及中暑,心胃气痛。

剂型规格与用法用量 大蜜丸:每丸 3 克,嚼服或分份吞服,每次 1 丸,每日 1~2 次;水蜜丸:每丸 2.4 克,嚼服或分份吞服,每次 1 丸,每日 1~2 次。

家庭医疗 应用本品的基本指征:昏迷,口禁,握拳,面青气冷,手足不温;舌苔白,脉迟。

1. 治疗胸痹:证属寒凝心脉。症见四肢不温,冷汗自出。大蜜丸 1 丸,舌下含化。

2. 治疗真心痛:证属寒凝心脉。症见胸痛彻背,胸闷气短,心悸不宁,神疲乏力,形寒肢冷;舌黯淡,苔白腻,脉沉无力,迟缓或结代。常规服用。

3. 治疗中风脱症:证属阴竭阳亡。症见突然昏倒,人事不省,目合口张,鼻鼾息微,手撒肢冷,汗多,大小便失禁,肢体软瘫,舌痿;脉细弱或脉微欲绝。急以本品温开水化开,灌入。

药物新用

1 治疗寒凝气滞血瘀之各种痛证:如腹痛、胁痛、巅顶头痛、少腹冷寒致阴缩剧痛等。可根据疼痛性质、程度,选服适当用量和次数,痛解即止。

2. 治疗胆道蛔虫病:温开水送服,每次 1 丸,每日 2~3 次。服药间隔时间 4~5 小时。对有呕吐、感染、电解质平衡失调者应对症治疗。

3. 治疗巅顶头痛:痛时用吴茱萸汤送服 1 丸,此后每日 1 丸,连服 3~5 次以巩固疗效。

4. 治疗血卟啉病腹痛、胁痛:腹(胁)痛发作时急嚼碎吞服 1 丸,痛止后每 3 日服 1 丸,连服 4 丸。

5. 治疗过敏性鼻炎:早、午、晚各服 1 丸。

6. 治疗咯血、咳血:吞服 1 丸。

7. 治疗中暑危候：本品 1 丸化开，配三仁汤、甘露消毒丹合剂，鼻饲给药。

8. 治疗食物中毒昏迷：以温开水磨本品 1 丸灌之。

9. 治疗小儿喘息症：吞服，每次 1/3 丸，每日 2 次。

10. 治疗双眼挤动症：用菊花、荆芥穗煎水送服，每次 2 丸，每日 2 次。

11. 治疗嗜睡症：口服，每次 2 克，每日 2 次。

12. 治疗阴缩：男女前阴器内缩，多因寒中厥阴所致。症见男子阴茎、阴囊内容等缩入少腹，或妇女阴道内缩。发作时嚼碎吞服 1 丸，症状缓解后可每日 1 丸，连服 2~3 日巩固疗效。

注意事项与禁忌

1. 本品不可整丸吞服。

2. 忌气恼。

3. 孕妇禁用。

苏冰滴丸

药物组成　苏合香、冰片。

功能主治　芳香开窍，理气止痛。用于冠心病、心绞痛、心肌梗死及其引起的疼痛、胸闷。

剂型规格与用法用量　滴丸：口服，每次 2~4 粒，每日 3 次；发病时可吞服或含化。

家庭医疗　应用本品的基本指征：胸闷，胸痛，嗳气腹胀。

1. 治疗冠心病心绞痛、心肌梗死：证属胸阳郁闭，胸阳不运，气机闭阻。症见胸闷，胸憋，心悸胸痛，或心痛阵作，甚或痛引肩及左臂，遇劳累及郁怒则加剧等。常规服用。

2. 治疗中风昏迷：突然昏迷，牙关紧闭，不省人事。常规服用。

3. 治疗中暑昏迷：常规服用。

药物新用　抗心肌缺血，降低心肌耗氧量，减慢心率。

注意事项与禁忌　胃病患者慎用。

环心丹

药物组成　人参、鹿角胶(蛤粉烫)、三七、琥珀、麝香、珍珠粉、牛黄、冰片、九节菖蒲、苏合香、地锦草、蟾酥、淫羊藿、香附、丹参、苦参、延胡索。

功能主治　活血祛瘀，通透脉络，增强心阳。用于心绞痛、心律不齐、心肌梗死等，亦用于四肢麻木，腰腿酸痛。

剂型规格与用法用量　水丸：饭后口服，每次 2 粒，每日 2~3 次，急性发作时嚼碎含化，每次 3~4 粒。

家庭医疗　应用本品的基本指征:胸痹心痛,心悸气短。

1. 治疗胸痹:症见心胸疼痛,如刺如绞,痛有定处,入夜尤甚,甚至心痛彻背,背痛彻心,或有胸闷日久。或心胸隐痛,时作时休,心悸气短,动则亦甚,倦怠乏力,声低息微,面白易汗。常规服用。

2. 治疗真心痛:证属气虚血瘀。症见心胸刺痛,胸部闷窒,动则加重,伴短气乏力,汗出心慌;或心胸绞痛,胸中憋闷或窒息感,喘促不宁,心慌,面色苍白,大汗淋漓,烦躁不安,重则神志昏迷,四肢厥冷,口开目合,手撒尿遗;脉细数无力,或脉微欲绝。常规服用。

药物新用　治疗心绞痛、心肌梗死、心律不齐及可疑隐性冠心病等:本品能对抗垂体后叶素引起的心肌缺血,对抗心律失常,抑制血小板黏附性,明显增加冠脉流量,减慢心率,增强心肌收缩力;并能增强机体耐缺氧能力。常规服用。

注意事项与禁忌

1. 发热、哮喘发作、出血期间忌用。

2. 孕妇忌用。

参芍片(胶囊)典OTC

药物组成　人参茎叶皂苷、白芍。

功能主治　活血化瘀,益气止痛。用于气虚血瘀所致的胸闷,胸痛,心悸,气短;冠心病心绞痛见上述症候者。

剂型规格与用法用量　片剂:每片 0.3 克。口服,每次 4 片,每日 2 次;胶囊剂:每粒 0.25 克,口服,每次 4 粒,每日 2 次。

家庭医疗　应用本品的基本指征:胸闷,胸痛,心悸,气短。

1. 治疗心悸:证属心虚胆怯。症见心虚胆怯,心血不足,心阳不振,头晕倦怠乏力,胸闷气短,汗出心慌,易受惊恐,不寐多梦易惊食少纳呆;舌苔薄白,脉细。常规服用。

2. 治疗胸痹:证属气阴两虚,心肾阳虚。症见心胸隐痛或冷痛,时作时休,心悸气短,动则亦甚,倦怠乏力,声低息微,面白易汗;舌淡,舌边有齿痕,脉细。常规服用。

3. 治疗真心痛:证属气虚血瘀。症见心胸刺痛,胸部窒闷,动则加重,气短乏力,汗出心慌;舌体胖大,舌边有齿痕,或有瘀斑瘀点,脉弦细无力。胸痛时服用。

药物新用　用于心肌缺血、心肌梗死,心绞痛等:本品能增强心肌收缩,降低周围血管阻力及心肌耗氧量,提高心肌灌注量,保护心肌,改善微循环,抗凝,抗衰老。常规服用。

注意事项与禁忌

1. 本品宜饭后服用。

2. 感冒发热病人不宜服用。

3. 妇女经期及孕妇禁用。

活力源片（口服液）

药物组成 人参总皂苷、黄芪、麦冬、五味子。

功能主治 补气健脾，养阴止痛。用于冠心病、心脏衰弱、健忘失眠、记忆力减退、性功能衰退、肝炎、糖尿病、久病体衰及更年期综合征等。可增强心脏功能，调节中枢神经，提高机体免疫力，调节脂肪和糖代谢，促进蛋白质及核糖核酸的合成。

剂型规格与用法用量 片剂：每片0.26克，口服，每次1片，每日2~3次；口服液：每支10毫升，每次2支，每日2~3次。

家庭医疗 应用本品的基本指征：心悸气短，头晕目眩，失眠健忘，倦怠乏力，纳呆食少等。

1. 治疗胸痹：证属气阴两虚或心肾阴虚。症见心胸隐痛，时作时休，心悸气短，动则加重，伴倦怠乏力，声低息微，易汗出；舌淡红胖大，边有齿痕，苔薄白，脉细弱或结代。或心胸憋闷，心悸盗汗，虚烦不寐，腰膝酸软，头晕耳鸣，口干便秘；舌红少津，舌红少津，苔薄或剥，脉细弱或促代。常规服用。

2. 治疗心悸：证属心血不足。症见心悸气短，头晕目眩，失眠健忘，面色无华，倦怠乏力，纳呆食少，或见心烦易惊，五心烦热，口干，盗汗，思虑劳心则症状加重，耳鸣腰酸，急躁易怒；舌淡红，脉细弱，或舌红少津，苔少或无，脉细数。常规服用。

3. 治疗不寐：证属心脾两虚，心肾不交。症见入睡困难，多梦易醒，心悸健忘，神疲食少，头晕目眩，四肢倦怠，腹胀便溏，面色少华；舌淡苔薄脉细无力；或伴腰膝酸软，潮热盗汗，五心烦热，咽干少津，男子遗精女子月经不调；舌红少苔，脉细数。常规服用。

4. 治疗健忘：证属心脾不足，肾精亏耗。症见健忘失眠，心悸神倦，纳呆气短，脘腹胀满；舌淡，脉细弱；或形体疲惫，腰酸腿软，头晕耳鸣，遗精早泄，五心烦热；舌红，脉细。常规服用。

5. 治疗消渴：证属气阴亏虚。症见口渴喜饮，能食与便溏并见，或饮食减少，精神不振，四肢乏力；舌淡苔白，脉弱。常规服用。

药物新用 治疗恶性肿瘤术后复发：每日3次，每次20毫升，先服用半年，以后每3个月服用1个月，持续2年。

注意事项与禁忌

1. 服药期间,不宜食用萝卜,以避免降低药效。

2. 孕妇慎用。

冠心苏合丸(胶囊)^典

药物组成　苏合香、冰片、乳香、檀香、土木香。

功能主治　理气,宽胸,止痛。用于寒凝气滞,心脉不通所致的胸痹,症见胸闷,心前区疼痛;冠心病心绞痛见上述证候者。

剂型规格与用法用量　小蜜丸:每丸 1 克,嚼碎服,每次 1 丸,每日 1~3 次;胶囊剂:每粒 0.35 克,口服,每次 1~2 粒,每日 1~3 次。

家庭医疗　应用本品的基本指征:心胸刺痛,闷痛,嗳气。

1. 治疗胸痹:证属气滞心胸,心血瘀阻。症见心胸满闷,隐痛阵发,痛有定处,时时叹息,遇情志不遂时易诱发,或加重,或有中上腹胀闷,得嗳气或矢气则舒,或胸痛如绞,入夜较甚,可因暴怒、劳累而加重;舌紫黯,有瘀斑,苔薄,脉细弦或涩。常规服用。

2. 治疗真心痛:症见心胸刺痛憋闷;舌边瘀斑。常规服用。

药物新用

1. 治疗疼痛:由慢性胃炎、慢性胆囊炎、胆石胆囊炎、泥沙型结石、非嵌顿性疝、胃及十二指肠溃疡、慢性肝炎、胃肠功能紊乱、胃肠神经官能症、梅尼埃综合征等所致,特别对消除胀痛颇有效果。重症体壮实者,首次可服 2 粒,一般病例每次 1 粒,每日 2~3 次,儿童 10~15 岁服半粒至 1 粒,均饭后服。痛止后,为巩固疗效,可睡前服 1 粒。

2. 治疗胃痛:饭前服,每次 1 丸,每日 3 次。

3. 治疗胃扭转:每次 6 克,每日 3 次。

4. 治疗痛经:用于气滞血瘀型月经病所致的痛经。1 丸打碎,开水送服。

5. 治疗乳腺增生:嚼碎服,每次 1 丸,每日 3 次,10 天为一个疗程。

6. 治疗银屑病:每次 1~2 粒,每日 2~3 次,嚼后咽服或直接吞服,一般治疗量为每日 3~5 粒,巩固量为 1~3 粒。

注意事项与禁忌　孕妇忌用。

冠脉宁片

药物组成　丹参、血竭、乳香(炒)、没药(炒)、鸡血藤、延胡索(醋制)、当归、红花、桃仁(炒)、郁金、黄精(蒸)、葛根、冰片、何首乌(制)。

功能主治　活血化瘀,行气止痛。用于胸部刺痛,固定不移,入夜更甚,心悸不安;舌紫黯,脉沉弦为主证的冠心病、心绞痛、冠状动脉供血不足。

剂型规格与用法用量 片剂:每片 0.35 克或 0.5 克,口服,每次 3~5 片,每日 3 次,20 天为一个疗程。

家庭医疗 应用本品的基本指征:心前区疼痛,痛处固定,入夜更甚,伴心慌,憋闷。

1. 治疗心悸:证属瘀阻心脉。症见心悸不安,胸闷心痛,唇甲青紫。常规服用。

2. 治疗胸痹:证属心血瘀阻。症见心胸刺痛或闷痛,因暴怒、劳累加重。常规服用。

3. 治疗真心痛:证属气滞血瘀。症见心胸刺痛,胸部塞闷,动则加重,汗出心悸;舌体胖大,边有齿印,舌质黯或有瘀斑、瘀点,舌苔薄白,脉弦细。

药物新用

1. 治疗劳力性心绞痛:本品可扩张冠状动脉血管,抗心肌缺血、改善心肌代谢,降低能量消耗,维持氧的供求平衡,提高心肌耐缺氧能力,保护心肌细胞超微结构,降低血黏度,抗血小板聚积。常规服用。

2. 治疗冠心病心绞痛:常规服用。

3. 治疗急性心肌梗死:本品可调节急性心肌梗死病人红细胞免疫功能。常规服用,可研碎灌服。

注意事项与禁忌 孕妇忌用。

养心氏片^典

药物组成 黄芪、人参、党参、灵芝、淫羊藿、丹参、葛根、地黄、当归、黄连、醋延胡索、山楂、炙甘草。

功能主治 益气活血,化瘀止痛。用于气虚血瘀所致的胸痹,症见心悸气短,胸闷,心前区刺痛;冠心病心绞痛见上述证候者。

剂型规格与用法用量 片剂:每片 0.6 克,口服,每次 4~6 片,每日 3 次。

家庭医疗 应用本品的基本指征:胸闷胸痛,时作时止,短气乏力,自汗心悸等。

治疗心悸、胸痹、真心痛:证属气虚血瘀。症见心胸隐痛,时作时休,气短心慌,动则亦甚,倦怠乏力,声低息微,自汗;舌体胖大,边有齿痕。常规服用。

药物新用

1. 治疗冠心病、冠心病心绞痛:本品能扩张冠状动脉,降低心肌耗氧量,改善心肌营养和缺血程度,提高心肌功能,缓解心绞痛,减少心绞痛发作频率,缩短心绞痛发作持续时间,改善心绞痛的临床症状,并可降血脂、降血糖,降低血黏度,抑制血小板聚集,防止血栓形成。常规服用。

2. 治疗不稳定型心绞痛:常规服用。

3. 治疗病毒性心肌炎:常规服用。

4. 治疗心血管神经症:本品能缓解胸闷、胸痛、心悸、气促、乏力等症状,具有双向调节心率的作用,能使异常心电图恢复正常。尤适用于伴有窦性心动过速的心血管神经症患者。常规服用。

5. 治疗扩张型心肌病心力衰竭:本品有强心作用,能够增强心肌收缩力,增加心脏输出量,提高左室射血分数,并且有利尿降血糖、抗血小板凝集,改善外周微循环的功效。常规服用。

6. 治疗室性早搏:本品强心,增进携氧功能,扩张冠脉,改善微循环。口服每次 2 片,每日 3 次。

7. 治疗阵发性房颤:本品与胺碘酮合用,可以有效改善症状,提高治疗效果。每次 3 片,每日 3 次。

8. 治疗老年性心律失常:本品具有较好的改善心律失常的作用,常规服用。

9. 治疗高血压:本品可显著改善高血压患者血管内皮功能,延缓动脉硬化的发展,预防冠心病。常规服用。

10. 治疗缺血性脑血管病:本品改善心肌细胞耐缺氧能力,抑制血栓形成,降低血小板黏附等。常规服用。

11. 治疗颈动脉粥样硬化症:本品养心气,补心血,通血脉,健脾运脾,温肾通络。常规服用。

12. 治疗颈性眩晕:本品能扩张血管、降压、抗血小板凝集、改善微循环、增加脑血流量。常规服用。

注意事项与禁忌　过敏体质者慎用。

脉络通片

药物组成　丹参、郁金、三七、降香、木香、檀香、甘松、夏枯草、钩藤、槐米、黄芩、黄连、安息香、石菖蒲、冰片、牛黄、珍珠、琥珀、朱砂、人参、麦冬、甘草。

功能主治　行气活血,化瘀止痛,通脉活络。用于胸痹引起的心胸疼痛,胸闷气短,头痛眩晕及冠心脏病引起的心绞痛,心肌梗死,防治高血压及脑血管意外,肢体动脉硬化闭塞症,血栓性静脉炎。症见胸部刺痛,固定不移,或心悸不宁,失眠,面色黯;舌紫黯或有瘀斑,瘀点,脉涩或沉弦。

剂型规格与用法用量　片剂:每片 0.4 克,口服,每次 4 片,每日 2~3 次。

家庭医疗　应用本品的基本指征:心悸,胸闷胸痛,头晕头痛,时时惊惕,心烦意乱,乏力气短,或半身不遂,肢体麻木,心烦失眠;舌红黯苔黄,脉弦数。

1. 治疗胸痹:症见心胸阵阵隐痛,胸闷气短,心悸心烦,动则亦甚,倦怠乏力,神疲懒言,面色苍白,无红润和光泽,易出汗,口干口苦,大便干结;舌淡红,舌体胖且边有齿痕,苔薄白,脉细缓或结代。为冠状动脉粥样硬化性心脏病心绞痛。常规服用。

2. 治疗心悸:证属心血瘀阻。症见心烦心悸,胸闷不适,心痛时作,痛如针刺,唇甲青紫;舌紫黯或有瘀斑,脉涩或结代。常规服用。

3. 治疗眩晕:症见头晕头痛,胸闷胁胀,心烦口苦,失眠多梦。常规服用。

4. 治疗中风:症见半身不遂,口舌歪斜,肢体麻木,头晕胸闷,心烦失眠,口苦便干。常规服用。

药物新用 本品功用通脉活络,行气化瘀。用于冠状动脉粥样硬化性心脏病引起的心绞痛,亦可用于防治高血压及脑血管意外。辨证要点是血瘀气滞,兼有肝热动风。

1. 治疗血栓闭塞性脉管炎:本品可改变血液流变性,抗血栓形成和溶血栓,减轻血管内皮损伤和血管壁炎症,抑制纤维增生。常规服用。

2. 治疗高脂血症:常规服用。

3. 预防心脑血管疾病,血小板凝集:常规服用。

4. 预防中风:可改善中风先兆期症状。常规服用。

注意事项与禁忌 孕妇忌服。

脉络通颗粒(胶囊)

药物组成 党参、当归、地龙、丹参、红花、木贼、葛根、槐米、山楂、川芎。

功能主治 益气活血,化瘀止痛。用于胸痹引起的心胸疼痛,胸闷气短,头痛眩晕及冠心病,心绞痛具有上述诸症,中风引起的肢体麻木,半身不遂。

剂型规格与用法用量 颗粒剂:每袋6克,开水冲服,每次1袋,每日2~3次;胶囊剂:每粒0.42克。口服,每次2粒,每日3次。

家庭医疗 应用本品的基本指征:心悸惊惕,胸闷胸痛,头晕头痛,心烦意乱,乏力气短,或半身不遂,肢体麻木,心烦失眠。

1. 治疗胸痹:症见心胸阵阵隐痛,胸闷气短,心悸心烦,动则亦甚,倦怠乏力,神疲懒言,面色苍白,无红润和光泽,易出汗,口干口苦,大便干结;舌淡红,舌体胖且边有齿痕,苔薄白,脉细缓或结代。常规服用。

2. 治疗心悸:证属心血瘀阻。症见心烦心悸,胸闷不适,心痛时作,痛如针刺,唇甲青紫;舌紫黯或有瘀斑,脉涩或结代。常规服用。

3. 治疗眩晕:症见头晕头痛,胸闷胁胀,心烦口苦,失眠多梦。常规服用。

4. 治疗中风:症见半身不遂,口舌歪斜,肢体麻木,头晕胸闷,心烦失眠,口苦便干。常规服用。

注意事项与禁忌 孕妇及痰火内盛者忌服。

复方丹参片（丸、滴丸、颗粒、胶囊、气雾剂）典

药物组成 丹参、三七、冰片。

功能主治 活血化瘀，理气止痛。用于气滞血瘀所致的胸痹，症见胸闷，心前区刺痛；冠心病心绞痛见上述证候者。

剂型规格与用法用量 片剂：每片 0.3 克，口服，每次 3 片，每日 3 次；浓缩丸：每丸 0.2 克，口服，每次 1 克，每日 3 次；滴丸：每瓶 25 毫克（素丸）或 27 毫克（薄膜衣丸），吞服或舌下含服，每次 10 丸，每日 3 次，28 天为一个疗程；颗粒剂：每袋 1 克，开水冲服或吞服，每次 1 袋，每日 3 次；胶囊剂：每粒 0.32 克，每次 3 粒，每日 3 次；气雾剂：吸入，每次喷 1~2 下，每日 3 次。

家庭医疗 应用本品的基本指征：胸痹心绞痛，胸中憋气。

1. 治疗胸痹（冠心病心绞痛）：证属瘀血痹阻。症见心胸疼痛剧烈，如刺如绞，痛有定处，甚则心痛彻背，背痛彻心，或痛引肩背，伴有胸闷，日久不愈，可因暴怒而加重；舌黯红，或紫黯，有瘀斑，舌下瘀筋，苔薄，脉涩或结、代、促。常规服用，可同时服用单硝酸异山梨醇。

2. 治疗心悸：证属心血瘀阻。症见心悸，胸闷不适，心痛时作，痛如针刺，唇甲青紫；舌紫黯或有瘀斑，脉涩或结或代。常规服用。

药物新用 本品有抗心肌缺血、缺氧、扩张冠脉等作用。

1. 治疗窦性心动过缓：滴丸，常规服用，服用时含口中 3~5 分钟后咽下，30 天为一个疗程。

2. 治疗高血压左心室肥厚：给予降压药的同时加服本品滴丸，常规服用。

3. 治疗高脂血症：滴丸，常规服用，8 周为一个疗程。

4. 治疗高血脂及心脑血管循环功能障碍之头晕，记忆力减退：常规服用。

5. 治疗颅脑外伤后神衰综合征：常规服用。

6. 治疗血瘀型偏头痛：滴丸，常规服用。

7. 治疗儿童偏头痛：片剂口服，7~11 岁每次 1 片，12~14 岁每次 2 片，每日 3 次。

8. 治疗早期脑梗死：滴丸，常规服用，2 周为一个疗程。

9. 治疗支气管哮喘：片剂口服，成人每次 3~4 片，小儿 2~3 片，每日 3 次。

10. 治疗神经衰弱综合征：片剂口服，每次 3 片，每日 3 次。

11. 治疗色素性紫癜性皮肤病：片剂温开水送服，每次 3~5 片，每日早晚各 1 次，并同服八珍益母丸，每次 2 丸，连续服用 1 个月为一个疗程。

12. 治疗小儿耳聋：片剂，常规服用，连服 2 个月。

13. 治疗小儿咳嗽：在治疗感冒的基础上，加服本品片剂，1~3 岁每次 1/3 片，3~7 岁每次 1/2 片，7~14 岁每次 1 片。每日 2 次。

14. 治疗儿童继发性癫痫:片剂口服,每次 1~3 片,每日 3 次。

15. 隐匿性肾炎单纯血尿型:常规治疗基础上,加用本品滴丸,每次 6~10 粒,每日 3 次。

16. 治疗糖尿病视网膜病变:严格控制血糖,同时服本品滴丸,常规服用。

17. 治疗浅层巩膜炎:常规服用。

18. 治疗玻璃体混浊:将氨碘肽滴眼液滴于结膜囊内,每次 1 滴,每日 4 次,滴眼后闭眼 5 分钟,同服本品片剂,每次 3 片,每日 3 次,3 周为一个疗程。连服 2~3 个疗程。

19. 治疗鼻咽癌放疗后颈部纤维化改变:滴丸口服,每次 10 粒,每日 3 次,连续服用 3 个月。

20. 治疗痛经、月经不调等妇科疾病:片剂口服,每次 3~5 片,每日早晚各 1 次,温开水送服。可同时服用八珍益母丸,每次 2 丸,连服 1 个月为一个疗程。

注意事项与禁忌　孕妇慎用。

绞股蓝总苷片(胶囊、颗粒)

药物组成　绞股蓝总苷。

功能主治　养心健脾,益气和血,除痰止咳,化瘀,消炎解毒,降血脂。用于高脂血症,咳嗽,心悸气短,胸闷肢麻,头痛眩晕,健忘耳鸣,自汗乏力,及脘腹胀满。

剂型规格与用法用量　片剂:每片 20 毫克,口服,每次 2~3 片,每日 3 次;分散片:每片 60 毫克,口服,每次 1 片,每日 3 次;胶囊剂:每粒 60 毫克,口服,每次 1 粒,每日 3 次;颗粒剂:每袋 3 克,开水冲服,每次 1 袋,每日 3 次。

家庭医疗　应用本品的基本指征:头目眩晕,心慌气短,神疲乏力,纳差食少,胸闷胸痛等。

1. 治疗胸痹(冠心病):证属心脾气虚,痰阻血瘀。症见心悸气短,胸闷肢麻,眩晕头痛,健忘耳鸣,自汗乏力或脘腹胀满。常规服用。

2. 治疗心悸:症见心悸气短,胸闷肢麻,眩晕头痛,耳鸣健忘,自汗乏力,脘腹胀满;舌苔白腻,脉滑。常规服用。

药物新用

1. 治疗高脂血症:本品有显著的降低血清脂质(包括总胆固醇、甘油三酯、低密度脂蛋白)和升高血清高密度脂蛋白的作用。每次 40~60 毫克,每日 3 次,连续服用 3 个月。血脂降至正常后再服 2 个月。

2. 治疗慢性支气管炎:对痰湿化热型疗效比痰湿型好,对吸烟的支气管炎疗效较差。常规服用,10 天为一个疗程。

3. 调节免疫力低下:本品可提高人体免疫功能。常规服用。

4. 抑制糖皮质激素引起的副作用:常规服用。

5. 抗衰老:常规服用。

注意事项与禁忌 有其他严重的慢性病,或在治疗期间又患有其他疾病,应去医院就诊。

速效救心丸^典

药物组成 川芎、冰片。

功能主治 行气活血,祛瘀止痛,增加冠脉血流量,缓解心绞痛。用于气滞血瘀型冠心病,心绞痛。

剂型规格与用法用量 滴丸:每丸40毫克,含服,每次4~6粒,每日3次,急性发作时每次10~15粒。

家庭医疗 应用本品的基本指征:心悸胸痛,痛如锥刺,唇甲青紫;舌黯有瘀斑,脉涩或结代。

1. 治疗心悸:证属瘀阻心脉。症见心悸不安,胸闷不舒,心胸时痛,痛如锥刺,唇甲青紫;舌黯有瘀斑,脉涩或结代。常规服用。

2. 治疗胸痹:证属心血瘀阻。症见心胸疼痛,如刺如绞,入夜尤甚,甚则心痛彻背,背痛彻心,或痛引肩背,伴胸闷,日久不愈,因情绪激动或劳累加重;舌紫黯,有瘀斑瘀点,脉弦涩。常规服用。急性发作时含服10粒。

3. 治疗真心痛:证属气滞血瘀。症见心胸刺痛,胸闷窒息,动则加重,伴短气乏力,汗出心悸;舌体胖大,边有齿痕,舌紫黯有瘀斑瘀点,脉弦细无力。含服10~15粒。

药物新用

1. 治疗心血管神经官能症:急性发作时服10~15粒,平时每次5粒。每日3次,治疗1~3个月。

2. 治疗心律失常:本品对心室晚电位患者有较好疗效,转阴率为73.33%。常规服用2周以上。

3. 治疗复杂性室性早搏:含服,每次6粒,每日3次。

4. 治疗病毒性心肌炎:含服,每次6粒,每日3次。连用4周。

5. 治疗慢性及急性发作性肺心病、支气管哮喘等:与常规西药配合治疗,舌下含化或吞服5~10粒,每日3次。

6. 治疗小儿肺炎合并心衰:在常规强心、利尿、扩血管、抗感染、吸氧的基础上,含服本品,每次1粒,每日3次。

7. 治疗脑动脉硬化症:10粒含化,每日2次,20天为一个疗程,效果优于同类西药。

8. 治疗脑震荡综合征:16岁以下每次口服5粒,16岁以上每次口服10粒,每日3次。

9. 治疗脑梗死:每次10粒,每日3次,15天为一个疗程。

10. 治疗中风后遗症:每次口服10粒,每日3次,1个月为一个疗程。

11. 治疗血管性头痛:头痛时含服6粒,如用药后5分钟无效,可再口服6粒,缓解后继服1周,每次3粒,每日3次。

12. 治疗神经性头痛:含服,每次2粒,每日2次,连服1个月,可获得满意疗效。

13. 治疗偏头痛:含服,每次10粒,每天3次,1个月为一个疗程。

14. 治疗颈源性眩晕:含服,每次6粒,每日3次,连续服用1~3个月收效,有效率达96%。

15. 治疗颈椎病:舌下含化,每次10粒,每日3次。

16. 治疗三叉神经痛:发作时含15~20粒,痛缓时每次8粒,每日3次,10天为一个疗程。

17. 治疗胁痛:含服,每次15粒,疼痛减轻后,舌下含服,每次10粒,每日3次,3天后改为每次5粒。

18. 治疗胆石症绞痛:发作时服10粒,无缓解者2小时后可重复给药1次。

19. 治疗支气管哮喘:发作时含化2~10粒,每日3次,连用7天。

20. 降低门静脉压:含服15粒,30分钟后显效。

21. 治疗贲门痉挛(贲门失弛缓症):症见吞咽困难、胸骨后疼痛、食物反流,及因食物反流误吸入气管而引起咳嗽、肺部感染等。急性发作或首次发作,舌下含服8~10粒,症状缓解后每隔2小时,4小时各服1次,反复发作者餐前舌下含化,每次6粒,每日3次,单次最大含量不超过20粒。

22. 治疗胃痛:本品对气滞胃脘,胃失和降而引起的胃脘胀满,攻撑作痛连及两胁,嗳气频频等,具有较好理气止痛作用。胃痛发作时,每次含服6粒,如10分钟后未见效,可再服一次。一般服药后10~30分钟疼痛即可减轻。若服用3次以上无效者,应改用其他药物。

23. 治疗急性腹痛:发作时,舌下含服,每次4~6粒,必要时可补加4~6粒,用药10~30分钟即可迅速发挥作用。缓解后继服每次4~6粒,每天3次。

24. 治疗痉挛性腹痛:本品对胆结石、急性胃肠炎、胃痉挛、胆道蛔虫症等引起的急性胃肠痉挛性腹痛有较好的止痛效果。疼痛剧烈发作时每次含服10~15粒,待疼痛缓解后,每日含服3次,每次4~6粒。在该药治疗期间停用其他药物。

25. 治疗尿路结石、肾绞痛:舌下含服6粒,同时服用排石颗粒1包,每日3次,每日饮水1500~2000毫升,并适当运动。绞痛发作时,增加舌下含服1~2次,每次6粒,间隔15分钟。

26. 治疗带状疱疹后遗神经痛:口服 10 粒,每日 2 次。同时用 20 粒研细末加适量陈醋调匀的药液,以消毒棉签蘸之涂擦患处,每日 3 次,一般用药后当日即可减轻疼痛。

27. 治疗足跟痛:足跟疼痛时,取本品 5 粒,研为细末,与消炎止痛膏混匀,置于伤湿止痛膏中央,外贴足跟疼痛处,再用热水袋热熨患处,每次 15~30 分钟,每日 2 次。外敷膏药每日 1 换,连续 5~10 天。若每日用热水泡足后再外敷本品,疗效更佳。

28. 治疗癌症疼痛:与三七粉合用,中度疼痛含服本品 10 粒,重度疼痛含服 15 粒,冲服三七粉每次 1 克,每天 3 次,3 天后每日服 1 次,共 7 天。

29. 治疗痛经:舌下含化 5 粒,每日 3 次,经前 5 天开始服用,连用 5~7 天,经期减量或停用,连用 1~3 个月经周期。

30. 治疗梅核气:含服,每次 5 粒,每日 3 次。服药 1 周症状好转,继用 2 个月。

31. 治疗口疮:将本品 8 粒敷于口腔黏膜溃疡点上,每日 3 次。

32. 治疗癔症:因生气或强烈精神刺激引起的突然抽风,口眼紧闭,呼吸困难,呼之不应者,舌下含化 15 粒,3 分钟后患者即可清醒,2 小时后再含服 10 粒即愈。

33. 治疗高血糖:含化或吞服该药 5 粒,每日 3~4 次,连服 3 周。

34. 治疗急性酒精中毒:含服,10~15 粒,30 分钟后症状无改善,再给 15 粒,昏睡期者含服 15 粒。

35. 防治晕车:含服,每次 4~6 粒。

注意事项与禁忌

1. 寒凝血瘀、阴虚血瘀胸痹心痛不宜单用。

2. 有过敏史者慎用。

3. 伴有中重度心力衰竭的心肌缺血者慎用。

4. 在治疗期间,心绞痛持续发作者,宜加用硝酸酯类药。

5. 孕妇禁用。

通心络胶囊^典（片）

药物组成 人参、水蛭、全蝎、土鳖虫、蜈蚣、蝉蜕、赤芍、冰片、檀香、降香、乳香（制）、酸枣仁（炒）。

功能主治 益气活血,通络止痛。用于冠心病心绞痛属心气虚乏,血瘀络阻症,症见胸部憋闷,刺痛,绞痛,固定不移,心悸自汗,气短乏力,舌质紫黯或有瘀斑,脉细涩或结代。亦用于气虚血瘀络阻型中风病,症见半身不遂或偏身麻木,口舌歪斜,言语不利。脑梗死恢复期,证属中风中经络。

剂型规格与用法用量 胶囊剂:每粒 0.26 克,口服,每次 2~4 粒,每日 3 次,4 周为一个疗程,胸闷、胸痛、气短乏力等症状明显减轻或消失,心电图改善,可改为每次 2 粒,每日 2~3 次;片剂:每片 0.45 克,口服,每次 2~4 片,每日 3 次。

家庭医疗 应用本品的基本指征:胸闷,胸痛,刺痛,痛有定处,气短乏力,心悸自汗;舌紫黯或有瘀斑瘀点,脉细涩或结代。

1. 治疗胸痛:证属心血瘀阻。症见心胸疼痛如绞,夜间明显,或痛引肩背,伴胸闷,日久不愈,常因情绪激动或劳累加重;舌紫黯,有瘀斑瘀点,脉弦涩。常规服用。

2. 治疗心悸:证兼气虚。症见心悸不安,胸闷不舒,心痛时作,痛如锥刺,唇甲青紫,气短乏力,心虚自汗;舌紫黯有瘀斑,脉细涩。常规服用。

药物新用

1. 治疗脑梗死(恢复期):证属中风中经络。常规服用。

2. 治疗老年性心肌缺血:口服每次 3 粒,每日 3 次,4 周为一个疗程。

3. 治疗顽固性偏头痛:常规服用,严重者睡前加服 4 粒。

4. 治疗眼底病变:对原发性高血压眼底病变,能改善视力,减轻眼底渗出,增加视网膜的动脉血供。配合降压药,常规服用。

5. 治疗颈椎病:能改善颈椎性眩晕。常规服用。

6. 治疗梅尼埃综合征:口服每次 2 粒,每日 4 次。

7. 治疗不安腿综合征:小腿深部于休息时出现难以忍受的不适感,如撕裂感、蚁走感、蠕动感、刺痛、烧灼感、疼痛、瘙痒感、腿发麻等。运动、按摩可暂时缓解。常规服用。

8. 治疗类风湿关节炎:常规服用。

9. 治疗肝硬化腹水:常规服用。

10. 治疗慢性肾功能不全:常规服用。

11. 治疗肠粘连:餐后口服,每次 6 粒,每日 3 次,连服 2 周。

12. 治疗前列腺增生症:口服,每次 3 粒,每日 3 次。

13. 治疗糖尿病:常规服用。

14. 治疗痛经,经行头痛,乳腺增生病:证属气虚血瘀。常规服用。

注意事项与禁忌

1. 个别患者用药后有胃部不适或胃痛,可于饭后服用。

2. 阴虚火旺型中风忌用。

3. 出血性疾患者忌用。

4. 妇女经期及孕妇忌用。

银杏叶片^典（滴丸^典、胶囊^典、软胶囊、口服液）

药物组成　银杏叶提取物。

功能主治　活血化瘀通络。用于瘀血阻络引起的胸痹心痛，中风，半身不遂，舌强语謇；冠心病稳定型心绞痛、脑梗死见上述证候者。

剂型规格与用法用量　片剂：若每片含总黄酮醇苷 9.6 毫克、萜类内酯 2.4 毫克，口服，每次 2 片，每日 3 次；若每片含总黄酮醇苷 19.2 毫克、萜类内酯 4.8 毫克，口服，每次 1 片，每日 3 次；滴丸剂：每粒 63 毫克（相当于银杏叶提取物 16 毫克），口服，每次 5 丸，每日 3 次；胶囊剂：每粒 0.2 克（含总黄酮醇苷 9.6 毫克、萜类内酯 2.4 毫克），口服，每次 1~2 粒，每日 3 次；每粒 0.25 克（含总黄酮醇苷 40 毫克，萜类内酯 10 毫克），口服，每次 1 粒，每日 3 次；软胶囊剂：含总黄酮醇苷 9.6 毫克、萜类内酯 2.4 毫克，口服，每次 2 粒，每日 3 次；每粒 0.5 克（含总黄酮醇苷 19.2 毫克、萜类内酯 4.8 毫克），口服，每次 1 粒，每日 3 次；每粒 0.7 克（相当于银杏叶提取物 80 毫克），口服，每次 1 粒，每日 3 次；口服液：每支 10 毫升，口服，每次 1~2 支，每日 3 次。

家庭医疗　应用本品的基本指征：胸痹，胸闷心悸，眩晕耳鸣，听力减退，视力障碍，言语障碍及头痛等。

1. 治疗血瘀胸痹：心胸疼痛，夜间明显，或痛引肩背，伴胸闷，日久不愈，常因情绪激动或劳累加重；舌紫黯，有瘀斑瘀点，脉弦涩。常规服用。

2. 治疗血瘀中风：半身不遂，舌强语謇；舌紫黯，有瘀斑瘀点，脉弦涩。常规服用。

药物新用　治疗心脑血管疾病，本品能调整血管系统，调整血管的张力，改善血流动力学，降低血液的黏稠度，拮抗血小板活化因子，改善代谢，清除自由基，抑制水肿及稳定细胞膜等。

1. 治疗动脉硬化及高血压所致冠状动脉供血不全：常规服用。
2. 治疗心绞痛、心肌梗死：常规服用。
3. 治疗脑栓塞、脑血管痉挛：常规服用。

注意事项与禁忌　心力衰竭、过敏体质及孕妇慎用。

精制冠心片（颗粒、软胶囊、口服液）^典

药物组成　丹参、赤芍、川芎、红花、降香。

功能主治　活血化瘀，行气止痛。用于瘀血内停所致的胸痹，症见胸闷，心前区刺痛；冠心病心绞痛见上述证候者。

剂型规格与用法用量　片剂：每片 0.3 克、0.32 克，口服，每次 6~8 片，每日 3 次，每片 0.75 克，口服，每次 3~4 片，每日 2~3 次；颗粒剂：每袋 13 克，开水冲服,每次1袋,每日2~3次,20天为一个疗程,可连用3个疗程;软胶囊剂:每粒0.5克,口服,每次4~5粒,每日3次,1个月为一个疗程;口服液:每支10毫升,口服,每次1支,每日2~3次。

家庭医疗 应用本品的基本指征:心血瘀阻,胸闷,胸痛等。

1. 治疗胸痹:证属心血瘀阻。症见心胸疼痛如绞,夜间明显,或痛引肩背,伴胸闷,日久不愈,常因情绪激动或劳累加重;舌紫黯,有瘀斑瘀点,脉弦涩。常规服用。

2. 治疗真心痛:证属气虚血瘀。症见心胸刺痛,胸部闷滞,动则加重,伴短气乏力,汗出心慌;舌体胖大,舌边有齿痕,舌黯淡或有瘀点瘀斑,苔薄白,脉弦细无力。常规服用。

药物新用 本品能改善冠脉循环,显著缓解心肌缺血,降低心肌耗氧量,纠正心肌缺氧,增进心肌供血,缓解心肌痉挛,减少心绞痛发作次数,软化动脉,改善心肌梗死,心悸,气短,烦躁等症状。

1. 治疗冠心病心绞痛:常规服用。

2. 治疗心肌梗死:常规服用。

注意事项与禁忌 孕妇忌用。

稳心颗粒(胶囊、片)^典

药物组成 党参、黄精、三七、甘松、琥珀。

功能主治 益气养阴,活血化瘀。用于气阴两虚,心脉瘀阻所致的心悸不宁,气短乏力,胸闷胸痛;室性早搏、房性早搏见上述证候者。头晕心悸,

剂型规格与用法用量 颗粒剂:每袋9克或5克(无糖型),开水冲服,每次1袋,每日3次;胶囊剂:每粒0.45克,口服,每次4粒,每日3次;片剂:每片0.5克,口服,每次4片,每日3次。4周为一个疗程。

家庭医疗 应用本品的基本指征:心悸不宁,神疲乏力,头晕心悸,胸闷胸痛等。

1. 治疗心悸:证属心脾两虚。症见心悸气短,头晕目眩,少寐多梦,健忘,面色无华,神疲乏力,纳呆食少,腹胀便溏;舌淡红,脉细弱。常规服用。

2. 治疗胸痹:证属心气不足。症见心胸阵阵隐痛,胸闷气短,动则亦甚,心中动悸,倦怠乏力,神疲懒言,面色㿠白,或易出汗;舌淡红,舌体胖且边有齿痕,苔薄白,脉细缓或结代。常规服用。

3. 治疗眩晕:证属气血两亏。症见头晕目眩,动则加剧,遇劳则发,面色苍白,无红润和光泽,爪甲不荣,神疲乏力,心悸少寐,纳差食少,便溏;舌淡苔薄白,脉细弱。常规服用。

药物新用

1. 治疗冠心病心肌缺血、心肌梗死后心律震荡、急性冠状动脉综合征 Q-T 间期改变:常规服用。

2. 治疗肺源性心脏病,充血性心力衰竭:常规服用。

3. 治疗椎基底动脉供血不足所致眩晕:常规服用。

4. 治疗甲状腺功能减退性心脏病:常规服用。

5. 治疗甲状腺功能亢进性心律失常:常规服用。

注意事项与禁忌

1. 偶见轻度头晕、恶心,一般不影响用药。

2. 缓慢性心律失常禁用。

3. 颗粒剂服用时应搅匀,勿将杯底药粉丢弃。

4. 孕妇慎用。

麝香保心丸^典

药物组成　人工麝香、人工牛黄、苏合香、人参提取物、肉桂、蟾酥、冰片。

功能主治　芳香温通,益气强心。用于气滞血瘀所致的胸痹,症见心前区疼痛,固定不移;心肌缺血所致的心绞痛、心肌梗死见上述证候者。

剂型规格与用法用量　微丸:每粒 22.5 毫克,口服,每次 1~2 粒,每日 3 次,或症状发作时服用。

家庭医疗　应用本品的基本指征:胸闷胸痛,口唇紫绀,四肢不温,大汗淋漓等。

1. 治疗胸痹:证属心肾阳虚。症见心悸心痛,胸闷气短,动则更甚,自汗,神倦怯寒,四肢不温;舌淡胖,边有齿痕,苔白腻,脉沉迟细。常规服用。

2. 治疗真心痛:证属正虚阳脱。症见心胸绞痛,胸中憋闷,或有窒息感,喘促不宁,心慌,面色苍白,大汗淋漓,烦躁不安,或表情淡漠,重则神识昏迷,四肢厥冷,口开目合,手撒遗尿,脉数无力,或脉微欲绝。常规服用。

药物新用

1. 治疗眩晕急性发作:4 丸,舌下含化。

2. 治疗中风、眩晕:每日饭后吞服 2 丸,胸闷痛、眩晕不舒时加 2 丸,即刻含服,1 个月为一个疗程。

3. 治疗高血压:协同降压药同用,含服每次 2 丸,每日 3 次,1 个月为一个疗程。

4. 治疗偏头痛:含服每次 2 粒,每日 3 次。

5. 治疗慢性支气管炎、哮喘:穴位敷贴。

6. 治疗慢性阻塞性肺病:能明显提高疗效,改善症状。在应用抗生素基础上加服本品,肺功能重度异常伴心衰者,每次 3 粒,每日 3 次;中度异常者每次 2 粒,每日 3 次。

7. 治疗慢性胃炎:对慢性浅表性胃炎效果好,含服每次 2 粒,每日 3 次,1 个月为一个疗程。

8. 治疗妇女更年期综合征:与维生素 B_1,谷维素等药物同用,含服每次 2 粒,每日 3 次,可明显改善症状。

注意事项与禁忌 孕妇忌服。

麝香通心滴丸^典

药物组成 人工麝香、人工牛黄、猪胆粉、人参茎叶总皂苷、蟾酥、丹参、冰片。

功能主治 芳香益气通脉,活血化瘀止痛。用冠心病稳定型劳累性心绞痛气虚血瘀证,症见胸痛胸闷,心悸气短,神倦乏力。

剂型规格与用法用量 滴丸:每丸 35 毫克,口服,每次 2 丸,每日 3 次。

家庭医疗 应用本品的基本指征:胸闷胸痛,口唇紫绀,四肢不温,大汗淋漓等。

1. 治疗胸痹:证属心肾阳虚。症见心悸心痛,胸闷气短,动则更甚,自汗,神倦怯寒,四肢不温;舌淡胖,边有齿痕,苔白腻,脉沉迟细。常规服用。

2. 治疗真心痛:证属气虚血瘀。症见胸痛胸闷,心悸气短,动则更甚,神倦乏力。常规服用。

注意事项与禁忌

1. 极个别患者用药后出现身热、颜面潮红,或舌麻感,停药后可很快缓解。

2. 较高剂量时可导致 ALT 升高。

3. 肝肾功能不全者慎用。

4. 本品含蟾酥,不可过量服用。

5. 运动员慎用。

6. 孕妇禁用。

第5节 脑血管病用药

脑血管病又称脑血管意外、卒中、中风,是由各种血管性病因引起,而以脑部血液循环障碍为共同特点的一组疾病。分为缺血性及出血性两大类。缺血性脑血管病有短暂脑缺血发作、脑血栓形成、脑梗死;出血性脑血管病有脑出血、蛛网膜下腔出血。以上各病型均可经颅脑 CT 而确诊。

短暂脑缺血发作,是指一时性脑缺血引起的一种局限脑功能丧失的病变,通常在 24 小时内完全缓解,可反复发作。

脑血栓形成是在脑血管病变基础上形成血栓,导致血管闭塞和脑梗死。

脑栓塞是栓子经血流进入脑血管,发生血管阻塞而产生脑梗死的一种急性缺血性脑血管病。

脑出血是脑实质内出血。

蛛网膜下腔出血是脑底或脑表面血管破裂,血液流入蛛网膜下腔的病变。

脑血管病属中医"中风"范畴,分中经络、中脏腑、中风后遗症。中经络多有肢体活动障碍,口眼歪斜,言语不清等,但无神志改变;中脏腑则有神志不清,失语,伴口眼歪斜,肢体偏瘫等。

对中脏腑急救可选用由清热解毒,芳香开窍药物组成的中成药,如安宫牛黄丸、万氏牛黄清心丸等。

对中经络及中风后遗症,中医多认为是瘀血痰浊阻络所致,多选用具有活血化瘀,化痰通络之品组成的中成药,如大活络丹、人参再造丸、脑心通胶囊、华佗再造丸等。

高血压是一种以动脉血压增高为主的临床综合征,其血压在 21.3/12.7kPa(160/95mmHg)或以上者为高血压,临床表现主要有眩晕,头痛,耳鸣,心慌,手指麻木,面红烦躁,失眠等,属中医"头痛""眩晕"范畴。中医认为高血压与肝肾的阴阳平衡失调及夹有痰浊有关。多选用具有平肝潜阳,活血祛痰作用药物组成的中成药,如牛黄降压丸等。

高血脂是指血中胆固醇、甘油三酯增高。总胆固醇(CH)>5.96mmol/L、甘油三酯(TC)>1.70mmol/L 者为高血脂。高血脂很难归属于中医的某个病,但中医认为其与血瘀痰浊阻络有密切关系,故多选用具有活血化瘀,化痰通络之品,以降血脂,如脑心通胶囊、消栓通络片、眩晕宁片等。

人参再造丸^典（浓缩丸）

药物组成　人参、蕲蛇、广藿香、檀香、母丁香、玄参、细辛、醋香附、地龙、熟地黄、三七、乳香(醋制)、没药(醋制)、青皮、豆蔻、草豆蔻、防风、制首乌、川芎、片姜黄、黄芪、甘草、黄连、茯苓、赤芍、大黄、桑寄生、葛根、麻黄、骨碎补(炒)、全蝎、豹骨(制)、炒僵蚕、附子(制)、肉桂、琥珀、醋龟甲、粉萆薢、白术(麸炒)、沉香、天麻、白芷、当归、威灵仙、乌药、羌活、橘红、六神曲(麸炒)、朱砂、血竭、人工麝香、冰片、牛黄、天竺黄、胆南星、水牛角浓缩粉。

功能主治　祛风除痰,益气养血,祛风化痰,活血通络。用于气虚血瘀,风痰阻络所致的中风,症见口眼歪斜,半身不遂,手足麻木,疼痛,拘挛,言语不清。

剂型规格与用法用量　大蜜丸:每丸 3 克,口服,每次 1 丸,每日 2 次;浓缩丸:口服,每次 4 丸,每日 2 次。

家庭医疗 应用本品的基本指征:中风口眼歪斜,半身不遂,手足麻木,疼痛,拘挛,言语不清。

治疗中风:证属痰热内闭。症见起病骤急,神昏或昏愦,半身不遂,鼻鼾痰鸣,肢体强痉拘急,项背身热,躁扰不宁,甚则手足厥冷,频繁抽搐,偶见呕血;舌红绛,苔黄腻或干腻,脉弦滑数。常规服用。

药物新用

1. 治疗脑梗死及后遗症:症见半身不遂,口舌歪斜,舌强言謇或不语,偏身麻木,头晕目眩;舌黯淡,苔薄白或白腻,脉弦滑。常规服用。

2. 治疗冠心病:胸痛,胸闷,眩晕,心悸,气短。常规服用。

3. 治疗心绞痛:胸闷胸痛,痛重时大汗淋漓,头痛头晕。常规服用。

4. 治疗帕金森病:本品提高免疫功能,增强机体抵抗力,调节内分泌,加强红细胞活力,改善微循环,抗氧自由基,恢复神经功能,保护神经元。蜜丸口服,每次 1 丸,每日 3 次。

注意事项与禁忌

1. 本品不宜整丸吞服,宜嚼服。

2. 不宜同服含藜芦、五灵脂、郁金的药物。

3. 本品含朱砂,不宜与碘化钾、硫酸亚铁等同用,不宜过量或久服。

4. 孕妇忌服。

血塞通片(分散片、颗粒、软胶囊、滴丸)

药物组成 三七总皂苷。

功能主治 活血祛瘀,通脉活络。抑制血小板聚集和增加脑血流量。用于脑路瘀阻,中风偏瘫,心脉瘀阻,胸痹心痛;脑血管病后遗症,冠心病心绞痛属上述证候者。

剂型规格与用法用量 片剂:每片 25 毫克、50 毫克、0.1 克,口服,每次 50~100 毫克,每日 3 次;分散片:每片 0.17 克、50 毫克、0.1 克,口服,每次 50~100 毫克,每日 3 次;颗粒剂:每袋 3 克(含三七总皂苷 50 毫克),开水冲服,每次 1~2 袋,每日 3 次;软胶囊剂:每粒 100 毫克(含三七总皂苷),口服,每次 1~2 粒,每日 3 次,4 周为一个疗程,每粒 0.33 克(含三七总皂苷 60 毫克),口服,每次 2 粒,每日 2 次;滴丸剂:每丸 5 毫克(含三七总皂苷),口服,每次 10~20 丸,每日 3 次,每丸 28 毫克(含三七总皂苷 10 毫克),口服,每次 5~10 丸,每日 3 次,每丸 45 毫克(含三七总皂苷 10 毫克),口服,每次 10 丸,每日 3 次。

家庭医疗 应用本品的基本指征:心脑血管供血不足,出血,瘀血,疼痛等。用于脑血管后遗症、视网膜中央静脉阻塞、眼前房出血等。本品能抑制血小板凝集和增加脑血流量作用。常规服用。

药物新用 三七总皂苷具有止血与抗炎,降压,降血脂,有耐缺氧,抗休克,抗氧化,镇痛,滋补强壮等作用。可扩冠和增加冠脉血流量,双向性调节血糖,促进肝、肾、睾丸 DNA 和血清蛋白合成,提高机体抗感染能力,有效增强巨噬细胞的吞噬功能,提高机体免疫力,消除疲劳,延缓衰老过程。

常用于内外伤出血、胃溃疡出血、妇科出血、内外伤瘀血、创口(或手术刀口)发炎、外伤扭伤、骨折、疮疡肿痛等。

常用于冠心病、心肌缺血、缺氧,血压不常;出血性脑血管病,防止再出血和应激性溃疡出血,改善脑血栓、脑供血不足、脑水肿、脑疝,中风偏瘫、口眼歪斜等后遗症;血管性头痛;妇产科疾病,包括宫血、月经色黑、血块量多、子宫内膜异位症、不全流产、宫内避孕器、人流术后、乳腺小叶增生;神经系统脊椎和脊髓疾病;抗衰老,用于气血虚亏,身体虚弱,倦怠无力,肢冷畏寒,头晕眼花,面色苍白,失眠多梦,神经衰弱等。

1. 治疗不稳定型心绞痛:本品可调节血脂,改善纤溶活性,减轻炎症和抗氧化。每次 3 片,每日 3 次。

2. 治疗缺血性心肌病:片剂口服,每次 2 片,每日 3 次。

3. 治疗脑出血:片剂口服,每次 3 片,每日 3 次。

4. 治疗急性胰腺炎:常规服用。

5. 治疗和预防缺血性股骨头坏死:常规服用。

6. 治疗和预防类风湿关节炎:常规服用。

7. 治疗糖尿病肾病:常规服用。

8. 治疗糖尿病足:常规服用。

9. 治疗肿瘤:用于肺癌、肝癌、胃癌等。常规服用。

10. 防治乳腺癌:联合三苯氧胺,片剂口服,每次 4 片,每日 3 次。

注意事项与禁忌 孕妇慎用。

大活络丸(胶囊)

药物组成 红参、白术(麸炒)、茯苓、甘草(炙)、当归、赤芍、熟地黄、豹胫骨(原方为虎胫骨,炙)、何首乌、龟板(炙)、骨碎补(烫、去毛)、麻黄、细辛、葛根、肉桂、草乌(制)、附子(制)、威灵仙、羌活、防风、两头尖、白花蛇、乌梢蛇、乳香(制)、没药(制)、血竭、松香、香附(醋制)、木香、乌药、青皮、沉香、丁香、藿香、白豆蔻、黄芩、黄连、大黄、贯众、水牛角(原方用犀角)、玄参、麝香、冰片、安息香、天麻、僵蚕(炒)、天南星(制)、地龙、全蝎、牛黄。

功能主治 祛风止痛,除湿豁痰,舒筋活络。用于缺血性中风引起的偏瘫,口眼歪斜,半身不遂,痿痹痰厥,拘挛疼痛,言语不清;胸痹心痛;风湿痹证

（风湿性关节炎）引起的肢体疼痛，手足麻木，筋脉拘挛，筋脉拘急，腰腿疼痛；跌打损伤引起的行走不便。

剂型规格与用法用量 大蜜丸：每丸 3.6 克，口服，每次 1~2 丸，每日 2 次；胶囊剂：每粒 0.25 克，口服，每次 4 粒，每日 3 次。

家庭医疗 应用本品的基本指征：中风半身不遂，跌打损伤，风湿痹痛等。

1. 治疗中风：证属风痰瘀血，痹阻络脉。症见半身不遂，口舌歪斜，舌强言謇或不语，偏身麻木，头晕目眩；舌黯淡，苔薄白或白腻，脉弦滑。常规服用。

2. 治疗癫痫：证属风痰闭阻。症见眩晕，胸闷，乏力，痰多，心情不悦；舌淡苔白腻，脉多弦滑有力。常规服用。

药物新用 本品具有降压、扩张血管、增加脑血流量、抑制血小板聚焦、兴奋骨骼肌及抗炎等作用。

1. 治疗脑溢血、脑血栓：蜜丸口服，每次 1 丸，每日 3 次。

2. 治疗痈疽、流注、痰厥、小儿惊痫等：常规服用。

3. 治疗慢性风湿病：常规服用。

4. 治疗癫痫性精神障碍：蜜丸口服，频繁发作者每日 3 丸，不频繁发作者每日 1~2 丸。

5. 治疗糖尿病周围神经病变：蜜丸口服，每次 1 丸，每日 2 次，1 个月为一个疗程。

6. 治疗三叉神经痛、血管神经性头痛、坐骨神经痛：常规服用。

7. 治疗脂溢性皮炎：胶囊口服，每次半粒，每日 2 次。

8. 治疗湿疹：常规服用。

9. 治疗荨麻疹：蜜丸口服，每次 2 丸，每日 3 次。

10. 治疗阳痿：常规服用。

注意事项与禁忌

1. 少数患者出现口干、大便干、胃部短暂不适等。

2. 孕妇忌服。

万氏牛黄清心丸^典（片）

药物组成 牛黄、黄连、黄芩、栀子、郁金、朱砂。

功能主治 清热解毒，镇惊安神。用于热入心包，热盛动风证，症见高热烦躁，神昏谵语，小儿高热惊厥。

剂型规格与用法用量 大蜜丸：小丸 1.5 克、大丸 3 克，口服，小丸每次 2 丸，大丸每次 1 丸，每日 2~3 次；片剂：每片 0.3 克，口服，每次 4~5 片，每日 2~3 次，小儿酌减。

家庭医疗 应用本品的基本指征：邪热内闭，烦躁不安，神昏谵语，小儿高热惊厥。

1. 治疗发热神昏:外感或内伤病人,高热身痛,烦躁不安,神昏谵语,小儿惊厥,咳嗽、咳痰、咽喉疼痛。常规服用。

2. 治疗眩晕:证属气血不足,痰热上扰。症见高血压升高,头目眩晕,重则天旋地转,或有耳鸣,干哕呕吐,头胀头痛,气短乏力,自汗,郁热胸闷,惊悸虚烦,痰涎壅盛,记忆力减退,失眠;舌红苔黄腻,脉弦滑。常规服用。

3. 治疗心烦不宁:心烦不宁,精神错乱。常规服用。

药物新用

1. 改善心脑功能:本品具有镇静、降血压、解热、耐缺氧、抗血栓、抗动脉粥样硬化等作用,对心脑功能有明显的改善作用。常规服用。

2. 治疗室性早搏:常规服用。

3. 治疗神经性头痛:症见头痛,呈持续性疼痛,或阵发性疼痛,或刺痛,有时钝痛。可在治疗时配合应用本品,往往收到良好效果。常规服用。

4. 治疗健忘症:小蜜丸口服,每次 2 丸,每日 2 次。

5. 治疗失眠症:常规服用,4 周为一个疗程。

6. 治疗慢性咽炎:症见咽部疼痛,口干口苦,有痰,吐之不尽,常反复发作,缠绵难愈。可在应用利咽药物同时,口服或含化本品。

7. 治疗口腔溃疡:症见口腔内出现溃疡,大小不等,有时呈片状,接触食物、饮水时疼痛,夜晚影响睡眠,常反复发作。可配用本品小蜜丸口服或含化,每次 2 丸,每日 3 次。

8. 治疗顽固性呃逆:大蜜丸口服,每次 1 丸,每日 3 次。

9. 治疗银屑病:常规服用,3 周为一个疗程。

注意事项与禁忌

1. 忌用于脱证。症见大汗肢冷,气微遗尿,口开目闭。

2. 本品含有朱砂,不宜过量或久服,肝肾功能不全者慎用。

3. 孕妇忌用。

牛黄宁宫片

药物组成　人工牛黄、琥珀、蒲公英、珍珠、猪胆膏、板蓝根、朱砂、雄黄、连翘、冰片、金银花、甘草、黄连、石决明、天花粉、郁金、地黄、赭石、黄芩、石膏、钩藤、大黄、磁石(煅)、玄参、栀子、葛根、麦冬。

功能主治　清热解毒,镇静安神,息风止痉。用于高热昏迷,惊风抽搐,头痛眩晕,失眠癫狂。

剂型规格与用法用量　片剂:每片 0.34 克,口服,每次 3~6 片,每日 3 次,小儿酌减。

家庭医疗 应用本品的基本指征:外感热病,高热神昏,惊风抽搐,肝阳眩晕,耳鸣头痛,心烦不寐及癫痫狂躁。

1. 治疗中风:证属阳闭实证。症见牙关紧闭,两手握固,肢体强痉等,多属实证。兼见面红身热;舌苔腻,脉滑。常规服用。

2. 治疗癫狂:证属痰火扰神。症见素有性急易怒,头痛失眠,两目怒视,面红目赤,烦躁,遇较大精神刺激,突然狂乱无知,骂詈号叫,不避亲疏,逾垣上屋,或毁物伤人,气力逾常,不食不眠,小便黄,大便干;舌红绛,苔多黄燥而垢,脉弦大或滑数。常规服用。

3. 治疗风热头痛:症见头痛发胀,时感灼痛,遇热而增重,甚则头痛如裂,恶风发热,面目俱赤,咽干口渴,便秘溲赤;舌红苔薄黄或黄燥,脉浮数。常规服用。

药物新用

1. 治疗小儿惊风:本品清热开窍,解毒醒脑。常规服用或研碎灌服。

2. 治疗牙痛:本品清热去火止痛,能缓解牙龈炎、牙周炎所致牙齿疼痛。常规服用。

注意事项与禁忌

1. 虚证及低血压者慎用。

2. 孕妇忌服。

天麻头风灵胶囊 OTC

药物组成 天麻、钩藤、当归、川芎、地黄、玄参、杜仲、槲寄生、牛膝、野菊花。

功能主治 滋阴潜阳,祛风,舒筋止痛,强筋骨。用于风中经络引起的筋脉挛痛,肢体麻木,行走不便,腰腿酸痛,手足麻木,顽固性头痛等。

剂型规格与用法用量 胶囊剂:每粒0.2克,口服,每次4丸,每日2次。

家庭医疗 应用本品的基本指征:筋脉挛痛,肢体麻木,行走不便,腰腿酸痛,顽固性头痛。

1. 治疗中风中经络:证属风阳上扰。症见头痛如裂,眩晕耳鸣,每因情绪激动、恼怒而诱发,心烦失眠,面红目赤,胸胁胀痛,口苦咽干;舌红,脉弦。常规服用。

2. 治疗肝阳上亢头痛:症见巅顶或两侧头痛,或全头胀痛,痛如锥刺,常伴头晕,并有失眠多梦,心烦易怒,口苦咽干,每因郁怒,劳累,精神紧张则头痛加剧,小便黄赤,大便秘结;舌红,少津无苔或有黄苔,脉弦或弦数。常规服用。

3. 治疗瘀血头痛:症见头痛如刺,痛有定处,经久不愈;舌黯红或紫黯,或舌上有瘀斑瘀点,苔薄白,脉涩或沉弦或弦细。常规服用。

4. 治疗肾虚头痛:症见头痛,常因劳累或用脑过度而诱发,腰酸腿软,两足力弱,头晕耳鸣,或遗精带下,或夜寐不安;舌苔少或薄白腻,脉细弦。常规服用。

5. 治疗气血亏虚头痛:症见头痛隐隐,反复发作,遇劳加重,头昏目眩,神疲乏力,心悸多梦,纳呆食少,面色苍白;舌淡或黯,苔薄白,脉弦细或细弱无力。常规服用。

药物新用　治疗高血压:本品养阴祛风,降压止眩,可降血压,用于高血压初期。常规服用。

注意事项与禁忌

1. 外感风寒头痛者慎用。

2. 不宜同服温补性中药。

正天丸(胶囊) 典 OTC

药物组成　钩藤、白芍、川芎、当归、地黄、白芷、防风、羌活、独活、桃仁、红花、麻黄、细辛、黑顺片、鸡血藤。

功能主治　疏风活血,养血平肝,通络止痛。用于外感风邪,瘀血阻络,血虚失养,肝阳上亢引起的偏头痛、紧张性头痛、神经性头痛、颈椎病型头痛、经前头痛。

剂型规格与用法用量　水丸:每袋 6 克,口服,每次 1 袋,每日 2~3 次,15 天为一个疗程;胶囊剂:每粒 0.45 克,口服,每次 2 粒,每日 3 次,2 周为一个疗程。

家庭医疗　应用本品的基本指征:各种头痛。

1. 治疗瘀血头痛:症见头痛如刺,痛有定处,经久不愈;舌黯红或紫黯,或舌上有瘀斑瘀点,苔薄白,脉涩或沉弦或弦细。常规服用。

2. 治疗风湿头痛:症见头痛如裹,肢体困重,胸闷腹胀,恶心纳呆,口干少饮;舌苔腻,脉濡浮缓。常规服用。

药物新用　该方具有明显的镇痛镇静作用,增加脑血流量和耐缺氧能力,改善微循环,抑制血小板聚集和降低全血黏度。

1. 治疗偏头痛:常规服用。

2. 治疗三叉神经痛:常规服用。

3. 治疗经期头痛:水丸口服,经前 7 天开始服用,每次 6 克,每日 3 次。

注意事项与禁忌

1. 宜饭后服用。

2. 偶有口干、口苦、腹痛及腹泻。

3. 个别病例服药后谷丙转氨酶轻度升高。

4. 用药期间注意血压监测。

5. 有心脏病史者,用药期间注意监测。

6. 孕妇忌用。

华佗再造丸^典

药物组成 川芎、红花、当归、天南星、冰片、白芍、五味子、吴茱萸、马钱子、红参等。

功能主治 活血化瘀,化痰通络,行气止痛。用于痰瘀阻络之中风恢复期和后遗症。症见半身不遂,拘挛麻木,口眼歪斜,言语不清。

剂型规格与用法用量 浓缩水蜜丸:口服,每次4~8克,每日2~3次,重症每次8~16克。连服10天,停药1天,1个月为一个疗程,可连服2~3个疗程。

家庭医疗 应用本品的基本指征:中风瘫痪,拘挛麻木,口眼歪斜,言语不清。

1. 治疗中风风痰入络:症见肌肤不仁,手足麻木,突然发生口眼㖞斜,语言不利,口角流涎,舌强语謇,甚则半身不遂,或兼见手足拘挛,关节酸痛等;舌苔薄白,脉浮数。常规服用。

2. 治疗中风闭证:证属痰浊瘀闭。症见突然昏仆,不省人事,牙关紧闭,口噤不开,两手握固,大小便闭,肢体强痉,面白唇黯,静卧不烦,四肢不温,痰涎壅盛;舌苔白腻,脉沉滑缓。常规服用。

3. 治疗中风恢复期:证属气虚络瘀。症见肢体偏废不用,肢软无力,面色萎黄;舌淡紫或有瘀斑,苔薄白,脉细涩或细弱。常规服用。

药物新用

1. 治疗缺血性脑病:每次8克,每日3次,10天后改为每日2次。

2. 治疗冠心病心绞痛:可扩张冠状动脉,改善心肌缺血,降血脂,降低血黏度。每次8克,早晚各1次。

3. 治疗心绞痛伴高黏血症:每次8克,每日3次,4周为一个疗程。

4. 治疗顽固性偏头痛:温开水送服,每次8克,每日3次,7天为一个疗程。

5. 治疗老年痴呆:每次8克,早晚各1次,10天为一个疗程。

6. 治疗腰椎骨质增生:温开水送服,每次10克,每日3次,10天为一个疗程,连续服药至痊愈为止。在服本药时,停服其他中西药物。

7. 治疗精液不液化所致男性不育症:温开水送服,每次8克,每日3次。

注意事项与禁忌

1. 少数病人用药期间可出现口干、舌燥、恶心、食欲减退、胃脘不适及皮肤瘙痒等。程度较轻,不影响继续治疗。如有燥热感,可用菊花、蜜糖水或盐水送服或减量服用。

2. 孕妇忌服。

补阳还五口服液

药物组成　黄芪、川芎、当归、赤芍、地龙、桃仁、红花。

功能主治　补气，活血，通络。用于中风后半身不遂，口眼歪斜，语言謇涩，口角流涎，大便干燥，小便频数，遗尿不禁；舌苔白，脉缓。

剂型规格与用法用量　口服液：每支 10 毫升，口服，每次 1 支，每日 2 次。

家庭医疗　应用本品的基本指征：半身不遂，口眼歪斜，语言謇涩。

治疗中风后遗症：证属气虚血滞，脉络瘀阻。症见半身不遂，肢软无力，患侧手足浮肿，语言謇涩，口眼歪斜，面色萎黄或黯淡无华；舌淡紫，或舌体不正，苔薄白，脉细涩无力。

药物新用

1. 治疗坐骨神经痛：多由风、寒、湿邪侵袭，使气虚血滞，经络不通所致，可用本品补气活血，祛风通络。每次 1 支，每日 3 次，7 天为一个疗程。

2. 治疗脑损伤后综合征：每次 1 支，每日 3 次，15 天为一个疗程。

3. 治疗浅表性血栓性静脉炎：常规服用。

4. 治疗心脏病：常规服用。

5. 治疗眩晕症：每次 2 支，每日 2 次，5 天为一个疗程。

6. 治疗耳鸣耳聋：常规服用，半个月为一个疗程。

7. 治疗面神经麻痹：每次 2 支，每日 3 次，3 天为一个疗程。

8. 治疗胃及十二指肠溃疡：每次 1 支，每日 3 次，30 天为一个疗程。

9. 治疗慢性肾炎：多由脾肾阳虚，邪浊侵犯三焦所致，可用本品扶正祛邪。每次 1 支，每日 3 次，15 天为一个疗程。

10. 治疗糖尿病：每次 1 支，每日 3 次，30 天为一个疗程。

11. 治疗视网膜静脉阻塞：常规服用。

12. 治疗麻痹性内斜视：常规服用。

13. 治疗缺血性视神经病变：常规服用。

14. 治疗过敏性鼻炎：常规服用。

15. 治疗声带小结：常规服用。

16. 治疗结节性红斑：常规服用，连服 15 天为一个疗程。

17. 治疗过敏性紫癜：常规服用。

18. 治疗老年性前列腺增生：每次 1 支，每日 3 次，20 天为一个疗程，直至痊愈止。

注意事项与禁忌　个别病人有口干，咽痛感觉，不影响治疗。

安宫牛黄丸(散)^典

药物组成　牛黄、水牛角浓缩粉、麝香或人工麝香、珍珠、朱砂、雄黄、黄连、黄芩、栀子、郁金、冰片。

功能主治　清热解毒,镇惊开窍。用于热病,邪入心包,高热惊厥,神昏谵语;中风昏迷及脑炎、脑膜炎、中毒性脑病、脑出血、败血症见上述证候者。

剂型规格与用法用量　大蜜丸:每丸3克,口服,每次1丸,每日1次;小儿3岁以内每次1/4丸,4~6岁每次1/2丸,每日1次;散剂:口服,每次1.6克,每日1次,小儿3岁以内每次0.4克,4~6岁每次0.8克,每日1次。

家庭医疗　应用本品的基本指征:神昏谵语,高热烦躁;舌红或绛,脉数。

1. 治疗高热烦躁,神昏谵语:风温、春温、暑温疫毒,燔灼营血,热陷心包,痰热上蒙清窍所致,高热烦躁,神昏谵语,舌謇肢厥。常规服用。

2. 治疗中风痰壅:突然昏迷,面赤气粗,口眼歪斜。常规服用。

3. 治疗小儿高热神昏:症见小儿外感,热极生风,风痰上扰,高热烦躁,喉间痰鸣,神昏谵妄,惊厥抽搐。常规服用。

药物新用

1. 治疗脑中风:每次半丸,每日2次,3~5天为一个疗程。

2. 治疗高血压性脑出血:常规服用或鼻饲。

3. 治疗重型颅脑损伤:口服或鼻饲,每次1丸,每日2次,连服5天见效。

4. 治疗病毒性脑炎:每日1~2丸,分2次鼻饲。

5. 治疗脑膜炎后遗症:每日1丸,分2次口服。

6. 治疗大脑发育不全:每日1丸,分2次口服。

7. 治疗脑炎疫苗所致精神分裂:每次1丸,每日2次,白糖水送服,4~7天痊愈。

8. 治疗婴幼儿重症肺炎:口服,3个月以下每次1/6丸,3个月以上每次1/3丸,每日3次。昏迷或严重呼吸困难者插胃管注入。

9. 治疗黄疸肝炎:每日1丸,开水化服,体虚者人参汤化服。

10. 治疗重症肝炎:口服、鼻饲或灌肠,每日1~3粒,用量宜大,一般每日早、晚各1粒,热毒深重者可每日3粒。

11. 治疗肝昏迷:水溶后口服,每次1丸,每日2次。

12. 治疗晚期肝癌:饭后温水调化服,每日1丸,病情稳定后改服半丸,10天为一个疗程;同时加服茵陈蒿汤、四逆散、一贯煎等。

13. 治疗晚期肺癌发热:1丸,溶于50毫升氯化钠液中鼻饲。

14. 治疗败血症:每次1丸,每日1次。

15. 治疗糖尿病:配合应用本品,每次1丸,每日1次。

16. 治疗痛风:每次 1 丸,每日 1 次,连服 3 次。

17. 治疗忧郁症:在服用清化郁热,安镇心神剂同时,加服本品,每次半丸,每日 1 次,连服数日。

18. 治疗精神病:饭后口服,每次半丸,每日 2 次。

19. 治疗副鼻窦炎:根据年龄、病情增减,每次半丸左右,每 4~6 小时 1 次,症状锐减后,改为每日 2 次。同时用纱布或药棉薄薄裹取药丸少许,塞入患侧鼻孔,以稍能呼吸通气为度。如两侧同患,则两鼻孔轮换塞药,塞药前将鼻涕擤净。5~7 天为一个疗程,一般用 1~2 个疗程。

20. 治疗农药中毒引起的高热症:在西药解毒的同时,加用本品。常规服用。

21. 治疗红皮病型银屑病:在应用清热解毒,凉血滋阴药同时,加用本品,每日 1 次。

注意事项与禁忌 孕妇慎用。

脑心通胶囊

药物组成 黄芪、当归、川芎、红花、乳香、没药、丹参、赤芍、桃仁、鸡血藤、桑枝、桂枝、牛膝、全蝎、地龙、水蛭。

功能主治 益气活血,化瘀通络,醒脑开窍,通痹止痛。用于中风所致半身不遂,抽搐发作,肢体麻木、四肢无力,口眼歪斜,舌强语謇,言语不利,及胸痹所致胸闷,心悸气短;精神异常脑梗死、冠心病心绞痛属上述证候者;可降血压,调节血脂,降低血液黏度,防治老年性痴呆、脑萎缩、脑动脉硬化。

剂型规格与用法用量 胶囊剂:每粒 0.4 克,口服,每次 4 粒,每日 3 次,1 个月为一个疗程。

家庭医疗 应用本品的基本指征:半身不遂,言语不利,抽搐发作,四肢无力,痴呆,或胸痛胸闷,眩晕,心悸气短。

1. 治疗胸痹:症见心胸疼痛剧烈,如刺如绞,痛有定处,甚则心痛彻背,背痛彻心,或痛引肩背,伴有胸闷,日久不愈,可因暴怒而加重;舌黯红,或紫黯,有瘀斑,舌下瘀筋,苔薄,脉涩或结、代、促。常规服用。

2. 治疗中风:证属气虚络瘀。症见半身不遂,口舌歪斜,口角流涎,言语謇涩或不语,偏身麻木,面色㿠白,气短乏力,心悸,自汗,便溏,手足肿胀;舌黯淡,苔薄白或白腻,脉沉细、细缓或细弦。常规服用。

药物新用

1. 治疗稳定型心绞痛:常规服用,8 周为一个疗程。

2. 治疗慢性脑供血不足:常规服用。4 周为一个疗程。

3. 治疗糖尿病合并心脑血管疾病:每次 2~3 粒,每日 3 次,12 周为一个疗程。

4. 治疗糖尿病合并椎基底动脉供血不足:每次 2 粒,每日 3 次。

5. 治疗糖尿病肾病:每次 3 粒,每日 3 次。

6. 治疗良性发作性位置性眩晕:每次 3 粒,每日 3 次。

7. 治疗脑血管性痴呆:常规服用。

8. 治疗颈动脉硬化斑块形成:常规服用。

9. 治疗和预防下肢深静脉血栓形成:每次 3 粒,每日 1 次。

10. 治疗腰椎间盘突出:常规服用,4 周为一个疗程。

注意事项与禁忌 孕妇慎用。

消栓通络片(胶囊、颗粒)典OTC

药物组成 川芎、丹参、三七、山楂、黄芪、木香、郁金、泽泻、槐花、桂枝、冰片。

功能主治 活血化瘀,温经通络。用于瘀血阻络所致的中风,症见神情呆滞,言语謇涩,手足发凉,肢体疼痛;缺血性中风及高脂症见上述证候者。

剂型规格与用法用量 片剂:每片 0.38 克,每次 6 片,每日 3 次;胶囊剂:每粒 0.37 克,口服,每次 6 粒,每日 3 次;颗粒剂:每袋 12 克、6 克(无糖型),开水冲服,每次 1 袋,每日 3 次。

家庭医疗 应用本品的基本指征:精神呆滞,舌发硬,口眼歪斜,謇涩,发音不清,手足麻木,半身不遂。

1. 治疗中风后遗症:证属风痰入络。症见半身不遂,口舌歪斜,舌强言謇或不语,偏身麻木,头晕目眩;舌黯红或有瘀斑,苔薄白或少苔,脉细弦滑。常规服用。

2. 治疗顽痹痹证:症见痹证历时较长,反复发作,骨节僵硬变形,关节附近呈黑黯色,疼痛剧烈,痛处固定不移,不可屈伸,或疼痛麻木,关节或红肿疼痛;舌有紫色瘀斑,脉细涩。常规服用。

药物新用

1. 治疗中风恢复期:症见半身不遂,肢体麻木,精神呆滞,舌发硬,发音不清,手足发凉,活动疼痛等。常规服用。

2. 治疗脑血栓:症见肢体麻木僵硬,行动不便,说话口齿不清,痴呆等。常规服用。

3. 治疗脑栓塞:症见偏瘫,失语,缺血性脑损伤,脑血管痉挛,中风及半身不遂。常规服用。

4. 治疗脑动脉硬化:症见头痛,头晕,耳鸣,记忆力减退,肢体发麻等。常规服用。

5. 治疗冠心病:症见心慌心悸,胸前区憋闷疼痛,心律不齐等。常规服用。

6. 治疗高血脂:症见头晕目眩,头痛,胸痛胸闷,心慌气短,乏力,口眼歪斜,失语,肢体麻木等。常规服用。

7. 治疗血栓性静脉炎:片剂,每次 4~8 片,每日 3 次。

注意事项与禁忌

1. 禁食生冷、辛辣、动物油脂等食物。

2. 气阴两虚者慎用。

3. 非瘀血症者不宜服用。

4. 孕妇忌服。

镇脑宁胶囊^典

药物组成　猪脑粉、天麻、水牛角浓缩粉、川芎、藁本、细辛、白芷、丹参、葛根。

功能主治　息风通络。用于风邪上扰所致的头痛头昏,恶心呕吐,视物不清,肢体麻木,耳鸣;血管神经性头痛、高血压、动脉硬化见上述证候者。

剂型规格与用法用量　胶囊剂:每粒 0.3 克,口服,每次 4~5 粒,每日 3 次,10 天为一个疗程,连服 3~4 个疗程。

家庭医疗　应用本品的基本指征:头痛,伴有恶心呕吐,视物不清,肢体麻木,头昏耳鸣。

治疗头痛:证属肝阳上亢。症见头胀痛而眩,心烦易怒,面赤口苦,或兼耳鸣胁痛,夜眠不宁;舌红苔薄黄,脉弦有力。常规服用。

药物新用

1. 治疗椎基底动脉供血不足:与盐酸氟桂利嗪合用。常规服用,14 天为一个疗程。

2. 治疗顽固性失眠:与朱砂安神丸合用。常规服用。

3. 治疗高脂血症:饭后半小时服,每次 4 粒,每日 3 次,2~3 周为一个疗程。

4. 治疗儿童血管神经性头痛:饭后服,每次 2~4 粒,每日 3 次,10 天为一个疗程。

5. 治疗癫痫:常规服用。

注意事项与禁忌

1. 外感头痛者忌用。

2. 阴虚阳亢者慎用。

3. 孕妇忌服。

牛黄降压丸（片、胶囊）典

药物组成 人工牛黄、羚羊角、水牛角浓缩粉、珍珠、冰片、黄芩提取物、薄荷、川芎、郁金、甘松、白芍、决明子、党参、黄芪。

功能主治 清心化痰，平肝安神。用于心肝火旺，痰热壅盛所致的头晕目眩，头痛失眠，烦躁不安；高血压见上述证候者。

剂型规格与用法用量 大蜜丸：每丸1.6克，口服，每次1~2丸，每日1次；片剂：每片0.5克，口服，每次2~4片，每日1次；胶囊剂：每粒0.4克，口服，每次2~4粒，每日1次，血压较高者可服6~8粒。

家庭医疗 应用本品的基本指征：眩晕耳鸣，头目胀痛，面红目赤，急躁易怒等。

1. 治疗眩晕：证属肝阳上亢。症见眩晕耳鸣，头目胀痛，面红目赤，急躁易怒，心悸健忘，失眠多梦，腰膝酸软，口苦咽干；舌红，脉细数。

2. 高血压：证属肝阳上亢。症见头晕、心烦、面红、抽搐等。常规服用。

药物新用

1. 治疗慢性脑供血不足：蜜丸口服，每次3丸，每日1次。

2. 治疗偏头痛：蜜丸口服，每次2丸，每日2次。

3. 治疗老年震颤麻痹：蜜丸口服，每次2丸，每日1次。

4. 治疗焦虑症：蜜丸口服，每次1丸，每日2次。

5. 治疗帕金森综合征：蜜丸口服，每次2丸，每日1次。

注意事项与禁忌

1. 气血不足所致的头晕目眩、失眠患者忌服。

2. 腹泻者忌服。

罗黄降压片 OTC

药物组成 罗布麻叶、牛黄、冰片、菊花、决明子、槐米、地黄、川芎、丹参、牛膝、葛根、山楂、当药、熟大黄。

功能主治 清肝降火，活血化瘀。用于肝火上炎引起的头晕目眩，心烦少眠，大便秘结。

剂型规格与用法用量 片剂：每片0.3克，口服，每次4~6片，每日2次。

家庭医疗 应用本品的基本指征：头晕目眩，心烦少眠，大便秘结。

治疗高血压眩晕：头晕目眩，恶心欲吐，心烦少眠，大便秘结。常规服用。

药物新用 治疗脑梗死：半身不遂，头晕目眩，急躁易怒，大便秘结。常规服用。

注意事项与禁忌 服药后大便每日2~3次者，应减量，每日3次以上者，应停用或就诊。

复方罗布麻片

药物组成 罗布麻、野菊花、防己、硫酸双肼屈嗪、氢氯噻嗪、盐酸异丙嗪、维生素 B_1、维生素 B_6、三硅酸镁、泛酸钙。

功能主治 降低血压。用于高血压,头晕目眩。

剂型规格与用法用量 片剂:每片 0.1 克,口服,常用量每次 2 片,每日 3 次;维持量每次 2 片,每日 1 次。疗程最短为 1 个月,最长为 2 个月。

家庭医疗 应用本品的基本指征:眩晕耳鸣,头目胀痛,面红目赤,急躁易怒。

1. 治疗高血压眩晕:证属肝阳上亢。症见眩晕耳鸣,头目胀痛,面红目赤,急躁易怒,心悸健忘,失眠多梦,腰膝酸软,口苦咽干;舌红,脉细数等。常规服用。

2. 用于不适宜服用利血平等降压药的溃疡病、哮喘、慢性鼻炎、精神抑郁症的高血压患者:常规服用。

注意事项与禁忌 少数患者服用的第1周内可出现头晕,2~3 天即可减轻或消失;个别患者可出现嗜睡感。

麝香抗栓胶囊^典(丸)

药物组成 人工麝香、羚羊角、全蝎、乌梢蛇、三七、僵蚕、水蛭(制)、川芎、天麻、大黄、红花、胆南星、鸡血藤、赤芍、粉葛根、熟地黄、黄芪、忍冬藤、当归、络石藤、地龙、豨莶草。

功能主治 通络活血,醒脑散瘀。用于中风气虚血瘀证,症见半身不遂,言语不清,头昏目眩。

剂型规格与用法用量 胶囊剂:每粒 0.25 克,口服,每次 4 粒,每日 3 次;大蜜丸:每丸 7.5 克,口服,每次 1 丸,每日 3 次;水丸:每丸 0.2 克,口服,每次 14 丸,每日 3 次;水蜜丸:每袋 3.5 克,口服,每次 1 袋,每日 3 次。

家庭医疗 应用本品的基本指征:半身不遂,口眼歪斜,言语不利,头昏目眩,四肢无力。

治疗中风:证属气虚血瘀。症见半身不遂,言语不清,头昏目眩。本品具有较好溶栓抗拴作用。常规服用。

药物新用

1. 治疗冠心病:本品通络活血,散瘀通窍止痛,可缓解冠心病之心绞痛。常规服用。

2. 治疗血栓闭塞性脉管炎:本品活血化瘀,通络止痛。常规服用。

3. 治疗颈椎病、腰椎间盘脱出所致颈腰疼痛：常规服用。

注意事项与禁忌 孕妇禁用。

第6节 头痛眩晕用药

头痛通常指局限于头颅上半部，包括眉弓、耳轮上缘和枕外隆突连线以上部位的疼痛。是因为头颈部痛觉末梢感受器受到刺激产生异常的神经冲动传达到脑部所致。头痛，既可作为疾病过程中的一个症状，又可作为一个独立的疾病存在。如颅脑疾病、颅外疾病、全身性疾病等。

中医认为，头痛眩晕的发生，可因外感风、寒、湿、热等外邪，自表侵袭经络，上犯巅顶，邪气滞留，阻抑清阳，气血不通，阻遏络道，而致头痛。又有内伤头痛，发病与肝、脾、肾三脏有关。

眩晕是多个系统病变时引起的主观感觉障碍。病人感到自身或者周围境物有旋转或摇动的感觉，主要由迷路、前庭神经、脑干及小脑病变引起，亦可由其他全身疾病引起。眩晕有周围性眩晕、中枢性眩晕、或心血管疾病、血液病、中毒、眼源性、头部或颈椎损伤性病变。

眩晕是中医的常见疾病之一，眩是眼花，晕是头晕，二者常同时并见。眩晕病以虚证居多，如肝阴不足，肝阳上亢，气血亏虚，脑失所养，肾精不足，脑海失充，或痰湿中阻，清阳不升等，皆可导致眩晕。

中医治疗头痛，"须分内外虚实"。外感所致属实，治疗当以祛邪活络为主，视其邪气性质之不同，分别采用祛风、散寒、化湿、清热等法，外感以风为主，故强调风药的使用。内伤所致多虚，治疗以补虚为要，视其所虚，分别采用益气升清、滋阴养血、益肾填精等法。若因风阳上亢则治以息风潜阳，因痰瘀阻络又当以化痰活血为法。虚实夹杂，则扶正祛邪并举。

1. 风寒头痛：症见头痛，起病较急，其痛如破，痛连项背，恶风畏寒，口不渴；苔薄白，脉多浮紧。

治疗宜疏风散寒。常选用川芎茶调散等。

2. 风热头痛：症见起病急，头呈胀痛，甚则头痛如裂，发热或恶风，口渴欲饮，面红目赤，便秘溲黄；舌红苔黄，脉浮数。

治疗宜疏风清热。常选用芎菊上清丸、黄连上清丸、清眩丸等。

3. 风湿头痛：症见头痛如裹，肢体困重，胸闷纳呆，小便不利，大便或溏；苔白腻，脉濡。

治疗宜祛风胜湿。常选用九味羌活丸（见第1节感冒用药，一、风寒感冒用药）、正天丸（见第5节脑血管病用药）等。

4. 肝阳头痛：症见头胀痛而眩，心烦易怒，面赤口苦，或兼耳鸣胁痛，夜眠不宁;舌红苔薄黄,脉弦有力。

治疗宜平肝潜阳。常选用丹栀逍遥丸、全天麻胶囊、脑立清等。

5. 肾虚头痛:症见头痛而空,每兼眩晕耳鸣,腰膝酸软,遗精,带下,少寐健忘;舌红少苔,脉沉细无力。

治疗宜滋阴补肾。常选用安神补脑液(见第7节神经衰弱用药)等。

6. 气血虚头痛:症见头痛而晕,遇劳加重,面色少华,心悸不宁,自汗,气短,畏风,神疲乏力;舌淡苔薄白,脉沉细而弱。

治疗宜气血双补。常选用安神养心丸、安神补脑液、酸枣仁合剂(上两药见第7节神经衰弱用药)等。

7. 痰浊头痛:症见头痛昏蒙,胸脘满闷,呕恶痰涎;苔白腻,或舌胖大有齿痕,脉滑或弦滑。

治疗宜健脾化痰,降逆止痛。常选用消栓通络片(见第5节脑血管病用药)等。

8. 瘀血头痛:症见头痛经久不愈,其痛如刺,入夜尤甚,固定不移,或头部有外伤史;舌紫或有瘀斑、瘀点,苔薄白,脉沉细或细涩。

治疗宜活血通窍止痛。常选用消栓通络片(见第5节脑血管病用药)等。

眩晕的中医治疗主要是补虚而泻实,调整阴阳。虚证以肾精亏虚、气血衰少居多,精虚者填精生髓,滋补肝肾;气血虚者宜益气养血,调补脾肾。实证则以潜阳、泻火、化痰、逐瘀为主要治法。

1. 肝阳上亢:症见眩晕耳鸣,头痛且胀,遇劳、恼怒加重,肢麻震颤,失眠多梦,急躁易怒;舌红苔黄,脉弦。

治疗宜平肝潜阳,滋养肝肾。常选用全天麻胶囊、脑立清丸等。

2. 肝火上炎:症见头晕且痛,其势较剧,目赤口苦,胸胁胀痛,烦躁易怒,寐少多梦,小便黄,大便干结;舌红苔黄,脉弦数。

治疗宜清肝泻火,清利湿热。常选用养血清脑颗粒等。

3. 痰浊上蒙:症见眩晕,头重如蒙,视物旋转,胸闷作恶,呕吐痰涎,食少多寐;苔白腻,脉弦滑。

治疗宜燥湿祛痰,健脾和胃。常选用消栓通络片(见第5节脑血管病用药)等。

4. 瘀血阻窍:症见眩晕头痛,兼见健忘,失眠,心悸,精神不振,耳鸣耳聋,面唇紫黯;舌瘀点或瘀斑,脉弦涩或细涩。

治疗宜活血化瘀,通窍活络。常选用消栓通络片(见第5节脑血管病用药)等。

5. 气血亏虚:症见头晕目眩,动则加剧,遇劳则发,面色㿠白,爪甲不荣,神疲乏力,心悸少寐,纳差食少,便溏;舌淡苔薄白,脉细弱。

治疗宜补养气血,健运脾胃。常选用安神养心丸等。

6. 肝肾阴虚:症见眩晕久发不已,视力减退,两目干色恩涩,少寐健忘,心烦口干,耳鸣,神疲乏力,腰酸膝软,遗精;舌红苔薄,脉弦细。

治疗宜滋养肝肾,养阴填精。常选用养血清脑颗粒等。

川芎茶调散^典

(丸^典、浓缩丸^典、滴丸、片^典、颗粒^典、袋泡剂^典、口服液) OTC

药物组成 川芎、白芷、羌活、细辛、防风、薄荷、荆芥、甘草。

功能主治 疏风止痛。用于外感风邪所致的头痛,或有恶寒、发热、鼻塞。

剂型规格与用法用量 散剂:每袋 3 克,饭后清茶冲服,每次 1~2 袋,每日 2 次;水丸:饭后清茶送服,每次 3~6 克,每日 2 次;浓缩丸:饭后清茶送服,每次 8 丸,每日 3 次;滴丸:每袋 2 克,饭后清茶送服,每次 1 袋,每日 3 次;片剂:每片 0.48 克,饭后清茶送服,每次 4~6 片,每日 3 次;颗粒剂:每袋 7.8 克,饭后开水或浓茶冲服,每次 1 袋,每日 2 次;袋泡剂:每袋 5 克、1.6 克,开水泡服,每次 2 袋,每日 2~3 次;口服液:口服,每次 10 毫升,每日 3 次。

家庭医疗 应用本品的基本指征:外感风邪,偏正头痛或巅顶头痛,恶寒发热,目眩鼻塞;舌苔薄白,脉浮。

1. 治疗风寒头痛:头顶痛(少阳经头痛),两侧痛(厥阴经头痛),前额痛(阳明经头痛),均可用本品。常规服用。

2. 治疗血管性头痛:对于血管性头痛以及顽固性血管性头痛有较好疗效。常规服用。

3. 治疗偏正头痛、巅顶头痛:常规服用。

药物新用 本品具有镇痛、镇静、抗炎解热等作用。

1. 治疗眶下神经痛:眶下神经痛是一种较顽固性疼痛,服用西药,疗效欠佳。中医认为,头面四肢裸露于外,而眶下神经也较为表浅,偶遭风寒之邪侵袭而为患。病位在上,病性为风为寒,故用本品上行发散,祛风散寒,可获良效。常规服用。

2. 治疗牙痛:与龙胆泻肝丸合用,常规服用。

3. 治疗眩晕症:散剂,每次 6 克,每日 3 次,饭后清茶送服,7 天为一个疗程。

4. 治疗过敏性鼻炎:鼻为肺之窍,风邪上犯肺卫,肺气失宣其窍先应,故鼻为之不利。治宜因势利导,"因其轻而扬之",施以辛散的本品,风邪得散,清窍得通,可获良效。散剂清茶冲服,每次 6 克,每日 2 次。

5. 治疗鼻息肉:鼻息肉是鼻腔内的特殊赘肉,表面光滑呈淡红色或灰白色,触觉柔软,可以拨动。症见持续性鼻塞,语言常呈阻塞性鼻音,记忆力减退,常伴头晕、头痛。散剂清茶冲服,每次 6 克,每日 3 次。

6. 治疗面神经麻痹:风寒引起的面神经麻痹是由于风邪入中少阳、阳明经脉所致。常规服用。

7. 治疗三叉神经痛:本病因风热客于少阳,脉络受阻所致,西医多用消炎止痛药治之,疗效不佳,用本品治之,疗效颇佳。散剂口服,每次 6 克,每日 2 次。

8. 治疗颈椎病:颈椎及椎间盘退行性病变所引起的头、颈、四肢、上胸脊、内脏病症候群,统称为颈椎病,又称颈椎综合征,或称颈椎关节病,颈臂综合征。采用本品治疗效果满意。口服散剂或丸剂,每次 6 克,每日 3 次,一般服药 1 周症状开始缓解,1~2 个疗程症状消失或减轻。

9. 治疗风湿性关节炎:口服液,每次 20 毫升,每日 3 次。

10. 治疗荨麻疹:散剂,清茶冲服,每次 3~6 克,每日 2 次

11. 治疗带状疱疹:治疗带状疱疹疗效确切,不留神经痛后遗症。与龙胆泻肝丸配合,常规服用。

注意事项与禁忌

1. 本品以治疗外感风邪引起的感冒头痛效果较好,临床上也用于经过明确诊断的偏头痛、神经性头痛或外伤后遗症所致的头痛等。

2. 久痛气虚、血虚,或因肝肾不足,阳气亢盛之头痛不宜服用。

3. 服用本品治疗头痛期间,一般不宜同服其他中成药。

4. 孕妇慎用。

丹栀逍遥丸(片) OTC

药物组成　牡丹皮、栀子(炒焦)、柴胡(酒制)、白芍(酒炒)、当归、白术(土炒)、茯苓、薄荷、炙甘草。

功能主治　疏肝解郁,清热调经。用于肝郁化火,头晕目眩,胸胁胀痛,烦闷急躁,颊赤口干,倦怠食少,或有潮热,以及妇女月经先期,经行不畅。

剂型规格与用法用量　水丸:口服,每次 6~9 克,每日 2 次;片剂:每片 0.35 克,每次 6~8 片,每日 2 次;胶囊剂:每粒 0.45 克,口服,每次 3~4 粒,每日 2 次。

家庭医疗　应用本品的基本指征:胸间肋胀,烦躁易怒,日晡潮热,头痛目赤,食欲不振,口干口苦,脘腹作痛,少腹重坠,月经不调,乳房胀痛等。

1. 治疗肝炎、肝硬化:尤以迁延性或慢性肝炎有热象、转氨酶高的患者更为合宜;对肝郁脾虚型乙肝有效。常规服用,1 个月为一个疗程,可根据病情轻重用药 1~2 个月。

2. 治疗胆囊炎、胆石症:治疗肝逆犯胃之胆囊炎,疗效较好,治疗胆囊炎、慢性胆囊炎急性发作,远期疗效较好;常规服用。

3. 治疗慢性胃炎:胸胁胀满,胃脘撑痛,嗳气吞酸,烦躁易怒;舌红苔黄,

脉弦。常规服用。

4. 治疗情感性精神病:情绪不佳,精神反应异常之忧郁症,具备肝郁血虚,化火生热之表现者。常规服用。

5. 治疗痛经:气滞痛经、热性痛经、寒性痛经、血瘀痛经、气血虚弱痛经等多种痛经。常规服用。

6. 治疗月经不调及更年期综合征:常规服用。

药物新用

1. 治疗抑郁症:症见闷闷不乐,对日常事情丧失兴趣,自感头晕乏力,胃脘不舒,胸闷气短等,甚至坚信自己患了某种疾病,到各医院求医,但各项检查指标均为正常。可用本品,常规服用。

2. 治疗失眠:本品有镇静、抗焦虑作用,治疗肝脾虚、血虚型失眠。常规服用。

3. 治疗经前期综合征(PMS):常规服用。

4. 治疗高泌乳素血症:高泌乳素血症系指由内外环境因素引起的,以高泌乳素(PRL)升高(≥25ng/ml)、闭经、溢乳、无排卵和不孕为特征的综合征。常规服用。

5. 治疗产后泌乳障碍:用天花粉、丝瓜络、漏芦煎汤送服。每日3次,7天为一个疗程。

6. 治疗乳腺小叶增生症:因内分泌功能失调,精神抑郁,情志内伤,肝气郁结致痰凝,气滞血瘀,冲任失调。水丸口服,每次6~9克,每日2~3次。

7. 治疗男性乳房发育症:常规服用。

8. 治疗梅核气:咽部有痰堵或异物感,咽不下、咯不出,如同梅核卡喉,但不影响进食。中医认为"梅核气"主要因情志不畅,肝气郁结,循经上逆,结于咽喉或乘脾犯胃,运化失司,津液不得输布,凝结成痰,痰气结于咽喉引起。常规服用。

9. 治疗声带小结:本方合西药治疗,西药用地塞米松,口服每日3毫克,一周后减半,以后递减,2个月停用;溶菌酶每日150毫克,连服2个月;复方新诺明每日4片,连服20天。治疗期间声休。

10. 治疗卵巢囊肿:常规服用,连续服药3个月。

11. 治疗肩周炎:肩部疼痛,抬举受限,常规服用。

12. 治疗室性早搏:忧思恼怒致肝郁不疏,心血耗伤,心失所养之"心悸"者。常规服用。

13. 治疗高脂血症:对于高血脂、高血压者心情抑郁,脾气暴躁,易恼怒,工作能力下降有较好疗效。常规服用。

14. 治疗功能性低热并见自主神经紊乱:常规服用,1周为一个疗程。

15. 治疗胃及十二指肠溃疡:水丸口服,每次 9 克,每日 3 次,30 天为一个疗程,服至痊愈止。

16. 治疗黄褐斑:本方加六味地黄丸配合面部按摩综合疗法,治疗黄褐斑。本方配合六味地黄丸,凡肾阴虚给予六味地黄丸;肝郁气滞者给予本品;两者皆有者,早服六味地黄丸,晚服本品,15 天为一个疗程,服药期间避免日晒。

17. 治疗带状疱疹:症见患处皮肤潮红,进而现多数成群簇集的粟至绿豆大的丘疱疹,快速变为水疱,皮疹沿皮神经呈带状分布,如颜面、颈、胸背、腰腹部,亦可进犯眼、耳、口腔及阴部黏膜,伴疼痛或发热。本品加凉开水调成糊状,外敷疱疹处,每日早晚各换药 1 次,大多在 3~5 天后疱疹开始消退。

注意事项与禁忌

1. 忌生冷、辛辣、油腻难消化食品。

2. 保持情绪乐观,忌生气恼怒。

3. 肝肾阴虚,气滞不运所致的胁肋疼痛,胸腹胀满,咽喉干燥,舌无津液,舌红无苔,脉沉细者慎用。

4. 孕妇忌用。

全天麻胶囊典OTC

药物组成　天麻。

功能主治　平肝,息风,止痉。用于肝风上扰所致的眩晕,头痛,肢体麻木,癫痫抽搐。

剂型规格与用法用量　胶囊剂:每粒 0.5 克,口服,每次 2~6 粒,每日 3 次。

家庭医疗　应用本品的基本指征:头目眩晕,肢体麻木,抽搐等。

1. 治疗肢体麻木:风湿痹痛,肢体麻木,手足不遂。常规服用。

2. 治疗偏头痛、眩晕:证属肝阳上亢的眩晕头痛,风痰上扰的眩晕。常规服用。

3. 治疗高血压:头目眩晕,头痛,肢体麻木。口服,每次 2 粒,每日 3 次,4 周为一个疗程。

4. 治疗癫痫、抽搐:对癫痫小发作疗效较好,可有效控制癫痫样发作、脑部痫样放电的发展。常规服用。

5. 治疗小儿惊风:证属肝风内动。症见惊风抽搐,烦躁不安,睡眠差。常规服用。

6. 治疗神经衰弱:能明显改善失眠,心悸多梦,头晕等神经衰弱症状。常规服用。

药物新用　本品具有镇静、抗惊厥、镇痛、扩张冠状动脉及外周血管等作用,使血流量增加,血管阻力下降,并可减慢心率,提高抗缺氧能力,对实验性缺血有保护作用;天麻多糖有免疫活性。

治疗颅脑外伤综合征、三叉神经痛、坐骨神经痛、高血脂等:口服,每次2粒,每日3次。

注意事项与禁忌

1. 外感头痛眩晕者忌服。

2. 孕妇应在医生指导下服用。

安神养心丸^{OTC}

药物组成 熟地黄、琥珀、当归、白术、川芎、黄芪、甘草、党参、酸枣仁、石菖蒲、白芍、远志、茯苓。

功能主治 益气补血,定志安神。用于气血两亏,机体衰弱,精神恍惚,惊悸失眠。

剂型规格与用法用量 大蜜丸:每丸9克,口服,每次1丸,每日2次,宜餐后服。

家庭医疗 应用本品的基本指征:身体衰弱,心气虚弱,气短自汗,疲乏无力,精神恍惚,神经衰弱,惊悸失眠,夜卧多梦;舌淡或黯,脉弱或结代。

1. 治疗体弱神亏:身体衰弱,精神恍惚。常规服用。

2. 治疗失眠多梦:神经衰弱,惊悸失眠,夜卧多梦。常规服用。

药物新用 本品具有解痉镇痛,降低心肌耗氧量,降血脂,调节免疫,镇静,强心,安眠等作用。

治疗缓慢性心律失常:症见心悸怔忡,疲乏无力,胸部憋闷,气短自汗;舌淡或黯,脉弱或结代。常规服用。

注意事项与禁忌

1. 外感发热实证者忌服。

2. 无气血亏虚的不寐失眠者忌服。

3. 不宜同服藜芦及其制剂。

芎菊上清丸^典(片^典、颗粒)^{OTC}

药物组成 川芎、菊花、荆芥穗、薄荷、白芷、防风、桔梗、炒蔓荆子、黄芩、黄连、栀子、羌活、藁本、连翘、甘草。

功能主治 清热解表,散风止痛。用于外感风邪引起的恶风身热,偏正头痛,鼻塞流清涕,牙疼喉痛。

剂型规格与用法用量 大蜜丸:每丸9克,温开水送服,每次1丸,每日2次;水丸:每袋6克,口服,每次1袋,每日2次;片剂:每片0.25克、0.3克,口服,每次 4 片,每日 2 次;颗粒剂:每袋 10 克,开水冲服,每次 1 袋,每日 3 次。

家庭医疗　应用本品的基本指征:恶风身热,偏正头痛,头晕,目眩,鼻塞流涕,牙疼喉痛,咳嗽,咳吐黄痰,口苦咽干;舌苔薄白或黄、脉弦数。

1. 治疗偏正头痛:头痛眩晕,恶风,鼻塞流涕,口苦咽干,或目赤耳鸣;舌苔薄白或薄黄,脉弦数或弦紧数。常规服用。

2. 治疗眩晕:头晕目眩,鼻塞流涕,耳鸣,咽喉不利,口苦咽干等。常规服用。

3. 治疗风火牙痛:牙龈肿痛,遇冷热加重,兼头痛,头晕,口苦;舌苔薄白或薄黄,脉弦数。常规服用。

药物新用　本品有解热、镇痛、抗菌及抗炎等作用。

1. 治疗神经性头痛:常规服用,7 天为一个疗程。

2. 治疗感冒头痛:常规服用。

3. 治疗牙周病:常规服用,7 天为一个疗程。

4. 治疗鼻窦炎、副鼻窦炎、萎缩性鼻炎、过敏性鼻炎:症见头痛,头晕,目眩,鼻塞喷嚏,鼻流清涕或浊涕,口苦咽干;舌苔薄白或黄,脉弦数。常规服用,7 天为一个疗程。

5. 治疗三叉神经痛:常规服用,15 天为一个疗程。

注意事项与禁忌

1. 体虚者慎用。

2. 寒证忌用。

养血清脑颗粒(丸)典OTC

药物组成　熟地黄、白芍、钩藤、珍珠母、决明子、夏枯草、当归、鸡血藤、川芎、延胡索、细辛。

功能主治　养血,平肝,活血通络。用于血虚肝旺所致的头痛眩晕,心烦易怒,失眠多梦。

剂型规格与用法用量　颗粒剂:每袋 4 克,开水冲服,每次 1 袋,每日 3 次;浓缩丸:每袋 2.5 克,口服,每次 1 袋,每日 3 次。

家庭医疗　应用本品的基本指征:头痛,眩晕,心烦,失眠等。

1. 治疗眩晕:证属血虚肝亢。症见眩晕耳鸣,头痛且胀,遇劳累、恼怒加重,爪甲不荣,神疲乏力,心悸少寐,肢麻震颤,失眠多梦,急躁易怒;舌红苔黄,脉弦。常规服用。

2. 治疗头痛:证属肝阳上亢。症见头胀痛而眩,心烦易怒,面赤口苦,或兼耳鸣胁痛,夜眠不宁;舌红苔薄黄,脉弦有力。常规服用。

3. 治疗失眠:证属心脾两虚。症见多梦易醒,心悸健忘,神疲食少,头晕目眩,伴有四肢倦怠,面色少华;舌淡苔薄,脉细无力。常规服用。

药物新用 本品改善脑膜微循环,增加脑血流量,缓解血管痉挛,止痛。广泛用于因慢性脑供血不足引起的头晕,头痛及原发性头痛(如紧张型头痛、偏头痛等),女性周期性头痛,高血压引起的头晕头痛,脑外伤后头晕头痛等。研究表明,本品还有改善慢性脑缺血、保护神经元、预防血栓作用,提高抗氧化功能,降血压,改善糖代谢等作用。

1. 治疗椎基底动脉供血不足:本品扩张血管,改善脑循环,增加脑血流量,降低血黏稠度。与氟桂利嗪联合,常规服用。

2. 治疗脑供血不足性眩晕:本品软化血管,缓解血管痉挛。常规服用。

3. 治疗不稳定型心绞痛伴失眠:本品改善微循环,增加冠脉血流,减轻心脏负荷,改善缺血、缺氧。常规服用。

4. 治疗血管性痴呆:本品降脂,抗自由基损伤,改善异常血流变,调节自由基失调,改善微循环,增加脑血流量,促进缺血缺氧神经细胞功能恢复。常规服用。

5. 治疗高血压:本品软化血管,缓解血管痉挛。常规服用。

6. 治疗焦虑症:本品镇静镇痛,增加脑血流,抑制平滑肌收缩。常规服用。

7. 治疗神经性耳鸣:与甲钴胺联合,常规服用。

8. 治疗 2 型糖尿病合并腔隙性脑梗死:本品降低血黏度,抗凝血,降低血小板凝集,抗血栓,扩张脑血管,改善脑循环,降压,降低血清胆固醇,改善记忆。常规服用,15 天为一个疗程。

注意事项与禁忌

1. 服药后偶见恶心,一般不影响继续用药,可自行消失。

2. 本品有平缓降压作用,低血压者慎用。

3. 孕妇忌服。

脑立清丸^典(片、胶囊^典)^{OTC}

药物组成 磁石、赭石、珍珠母、猪胆汁(或猪胆粉)、清半夏、酒曲、酒曲(炒)、牛膝、薄荷脑、冰片。

功能主治 平肝潜阳,醒脑安神。用于肝阳上亢,头晕目眩,耳鸣口苦,心烦难寐;高血压见上述证候者。

剂型规格与用法用量 水丸:每丸 0.11 克,口服,每次 10 粒,每日 2 次;片剂:每片 0.25 克,口服,每次 5 片,每日 2 次;胶囊剂:每粒 0.33 克,口服,每次 3 粒,每日 2 次。

家庭医疗 应用本品的基本指征:头晕目眩,头痛耳鸣,口苦咽干,心烦难寐;舌红苔黄,脉弦。

1. 治疗中风:证属肝阳暴亢,风火上扰。症见半身不遂,偏身麻木,舌强言謇或不语,或口舌歪斜,眩晕头痛,面红目赤,口苦咽干,心烦易怒,尿赤便干;舌红或红绛,脉弦有力,常规服用。

2. 治疗眩晕:证属肝阳上亢。症见眩晕耳鸣,头目胀痛,面红目赤,性急易怒,心悸健忘,少寐多梦,心烦口苦,痰黏,小便黄,腰膝酸软;舌红苔黄,脉弦。常规服用。

药物新用　本品具有镇静、降压等作用。

1. 治疗原发性高血压:本品与硝苯地平合用,可改善循环,解除微血管痉挛,从而降低血压。常规服用。

2. 治疗梅尼埃综合征:丸剂,常规服用。

3. 治疗脑血管意外导致的半身不遂,头晕,急躁易怒:丸剂,常规服用。

注意事项与禁忌

1. 脾胃虚弱,食欲不振,大便溏稀者忌服。

2. 体弱虚寒者不宜服用。表现为气短乏力,倦怠食少,面色苍白,无红润和光泽,大便稀溏。

3. 孕妇忌服。

清眩丸(片) 典OTC

药物组成　川芎、白芷、薄荷、荆芥穗、石膏。

功能主治　散风清热。用于风热头晕目眩,偏正头痛,鼻塞牙痛。

剂型规格与用法用量　大蜜丸:每丸6克,口服,每次1~2丸,每日2次;片剂:每片0.55克或0.3克,口服,每次4片,每日2次。

家庭医疗　应用本品的基本指征:头痛,头晕,目眩,鼻塞不通,牙痛,脉浮紧。

1. 治疗风热感冒:症见发热恶寒、头痛眩晕,头昏头胀,周身酸痛,鼻塞不通,咽痒音重;舌苔白,脉浮数或紧。常规服用。

2. 治疗风热头痛、偏头痛:症见头痛脑胀,痛连项背,遇风尤剧,甚则头痛如裂,或痛偏于一侧,发热恶风,面红目赤;舌苔黄,脉浮紧。常规服用。

3. 治疗鼻渊:证属风热壅遏。症见涕多黄浊,头痛头胀,鼻塞不利,嗅觉减退,眉间或颧部有叩压痛,伴咽喉不利,咳吐黄痰,口渴喜冷饮,大便或干,小便黄少;舌红苔薄黄,脉浮数。常规服用。

4. 治疗牙痛:证属风火上扰。症见牙龈红肿,或不红肿、咀嚼困难,入夜疼痛加剧,口臭气秽;舌红苔白黄或黄腻,脉弦紧。常规服用。

药物新用　本品具有解热、镇痛、抗炎、抗菌、改善脑微循环、增加脑血流量等作用。

1. 治疗神经性头痛:常规服用。

2. 治疗副鼻窦炎、慢性鼻炎:见有上述症状者。常规服用。

3. 治疗牙周炎、牙龈脓肿等:常规服用。

注意事项与禁忌 阴虚阳亢者不宜服用。表现为眩晕,头胀痛,口苦,易怒,咽干,目赤,腰膝酸软。

黄连上清丸(片、胶囊、颗粒)典OTC

药物组成 黄连、黄芩、黄柏(酒炙)、栀子(姜制)、酒大黄、连翘、菊花、荆芥穗、白芷、炒蔓荆子、川芎、防风、薄荷、旋覆花、桔梗、甘草、石膏。

功能主治 散风清热,泻火止痛。用于风热上攻,肺胃热盛所致的头晕目眩,暴发火眼,牙齿疼痛,口舌生疮,咽喉肿痛,耳痛耳鸣,大便燥结,小便短赤。

剂型规格与用法用量 大蜜丸:每丸6克,口服,每次1~2丸,每日2次;水丸:每袋6克,每次3克,每日2次;水蜜丸:每袋3克,每次1袋,每日2次;片剂:每片0.31克,口服,每次6片,每日2次;胶囊剂:每粒0.4克或0.3克,口服,每次2粒,每日2次;颗粒剂:每袋2克,口服,每次1袋,每日2次。

家庭医疗 应用本品的基本指征:上焦风热,头晕脑胀,牙龈肿痛,口舌生疮,咽喉红肿,耳痛耳鸣,暴发火眼,大便干燥,小便黄赤;舌红苔黄,脉数。

1. 治疗眩晕:头晕耳鸣,头胀痛,烦躁不安,失眠多梦,口干口苦,小便赤黄,脉弦数。常规服用。

2. 治疗暴发火眼:白睛暴赤,灼热疼痛,热泪滚滚,眵多黏腻,畏光羞明,眼涩难睁。常规服用。

3. 治疗口疮:口腔生疮,局部红肿疼痛,影响进食,口渴欲饮,小便黄,大便干;舌红苔黄,脉滑数。常规服用。

4. 治疗牙痛:牙龈肿痛,头痛,面热,口渴欲饮,口气热臭,小便黄,大便干;舌红苔黄,脉滑数。常规服用。

药物新用 本品具有抗感染、解热、镇静等作用。

1. 治疗急性扁桃体炎:蜜丸,常规服用。

2. 治疗急性口腔炎:急性牙根尖炎、牙髓炎、牙周炎、口腔溃疡等,见有上述症状者。常规服用。

3. 治疗唇炎:蜜丸,常规服用。

4. 治疗急性结膜炎:蜜丸,常规服用。

5. 治疗泪囊炎:片剂,常规服用。

6. 治疗急性中耳炎(无化脓者):蜜丸,常规服用。

7. 治疗内耳迷路炎,前庭神经元炎:蜜丸,常规服用。

8. 治疗颌骨骨髓炎:片剂,常规服用。

9. 治疗血管神经性头痛:蜜丸,常规服用。

10. 治疗高血压:实热上攻的头昏耳鸣等。常规服用。

11. 治疗急性胃肠炎,菌痢(初起):蜜丸,常规服用。

注意事项与禁忌

1. 不宜同服温补性中药。

2. 本品不宜长期服用。

3. 脾胃虚寒者忌用。

4. 孕妇禁用。

第7节　神经衰弱用药

神经衰弱是以精神易兴奋、心情紧张、烦恼、易激惹、易疲劳,以及肌肉紧张性疼痛、睡眠障碍等为特征的神经征性障碍。本病多见于青壮年,女性多于男性,脑力劳动者多于体力劳动者。其发病原因多认为与素质因素,躯体因素和社会心理因素等有关。

工作和学习过度紧张、工作杂乱无序、休息和睡眠长期无规律、家庭矛盾、人际关系紧张,以及生活中的各种挫折等,致思想矛盾持久不能解决,长期心理冲突和精神创伤引起的负性情感体验等,常为引起本病的心理因素。感染、中毒、颅脑创伤和慢性躯体疾病,均能诱发本病。性格胆怯、敏感、多疑、急躁或遇事容易紧张、自制力差、依赖性强、缺乏自信者易患本病。

临床常见症状有失眠多梦、头昏脑胀、头痛头晕、耳鸣眼花、记忆力减退、注意力不集中、急躁易怒、怕声怕光、精神委靡等。也可表现为自主神经或内脏器官功能紊乱。如心悸心慌,气急胸闷,腹胀腹泻,便秘尿频,月经不调,遗精阳痿,早泄,面色潮红,手足发冷等。由于对疾病的认识不足,还可产生焦虑和疑病现象,甚至出现消极情绪。

中医学认为本病属于心悸,不寐,眩晕,郁证等病证范畴。其病因病机多为思虑劳倦太过,损伤心脾,心阴血不足,阴虚火旺,扰乱心神;心虚胆怯,心神不安;肾精亏虚,髓海不足,情志不畅,肝郁化火,扰及心神,或头部外伤,瘀血阻络等。常见有以下几种类型:

1. 心血不足:心悸头晕,失眠多梦,面色少华,倦怠乏力;舌淡,脉细弱。

治疗以补血养心,益气安神为原则。常选用柏子养心丸、养血安神丸(颗粒剂、糖浆)、刺五加颗粒(片、胶囊)、脑乐静、朱砂安神丸、五味子糖浆等。若兼见心烦,手足心热,耳鸣腰酸,口舌生疮,舌红少苔,脉细数等阴虚火旺,心火上炎等,治疗以滋阴清火,养心安神为原则。常选用天王补心丸、朱砂安神丹等。

2. 肾精不足:头晕耳鸣,少寐多梦,健忘遗精,腰膝酸软。

治疗以补肾益智,健脑安神为原则。常选用脑灵素、健脑补肾丸、健脑丸、抗脑衰胶囊、安神补脑液等。

3. 肝郁不舒:不寐,急躁,易怒,善太息,胸脘痞闷,食欲不振;脉弦。

治疗以疏肝理气,解郁安神为原则。常选用舒神灵胶囊等。

4. 瘀血阻络:外伤所致头痛头晕,失眠多梦,体倦乏力;舌黯,有瘀斑,脉细涩。

治疗以养血活血,化瘀通络为原则。常选用抗脑衰胶囊、养血清脑颗粒(见第6节头痛眩晕用药)等。

天王补心丸^典(浓缩丸^典、片)

药物组成 丹参、当归、石菖蒲、党参、茯苓、五味子、麦冬、天冬、地黄、玄参、制远志、炒酸枣仁、柏子仁、桔梗、甘草、朱砂。

功能主治 滋阴养血,补心安神。用于心阴不足,心悸健忘,失眠多梦,大便干燥。

剂型规格与用法用量 大蜜丸:每丸9克,口服,每次1丸,每日2次;小蜜丸:口服,每次9克,每日2次;水蜜丸:每袋6克,口服,每次6克,每日2次;浓缩丸:口服,每次8丸,每日3次;片剂:每片0.5克,口服,每次4~6片,每日2次。

家庭医疗 应用本品的基本指征:心悸健忘,失眠多梦,忧思惊惕等。

1. 治疗心悸:证属心阴虚。症见心虚胆怯,心悸不宁,善惊易恐,坐卧不安,少寐多梦易惊醒,食少纳呆,恶闻声响;舌苔薄白,脉细略数或细弦。常规服用。

2. 治疗失眠:证属阴虚火旺。症见心烦不寐,心悸不安,腰酸足软,伴头晕,耳鸣,健忘,遗精,口干津少,五心烦热;舌红少苔,脉细而数。常规服用。

3. 治疗虚劳:证属心阴虚。症见心悸,失眠,烦躁,潮热,盗汗,或口舌生疮,面色潮红;舌红少津,脉细数。常规服用。

4. 治疗郁证:证属心阴亏虚。症见情绪不宁,心悸,健忘,失眠,多梦,五心烦热,盗汗,口咽干燥;舌红少津,脉细数。常规服用。

药物新用 现代常用于神经衰弱、精神分裂症、焦虑、失眠、心脑血管疾病、更年期综合征、记忆减退、甲状腺功能亢进(甲亢)及复发性口腔炎、荨麻疹、迁延性肝炎、老年性癃闭、迟发性运动障碍、老年性皮肤病等。

1. 治疗神经衰弱:本品有抑制中枢神经兴奋作用,当归挥发油有镇静、催眠、麻醉、镇痛作用,用于神经衰弱所致焦虑、失眠,健忘等。常规服用。

2. 治疗心脏官能症:本品具有明显镇静、抗心律失常、提高人体抗疲劳、抗缺氧能力、抑制骨骼肌兴奋、中枢兴奋、止汗作用。常规服用。

3. 治疗甲亢:本品提高 GCR 数量,促进甲状腺激素的降解,抑制 TT3、TT4 的转化,调节免疫及抗炎作用;制止甲状腺组织增生,改善局部营养,进而使肿块缩小乃至消失。可与甲巯咪唑配合,常规服用。

注意事项与禁忌

1. 宜餐后服。

2. 蜜丸含糖,糖尿病患者慎用。

3. 孕妇以及哺乳期妇女慎用。

4. 不宜长期服用,肝肾功能不全者慎用。

五味子颗粒^典(糖浆^典、片) OTC

药物组成 五味子。

功能主治 益气生津,补肾宁心。用于心肾不足所致的失眠,多梦,头晕;神经衰弱症见上述证候者。

剂型规格与用法用量 片剂:每片 0.35 克,口服,每次 3 片,每日 3 次;糖浆剂:口服,每次 5~10 毫升,每日 3 次;颗粒剂:每袋 10 克,开水冲服,每次 1 袋,每日 3 次。

家庭医疗 应用本品的基本指征:肺虚喘咳,口干作渴,自汗,盗汗,劳伤羸瘦,梦遗滑精,久泻久痢。

1. 治疗失眠:证属心脾两虚。症见多梦易醒,心悸健忘,神疲食少,头晕目眩,伴有四肢倦怠,面色少华;舌淡苔薄,脉细无力。常规服用。

2. 治疗喘证:证属肺气虚。症见久咳虚喘,喘促短气,气怯声低,喉有鼾声,咳声低弱,痰吐稀薄,自汗畏风,极易感冒;舌淡红,脉软弱;或喘脱,见喘逆甚剧,张口抬肩,鼻翼煽动,端坐不能平卧,稍动则喘剧欲绝;或有痰鸣,咳吐泡沫痰,心慌动悸,烦躁不安,面青唇紫,汗出如珠,肢冷,脉浮大无根,或见歇止,或模糊不清。常规服用。

3. 治疗肺胀:证属肺肾气虚。症见呼吸浅短难续,咳声低怯,胸满短气,甚则张口抬肩,倚息不能平卧,咳嗽,痰如白沫,略吐不利,心慌,形寒汗出,面色晦黯;舌淡或黯紫,苔白润,脉沉细无力。常规服用。

4. 治疗咳嗽:证属肺阴亏耗。症见干咳,咳声短促,痰少黏白,或痰中带血丝,或声音逐渐嘶哑,口干咽燥,常伴有午后潮热,手足心热,夜寐盗汗,口干;舌红少苔,或舌上少津,脉细数;或肺气不敛,咳嗽气促。常规服用。

5. 治疗泄泻:证属脾肾阳虚。症见黎明之前脐腹作痛,肠鸣即泻,泻下完谷,泻后即安,小腹冷痛,形寒肢冷,腰膝酸软;舌淡苔白,脉细弱。常规服用。

6. 治疗肾虚不足:症见梦遗滑精,气短脉虚,心悸失眠,自汗盗汗,遗尿尿频。常规服用。

药物新用

1. 治疗呼吸系统疾病:本品具有兴奋呼吸、祛痰、镇咳作用,能增强慢性支气管炎的支气管上皮细胞功能。常规服用。

2. 治疗心血管系统疾病:本品有扩张血管作用,提高心肌代谢酶活性,改善心肌的营养和功能。常规服用。

3. 治疗急、慢性肝炎转氨酶升高:本品有保肝作用,可抑制转氨酶的释放,使 ALT 活性降低。能明显增加肝脏解毒能力。常规服用。

4. 促进肝糖原的合成:使糖代谢加强,又能增加肝细胞蛋白质的合成。对淋巴细胞 DNA 合成有促进作用,使淋巴母细胞生成增多,并促进脾免疫功能,增强肾上腺皮质激素的免疫抑制作用,对抗同种异体组织移植排斥反应。常规服用。

5. 治疗消化性溃疡:本品可抗溃疡,抑制应激性溃疡的发生,使溃疡指数减少,并能抑制胃液分泌。常规服用。

6. 治疗失眠症:本品有明显的镇静和肌肉松弛作用。可用于治疗神经衰弱引起的失眠。常规服用。

7. 治疗早衰:本品有延缓衰老作用。具有抗氧化功能,能清除自由基、抑制过氧化脂质形成,使心脏活力增强。还能降低血清胆固醇,增加脑和肝中蛋白质含量。常规服用。

注意事项与禁忌

1. 宜饭前服用。

2. 感冒发热病人不宜服用。

朱砂安神丸

药物组成 朱砂、黄连、生地黄、当归、炙甘草。

功能主治 清心养血,镇惊安神。用于心火上炎,灼伤阴血,胸中烦热,心悸不宁,神经衰弱,失眠多梦,健忘心悸,精神抑郁。

剂型规格与用法用量 大蜜丸:每丸 9 克,温开水送服,每次 1 丸,每日 2 次;小蜜丸:每袋 6 克,温开水送服,每次 9 克,每日 2 次;水蜜丸:每袋 6 克,温开水送服,每次 6 克,每日 2 次。

家庭医疗 应用本品的基本指征:胸中烦热,心悸不宁,失眠多梦,健忘心悸,精神抑郁,神经衰弱。

1. 治疗不寐:证属心火偏亢。症见心烦不寐,躁扰不宁,怔忡,口干舌燥,小便短赤,口舌生疮;舌尖红,苔薄黄,脉细数。常规服用。

2. 治疗心悸:证属阴虚火旺。症见心阴亏虚,心火偏旺,心悸易惊,心烦失眠,五心烦热,口干,盗汗,思虑劳心则症状加重,伴有耳鸣,腰酸,头晕目眩;

舌红少津,苔薄黄或少苔,脉细数。常规服用。

3. 治疗健忘:证属阴虚火旺。症见健忘,多梦,心烦不寐,五心烦热,午后潮热,盗汗,男子遗精,女子梦交;舌红瘦小,少苔,脉细数。常规服用。

药物新用　本品主要有镇静催眠、抗心律失常、抗惊厥、解热、镇痛等作用。

1. 治疗神经衰弱:本品镇静催眠,安神定志,明显缩短清醒期,加快入睡过程,延长慢波睡眠Ⅰ期及总睡眠时间,对失眠者疗效明显。常规服用

2. 治疗精神抑郁症:本品可清心养血,镇惊安神,可用于精神抑郁症的治疗。常规服用。

3. 治疗经期发狂:经前常规服用。

4. 治疗夜游症:本品镇静催眠,制止神经兴奋。与磁朱丸配合,每次 3 克,每日早、晚各服 1 次。

5. 治疗心脏早搏:本品抗心律失常,改善心脏功能,可治疗心脏早搏。常规服用。

6. 治疗病毒性心肌炎:本品解热镇痛,抗惊厥及心律失常。常规服用或与黄芪生脉散同用。

7. 治疗舌体灼热症:常规服用。

8. 治疗盗汗:大蜜丸,每次 1 丸,每日 3 次。

9. 治疗胸痛:常规服用。

10. 治疗产后久热:常规服用。

注意事项与禁忌

1. 心气不足之心神不安者勿用。

2. 消化不良、胃脘嘈杂之怔忡不安,不眠等忌服。

3. 不宜与碘、溴化物并用。朱砂成分为硫化汞(HgS),在肠胃道遇到碘、溴化物可产生刺激性碘化汞、溴化汞,引起严重性肠炎,赤痢样大便。

4. 不宜多服久服,特别是儿童。

5. 孕妇忌服。

安神补心丸^典(片、胶囊、颗粒^典) ⓄⓉⒸ

药物组成　丹参、五味子(蒸)、石菖蒲、安神膏(合欢皮、菟丝子、墨旱莲、首乌藤、地黄、珍珠母、蒸女贞子)。

功能主治　养心安神。用于心肾不足,虚火内扰所致的心悸失眠,头晕耳鸣。

剂型规格与用法用量　浓缩水丸;每袋 6 克,口服,每次 15 粒(重 2 克),每日 3 次;片剂:每片 0.32 克,口服,每次 5 片,每日 3 次;胶囊剂:每粒 0.5 克,口服,每次 4 粒,每日 3 次;颗粒剂:,每袋 1.5 克,口服,每次 1 袋,每日 3 次。

家庭医疗 应用本品的基本指征:心悸失眠,头晕耳鸣以及心血不足所致健忘,神志不宁等。

1. 治疗不寐:证属阴虚火旺。症见心烦不寐,五心烦热,耳鸣健忘,多因身体虚精亏,纵欲过度,遗精,使肾阴耗竭,心火独亢;舌红,脉细数。常规服用。

2. 治疗健忘:证属心脾气血两虚。症见记忆力减退,或健忘前事,精神疲倦,食少腹胀,心悸不寐;舌淡,脉弱。常规服用。

3. 治疗心悸:证属心脾两虚,阴虚火旺。症见心虚胆怯,心悸不宁,善惊易恐,坐卧不安,少寐多梦而易惊醒,食少纳呆,恶闻声响,或心悸气短,头晕目眩,少寐多梦,健忘,面色无华,神疲乏力,纳呆食少,腹胀便溏;舌淡红,脉细弱。或五心烦热,口干,盗汗,思虑劳心则症状加重,伴有耳鸣,腰酸,头晕目眩;舌红少津,苔薄黄或少苔,脉细数。常规服用。

药物新用 本品有镇静安神,调节血压和抗心律失常作用。

治疗非杓型高血压:本品有较强扩张血管,降低血压作用,使睡眠中交感神经活动减少,血浆儿茶酚胺水平下降,从而改善血压节律,使非杓型高血压(高血压患者正常的夜间血压会比白天降低 10%~20%。若下降值低于 10%,即为非杓型高血压)调整为杓型。常规服用。

注意事项与禁忌

1. 服药期间保持情绪乐观,忌生气恼怒。

2. 感冒发热病人不宜服用。

3. 孕妇慎用。

安神补脑液^典(片) **OTC**

药物组成 鹿茸、制何首乌、淫羊藿、干姜、甘草、大枣、维生素 B_1。

功能主治 生精补髓,益气养血,强脑安神。用于肾精不足,气血两亏所致的头晕、乏力、健忘、失眠;神经衰弱症见上述证候者。

剂型规格与用法用量 口服液:每支 10 毫升,口服,每次 1 支,每日 2 次,早晚服用;片剂:每片 0.11 克,口服,每次 3 片,每日 2 次;每片 0.31 克,口服,每次 1 片,每日 2 次。

家庭医疗 应用本品的基本指征:神经衰弱,失眠,健忘,头晕,乏力。

1. 治疗头晕耳鸣:头晕昏沉,耳鸣耳聋,乏力易疲倦。常规服用。

2. 治疗健忘失眠:恍惚健忘,心神不宁,失眠心悸。常规服用。

药物新用 本品具有镇静安眠,营养神经,降低血脂,改善血液循环,增进食欲,解除疲劳,提高心脏和大脑工作效率等作用。

1. 治疗神经衰弱:常规服用。

2. 治疗神经官能症:每次 10~20 毫升,每日 2 次,早晚服用。

3. 治疗脑血管病恢复期:精亏血虚,神疲心悸。常规服用。

4. 治疗更年期综合征:常规服用。

注意事项与禁忌

1. 外感发热实证者忌服。

2. 宜餐后服。

抗脑衰胶囊

药物组成　人参、制何首乌、党参、黄芪、熟地黄、山药、丹参、枸杞子、白芍、远志、茯神、石菖蒲、葛根、酸枣仁、麦冬、龙骨(粉)、香附、菊花、黄芩、卵磷脂、维生素 E。

功能主治　安神益智,活血化瘀。用于神经衰弱、记忆力减退、老年性痴呆症、血管障碍型痴呆症,以及脑萎缩、脑梗死、高血压所致脑循环不全,脑外伤所致记忆力障碍,脑血栓后遗症和低智能儿大脑发育不全。

剂型规格与用法用量　胶囊剂:每粒 0.3 克,口服,成人每次 5~6 粒,儿童每次 2~3 粒,每日 3 次。1 个月为一个疗程。

家庭医疗　应用本品的基本指征:头痛眩晕,睡眠障碍,健忘,情绪不稳,疲乏,胸闷心悸等。

1. 治疗痴呆:证属髓海不足或脾肾两虚。症见智能减退,记忆力和计算力明显减退,头晕耳鸣,懒情思卧,齿枯发焦,腰酸骨软,步行艰难;舌瘦色淡,苔薄白,脉沉细弱。或表情呆滞,沉默寡言,记忆减退,失认失算,口齿含糊,词不达意,伴气短懒言,肌肉萎缩,食少纳呆,口涎外溢,腰膝酸软。或四肢不温,腹痛喜按,泄泻;舌淡白,舌体胖大,苔白,或舌红,苔少或无苔,脉沉细弱。常规服用。

2. 治疗不寐:证属心脾两虚。症见多梦易醒,心悸健忘,神疲食少,头晕目眩,伴有四肢倦怠,面色少华;舌淡苔薄,脉细无力。常规服用。

3. 治疗眩晕:证属气血两虚或肝肾阴虚。症见头晕目眩,动则加剧,遇劳则发,面色㿠白,爪甲不荣,神疲乏力,心悸少寐,纳差食少,便溏;舌淡苔薄白,脉细弱。或眩晕久发不已,视力减退,两目干涩,少寐健忘,心烦口干,耳鸣,神疲乏力,腰酸膝软,遗精;舌红苔薄,脉弦细。常规服用。

药物新用

1. 治疗脑挫裂伤后综合征:本品增加心脑血流量,减低脑耗氧量,从而改善脑伤后体虚乏力,头昏头重,失眠,情绪不稳等症状,增强记忆力,提高生活能力。常规服用。

2. 治疗突发性耳聋:本品改善脑循环,降低血黏度,增加血流量,改善大脑功能。常规服用。

注意事项与禁忌

1. 宜饭前服用。

2. 感冒发热病人不宜服用。

刺五加片（胶囊、颗粒）典 OTC

药物组成 刺五加浸膏。

功能主治 益气健脾,补肾安神。用于脾肾阳虚,体虚乏力,食欲不振,腰膝酸痛,失眠多梦。

剂型规格与用法用量 片剂:每片 0.35 克,口服,每次 2~3 片,每日 2 次;胶囊剂:每粒 0.25 克,口服,每次 2~3 粒,每日 3 次;颗粒剂:每袋 10 克,开水冲服,每次 1 袋,每日 2~3 次。

家庭医疗 应用本品的基本指征:体虚乏力,食欲不振,腰膝酸痛,失眠多梦等。

1. 治疗体虚乏力:证属脾肾阳虚。症见形寒肢冷,腰膝酸软,头晕头昏,食欲不振。常规服用。

2. 治疗失眠:心悸气短,健忘乏力,失眠多梦之神经衰弱。常规服用。

药物新用 刺五加提取物具有扩张血管、降低血压、抗血小板凝聚、改善血液流变特性和改善微循环作用;改善高脂血症和高黏血症的血液流变特性;能兴奋和抑制双向调节神经功;可镇静、抑制自发活动、催眠、抗惊厥。可抗疲劳、促进男性生殖系统功能。对抑郁症、脑血栓、高血脂、低血压、冠心病、糖尿病、白细胞减少症等均有治疗作用。

1. 治疗冠心病心绞痛:胸闷胸痛,痛重时大汗淋漓,头痛头晕。用药后全血黏度、血浆黏度及红细胞聚集性等流变学指标明显改善。适用于各型心绞痛。常规服用。

2. 治疗心律失常:频发性室性早搏:性室性早搏有较好疗效,能有效控制和缓解早搏的发作次数。片剂,常规服用,15 天为一个疗程,可再继服 2 个疗程,以巩固疗效。

3. 治疗低血压:片剂,常规服用。

4. 治疗缺血性脑血管病:能增加脑单胺氧化酶及同工酶活性,增加脑内蛋白质、核糖核酸、脱氧核糖核酸的含量,提高耐缺血能力。对于肝肾不足所致的短暂性脑缺血发作、脑动脉硬化、脑血栓形成、脑血栓等都有较好疗效。常规服用。

5. 治疗慢性胃炎:本品通过明显改善睡眠,增进食欲,减轻腹胀,使充血、水肿的胃黏膜变为正常,灰白色或灰黄色的黏膜变成橘红色,黏膜萎缩病变减轻,胃黏膜炎症消失,胃功能得以恢复。常规服用。

6. 治疗郁证:本品能改善脏腑、气血,阴阳失调,使郁证的脏器亏虚得到恢复。久病则多血瘀,而活血化瘀的作用则使血瘀消散,气机通畅。常规服用。

7. 治疗足跟痛:证属肾气亏虚,筋骨失养。可缓解疼痛等继发症状。常规服用。

8. 治疗经期眶上神经痛:对气血不足所致的月经期眶上神经痛有较好的疗效。常规服用。

9. 治疗更年期综合征:本品扶正固本,补肾安神,洽切病证,治疗此病效果满意。常规服用,15 天为一个疗程。

10. 治疗黄褐斑:面部局限性淡褐色或皮肤色素改变,属皮肤色素障碍性黑变病的一种,多发于中青年女性,发病率高达 5% 以上。本品滋阴补肾,增强机体免疫功能,提高机体的抗病能力,对各脏器功能有双向调节作用,能调整脏腑气血功能,改善血液循环,促进新陈代谢,使皮肤得到足够的气血运行和正常营养,从而达到润五脏,悦颜色的目的。常规服用,1 个月为一个疗程,可用至 3~6 个疗程。

注意事项与禁忌

1. 宜空腹、饭前或进食时服。

2. 服药期间保持情绪稳定。

3. 孕妇应在医生指导下服用。

柏子养心丸^典(片^典、胶囊)

药物组成　柏子仁、朱砂、酸枣仁、党参、炙黄芪、川芎、当归、茯苓、制远志、肉桂、醋五味子、半夏曲、炙甘草。

功能主治　补气,养血,安神。用于心气虚寒,心悸易惊,失眠多梦,健忘。

剂型规格与用法用量　大蜜丸:每丸 9 克,口服,每次 1 丸,每日 2 次;小蜜丸:口服,每次 9 克,每日 2 次;水蜜丸:口服,每次 6 克,每日 2 次;片剂:每片 0.3 克,口服,每次 3~4 片,每日 2 次;胶囊剂:每粒 0.3 克,口服,每次 3~4 粒,每日 2 次。

家庭医疗　应用本品的基本指征:心悸,失眠,健忘,惊惕等。

1. 治疗心悸:证属心气不足,心阳虚寒。症见夜寐多梦,心悸易惊,神疲气短,健忘盗汗,身体乏力;舌淡红苔薄白,脉细略数等。常规服用。

2. 治疗不寐:证属心胆气虚。症见心烦不寐,多梦易醒,胆怯心悸,触事易惊,伴有气短自汗,倦怠乏力;舌淡,脉弦细。常规服用。

3. 治疗健忘:证属心脾气血两虚。症见记忆力减退,或健忘前事,精神疲倦,食少腹胀,心悸不寐;舌淡,脉弱。常规服用。

药物新用

治疗心虚血亏,心神不安所致的心脏病,神经衰弱等:常规服用。

养血安神丸(片、颗粒、糖浆) ^{OTC}

药物组成　首乌藤、鸡血藤、熟地黄、地黄、合欢皮、墨旱莲、仙鹤草。

功能主治　滋阴养血,宁心安神。阴虚血少,心悸头晕,失眠多梦,手足心热。

剂型规格与用法用量　浓缩丸:每50粒重6克,空腹温开水送服,每次6克,每日3次;片剂:每片0.25克,空腹温开水送服,每次5片,每日3次;颗粒剂:每袋10克,开水冲服,每次1袋,每日3次;糖浆剂:口服,每次18毫升,每日3次。

家庭医疗　应用本品的基本指征:心悸头晕,失眠多梦,手足心热。

1. 治疗健忘:心悸,头晕,心烦,记忆力减退,思想不集中;舌红少苔,脉弦细。常规服用。

2. 治疗不寐:心悸,怔忡,失眠,或夜梦惊吓;舌红苔薄,脉细略数。常规服用。

3. 治疗月经不调:失眠多梦,心悸头晕,月经提前错后。常规服用。

药物新用

1. 治疗冠心病:阴阳两虚,胸闷心痛,有时夜间憋醒,头晕耳鸣,心悸气短,恶风肢冷,五心烦热;舌黯少苔,脉细弱结代。治宜调补阴阳,益气养血。常规服用。

2. 治疗癔症:精神忧郁,烦躁不宁,悲忧善哭,喜怒无常。常规服用。

3. 治疗更年期综合征:心肾不交,头晕目眩,腰酸腿软,头面阵发性烘热,月经提前,量多色红,五心烦热,急躁易怒,心慌,失眠,多梦,健忘;舌红少苔,脉细数。常规服用。

4. 治疗老年皮肤瘙痒:血虚失养,皮肤干燥,瘙痒,头晕心慌,失眠。常规服用。

注意事项与禁忌

1. 脾胃虚弱者宜在饭后服用,以减轻对肠胃的刺激。

2. 脾胃虚寒,大便溏及感冒发热者忌服。

酸枣仁合剂(糖浆) ^{OTC}

药物组成　酸枣仁、云苓、川芎、知母、甘草。

功能主治　养血安神,清热解烦。用于心悸怔忡,虚劳盗汗,烦躁失眠。

剂型规格与用法用量　合剂:每支10毫升,口服,每次10~15毫升,每日

3 次;糖浆剂:每支 10 毫升,口服,每次 15~20 毫升,每日 3 次。宜餐后服。

家庭医疗　应用本品的基本指征:虚烦不眠,咽干口燥;舌红,脉弦细。

1. 治疗不寐:证属心胆气虚。症见以失眠忧郁,烦躁不安为主,伴头晕目眩,咽干口燥,心悸盗汗,脉弦细等。常规服用。

2. 治疗梦遗:证属肾阴虚证。症见梦遗频作,甚至滑精,腰酸膝软,咽干,心悸心烦,眩晕耳鸣,健忘失眠,低热颧赤,手足心热,形瘦盗汗,发落齿摇;舌红少苔,脉细数。常规服用。

药物新用

治疗焦虑性神经官能症:惶恐焦虑,紧张烦躁,悲泣不眠,服用镇静剂效果不佳者。可配合服用本品,常规服用。

注意事项与禁忌

1. 无虚烦失眠者慎服。

2. 外感发热实证者忌服。

3. 本品含糖,糖尿病患者慎用。

健脑丸^{典OTC}(胶囊^{OTC}、片)

药物组成　肉苁蓉(盐炙)、枸杞子、人参、山药、酸枣仁(炒)、益智仁(盐炒)、柏子仁(炒)、当归、五味子(酒蒸)、丹参、天麻、远志(甘草水炙)、九节菖蒲、龙齿(煅)、琥珀、赭石、天竺黄、菊花、胆南星。

功能主治　补肾健脑,养血安神。用于心肾亏虚所致的记忆力减退,头晕目眩,心悸失眠,腰膝酸软;老年轻度认知障碍见上述证候者。

剂型规格与用法用量　水丸:每 10 粒重 1.5 克,饭后温水送服,每次 5 粒,每日 2~3 次;胶囊剂:每粒 0.3 克,口服,每次 2 粒,每日 3 次;片剂:每片 0.35 克,口服,每次 2 片,每日 3 次。

家庭医疗　应用本品的基本指征:迷惑健忘,记忆减退,头晕耳鸣,癫痫头痛,心烦失眠,心悸不宁,神烦胸闷。

1. 治疗心悸:证属心脾气虚。症见心悸气短,头晕目眩,少寐多梦,健忘,面色无华,神疲乏力,纳呆食少,腹胀便溏;舌淡红,脉细弱。常规服用。

2. 治疗眩晕:证属气血亏虚。症见头晕目眩,动则加剧,遇劳则发,面色㿠白,爪甲不荣,神疲乏力,心悸少寐,纳差食少,便溏;舌淡苔薄白,脉细弱。常规服用。

3. 治疗失眠:证属气血两虚。症见多梦易醒,心悸健忘,神疲食少,头晕目眩,伴有四肢倦怠,面色少华;舌淡苔薄,脉细无力。常规服用。

4. 治疗癫痫:证属气血两亏。症见神思恍惚,魂梦颠倒,心悸易惊,善悲欲哭,肢体困乏,饮食锐减;舌淡苔腻,脉沉细无力。常规服用。

药物新用

1. 治疗中风后痴呆:本品养脑,清脑,通脑,醒脑,对脑萎缩、脑发育不良、脑血栓、脑溢血及脑挫伤后遗症有较好疗效。常规服用。

2. 治疗高黏滞血症:本品对降低 TC、TG、血浆黏度、全血黏度、红细胞凝集指数,有很好疗效。常规服用。

注意事项与禁忌

1. 感冒发热病人不宜服用。

2. 孕妇慎用。

健脑补肾丸^典(口服液)^{OTC}

药物组成 红参、鹿茸、狗鞭、肉桂、桂枝、当归、酒白芍、山药、杜仲炭、金樱子、茯苓、炒白术、煅龙骨、煅牡蛎、炒酸枣仁、制远志、豆蔻、砂仁、金银花、连翘、金牛草、炒牛蒡子、川牛膝、蝉蜕、甘草。

功能主治 健脑补肾,益气健脾,安神定志。用于脾肾两虚所致的健忘,失眠,头晕目眩,耳鸣,心悸,腰膝酸软,遗精;神经衰弱和性功能障碍见上述证候者。

剂型规格与用法用量 水丸:每袋 15 粒,温开水送服,每次 15 粒,每日 2次;口服液:每支 10 毫升,口服,每次 1 支,每日 2~3 次。宜饭前或进食时同服。

家庭医疗 应用本品的基本指征:腰膝酸软,失眠多梦,头晕健忘,耳鸣耳聋,视物昏花,阳痿早泄,遗精滑精;舌淡,舌苔少,脉沉细或弦细。

1. 治疗眩晕耳鸣:证属脾肾亏虚。症见精血不足之头晕目眩,健忘失眠,心悸,腰膝酸软无力,心神不定等。常规服用。

2. 治疗阳痿遗精:症见体倦乏力,腰膝酸软,阳痿,勃起不坚,失眠遗精,健忘。常规服用。

药物新用

1. 治疗神经衰弱:对肾虚型神经衰弱,可改善失眠,耳鸣,头晕,头痛,疲倦乏力,腰膝酸软,气短等症状,有效率90%以上。常规服用。

2. 治疗性功能障碍:明显改善肾虚型性功能障碍之性欲减退,腰膝酸软,疲倦乏力,耳鸣头晕,自汗气短及畏寒肢冷,头痛健忘等症状,有效率均在90%以上。常规服用。

3. 治疗梅尼埃综合征:可改善头晕,耳鸣,目眩,心悸等症状。常规服用。

4. 抗衰老:本品具有一定的抗疲劳、抗衰老、提高记忆力、提高机体免疫力等作用。常规服用。

注意事项与禁忌

1. 服药期间不宜喝茶、吃萝卜。

2. 外感风寒、风热者不宜服用。

3. 不宜与感冒类药同服。

4. 不宜同服藜芦、五灵脂、皂荚及其制剂。

5. 实热内盛者忌服。

6. 身体壮实不虚者忌服。

7. 孕妇忌服。

脑乐静^典（口服液、颗粒、胶囊）^{OTC}

药物组成　甘草浸膏、小麦、大枣。

功能主治　养心安神。用于心神失养所致的精神忧郁,易惊不寐,烦躁。症见心神失养,身体虚弱,头晕目眩,神经衰弱,失眠健忘,神不守舍,悲伤欲哭,多梦不宁,及小儿夜不安寐。

剂型规格与用法用量　糖浆剂:口服,每次 30 毫升,每日 3 次,小儿酌减;口服液:每支 10 毫升,口服,每次 30 毫升,每日 3 次;颗粒剂:每袋 14 克,开水冲服,每次 14~42 克,每日 3 次;胶囊剂:每粒 0.6 克,口服,成人每次 5 粒,每日 3 次,3~14 岁儿童剂量减半。

家庭医疗　应用本品的基本指征:头晕目眩,身体虚弱,失眠多梦,情志抑郁,悲伤欲哭,烦躁易惊,甚则言行失常,小儿夜啼不寐;舌红少苔。

1. 治疗失眠:证属心脾两虚。症见多梦易醒,心悸健忘,神疲食少,头晕目眩,伴有四肢倦怠,面色少华;舌淡苔薄,脉细无力。常规服用。

2. 治疗郁证:症见心神惑乱,精神恍惚,心神不宁,多疑易惊,悲忧善哭,喜怒无常,或时时欠伸,或手舞足蹈,骂詈喊叫;舌淡,脉弦。常规服用。

3. 治疗小儿夜啼:症见惊恐伤神,夜间突然啼哭,似见异物状,神情不安,时作惊惕,紧偎母怀,面色乍青乍白,哭声时高时低,时急时缓;舌苔正常,指纹色紫,脉数。常规服用。

药物新用

1. 治疗精神分裂症:喜怒无常,情志恍惚,情绪易波动,心中烦乱,睡眠不安。常规服用。

2. 治疗神经官能症:失眠健忘,心悸不安。常规服用。

3. 治疗癔症:常规服用。

4. 改善记忆障碍:本品有明显改善记忆获得和记忆再现障碍的作用,可加强益智功能,增强记忆力。常规服用。

5. 治疗更年期综合征:常规服用。

6. 治疗经前期紧张症:常规服用。

7. 抗疲劳:本品能显著延长小鼠游泳时间,显示抗疲劳作用。常规服用。

注意事项与禁忌

1. 痰多者不宜服用。

2. 糖尿病患者可服无糖型。

脑灵素片

药物组成 五味子、枣仁(炒)、远志(制)、人参、大枣、茯苓、麦冬、黄精(蒸)、鹿角胶、龟板(制)、枸杞子、熟地黄、淫羊藿、鹿茸、苍耳子(炒)。

功能主治 补气血,养心肾,填精髓,健脑安神。用于神经衰弱,健忘失眠,头晕目眩,心悸气短,倦怠乏力,体虚自汗,阳痿遗精。

剂型规格与用法用量 片剂:每片0.3克,口服,每次3~4片,每日2~3次。

家庭医疗 应用本品的基本指征:心悸,遗精,阳痿,腰膝酸软,精神萎靡,形寒肢冷,头晕耳鸣,失眠健忘等。

1. 治疗心悸:证属心脾两虚。症见心悸气短,头晕目眩,少寐多梦,健忘,面色无华,神疲乏力,纳呆食少,腹胀便溏;舌淡红,脉细弱。常规服用。

2. 治疗健忘:证属肾精不足。症见健忘,精神萎靡,腰酸乏力,甚则滑精早泄;舌淡,脉沉细无力。常规服用。

3. 治疗遗精:证属肾气不固。症见无梦遗精,严重则昼夜流精,小便黄滴沥不尽,精液清而冷,头晕目眩,面色白无血色,腰酸腿软,耳鸣,自汗气短。常规服用。

4. 治疗腰痛:证属肾虚。症见腰痛以酸软为主,喜按喜揉,腿膝无力,遇劳则甚,卧则减轻,常反复发作。偏阳虚者,则少腹拘急,面色㿠白,手足不温,少气乏力;舌淡脉沉细;偏阴虚者,则心烦失眠,口燥咽干,面色潮红,手足心热;舌红少苔,脉弦细数。常规服用。

药物新用

1. 治疗神经衰弱:本品具有调节中枢神经功能的作用,可使大脑皮质兴奋和抑制过程趋于平衡,并能促进其神经活动正常化。与五味子、茯苓伍用可提高中枢神经的调节功能,有镇静作用。常规服用。

2. 治疗性神经衰弱:本品提高机体耐疲劳能力,有强壮作用,并有明显雌激素样作用和雄性激素样作用,不仅促进动物生长,而且对组织细胞再生过程亦呈增强作用。常规服用。

注意事项与禁忌 高血压患者忌服。

舒神灵胶囊 OTC

药物组成 首乌藤、郁金、丹参、香附(醋炙)、北合欢、百合、龙骨(煅)、牡蛎(煅)、五味子、人参、甘草(蜜炙)。

功能主治　疏肝理气,解郁安神。用于神经衰弱、神经官能症,更年期综合征。

剂型规格与用法用量　胶囊剂:每粒 0.3 克,口服,每次 3~6 粒,每日 2~3 次。

家庭医疗　应用本品的基本指征:精神抑郁,情绪不稳,紧张焦虑,急躁易怒,失眠健忘,睡眠易醒,注意力不集中,记忆力减退,心烦不安,心慌心悸,胸闷气短,头痛头昏,颈肩酸痛,肢体乏力,胃脘胀满,食欲不振,肠鸣腹泻;舌红,苔薄白或黄,脉弦。

1. 治疗神经衰弱:证属肝气郁结。症见精神抑郁,情绪不宁,胸部满闷,失眠易醒,心烦急躁,或见乏力;舌红,苔薄白或黄,脉弦。常规服用。

2. 治疗神经官能症:证属肝郁气滞。症见头痛,头部重压感,心悸,胸闷,气短,失眠健忘,心烦不安,胃胀肠鸣,易激惹,便秘或腹泻;肢体瘫软,乏力,濒死感;低热;皮肤划痕征阳性;女子月经不调,男子遗精阳痿等。常规服用。

3. 治疗更年期综合征:证属肝气郁结。症见精神易兴奋,脑力易疲劳,睡眠障碍,记忆力减退,头痛,伴有各种躯体不适症状,病程迁延,症状时轻时重,病情波动常与社会心理因素有关。常规服用。

药物新用

1. 治疗抑郁症:症见精神抑郁,情绪不宁,胸部满闷,胁肋胀痛,痛无定处,脘闷嗳气,不思饮食,大便不调;苔薄腻,脉弦。常规服用。

2. 治疗睡眠障碍:症见头痛头昏,失眠,睡眠易醒,次日疲劳,情绪不佳,记忆力减退,心慌气短,颈部酸痛,肩背酸痛,手足麻木,胃脘胀满,注意力不集中,精神负担重,长期不愈而致情绪紧张、焦虑、烦恼,免疫功能下降。常规服用。

3. 治疗功能性消化不良:症见上腹饱胀不适,早饱,纳差,恶心或呕吐,嗳气,焦虑,失眠。可与莫沙必利配合,常规服用。

4. 治疗脑震荡后遗症:症见头痛,头昏,情绪不稳,易疲劳,注意力不集中,易激惹,对声光敏感,记忆力减退,失眠多梦,抑郁,焦虑,多疑,甚至可有癔症样发作表现等。可与脑复康片、尼莫地平片、谷维素片配合,常规服用。

5. 治疗心血管性神经症:症见心慌心悸,头晕耳鸣,胸闷气短,多汗,失眠多梦,急躁易怒,食欲不振,手足发冷,检查无器质性病变。在心理治疗的基础上,配合口服复方八维甲睾酮胶囊,每次 2 粒,每日 1 次,本品常规服用,1 个月为一个疗程。

注意事项与禁忌

1. 保持平和心态,忌生气恼怒,注意生活要规律。

2. 不宜同服藜芦、五灵脂、皂荚及其制剂,不宜喝茶、吃萝卜。

3. 孕妇慎用。

磁朱丸

药物组成 煅磁石、朱砂、六神曲。

功能主治 镇心,安神,明目。用于心肾阴虚,心阳偏亢,心悸失眠,耳鸣耳聋,视物昏花。

剂型规格与用法用量 水丸:每袋3克,口服,每次3克,每日2次。

家庭医疗 应用本品的基本指征:心悸失眠,耳鸣耳聋,视物昏花。

1. 治疗心悸:证属阴虚火旺。症见心悸易惊,心烦失眠,五心烦热,口干,盗汗,思虑劳心则症状加重,伴有耳鸣,腰酸,头晕目眩;舌红少津,苔薄黄或少苔,脉细数。常规服用。

2. 治疗失眠:证属阴虚火旺。症见心烦不寐,心悸不安,腰酸足软,伴头晕,耳鸣,健忘,遗精,口干津少,五心烦热;舌红少苔,脉细而数。常规服用。

3. 治疗耳鸣耳聋:证属肝肾亏损。症见耳鸣、耳聋,兼有头晕目眩,腰酸遗精;或兼有肢软腰冷,阳痿早泄。治宜补益肝肾。常规服用。

药物新用

1. 治疗神经衰弱:本品镇静催眠。常规服用。

2. 治疗痫症:本品清热化痰,重镇安神定志。常规服用。

第8节 胃肠道病用药

胃肠道病主要包括消化不良、胃炎、胃溃疡、十二指肠溃疡、肠炎、痢疾等。

胃肠道病的病情比较复杂,常多种症状交织在一起,比如消化不良、腹痛、腹胀、泄泻等。按病症的临床表现,中医将胃肠道病用药分为以下四个类型:理气和胃消食消胀用药;疏肝和胃止痛用药;健脾益肠止泻用药;润肠通便用药,并按此分别进行叙述。

消化系统胃肠道疾病在日常和服药期间,应禁食生冷、辛辣、油腻食物,当为常规,在此一并说明,本节各药物注意事项中不再赘述。

一、理气和胃消食消胀用药

伤食是因饮食过量,生冷不均,杂食相克而导致食物滞纳在胃,不能消化致使脾胃功能减退而出现腹胀腹痛,吞吐不适的病症。西医称之为消化不良。中医学认为,伤食因食积内停,气机不畅,脾胃升降功能失司,致脘腹胀闷,恶食呕逆泄泻等。治疗当消食化滞,健脾消食,消补兼施。用药常分为消食化滞与健脾消食两类。

1. 消食化滞类：症见胸脘痞闷、嗳腐吞酸、恶食呕逆,腹痛泄泻等,适用于食积内停证。代表药物如大山楂丸、保和丸、加味保和丸、琥珀利气丸、槟榔四消丸等。

2. 健脾消食类：症见脘腹痞满,不思饮食,面黄体瘦、倦怠乏力、大便溏泄等。适用于脾胃虚弱,食积内停证。代表药物如健脾丸、开胃健脾丸、参苓健脾丸、枳术丸等。

胃胀是指病人感觉胃脘撑胀,外观又有胀满形态表现的一种病症,可同时伴有胃脘疼痛、恶心、呕吐、不能进食等。当胃、十二指肠存在炎症,反流,肿瘤或胃液、十二指肠液成分发生改变时,就会使胃的排空延缓,食物不断对胃壁产生压力;同时,食物在胃内过度发酵后产生大量气体,使胃内压力进一步增高,因而出现上腹部饱胀,压迫感,即为胃胀。中医认为,胃胀的产生主要是由于各种病因影响到胃腑,使胃气不能正常和降,气机停滞于胃脘而形成。故治疗应健脾益气,温中祛寒,疏肝理气,解郁安神,调和肠胃。用药常分为健脾益气、行气解郁、祛湿消胀三类。

1. 健脾益气类：症见胃脘胀闷,时作时止,时食后明显,伴胃部发冷,或呕吐等。常选用丁蔻理中丸、六君子丸、大温中丸、平胃丸等。

2. 行气解郁类：症见脘腹胀闷,生气加重,嗳气,善太息等。常选用越鞠保和丸、舒肝丸、沉香舒郁丸、沉香化滞丸、木香顺气丸等。

3. 祛湿消胀类：症见脘腹胀闷,食欲不振,胸脘痞闷,呕吐痰涎黏膜,肢体沉重,头重头晕等。常选用保济丸、平胃丸等。

丁蔻理中丸 OTC

药物组成　党参、焦白术、干姜、甘草、白豆蔻、公丁香。

功能主治　健脾益气,温中祛寒,行气和胃。用于中焦虚寒,症见脘腹隐痛,食后胀满,得暖则舒,大便溏薄或下利,小便清长,口不渴;舌淡白,脉沉细或迟缓。

剂型规格与用法用量　大蜜丸:每丸 6 克,温开水送服,每次 6~9 克,每日 3 次;水丸:每袋 6 克,温开水送服,每次 6~9 克,每日 3 次。

家庭医疗　应用本品的基本指征:脘腹隐痛,食后胀满,得暖则舒,泛恶呕吐,口不渴,大便溏薄或下利,小便清长;舌淡白,脉沉细或迟缓。

1. 治疗呕吐：脘腹胀满,食后尤甚,不思饮食,胃冷喜暖,遇寒即吐,四肢清冷,小便清长,口不渴;舌淡白,脉迟缓。常规服用。

2. 治疗胃脘痛：疼痛绵绵不休,饥饿或寒饮则甚,进食或得暖则缓,口吐涎沫,手足不温,大便溏薄,小便不利;舌苔白滑,脉沉细或迟缓。常规服用。

3. 治疗泄泻：腹胀肠鸣,时时腹痛,喜按喜暖,大便清稀,色白无臭,或完谷不化,或如鸭溏,身冷不渴,四肢不温,小便清长;舌苔白润,脉沉迟。常规服用。

药物新用　党参具有增强免疫的作用;白术可缓和肠管蠕动;干姜能促进消化液分泌,增加食欲;甘草能保护胃黏膜的溃疡面,且具有解痉作用;豆蔻可增加胃液分泌,并有明显的提高胃蛋白酶活力等功能;丁香能使胃黏膜充血,促进胃蠕动,增进食欲,又能使腹部气胀缓解。

1. 治疗消化不良:腹胀痞满,喜暖喜按,不思饮食,或泄泻肠鸣。常规服用。

2. 治疗慢性胃炎:脘腹隐痛,食后胀满,得暖则舒,泛恶呕吐。常规服用。

3. 治疗胃及十二指肠溃疡:腹痛绵绵,饥饿或寒饮则甚,进食或得暖则缓。常规服用。

4. 治疗胃肠功能紊乱:腹胀腹痛,喜暖喜按,纳少乏力,泄泻肠鸣。常规服用。

5. 治疗慢性肠炎:腹痛腹泻,遇寒加重,得暖则舒,纳差食少。常规服用。

注意事项与禁忌

1. 不适用于脾胃阴虚。表现为口干,舌少津,大便干等。

2. 感冒发热者忌服。

3. 孕妇忌服。

大山楂丸^典(咀嚼片、颗粒)^{OTC}

药物组成　生山楂、六神曲(麸炒)、麦芽(炒)。

功能主治　开胃消食。用于食积内停所致的食欲不振,消化不良,脘腹胀闷。

剂型规格与用法用量　大蜜丸:每丸9克,口服,每次1~2丸,每日1~3次;咀嚼片:每片1.2克,嚼服或口服,每次4~8片,每日1~3次;颗粒剂:每袋15克,或10克(低糖型),开水冲服,每次1袋,每日1~3次。

家庭医疗　应用本品的基本指征:食积不化,脘腹胀满,消化不良。

1. 治疗消化不良:食欲不振,食积停滞,腹胀腹满,嗳腐等。常规服用。

2. 治疗泄泻:腹胀腹泻,嗳气不舒。常规服用。

3. 治疗小儿厌食症:厌食纳少,腹胀,或腹痛,面黄肌瘦。尤其适用于小儿消化不良的治疗。颗粒剂,开水冲服,每次3~9克,每日3次。

药物新用　本品具有增强胃蛋白酶、胰蛋白酶活性及促进胃肠蠕动作用。山楂除有消食化滞作用外,还有活血化瘀,增加冠状动脉血流量,抗心律失常,降血脂,强心,降血压,收缩子宫,抗菌等多种功效。

1. 治疗慢性萎缩性胃炎:常规服用。

2. 治疗诸症腹痛:常规服用。

3. 治疗肠风:常规服用。

4. 治疗慢性肠炎:腹痛腹泻,泄泻如水,或大便黏滞不畅,嗳腐。常规服用。

5. 治疗急性菌痢:山楂具有抗菌作用,对痢疾杆菌及绿脓杆菌有明显抑菌作用。常规服用。

6. 治疗冠心病、心绞痛:山楂有增加心输出量,减慢心率的作用,能扩张冠状血管,增加冠脉流量,降低心肌耗氧量和氧利用率。胸闷心悸,胸脘痞满,纳少者,口服,每次 2 丸,每日 3 次,7 天为一个疗程。

7. 治疗房性早搏、房性心动过速:口服,每次 2 丸,每日 3 次,连服 1 月,可临床治愈。

8. 治疗高血压:口服,每次 2 丸,每日 3 次。

9. 治疗高脂血症:口服,每次 2 丸,每日 3 次。

10. 治疗胆囊炎:常规服用。

11. 治疗肾盂肾炎:山楂的乙醇提取物对金黄色葡萄球菌、白色葡萄球菌、绿脓杆菌、溶血性链球菌均有抑制作用。常规服用。

12. 治疗血瘀痛经,产后瘀滞腹痛,恶露不尽以及疝气偏坠胀痛等:常规服用。

13. 治疗绦虫病:常规服用。

14. 治疗老年人腰痛、腿痛:常规服用。

15. 治疗维生素 B 缺乏症:见有上述表现者亦可应用。常规服用。

注意事项与禁忌

1. 不适用于有反酸、胃脘烧灼感的胃及十二指肠溃疡。

2. 脾胃虚寒所致消化不良及无积滞者勿用。

3. 颗粒剂含蔗糖,糖尿病患者不宜服用。

4. 孕妇及哺乳期妇女慎服。

大温中丸 OTC

药物组成　白术(炒)、苍术(炒)、陈皮、厚朴(制)、茯苓、苦参、针砂、青皮(炒)、香附(醋制)、白芍(炒)、山楂(炒)、六神曲(炒)、甘草。

功能主治　健脾祛湿,理气消胀。用于脾虚湿阻,气滞腹胀。

剂型规格与用法用量　糊丸:每袋 3 克。温开水或姜汤送服,每次 6~9 克,每日 2~3 次。

家庭医疗　应用本品的基本指征:腹胀,腹痛,便溏;舌苔白滑,脉弦滑。

1. 治疗鼓胀:腹大不坚,腹皮绷紧,胁下胀满或疼痛,嗳气反酸,小便短少;舌苔白腻,脉弦。常规服用。

2. 治疗胁痛:胁下胀痛,脘腹不适,食纳乏味,情志不畅,郁闷不乐,口苦咽干;舌苔白,脉弦。常规服用。

3. 治疗泄泻:每因忿怒而发生腹痛泄泻,平时常有胸胁痞闷,嗳气食少;舌淡红少苔,脉弦。常规服用。

药物新用

1. 治疗慢性胃炎:上腹胀满或疼痛,嗳气不舒,纳少。常规服用。

2. 治疗慢性肠炎:腹痛泄泻,恼怒时加重,平时常有胸胁痞闷,嗳气食少。常规服用。

3. 治疗慢性胆囊炎:胁下胀痛,脘腹不适,食纳乏味,情志不畅,郁闷不乐,口苦咽干;舌苔白,脉弦。常规服用。

4. 治疗慢性肝炎:胁肋胀痛不舒,纳差,情志不畅。常规服用。

5. 治疗肝硬化:腹大胀满,腹皮绷紧,胁肋胀痛,嗳气反酸,小便短少;舌苔白腻,脉弦。常规服用。

注意事项与禁忌 不适用于脾胃阴虚。表现为口干,舌少津,大便干。

开胃山楂丸 典OTC

药物组成 山楂、六神曲(炒)、槟榔、山药、炒白扁豆、炒鸡内金、炒麦芽、麸炒枳壳、砂仁。

功能主治 行气健脾,消食导积。开胃,用于饮食积滞所致的脘腹胀满,食后疼痛;消化不良,见上述证候者。

剂型规格与用法用量 大蜜丸:每丸9克,口服,每次1丸,每日1~2次。

家庭医疗 应用本品的基本指征:胸脘痞闷,或坚硬有痞块,腹痛拒按,嗳腐吞酸,不思饮食,大便臭秽或秘结不通;舌苔腻,脉滑。

1. 治疗食积:胸脘痞闷,腹痛拒按,嗳腐吞酸,消化不良,不思饮食,大便臭秽或秘结不通。常规服用。

2. 治疗腹胀:腹部胀满,嗳腐吞酸,纳呆食少。常规服用。

3. 治疗腹痛:腹部胀痛,纳食欠佳,嗳腐。常规服用。

4. 治疗呕吐:恶心呕吐,腹胀痞满,消化不良。常规服用。

药物新用

1. 治疗单纯性消化不良:腹胀泄泻,满闷疼痛。常规服用。

2. 治疗小儿厌食症:食欲不振,不思饮食,腹胀满,乏力等。口服,每次1/3~1丸,每日2~3次。

3. 治疗胃肠功能紊乱:腹胀隐痛,腹泻,嗳气,恶心,纳呆,乏力。常规服用。

4. 治疗急、慢性胃炎:腹胀满,恶心呕吐,纳少倦怠。常规服用。

5. 治疗消化性溃疡:腹痛腹胀,胸脘满闷,恶心呕吐,纳少反酸。常规服用。

6. 治疗胆囊炎:胸胁胀满疼痛,恶心呕吐,或有低热,纳呆,厌食油腻,大便不畅。常规服用。

7. 治疗慢性肝炎:胁肋胀满疼痛,胸脘满闷,恶心呕吐,纳呆等。常规服用。

8. 治疗结肠炎:腹胀腹泻,大便黏液或血便,肠鸣,纳差乏力。常规服用。

注意事项与禁忌

1. 不适用于胃酸多,上腹有烧灼感者。

2. 不适用于脾胃阴虚。表现为口干,舌少津,大便干等。

开胃健脾丸 典OTC

药物组成　白术、党参、茯苓、木香、黄连、炒六神曲、陈皮、砂仁、炒麦芽、山楂、山药、煨肉豆蔻、炙甘草。

功能主治　健脾和胃。用于脾胃虚弱,中气不和所致的泄泻,痞满,症见食欲不振,嗳气吐酸,腹胀泄泻;消化不良见上述证候者。

剂型规格与用法用量　大蜜丸:每丸6克,空腹温开水送服,成人每次1丸,每日3次;水蜜丸:每10粒重1克,空腹温开水送服,每次3~6克,每日3次,小儿酌减。

家庭医疗　应用本品的基本指征:脘腹痞胀,厌食呕恶,嗳腐吞酸,大便不通或溏薄;舌苔腻微黄,脉濡缓或滑数。

1. 治疗痞满:胸脘满闷,痞塞不舒,嗳腐吞酸,或恶心呕吐,食少难消,或能食而大便不通,腹满拒按;舌苔腻而微黄,脉滑带数。常规服用。

2. 治疗嗳气:食后嗳气频作,气味酸腐而臭,腹中饱胀,胸脘痞闷,或恶心呕吐,或腹痛不适,大便臭秽溏泄,或便秘不通;舌苔薄黄腻,脉滑。常规服用。

3. 治疗吐酸:吐酸时作,嗳臭腐气,胃脘饱闷,不思饮食,肢体困倦,神疲乏力,大便臭秽;舌苔黄腻,脉滑数。常规服用。

4. 治疗泄泻:大便稀,次数多,倦怠乏力,面色萎黄,腹胀满。常规服用。

药物新用

1. 治疗急、慢性胃炎:胸脘满闷,痞塞不舒,嗳腐吞酸,或恶心呕吐,食少难消,腹满拒按;舌苔腻而微黄。常规服用。

2. 治疗胃及十二指肠溃疡:胸脘满闷,嗳腐吞酸,或恶心呕吐,食少,腹满拒按;舌苔腻而微黄。常规服用。

3. 治疗胃神经官能症:胸脘满闷,痞塞不舒,嗳腐吞酸,或恶心呕吐,食少乏力;舌苔腻而微黄。常规服用。

4. 治疗消化不良:腹痛腹胀,腹泻,纳少乏力。常规服用。

注意事项与禁忌　不适用于脾胃阴虚。表现为口干,食欲不振,脘腹作胀,大便干,舌少津。

开胸顺气丸（胶囊）^典

药物组成　槟榔、炒牵牛子、陈皮、木香、姜厚朴、醋三棱、醋莪术、猪牙皂。

功能主治　消积化滞,行气止痛。用于气郁食滞所致的,胸胁胀满,胃脘疼痛,嗳气呕恶,食少纳呆。

剂型规格与用法用量　水丸:每袋 6 克,口服,每次 3~9 克,每日 1~2 次;胶囊剂:每粒 0.35 克,口服,每次 3 粒,每日 2 次。

家庭医疗　应用本品的基本指征:胸胁胀满,胃脘疼痛,嗳气呕恶,食少纳呆。

1. 治疗胃痛:证属肝气犯胃。症见胃脘胀满,攻撑作痛,脘痛连胁,胸闷嗳气,喜长叹息,大便不畅,得嗳气或矢气则舒,遇烦恼郁怒则痛作或痛甚;舌苔薄白,脉弦。常规服用。

2. 治疗呕吐:证属饮食内停。症见呕吐酸腐,脘腹胀满,嗳腐酸臭,厌食,大便或溏或结;舌苔腻,脉滑实。常规服用。

药物新用

1. 治疗急性胃肠炎:主要表现为恶心呕吐,腹痛腹泻等。常规服用。

2. 治疗腹腔镜术后肩部疼痛:水丸,每次 9 克,每日 3 次。

注意事项与禁忌　年老体弱者慎用;孕妇忌用。

木香顺气丸^典（颗粒）^{OTC}

药物组成　木香、砂仁、醋香附、槟榔、枳壳(炒)、陈皮、青皮(炒)、苍术(炒)、厚朴、甘草、生姜。

功能主治　行气化湿,健脾和胃。用于湿浊中阻,脾胃不和所致的胸膈痞闷,胃脘胀痛,呕吐恶心,嗳气纳呆。

剂型规格与用法用量　水丸:每袋 6 克,饭前温开水送服,每次 6~9 克,每日 2~3 次;颗粒剂:每袋 15 克,开水冲服,每次 1 袋,每日 3 次。

家庭医疗　应用本品的基本指征:胸膈痞闷,两胁胀满,胃脘疼痛,少食即饱,饮水或进食后痞满,呕吐恶心,嗳气吞酸,纳呆;舌红苔白腻,脉沉滑。

1. 治疗食积:胸脘痞满,腹胀痛,嗳腐吞酸,或大便秘结;舌苔厚腻,脉滑。常规服用。

2. 治疗胃痛、腹痛:胃脘胀满疼痛,痛无定处,得嗳气则舒,纳差,或大便干。常规服用。

3. 治疗气郁证:由生气引起的胸膈痞满,脘腹疼痛,呕吐吞酸,不思饮食,时或嘈杂。常规服用。

药物新用　本品能调节胃肠运动,调节胃液分泌,抑菌,护肝。

1. 治疗胃神经官能症、消化不良:常规服用。

2. 治疗不完全性肠梗阻:常规服用。

3. 治疗慢性肝炎、早期肝硬化:属脾胃不和,运化不健者。丸剂口服,每次 9 克,每日 3 次,1 个月为一个疗程。

4. 治疗急性阑尾炎术后肠胀气:腹部胀满疼痛,嗳气,纳差,大便不畅。丸剂口服,每次 6 克,每日 3 次。

5. 治疗结肠脾曲综合征:常规服用。

注意事项与禁忌

1. 本品宜空腹服。

2. 本品对气机郁滞,肝气犯胃的胃痛走窜者效果好。不适用于其他证候的胃痛。

3. 口干舌燥,手心足心发热的阴液亏损者慎用。

4. 中气不足见少气懒言,体倦肢软;舌淡苔白,脉虚软无力者忌用。

5. 孕妇慎用。

六君子丸 典OTC

药物组成　党参、麸炒白术、茯苓、姜半夏、陈皮、炙甘草。

功能主治　补脾益气,燥湿化痰。用于脾胃虚弱,食量不多,气虚痰多,腹胀便溏。

剂型规格与用法用量　水丸:每袋 9 克,温开水送服,每次 9 克,每日 2 次,小儿酌减。

家庭医疗　应用本品的基本指征:脾胃气虚,食少神倦,咳嗽痰多,胸满腹胀,大便溏薄。

1. 治疗胃脘痛:胃痛隐隐,泛吐清水,喜暖喜按,神疲乏力,四肢不温;舌淡白,脉虚弱。常规服用。

2. 治疗泄泻:大便时溏时泻,水谷不化,不思饮食,食后脘闷不舒,面色萎黄,神疲倦怠;舌淡苔白,脉缓弱。常规服用。

3. 治疗咳嗽:咳嗽痰多,痰白而黏,不思饮食,胸膈满闷,神疲乏力;舌苔白腻,脉濡滑。常规服用。

药物新用　本品具有调节胃肠运动,消除胃肠平滑肌痉挛的作用,能抗胃溃疡,抗胃黏膜损伤,还能调节免疫功能。

1. 治疗慢性胃炎:胃痛隐隐,泛吐清水,喜暖喜按,神疲乏力。常规服用。

2. 治疗消化性溃疡:胃痛,恶心,泛吐清水,喜暖喜按。常规服用。

3. 治疗妊娠呕吐:常规服用。

4. 治疗慢性支气管炎:咳嗽痰多,痰白而黏,不思饮食,胸脘满闷,气短乏力;舌苔白腻,脉濡。常规服用。

5. 治疗慢性肾炎:腰痛乏力,喜暖,浮肿,恶心欲吐,小便清长等。常规服用。

6. 治疗乳糜尿:小便浑浊。常规服用。

7. 治疗二尖瓣脱垂综合征:常规服用。

8. 治疗帕金森病:多巴类药物引起不规则胃排空运动,可用本品治疗。常规服用。

注意事项与禁忌

1. 不适用于脾胃阴虚。表现为口干,舌少津,大便干燥等。

2. 孕妇忌服。

香砂六君丸^典(片)

药物组成 党参,白术(炒),茯苓,半夏(制),陈皮,甘草,木香,砂仁。

功能主治 益气健脾,和胃。用于脾虚气滞,消化不良,嗳气食少,脘腹胀满,大便溏泄。

剂型规格与用法用量 水丸:每袋 6 克,口服,每次 6~9 克,每日 2~3 次;片剂:每片 0.46 克,口服,每次 4~6 片,每日 2~3 次。

家庭医疗 应用本品的基本指征:脾胃气滞,消化不良,嗳气食少,脘腹胀满,大便溏泄。

1. 治疗消化不良:不思饮食,嗳气吞酸,消化不良,脘腹胀满,腹胀时痛,时有泄泻。常规服用。

2. 治疗脘腹胀满:脘腹胀满,腹部隐痛,食欲不振,嗳腐吞酸,时有泄泻。常规服用。

3. 治疗泄泻:大便时溏时泻,次数增多,粪质稀薄,水谷不化,脘闷食少;舌苔白腻,脉濡缓。每次 12 粒,每日 3 次。

药物新用

1. 治疗慢性胃炎、胃下垂:食欲不振,嗳腐吞酸,脘腹撑胀。常规服用。

2. 治疗胃溃疡、十二指肠溃疡:症见嗳气食少,腹部隐痛。每次 9 克,每日 1 次,睡前服,连用 6 个月。

3. 治疗慢性肝炎、慢性胆囊炎:脘腹撑胀,食欲不振。常规服用。

4. 治疗恶心呕吐:脾胃虚寒之恶心、呕吐酸水。常规服用。

5. 治疗妊娠反应:恶心呕吐。常规服用。

6. 治疗习惯性便秘:症见胃脘胀痛,痞满食少,面色萎黄,神倦乏力,5~6 天排便一次,形如羊屎;舌淡苔白,脉沉细。常规服用。

7. 治疗失代偿期乙型肝炎肝硬化:联合恩替卡韦,每次 0.5 毫克,每日 1

次,本品常规服用。

8. 治疗维持性血液透析所致营养不良:每次 2 克,每日 3 次。

9. 减轻奥沙利铂和卡培他滨方案化疗过程中药物毒副反应:每次 12 粒,每日 3 次,直至 2 周期化疗结束。

10. 治疗咽炎:症见声音嘶哑,咽部有异物感难以忍受,咳嗽有痰,痰为白色量不多,纳差倦怠;每次 12 粒,每日 3 次。

11. 治疗肝硬化腹水:证属脾虚湿阻证。以白蛋白、呋塞米、氨苯蝶啶等利尿剂交替使用,同时给予本品联合加味胃苓汤口服。本品每次 8 粒,每日 3 次,于餐前 30 分钟口服。

12. 治疗糖尿病胃轻瘫:症见胃脘胀满,消化不良及恶心干呕。常规服用。

注意事项与禁忌

1. 饮食宜清淡,忌酒及辛辣、生冷、油腻食物。

2. 不适用于口干、舌少津、大便干者。

3. 不适用于急性胃肠炎。表现为恶心、呕吐、大便水泻频频,脘腹作痛。

平胃丸 ^{OTC}

药物组成　苍术、厚朴(姜制)、陈皮、甘草(炙)、生姜、红枣。

功能主治　燥湿健脾。用于脾虚湿盛所致的胸脘痞闷,不思饮食,倦怠乏力,大便溏薄。

剂型规格与用法用量　水丸:每袋 6 克。口服,每次 6 克,每日 2 次,儿童酌减。

家庭医疗　应用本品的基本指征:胸脘痞闷,不思饮食,口不渴,倦怠乏力,大便溏薄。

1. 治疗痞满:胸脘不舒,痞塞满闷,心烦郁闷,或嗳气吞酸,口中无味,不思饮食;舌苔白腻或厚腻,脉弦滑。常规服用。

2. 治疗呕吐:呕吐痰涎清水,胸脘痞满,饮食不佳,头眩心悸,或呕而肠鸣有声;舌苔白腻,脉滑。常规服用。

3. 治疗泄泻:泄泻清稀,甚则如水样,腹痛肠鸣,脘闷食少;舌苔白腻,脉濡缓。常规服用。

药物新用　本品具有健胃助消化、抗溃疡、抗炎、抗病原微生物等作用。

1. 治疗急、慢性胃肠炎:上腹痞满,腹痛,恶心呕吐,肠鸣腹泻。常规服用。

2. 治疗消化不良:食欲不振,腹胀,腹部隐痛,嗳腐吞酸,恶心呕吐,腹泻。常规服用。

3. 治疗肠功能紊乱:腹痛腹胀,食欲不振,消瘦乏力,泄泻。常规服用。

4. 治疗胃、十二指肠溃疡:常规服用。

5. 治疗小儿厌食症:不思饮食,腹胀纳少,乏力。常规服用。

6. 治疗细菌性痢疾:里急后重,下痢赤白脓血。病情较轻者,可配合常规服用。

7. 治疗盗汗:睡眠时汗出,醒后汗止,胸闷脘痞,腹胀纳呆,头身困重;舌淡红,苔白腻,脉滑。常规服用。

8. 治疗闭经:月经渐少,数月不行,形体肥胖,胸闷脘胀,或头晕嗜睡,或面浮足肿,或带下量多色白;舌胖苔白腻,脉滑。常规服用。

注意事项与禁忌

1. 不适用于脾胃阴虚。表现为口干,舌红少津,大便干。

2. 不适用于急性肠道传染病。表现为剧烈恶心、呕吐、大便水泻不止,脘腹作痛,或发热。

3. 孕妇应在医生指导下服用。

四磨汤口服液^{OTC}

药物组成 木香、枳壳、乌药、槟榔。

功能主治 顺气降逆,消积止痛,调理肠胃功能,消除肠胃积滞。用于婴幼儿乳食内滞,食积,腹胀腹痛,啼哭难眠,厌食纳差,消化不良,腹泻或便秘;病后、伤食、婴儿添加辅食所致的消化功能紊乱;中老年人脘腹胀满,胀痛,便秘;术后、产后促进肠胃功能恢复。

剂型规格与用法用量 口服液:每支10毫升,口服,成人每次20毫升,疗程7天;出生30天内新生儿每次3~5毫升,疗程2天;婴幼儿每次10毫升,疗程3~5天;4~7岁每次20毫升,疗程3~5天。均每日3次。

家庭医疗 应用本品的基本指征:胃痛,痞满,呕吐,呃逆,或胸膈烦闷,上气喘急,便秘,腹痛等。

1. 治疗气滞胃痛:症见胃脘胀满,攻撑作痛,脘痛连胁,胸闷嗳气,喜长叹息,大便不畅,得嗳气或矢气则舒,遇烦恼郁怒则痛作或痛甚;舌苔薄白,脉弦。常规服用。

2. 治疗食滞胃痛:症见暴饮暴食后,胃脘疼痛,胀满不消,疼痛拒按,得食更甚,嗳腐吞酸,或呕吐不消化食物,其味腐臭,吐后痛减,不思饮食或厌食,大便不爽,得矢气及便后稍舒;舌苔厚腻,脉滑有力。常规服用。

3. 治疗便秘:证属气机郁滞。症见大便干结,或不甚干结,欲便不得出,或便而不畅,肠鸣矢气,腹中胀痛,胸胁满闷,嗳气频作,饮食减少;舌苔薄腻,脉弦。常规服用。

药物新用

1. 治疗小儿乳食内滞:腹胀腹痛,啼哭不安,厌食纳差,大便秘结。常规服用。

2. 治疗中老年气滞、食积:脘腹胀满,腹痛,便秘。常规服用。

3. 治疗腹部手术后促进胃肠蠕动功能恢复:一般术后 12 小时第 1 次服药,再隔 6 小时第 2 次服药,以后按常规服用。

4. 治疗产后促进胃肠蠕动功能恢复:常规服用。

注意事项与禁忌

1. 冬天可将药瓶放置温水中温热后服。

2. 药液如见有微量沉淀,属正常情况,可摇匀后服用。

3. 消化道术后禁用。

4. 肠梗阻、肠道肿瘤禁用。

5. 孕妇禁用。

保和丸^典(片^典、颗粒^典、口服液) OTC

药物组成　焦山楂、六神曲(炒)、莱菔子(炒)、麦芽(炒)、半夏(制)、陈皮、茯苓、连翘。

功能主治　消食,导滞,和胃。用于食积停滞,脘腹胀满,嗳腐吞酸,不欲饮食。

剂型规格与用法用量　大蜜丸:每丸 3 克、6 克、9 克,温开水送服,每次 1~2 丸,每日 2 次;水丸:每袋 6 克,每次 6~9 克,每日 2 次;浓缩丸:每丸 0.2 克,口服,每次 8 丸,每日 3 次;片剂:口服,每次 4 片,每日 3 次;颗粒剂:每袋 4.5 克,开水冲服,每次 1 袋,每日 2 次;口服液:每支 10 毫升,口服,每次 1~2 支,每日 2 次。

家庭医疗　应用本品的基本指征:脘腹胀满,嗳腐吞酸,厌食呕恶;舌苔厚腻,脉滑。

1. 治疗消化不良:证属食积停滞。症见消化不良,致胸膈痞满,腹胀时痛,不思饮食,嗳气吞酸,恶心呕吐,大便泄泻恶臭等。常规服用。

2. 治疗小儿疳积(营养不良):小儿消化不良,营养障碍,面黄肌瘦,发热困倦,腹满腹胀,厌食吐泻等。片剂口服,每次 2~3 片,每日 3 次。

3. 治疗胃痛:上腹疼痛,胀满不适,嗳腐吞酸,不欲饮食,恶心欲吐。常规服用。

4. 治疗泄泻:大便稀,黏滞难下,腹胀满,不思饮食,嗳腐吞酸。常规服用。

药物新用　本品具有调节胃肠功能,助消化,抗溃疡,保肝,利胆,镇吐及抑菌等作用。

1. 治疗小儿功能性消化不良:常规服用。

2. 治疗幽门不完全梗阻:腹痛腹胀,嗳气吞酸,纳食不下等。常规服用。

3. 治疗胃内结石:饭前 30~60 分钟,常规服用。

4. 治疗小儿食积咳嗽:小儿夜半咳嗽痰多,兼见厌食,脘腹胀;舌苔厚腻。浓缩丸,温开水送服或化服,每次 1.5~3 克,每日 1~2 次。

5. 治疗营养性缺铁性贫血:常规服用。

6. 治疗小儿反复呼吸道感染:平素厌食腹满,消化不良,时有感冒。浓缩丸口服,每次 3~6 克,每日 3 次。

7. 治疗胆道系统感染:急性胆囊炎、单纯性胆囊炎、胆石症伴胆囊炎、胆管炎。胁肋胀满疼痛,恶心呕吐,口苦。常规服用。

8. 治疗急性心肌梗死:伴有腹胀腹满,恶心呕吐,嗳气,消化不良时,配合常规抢救措施,常规服用本品。

注意事项与禁忌 身体虚弱或老年人不宜长期服用。

健胃消食片^{典OTC}

药物组成 太子参、陈皮、山药、炒麦芽、山楂。

功能主治 健胃消食。用于脾胃虚弱所致的食积,症见不思饮食,嗳腐酸臭,脘腹胀满;消化不良见上述证候者。

剂型规格与用法用量 片剂:每片 0.8 克,口服或咀嚼,每次 3 片,每日 3 次,小儿酌减;每片 0.5 克,口服或咀嚼,每次,儿童 2~4 岁 2 片,5~8 岁 3 片,6~14 岁 4 片,不能吞咽者,可磨成细颗粒冲服,成人 4~6 片,每日 3 次。

家庭医疗 应用本品的基本指征:消化不良,嗳腐吞酸,食欲不振,或食积便溏,或便秘。

1. 治疗痞满:证属饮食停滞。症见胃脘痞满,按之尤甚,嗳腐吞酸,恶心呕吐,厌食,大便不调;舌苔厚腻,脉弦滑。常规服用。

2. 治疗胃痛:证属饮食停滞。症见胃脘疼痛,胀满不消,疼痛拒按,得食更甚,嗳腐吞酸,或呕吐不消化食物,其味腐臭,吐后痛减,不思饮食或厌食,大便不爽,得矢气及便后稍舒;舌苔厚腻,脉滑有力。常规服用。

3. 治疗呕吐:证属饮食停滞。症见呕吐物酸腐,脘腹胀满拒按,嗳气厌食,得食更甚,吐后反快,大便或溏或结,气味臭秽;舌苔厚腻,脉滑实。常规服用。

4. 治疗伤食泄泻:症见泻下稀便,臭如败卵,伴有不消化食物,脘腹胀满,腹痛肠鸣,泻后痛减,嗳腐酸臭,不思饮食;舌苔垢浊或厚腻,脉滑。常规服用。

药物新用

1. 治疗功能性消化不良:常规服用。

2. 治疗慢性病毒性肝炎消化道症状:常规服用。

3. 治疗声音嘶哑:中气不足,酿湿生痰,瘀血阻滞。常规服用。

注意事项与禁忌　饮食宜清淡,忌酒及辛辣、生冷、油腻食物。

沉香化滞丸^{OTC}

药物组成　沉香、枳实(麸炒),大黄、牵牛子(炒)、青皮(醋制)、香附(醋制)、山楂(炒)、木香、枳壳(麸炒)、陈皮、厚朴(姜制)、砂仁、三棱(醋制)、莪术(醋制)、五灵脂(醋制)。

功能主治　理气化滞。用于饮食停滞,胸膈胀满,消化不良,吞酸嘈杂,腹中胀痛,呕吐,泄泻,面黄肌瘦。

剂型规格与用法用量　水丸:每丸 6 克,口服,成人每次 6 克,每日 2 次。3~7 岁儿童服成人量 1/3,7 岁以上儿童服成人量 1/2。

家庭医疗　应用本品的基本指征:饮食内停,厌食嗳腐,脘腹痞满胀痛,或呕吐酸腐,口臭而渴,或泄泻腹痛,粪便黄如败卵;舌苔垢腻,脉滑实。

1. 治疗胃痛:证属饮食停滞。症见胃脘疼痛,胀满不消,疼痛拒按,得食更甚,嗳腐吞酸,或呕吐不消化食物,其味腐臭,吐后痛减,不思饮食或厌食,大便不爽,得矢气及便后稍舒;舌苔厚腻,脉滑有力。常规服用。

2. 治疗痞满:证属饮食停滞。症见胃脘痞满,按之尤甚,嗳腐吞酸,恶心呕吐,厌食,大便不调;舌苔厚腻,脉弦滑。常规服用。

3. 治疗呕吐:证属饮食积滞。症见食已即吐,呕吐酸腐,脘腹胀满胀痛拒按,呃逆,嗳气厌食,得食更甚,吐后反快,大便或溏或秘结,气味臭秽;舌苔厚腻,脉滑实。常规服用。

4. 治疗泄泻:证属伤食。症见泄泻,肠鸣腹痛,泻下稀便,臭如败卵,伴有不消化食物,脘腹胀满,腹痛肠鸣,泻后痛减,嗳腐酸臭,不思饮食;舌苔垢浊或厚腻,脉滑数。常规服用。

5. 治疗小儿食积:症见面黄肌瘦,烦躁多啼,夜卧不安,不思饮食,呃逆,或呕吐酸馊乳食,脘腹痞满胀痛,小便短赤,大便酸臭或溏薄;舌红苔腻,脉滑实,指纹发紫。常规服用。

药物新用　本品用于消化不良、胃炎、胃神经官能症等,具有解除肠平滑肌痉挛、助消化作用。常规服用。

1. 治疗胃炎:腹胀腹痛,隐隐而痛,呃逆,嘈杂。常规服用。

2. 治疗胃及十二指肠溃疡:腹胀腹痛,嗳气反酸,恶心欲吐,纳差乏力。常规服用。

3. 治疗胃神经官能症:常规服用。

4. 治疗胆囊炎:胁肋胀满疼痛,口苦,恶心呕吐,厌食油腻等。常规服用。

5. 治疗急、慢性肠炎:腹痛腹泻,泻后痛减,嗳气,厌食。常规服用。

6. 治疗单纯性消化不良:常规服用。

7. 治疗小儿厌食症:纳呆不欲饮食,腹胀大,或有腹痛,面黄肌瘦,发育慢。口服,每次 1~3 克,每日 2~3 次。

注意事项与禁忌

1. 不宜与人参及含有人参的药物同服。

2. 年老体弱及大便溏泄者不宜服用。

3. 妇女功能失调性子宫出血,或平素月经量多者,不宜服用。

4. 孕妇忌服。

沉香舒郁丸(片) OTC

药物组成 沉香、木香、陈皮、厚朴(姜制)、豆蔻、砂仁、枳壳(麸炒)、青皮(醋制)、香附(醋制)、柴胡、姜黄、延胡索(醋制)、甘草。

功能主治 舒气开胃,化郁止痛。用于胸腹胀满,胃脘疼痛,呕吐酸水,消化不良,食欲不振,郁闷不舒。

剂型规格与用法用量 大蜜丸:每丸 6 克,口服,每次 1 丸,每日 2 次;片剂:每片 0.3 克,口服,每次 4 片,每日 2 次。

家庭医疗 应用本品的基本指征:胸腹胀满,胃脘疼痛,呕吐酸水,消化不良,食欲不振,郁闷不舒。

1. 治疗胃痛:上腹疼痛,脘腹胀满,情志不畅时加重,嗳气则舒。常规服用。

2. 治疗呕吐:恶心呕吐,腹部胀痛,纳少,嗳气。常规服用。

3. 治疗厌食:不思饮食,食少腹胀,性情抑郁,善太息。常规服用。

4. 治疗腹痛:腹痛,腹胀,伴有恶心呕吐,纳差乏力,吞酸胸闷。常规服用。

药物新用 本品中沉香、木香、厚朴对平滑肌有解痉作用;青皮有促进消化液分泌和排出肠内积气作用;延胡索、香附有镇痛、镇静作用;香附、厚朴、陈皮有抗菌、抗炎作用;厚朴有抗溃疡作用。

1. 治疗胃炎:胸腹胀满,胃脘疼痛,呕吐酸水,消化不良,食欲不振,郁闷不舒。常规服用。

2. 治疗胃及十二指肠球部溃疡:胃脘胀满疼痛,呕吐酸水,纳差,食欲不振。常规服用。

3. 治疗胃神经官能症:胸腹胀满,呕吐酸水,腹泻,食欲不振,郁闷不舒。常规服用。

注意事项与禁忌

1. 忌情绪激动及生闷气。

2. 不适用于脾胃阴虚。表现为口干,舌少津,大便干。

3. 平素气虚体弱,身倦乏力,气短嗜卧者,不宜服用本品。

4. 久病气虚者忌服。

5. 孕妇应在医生指导下服用。

参苓健脾丸（党参健脾丸）^{OTC}

药物组成　党参、白术（土炒）、山药（麸炒）、白扁豆、陈皮、砂仁、枳壳（麸炒）、芡实（麸炒）、莲子肉（土炒）、茯苓、薏苡仁（土炒）、山楂（去核清炒）、麦芽（清炒）、谷芽（清炒）、六神曲（麸炒）、甘草（蜜炙）。

功能主治　健脾,开胃,消食。用于脾胃虚弱,消化不良,面色萎黄,脘腹胀满,肠鸣腹泻。

剂型规格与用法用量　大蜜丸:每丸 9 克。口服,每次 1 丸,每日 2 次。

家庭医疗　应用本品的基本指征:消化不良,面色萎黄,脘腹胀满,肠鸣腹泻。

1. 治疗胃下垂:不思饮食,食后脘腹胀满,消瘦乏力,嗳气不舒。常规服用。
2. 治疗泄泻:大便稀,身倦乏力,食欲不振。常规服用。

药物新用

1. 治疗慢性胃炎:脘腹胀满疼痛,纳呆食少,气短乏力。常规服用。
2. 治疗慢性结肠炎:腹痛腹泻,神疲乏力,气短懒言。常规服用。

注意事项与禁忌

1. 不适用于肠结核腹泻。表现为午后低烧,盗汗,晨时腹泻。
2. 不适用于急性肠炎腹泻。表现为因食物不洁而致腹痛,水样大便频频,或发热,或不发热。
3. 孕妇忌服。

枳术丸（颗粒）^{典OTC}

药物组成　枳实（麸炒）、白术（麸炒）、荷叶。

功能主治　健脾消食,行气化湿。用于脾胃虚弱,食少不化,脘腹痞满。

剂型规格与用法用量　水丸:每袋 6 克,温开水送服,每次 6 克,每日 2 次,小儿酌减;颗粒剂:每袋 6 克,开水冲服,每次 1 袋,每日 3 次,1 周为一个疗程。

家庭医疗　应用本品的基本指征:不思饮食,脘腹胀满、疼痛,呕吐,胸闷,大便干燥;舌淡苔白,脉虚弱。

1. 治疗腹胀:腹部胀满不舒,恶心,不欲饮食。常规服用。
2. 治疗胃痛:胃脘部胀满疼痛,纳呆。常规服用。

药物新用　本品具有调节胃肠功能,保肝,增加免疫功能,抗应激等作用。

1. 治疗消化不良:腹胀,恶心呕吐,腹痛腹泻,完谷不化等。常规服用。
2. 治疗急、慢性胃炎:胃脘胀痛,满闷不适。常规服用。
3. 治疗胃及十二指肠溃疡:腹痛腹胀,嗳气吞酸,恶心欲吐。常规服用。

4. 治疗胃下垂:腹胀痛不舒,食后加重。常规服用。

5. 治疗胃神经官能症:恶心呕吐,反酸乏力,腹胀腹痛,腹泻等。常规服用。

6. 治疗肠炎:腹泻,腹胀痛,食欲不振。常规服用。

7. 治疗子宫脱垂:常规服用。

8. 治疗脱肛:常规服用。

注意事项与禁忌　不适用于脾胃阴虚。表现为口干,舌少津,大便干,脘腹作胀。

保济丸(口服液)典OTC

药物组成　钩藤、菊花、蒺藜、厚朴、木香、苍术、天花粉、广藿香、葛根、化橘红、白芷、薏苡仁、稻芽、薄荷、茯苓、广东神曲。

功能主治　解表,祛湿,和中。用于暑湿感冒,症见发热头痛,腹痛腹泻,恶心呕吐,肠胃不适;亦可用于晕车晕船。

剂型规格与用法用量　水丸、浓缩丸:每袋 3.7 克,口服,每次 1.85~3.7 克,每日 3 次;口服液:每支 10 毫升,每次 1~2 支,每日 3 次,儿童酌减。

家庭医疗　应用本品的基本指征:外感后头痛发热,头重如裹,身热不扬,胸脘满闷,恶心呕吐,腹痛腹泻。

1. 治疗感冒:发热恶寒,肢体酸楚,头胀痛如裹,伴有腹胀腹痛,恶心呕吐,胸脘满闷。常规服用。

2. 治疗呕吐:呕吐势急,胸脘痞满,食少纳呆,兼见发热恶寒,身重肢痛;舌苔白腻,脉滑。常规服用。

3. 治疗腹泻:腹胀腹痛腹泻,泻下清稀,恶心呕吐,纳差乏力,肢体困倦,或伴有身热等。常规服用。

药物新用　本品具有促进胃肠运动等作用。

1. 治疗胃肠型感冒:身热恶寒,恶心呕吐等。常规服用。

2. 治疗急性胃肠炎:腹胀腹泻,消化不良等。常规服用。

3. 治疗幽门痉挛:腹胀恶心,嗳气吞酸,或上腹疼痛,食少纳呆。常规服用。

4. 治疗高血压:头晕,头重如裹,身倦乏力,胸满脘痞,恶心欲吐。常规服用。

注意事项与禁忌

1. 外感燥热者不宜服用。

2. 急性肠道传染病引起的剧烈恶心呕吐,水泻不止,应去医院就诊。

3. 孕妇忌服。

健脾丸^典（片、颗粒、糖浆^典）^{OTC}

药物组成　党参、炒白术、陈皮、枳实（炒）、炒山楂、炒麦芽。

功能主治　健脾开胃。用于脾胃虚弱，脘腹胀满，食少便溏。

剂型规格与用法用量　大蜜丸：每丸 9 克，温开水送服，每次 1 丸，每日 2~3 次；小蜜丸：温开水送服，每次 9 克，每日 2 次；浓缩丸：口服，每次 8 丸，每日 3 次；片剂：每片 0.25 克，口服，每次 4 片，每日 2 次；颗粒剂：每袋 5 克或 14 克，开水冲服，每次 10 克或 14 克，每日 2 次，小儿酌减；糖浆剂：每支 10 毫升，口服，每次 10~15 毫升，每日 2 次。

家庭医疗　应用本品的基本指征：脘腹胀满，纳呆乏力，或胀痛隐隐，呕吐嗳气，反酸口苦，食少便溏。

1. 治疗脾虚泄泻：大便质稀，每日数次，脘腹满闷，纳呆乏力，身倦乏力，面色萎黄。常规服用。

2. 治疗呕吐：恶心呕吐，腹胀纳差，肢倦乏力，气短懒言。常规服用。

3. 治疗食积：脘腹胀满，嗳腐吞酸，不思饮食，倦怠乏力。常规服用。

4. 治疗腹胀：腹胀纳呆，身倦乏力。常规服用。

药物新用　本品具有抗菌、抗胃溃疡、促进消化液分泌等作用。其中党参、白术、陈皮、枳实、山楂有抗菌作用；党参、陈皮有抗溃疡作用；白术、陈皮、枳实、山楂、麦芽有促进消化液分泌作用。

1. 治疗胃下垂：脘腹胀满，食后尤甚，纳少，身倦乏力，气短懒言。常规服用。

2. 治疗慢性胃炎：证属脾胃虚、食滞。症见腹胀隐痛，呕吐或吞酸，纳差乏力。常规服用。

3. 治疗胃及十二指肠溃疡：证属脾胃虚、食滞。症见腹部疼痛，胀满不舒，呕吐嗳气，反酸口苦，纳少。常规服用。

4. 治疗胃肠自主神经功能紊乱：证属脾胃虚弱。症见腹泻，纳少乏力，肢倦神疲。常规服用。

5. 治疗慢性细菌性痢疾：下痢赤白脓血，里急后重，身倦乏力，面色萎黄。常规服用。

6. 治疗溃疡性结肠炎：脘腹痞满，倦怠乏力，腹痛，腹胀，腹泻，大便黏滞不畅，带血或呈血水样，神疲乏力，消瘦等。常规服用。

注意事项与禁忌　不适用于脾胃阴虚。表现为口干，舌少津，大便干等。

琥珀利气丸^{OTC}

药物组成　琥珀、木香、槟榔、香附（醋制）、青皮、陈皮、枳壳（麸炒）、莪术、黄连、黄柏、牵牛子(炒)、大黄、山楂、神曲(麸炒)、麦芽(炒)。

功能主治　平肝,利气,消食,通便。用于停食,停水,脘腹胀闷作痛,吞酸嘈杂,大便秘结。

剂型规格与用法用量　大蜜丸:每丸 9 克,温开水送服,每次 1 丸,每日2~3 次。

家庭医疗　应用本品的基本指征:胃纳减退,脘腹痞满胀痛,吞酸嘈杂,大便秘结或下痢赤白,里急后重,小便黄赤;舌苔黄腻,脉滑数。

1. 治疗积滞:脘腹胀满,痞塞不舒,或疼痛拒按,嗳腐吞酸,或恶心呕吐,或能食而大便不通,或大便黏滞不畅;舌苔厚浊,脉弦滑。常规服用。

2. 治疗鼓胀:腹大坚满,胁下或脘腹胀满疼痛,纳食减少,食后胀满尤甚,嗳气不爽,或烦热口苦,渴不欲饮,小便短少或赤涩,大便秘结或黏滞不畅;舌苔白腻或黄腻,脉弦或弦数。常规服用。

3. 治疗(细菌性)痢疾:腹痛腹泻,下痢赤白、黏冻、脓血或黏滞不畅,里急后重,肛门灼热,胸脘痞闷,小便短少;舌苔黄腻,脉滑数。常规服用。

药物新用

1. 治疗消化不良:上腹胀满,嗳气吞酸,不欲饮食。常规服用。

2. 治疗肠吸收功能障碍:腹泻,或有腹胀,消瘦乏力。常规服用。

3. 治疗结肠炎:大便稀,次数多,腹痛腹胀,纳呆食少。常规服用。

4. 治疗腹水:腹大如鼓,腹胀腹痛,食后胀满加重,纳食减少。可作为辅助药物,常规服用。

注意事项与禁忌

1. 脾胃阴虚不宜服用。表现为口干,舌红,手足心热。

2. 萎缩性胃炎者不宜服用。

3. 病后身体虚弱,或老年人脾胃虚、脘腹作胀者不宜服用。

4. 孕妇忌服。

越鞠保和丸 典OTC

药物组成　醋香附、栀子(姜制)、苍术、川芎、六神曲(麸炒)、木香、槟榔。

功能主治　疏肝解郁,开胃消食。用于气郁食滞所致的胃痛,症见脘腹胀痛,倒饱嘈杂,纳呆食少,大便不调;消化不良见上述证候者。

剂型规格与用法用量　水丸:每袋 6 克,口服,每次 1 袋,每日 2 次。3~7岁服成人量 1/3,7 岁以上儿童服成人量 1/2。

家庭医疗　应用本品的基本指征:胸胁胀痛,脘腹痞闷,饮食停滞,倒饱嘈杂,嗳腐吞酸,厌食呕恶;舌苔厚腻,脉弦滑。

1. 治疗胃脘痛:胃脘胀满而痛,嗳腐吞酸,或呕吐不消化的食物,吐后痛减,脘闷不舒;舌苔厚腻,脉弦滑。常规服用。

2. 治疗胁痛:两胁胀痛,疼痛每因情志变化而增减,胸闷不舒,饮食减少,嗳气频作,脉弦。常规服用。

3. 治疗郁证:脘腹痞满,胸胁撑胀,善太息,嗳气则舒,焦虑紧张。常规服用。

药物新用

1. 治疗消化不良:胃脘胀满,嗳腐吞酸,或呕吐不消化的食物,吐后痛减,大便稀薄。常规服用。

2. 治疗慢性胃肠炎:胃脘胀满而痛,嗳腐吞酸,脘闷不舒,大便稀;舌苔厚腻,脉弦滑。常规服用。

3. 治疗胃及十二指肠溃疡:胃脘胀满而痛,恶心呕吐,嗳腐吞酸,脘闷不舒;舌苔厚腻,脉弦滑。常规服用。

4. 治疗慢性肝炎:胸胁胀痛,黄疸,纳少等。常规服用。

5. 治疗胆囊炎:右胁胀痛,恶心,纳食减少,口苦。常规服用。

6. 治疗胆石症:右胁胀满疼痛,情志不畅时加重,胸闷不适,嗳气。常规服用。

注意事项与禁忌

1. 不适用于身体虚弱者。表现为身倦乏力,气短嗜卧,动则气喘等。

2. 不适用于脾胃阴虚。表现为口干,舌少津,大便干。

舒肝丸^典(片、颗粒) OTC

药物组成　川楝子、枳壳(炒)、白芍(酒炒)、木香、沉香、姜厚朴、陈皮、茯苓、豆蔻仁、砂仁、片姜黄、醋延胡索、朱砂。

功能主治　疏肝和胃,理气止痛。用于肝郁气滞,胸胁胀满,胃脘疼痛,嘈杂呕吐,嗳气反酸。

剂型规格与用法用量　大蜜丸:每丸 6 克,每次 1 丸,每日 2 次;水蜜丸:每 100 丸重 20 克,口服,每次 4 克(20 丸),每日 2~3 次;浓缩丸:每 6 丸相当于原生药 2.182 克,口服,每次 6 丸,每日 2~3 次;片剂:每片 0.6 克,口服,每次 4 片,每日 2 次;颗粒剂:每袋 3 克,开水冲服,每次 1 袋,每日 2 次。

家庭医疗　应用本品的基本指征:胁肋胀满疼痛,脘腹胀满,攻撑作痛,脘痛连胁,饮食无味,呕吐酸水,嗳气频作。

1. 治疗胃脘痛:胃脘胀满,连及两胁,嗳气,大便不畅;脉弦。常规服用。

2. 治疗胁痛:胁肋撑胀疼痛,嗳气胸闷;脉弦。常规服用。

药物新用　本品中川楝子、延胡索有镇痛作用;厚朴、陈皮、木香有抑制胃肠平滑肌作用;厚朴、陈皮、延胡索有抗消化道溃疡作用;陈皮能提高胆汁分泌,增加胆汁流量,增加胆汁内固体物质的排泄量。

1. 治疗急、慢性胃炎:胃脘胀满,连及两胁,嗳气胸闷,大便不畅。常规服用。

2. 治疗胃及十二指肠溃疡:腹痛胀满,恶心呕吐,纳差反酸。常规服用。

3. 治疗胃神经官能症:腹胀满不舒,泄泻肠鸣,纳呆乏力。常规服用。

4. 治疗肋间神经痛:胁肋部疼痛。常规服用。

5. 治疗慢性肝炎:肝郁气滞,湿邪偏盛的胁肋疼痛。常规服用。

6. 治疗慢性胆囊炎:胸胁胀痛,恶心呕吐,厌食油腻。常规服用。

7. 治疗胆石症:胁肋疼痛,口苦。常规服用。

8. 治疗阳痿:精神抑郁不悦,胸胁满闷,沉默少言,食减纳呆,或见紧张,焦急多虑。常规服用。

9. 治疗乳房胀痛:平素胀痛不舒,急躁易怒,焦虑紧张,胸闷嗳气。常规服用。

10. 治疗黄褐斑:有肝郁气滞症状者。常规服用。

注意事项与禁忌

1. 忌情绪激动或生闷气。

2. 不适用于气虚体弱者。表现为身倦乏力,气短嗜卧,动则作喘。

3. 不适用于脾胃阴虚。表现为口干,舌少津,大便干。

4. 孕妇应在医生指导下服用。

槟榔四消丸^{典OTC}（片）

药物组成　槟榔、炒牵牛子、酒大黄、猪牙皂(炒)、醋香附、五灵脂(醋炙)。

功能主治　消食导滞,行气泻水。用于食积痰饮,消化不良,脘腹胀满,嗳气吞酸,大便秘结。

剂型规格与用法用量　大蜜丸:每丸9克,口服,每次1丸,每日2次;水丸:每袋6克,口服,每次6克,每日2次;片剂:每片0.6克,口服,每次5片,每日2~3次。

家庭医疗　应用本品的基本指征:胸腹膨闷,两胁胀满,纳差或厌食,呕吐恶心,脘腹有振水声,小便短少,大便秘结;舌苔浊腻,脉弦滑。

1. 治疗气滞:症见两胁胀满,胸腹满闷,甚或胀痛,叹息,易急躁,不思饮食,小便短少,大便秘结;舌苔黄白腻,脉弦。常规服用。

2. 治疗食积:症见胸脘痞满,或脘腹胀满,呕恶厌食,饮食难消,大便秘结;舌苔黄白厚腻,脉弦滑有力。常规服用。

3. 治疗鼓胀:证属湿困脾胃。症见脘腹膨胀,有振水声,饮食难消,小便短少,大便秘结;舌苔腻,脉滑。常规服用。

药物新用 本品具有增加肠管蠕动、抗菌、抗炎作用。

1. 治疗胃炎、胃溃疡、十二指肠溃疡:蜜丸口服,每次 1/2 丸,每日 3 次,1个月为一个疗程。

2. 治疗痰饮:上腹胀满,腹部有流水声,或恶心,纳呆。常规服用。

3. 治疗不完全性肠梗阻:腹痛腹胀,呕吐,无排便排气。水丸口服,每次 6~12 克,每日 3 次。

4. 治疗便秘:大便秘结,脘腹胀满或有疼痛,不思饮食,或有恶心。常规服用。

5. 治疗绦虫病:胃脘痞满,腹胀痛,恶心欲吐,纳呆。常规服用。

6. 治疗胆结石:配合应用,水丸口服,每次 20 克,每日 2 次。

注意事项与禁忌

1. 不适用于脾胃虚弱者。表现为身倦乏力,脘腹胀满,精神不振,嗜卧,面色萎黄不化,便溏。

2. 不适用于老年习惯性便秘。

3. 不宜与人参及含有人参的药物同服。

4. 孕妇忌服。

二、疏肝和胃止痛用药

胃脘痛,又称胃痛,以上腹胃脘近心窝处经常发生疼痛为主症。西医学常见于急慢性胃炎、胃溃疡、十二指肠溃疡、功能性消化不良、胃黏膜脱垂等疾病中。多因外邪犯胃,饮食伤胃,情志不畅,脾胃虚弱等原因,致胃气郁滞,胃失和降,不通则痛。故治疗以理气和胃止痛为主,主要有以下几类。

1. 温胃散寒止痛类:症见胃痛暴作,甚则拘急作痛,得热痛减,遇寒痛增,口淡不渴,或喜热饮等。适用于感受外邪,寒邪客胃证。常选用良附丸等。

2. 疏肝理气止痛类:症见胃脘胀满,攻撑作痛,脘痛连胁,胸闷嗳气,喜长叹息,大便不畅,得嗳气、矢气则舒,遇烦恼郁怒则痛作或痛甚等。适用于肝气犯胃,胃失和降。常选用调胃舒肝丸等。

3. 行气止痛类:症见胃脘胀痛,嗳气频作,部位不定,纳差食少。适用于腑气不通,升降失和。常选用胃苏颗粒、香砂平胃丸、气滞胃痛颗粒等。

4. 活血止痛类:症见胃脘疼痛,痛如针刺刀割,痛有定处,按之痛甚,食后加剧,入夜尤甚,或见吐血、黑便等。适用于瘀血停滞胃肠。常选用安胃丸等。

5. 疏肝解郁泄热和中类:症见胃脘灼痛,痛势急迫,喜冷恶热,得凉则舒,心烦易怒,反酸嘈杂,口干口苦等。适用于肝胃郁热。常选用左金丸、加味左金丸、三九胃泰胶囊等。

6. 健脾养胃类:症见胃痛隐隐,绵绵不休,冷痛不适,喜温喜按,空腹痛甚,得食则缓,劳累或食冷或受凉后疼痛发作或加重,泛吐清水,食少,神疲乏力,手足不温,大便溏薄等。适用于脾胃素虚,气机不利。常选用小建中合剂、养胃舒胶囊、虚寒胃痛胶囊、温胃舒胶囊、紫蔻丸、摩罗丹等。

十香止痛丸^{典OTC}

药物组成　香附(醋炙)、乌药、檀香、延胡索(醋炙)、香橼、蒲黄、沉香、厚朴(姜汁炙)、零陵香、降香、丁香、五灵脂(醋炙)、木香、香排草、砂仁、乳香(醋炙)、高良姜、熟大黄。

功能主治　疏气解郁,散寒止痛。用于气滞胃寒,两胁胀满,胃脘刺痛,腹部隐痛。

剂型规格与用法用量　大蜜丸:每丸6克,空腹温开水送服,每次1丸,每日2次。

家庭医疗　应用本品的基本指征:脘腹胀痛,刺痛,隐痛,遇寒痛剧,得温痛减,口不渴,小便清利,大便溏薄;舌苔薄白或腻,脉弦紧或沉紧。

1. 治疗胃痛:脘腹胀痛,刺痛,隐痛,喜按喜暖,遇寒痛剧,或面色苍白,手足不温;舌淡苔薄腻,脉弦紧或沉紧。常规服用。

2. 治疗胁痛:两胁经常胀满疼痛,与情志有关,长叹则舒,昼轻夜重,大便时溏时干,解不定时。常规服用。

3. 治疗腹痛:绕脐疼痛,或两少腹胀满隐痛,喜暖喜按,大便溏薄,小便清长;舌淡苔白腻,脉沉细。常规服用。

药物新用　本品具有双向调节胃肠道平滑肌、抗消化性溃疡、镇静、镇痛、抑菌、抗溃疡、助消化等作用。

1. 治疗急、慢性胃炎:脘腹胀痛,喜暖喜按,遇寒痛剧,手足不温。常规服用。

2. 治疗胃肠痉挛:腹部疼痛,遇寒加重。常规服用。

3. 治疗胃肠神经官能症:脘腹隐隐而痛,喜暖喜按,遇寒痛剧,或面色苍白,手足不温;舌淡苔白腻,脉弦紧或沉紧。常规服用。

4. 治疗胃及十二指肠溃疡:脘腹胀痛,或刺痛,或隐痛,喜暖喜按,遇寒痛剧,恶心呕吐,纳差。常规服用。

注意事项与禁忌

1. 忌情绪激动或生闷气。

2. 不适用于小儿、老年人及平素身体虚弱的患者。表现为身倦乏力,气短嗜卧,动则作喘。

3. 不宜与人参及含有人参的药物同服。

4. 孕妇慎用。

三九胃泰颗粒(胶囊)典OTC

药物组成 三叉苦、九里香、两面针、木香、黄芩、茯苓、地黄、白芍。

功能主治 清热燥湿,行气活血,柔肝止痛。用于湿热内蕴,气滞血瘀所致的胃痛,症见脘腹隐痛,饱胀反酸,恶心呕吐,嘈杂纳减;浅表性胃炎、糜烂性胃炎、萎缩性胃炎见上述证候者。

剂型规格与用法用量 颗粒剂:每袋20克或2.5克(无糖型),开水冲服,每次1袋,每日3次;胶囊剂:每粒0.5克,口服,每次2~4粒,每日3次。

家庭医疗 应用本品的基本指征:胃脘疼痛,纳差乏力,腹胀,恶心,胁肋胀痛,上腹嘈杂。

1. 治疗胃痛:证属脾胃湿热。症见胃脘灼热疼痛,嘈杂反酸,口干口苦,渴不欲饮,口甜黏浊,食甜食则冒酸水,纳呆恶心,身重肢倦,小便色黄,大便不畅;舌苔黄腻,脉滑数。常规服用。

2. 治疗腹痛:证属湿热积滞。症见腹部胀痛,痞满拒按,得热痛增,遇冷则减,胸闷不舒,烦渴喜冷饮,大便秘结,或溏滞不爽,身热自汗,小便短;舌苔黄燥或黄腻,脉滑数。常规服用。

药物新用 本品有双向调节胃肠运动,抗溃疡,抑菌消炎,止血镇痛,改善微循环,促进体内核蛋白RNA及蛋白质的合成代谢,防癌抗癌作用。

1. 治疗胃溃疡:胸脘满闷疼痛,上腹压痛,嗳气反酸,腹胀纳差等。常规服用。

2. 治疗胃癌:常规服用。

注意事项与禁忌

1. 不适用于脾胃阴虚。表现为口干,舌少津,大便干。

2. 忌情绪激动或生闷气。

小建中片典(合剂典OTC、颗粒典OTC、胶囊OTC)

药物组成 桂枝、白芍、炙甘草、生姜、大枣。

功能主治 温中补虚,缓急止痛。用于脾胃虚寒,脘腹疼痛,喜温喜按,嘈杂吞酸,食少;胃及十二指肠溃疡见上述证候者。

剂型规格与用法用量 片剂:每片6克,口服,每次2~3片,每日3次;合剂:每支10毫升,口服,每次20~30毫升,每日3次,用时摇匀;颗粒剂:每袋15克,开水冲服,每次1袋,每日3次;胶囊剂:每粒0.4克,口服,每次2~3粒,每日3次。

家庭医疗 应用本品的基本指征:胃脘疼痛,喜暖喜按,心悸不宁,面色不华;舌淡苔白,脉虚弱或沉迟。

1. 治疗胃痛:胃痛隐隐,或疼痛剧烈,或空腹痛甚,或夜间疼痛,疼痛喜暖喜按,食少纳呆,神疲乏力,甚则手足不温,大便溏薄;舌淡苔白,脉虚细或沉迟。常规服用。

2. 治疗心悸:心悸不安,面色不华,胸闷气短,形寒肢冷,倦怠乏力;舌淡白,脉虚弱或细数或结代。常规服用。

药物新用　本品具有抗胃溃疡、解痉、镇痛作用。

1. 治疗消化性溃疡:腹痛腹胀,嗳气呕吐,反酸,纳差乏力。常规服用。

2. 治疗胃肠功能紊乱:恶心呕吐,腹痛腹泻,消化不良。常规服用。

3. 治疗习惯性便秘:大便数日一行或秘结,腹部隐隐作胀,饮食欠佳,精神体力较差,畏寒。合剂,空腹热服,每次30毫升,每日2次。

4. 治疗抑郁症:轻、中度抑郁症伴食欲不振,口不渴等,可改善精神症状,尤其对抗抑郁有速效。常规服用。

5. 治疗遗尿症:夜间遗尿,身体虚弱,易疲劳,腹肌紧张者。颗粒剂,开水冲服,每次1~3克,每日2~3次。

6. 治疗帕金森病的震颤:颗粒剂,开水冲服,每次15克,每日2~3次。

7. 治疗三叉神经痛:常规服用。

8. 治疗白塞综合征(口、眼、生殖器溃疡综合征):常规服用。

9. 治疗更年期综合征:月经紊乱,心烦不安,或阵发性汗出等。常规服用。

注意事项与禁忌　外感风热表证未清者及脾胃湿热或明显胃肠道出血症状者,不宜服用。

元胡止痛片(滴丸、颗粒、胶囊、软胶囊、口服液)典OTC

药物组成　醋延胡索、白芷。

功能主治　理气,活血,止痛。用于气滞血瘀的胃痛,胁痛,头痛及痛经。

剂型规格与用法用量　薄膜衣片:每片0.26克,糖衣片:每片0.25克,口服,每次4~6片,每日3次;滴丸:每丸50毫克,口服,每次20~30丸,每日3次;颗粒剂:每袋5克,开水冲服,每次1袋,每日3次;硬胶囊:每粒0.25克,口服,每次2~3粒,每日3次;软胶囊:每粒0.5克,每次2粒,每日3次;口服液:每支10毫升,口服,每次1支,每日3次。

家庭医疗　应用本品的基本指征:疼痛如针刺或胀痛,妇科痛经;舌黯或正常,苔白,脉弦或迟涩。

1. 治疗胃脘痛:证属肝郁气滞。症见胃脘部胀痛或痛如针刺,胸胁胀满。嗳气不舒;舌黯或有瘀点瘀斑,或舌正常,脉弦。常规服用。

2. 治疗胁痛:证属肝气郁结,瘀血阻络。症见胁胀痛或针刺痛,或跳痛,入夜尤甚;舌黯脉涩。常规服用。

3. 治疗头痛:症见头痛而胀,或刺痛,或偏头痛,或头部窜痛,兼胸胁胀满,情志抑郁,心烦不眠等;舌黯脉弦。常规服用。

4. 治疗痛经:经前或经期小腹坠胀疼痛,经色红或黯,夹有血块,经行不畅,胁痛乳胀,烦躁胸闷;舌正常或黯,苔白,脉弦或迟滞。常规服用。

药物新用　本品具有镇痛,镇静催眠,抗溃疡,抑制胃液分泌的作用,适用气滞血瘀之疼痛。

1. 治疗冠心病、心绞痛:气滞瘀血痹阻型胸痹心痛。胸痛,或胸痛隐隐,时痛时止,或胸痛彻背,或胸痛突然发作,疼痛剧烈,伴心悸怔忡,冷汗自出;舌黯,或有瘀点瘀斑脉涩。常规服用。

2. 治疗肾绞痛,胆绞痛:本品仅起止痛作用,止痛的同时需明确病因,对症下药。常规服用。

3. 治皮肤瘙痒证:白芷祛风止痒,散结消肿,借助延胡索辛温通散之性,可用于皮肤瘙痒证。常规服用。

4. 治疗疮疡:初起能使其消散,溃后能促其排脓。常规服用。

注意事项与禁忌

1. 不宜用于虚证痛经。表现为经期或经后小腹隐痛喜按,月经质稀色淡伴有头晕眼花,心悸气短等。

2. 重度痛经或服药后痛经不减轻,及痛经伴有其他疾病者,应去医院就诊。

气滞胃痛颗粒(片)^{典OTC}

药物组成　柴胡、醋延胡索、枳壳、醋香附、白芍、炙甘草。

功能主治　疏肝行气,和胃止痛。用于肝郁气滞,胸痞胀满,胃脘疼痛。

剂型规格与用法用量　颗粒剂:每袋5克、2.5克(无糖型),开水冲服,每次1袋,每日2~3次;片剂:每片0.25克,温开水送服,每次6片,每日3次。

家庭医疗　应用本品的基本指征:胸脘胀满疼痛,恼怒则胀痛加重,或肠鸣腹泻后重;舌红苔薄黄,脉弦。

1. 治疗胃痛:证属肝郁气滞,肝脾失调。症见脘腹胀满,可连及两胁闷胀。常规服用。

2. 治疗腹痛:证属气机郁滞。症见脘腹疼痛,胀满不舒,痛引两胁,时聚时散,攻窜不定,得嗳气、矢气则舒,遇忧思恼怒则剧;苔薄白,脉弦。常规服用。

3. 治疗呕吐:证属肝气犯胃。症见呕吐吞酸,嗳气频作,胸胁胀满,烦闷不舒,每因情志不遂而呕吐吞酸更甚;舌边红,苔薄白,脉弦。常规服用。

4. 治疗呃逆:证属气机阻滞。症见呃逆连声,常因情志不畅而诱发或加重,胸胁满闷,脘腹胀满,纳减嗳气,肠鸣矢气;舌苔薄白,脉弦。常规服用。

药物新用

1. 治疗慢性浅表胃炎:颗粒剂,开水冲服,每次 1/2~1 袋,每日 2~3 次。
2. 治疗胆汁反流性胃炎:颗粒剂,常规服用。
3. 治疗胃肠神经官能症:颗粒剂,开水冲服,每次 1/2~1 袋,每日 2~3 次。
4. 治疗消化道溃疡:颗粒剂,开水冲服,每次 1/2~1 袋,每日 2~3 次。
5. 治疗乙型肝炎:乙肝病毒携带者,部分可转阴。常规服用。

注意事项与禁忌

1. 气郁化火者不宜服用。
2. 重度胃痛应在医生指导下服用。
3. 孕妇慎用。

左金丸^典(片、胶囊^典) OTC

药物组成 黄连、吴茱萸。

功能主治 泻火,疏肝,和胃,止痛。用于肝火犯胃,脘胁疼痛,口苦嘈杂,呕吐酸水,不喜热饮。

剂型规格与用法用量 水丸:每袋3克、6克,口服,每次3~6克,每日2次;片剂:每片 0.25 克,每次 8 片,每日 2 次;胶囊剂:每粒 0.35 克,饭后口服,每次2~4 粒,每日 2 次,15 天为一个疗程。

家庭医疗 应用本品的基本指征:胃脘疼痛,两胁胀痛,恶心呕吐,嗳气吞酸,口苦;舌红苔黄,脉弦。

1. 治疗胃脘痛:胃脘疼痛,胁肋胀痛,恶心呕吐,嗳气吞酸,口苦;舌红,脉弦数。常规服用。
2. 治疗泄泻或痢疾:起病急,泻下如注,泻出黄色水样便,或带黏液,腥臭,腹内肠鸣作痛,或伴里急后重,恶心呕吐,口干渴而不多饮,胸脘痞满,小便赤涩;舌苔黄腻,脉滑数。常规服用。

药物新用 本品具有镇痛、抗炎、抗菌作用。

1. 治疗急、慢性胃炎:胃脘胀满疼痛,恶心呕吐,嗳气吞酸。常规服用。
2. 治疗胃及十二指肠溃疡:胃脘疼痛,恶心呕吐,嗳气吞酸,口苦。常规服用。
3. 治疗急性肠炎:腹痛泄泻,腹胀纳差。常规服用。
4. 治疗细菌性痢疾:大便脓血,里急后重。常规服用。
5. 治疗锑剂反应性呕吐:慢性血吸虫病应用酒石酸锑钾治疗,出现呕吐,难以忍受,用本品丸剂口服,每次 3 克,每日 3 次,服药 1 天症状缓解。继续注射锑剂,配服本品可止呕吐。

注意事项与禁忌

1. 保持心情舒畅,忌情绪激动、忧郁或生闷气。

2. 不适用于脾胃阴虚。表现为口干,舌少津,大便干。

3. 不适用于肝肾阴虚。表现为口干,急躁易怒,腰酸腿软。

加味左金丸典**OTC**

药物组成　姜黄连、制吴茱萸、黄芩、柴胡、木香、醋香附、郁金、白芍,醋青皮、麸炒枳壳、陈皮、醋延胡索、当归、甘草。

功能主治　平肝降逆,舒郁止痛。用于肝郁化火,肝胃不和引起的胸腹痞闷,急躁易怒,嗳气吞酸,胃痛少食。

剂型规格与用法用量　水丸:每袋 6 克,口服,每次 6 克,每日 2 次。3~7 岁儿童服成人量 1/3,7 岁以上儿童服成人量 1/2。

家庭医疗　应用本品的基本指征:上腹疼痛,饮食减少,胸腹痞闷,或疼痛,胁痛,急躁易怒,嗳气吞酸;舌红苔薄黄,脉弦。

1. 治疗胃痛:证属肝郁化火,犯胃作痛。症见胃脘胀满,痛连两胁,胸闷嗳气,心烦易怒,嘈杂吞酸,口干口苦;舌红苔黄,脉弦数。常规服用。

2. 治疗嘈杂:证属胃热。症见嘈杂,或恶心吐酸,口渴喜冷,心烦易怒,或似饥非饥,胸闷不思饮食,或胸闷痰多,多食易饥;舌红苔黄,脉弦数。常规服用。

3. 治疗呕吐:证属肝气犯胃,胃逆而呕。症见呕吐,反酸,嗳气频作,胸胁满闷,烦闷不适;舌边尖红,苔薄腻,脉弦数。常规服用。

4. 治疗泄泻:大便稀,泻下如注,泻出黄色水样便或带黏液,腥臭,腹内肠鸣作痛。常规服用。

5. 治疗痢疾:腹痛腹泻,里急后重,下痢赤白;舌红苔黄,脉弦数。常规服用。

药物新用　本品具有镇痛、抗炎和抑菌作用。

1. 治疗胃神经官能症:常规服用。

2. 治疗胃及十二指肠溃疡:常规服用。

3. 治疗急、慢性胃肠炎:常规服用。

4. 治疗急、慢性胆囊炎:常规服用。

5. 治疗细菌性痢疾:常规服用。

注意事项与禁忌

1. 重度胃痛应在医生指导下服用。

2. 小儿及年老体虚患者,应在医生指导下服用。

3. 孕妇及体虚无热者忌服。

安胃片^典(胶囊、颗粒)^{OTC}

药物组成 醋延胡索、海螵蛸(去壳)、枯矾。

功能主治 行气活血,制酸止痛。用于气滞血瘀所致的胃脘刺痛,吞酸嗳气,脘闷不舒;胃及十二指肠溃疡、慢性胃炎见上述证候者。

剂型规格与用法用量 片剂:每片 0.5 克,口服,每次 5~7 片,每日 3~4 次;胶囊剂:每粒 0.5 克,口服,每次 5~7 粒,每日 3~4 次;颗粒剂:每袋 4 克,口服,每次 1 袋,每日 3~4 次。

家庭医疗 应用本品的基本指征:胃痛反酸,纳差嗳气,胸胁胀满;舌苔白,脉弦。

1. 治疗胃脘痛:胃脘疼痛,恼怒后加剧,伴胸胁胀满,嗳气反酸,善太息,纳食不香;舌苔白,脉弦。常规服用。

2. 治疗嘈杂反酸:胃脘嘈杂不舒,嗳气吞酸,或泛吐清涎,脘胀纳呆,大便不实;舌苔薄白,脉濡缓。常规服用。

药物新用 本品具有镇痛、抗溃疡作用。

1. 治疗胃及十二指肠溃疡:腹痛,胀满不舒,恶心呕吐,纳差乏力。常规服用,3 个月为一个疗程。

2. 治疗急、慢性胃炎:腹胀纳差,隐隐作痛,嗳腐,呕吐泄泻。常规服用,3 个月为一个疗程。

3. 治疗胃神经官能症:腹胀纳差,隐隐作痛,呕吐泄泻。常规服用,15 天为一个疗程。

注意事项与禁忌

1. 忌情绪激动及生闷气。

2. 不适用于脾胃阴虚。表现为口干,舌少津,大便干。

3. 不适用于胃寒痛。表现为遇寒则发,肢凉畏冷,便溏。

4. 不适用于胃酸分泌不足。

5. 不适用于上消化道大出血。表现为排柏油样黑色稀大便。

沉香舒气丸^{OTC}

药物组成 沉香、木香、砂仁、青皮(醋制)、厚朴(姜制)、香附(醋制)、乌药、枳壳(麸炒)、草果仁、豆蔻、片姜黄、郁金、延胡索(醋制)、五灵脂(醋制)、柴胡、槟榔、山楂(炒)、甘草。

功能主治 舒气化郁,和胃止痛。用于肝郁气滞,肝胃不和引起的胃脘胀痛,两胁胀满疼痛,呕吐吞酸,烦躁易怒。

剂型规格与用法用量 大蜜丸:每丸 6 克,口服,每次 2 丸,每日 2~3 次。

家庭医疗 应用本品的基本指征:胃脘胀痛,攻及两胁,嗳气频发,或两胁胀痛,烦躁易怒,或呕吐吞酸,倒饱嘈杂,脉沉弦。

1. 治疗胃痛:胃脘胀痛或隐痛、刺痛,攻及两胁,遇怒则发,善太息,呃逆嗳气,喜暖喜按,饮食无味;舌红或见瘀斑,苔黄,脉沉弦。如慢性胃炎、胃及十二指肠溃疡等的胃脘胀痛。常规服用。

2. 治疗胁痛:两胁胀痛或刺痛,胁肋处可见有痞块,胸闷不舒,烦躁易怒,善太息,饮食减少;舌尖红或见瘀斑,苔白,脉沉弦。常规服用。

3. 治疗呕吐:呕吐吞酸,呃逆嗳气,倒饱嘈杂,饮食无味,胸胁满痛,烦闷不舒;舌边红,苔薄黄,脉沉弦。常规服用。

药物新用 本品有较强的抑菌、抗菌及消炎、止痛、健胃等作用,又有良好的护肝利胆作用;对胃肠道平滑肌具有双向调节作用;对消化性溃疡有一定疗效;有消食导滞的功能。

1. 治疗消化不良:腹胀纳差,恶心呕吐,肠鸣泄泻。常规服用。

2. 治疗胃神经官能症:腹胀而痛,恼怒加剧,恶心呕吐等。常规服用。

3. 治疗肋间神经痛:肋间刺痛,胸闷,腹胀。常规服用。

4. 治疗慢性胆囊炎:胁肋胀痛,恶心呕吐,口苦等,常规服用。

5. 治疗慢性肝炎:胁肋胀痛,黄疸,胸脘满闷不舒,情志不畅。常规服用。

注意事项与禁忌

1. 忌情绪急躁或生闷气。

2. 不适用于脾胃阴虚者。表现为口干,舌红少津,大便干。

3. 不宜与人参及含有人参的药物同服。

4. 孕妇忌服。

快胃片 典OTC

药物组成 海螵蛸、枯矾、醋延胡索、白及、甘草。

功能主治 制酸和胃,收敛止痛。用于肝胃不和所致的胃脘疼痛,呕吐反酸,纳食减少;浅表性胃炎、胃及十二指肠溃疡、胃窦炎见上述证候者。

剂型规格与用法用量 片剂:每片 0.35 克,于饭前 1~2 小时口服,11~15岁每次 4 片,成人每次 6 片,每日 3 次。

家庭医疗 应用本品的基本指征:胃痛胃胀,反酸、恶心欲吐。

1. 治疗胃脘痛:证属肝气犯胃。症见胃脘胀满,攻撑作痛,脘痛连胁,胸闷嗳气,喜长叹息,大便不畅,得嗳气或矢气则舒,遇烦恼郁怒则痛作或痛甚;舌苔薄白,脉弦。常规服用。

2. 治疗痞满:证属肝郁气滞。症见胃脘痞满闷塞,脘腹不舒,胸膈胀满,心烦易怒,喜太息,恶心嗳气,大便不爽,常因情志因素而加重;舌苔薄白,脉弦。常规服用。

3. 治疗腹痛:证属气机郁滞。症见脘腹疼痛,胀满不舒,痛引两胁,时聚时散,攻窜不定,得嗳气矢气则舒,遇忧思恼怒则剧;舌苔薄白,脉弦。常规服用。

4. 治疗反酸:证属胃热。症见吞酸时作,嗳腐气秽,胃脘闷胀,两胁胀满,心烦易怒,口干口苦,咽干口渴;舌红苔黄,脉弦数。常规服用。

药物新用

1. 治疗胃炎:包括慢性浅表性胃炎,胃窦炎等。常规服用。

2. 治疗非甾体抗炎药物引起的消化性溃疡:与奥美拉唑联合,常规服用。

注意事项与禁忌　低酸性胃病,胃阴不足者慎用。

良附丸^{典OTC}

药物组成　高良姜、醋香附。

功能主治　温胃理气。用于寒凝气滞,脘痛呕酸,胸腹胀满。

剂型规格与用法用量　水丸:每袋6克,口服,成人每次3~6克,每日2次;3~7岁服成人量1/3,7岁以上儿童服成人量1/2。

家庭医疗　应用本品的基本指征:胃脘冷痛,呕吐噫气,胸胁胀痛,遇怒则甚,行经少腹胀痛,喜暖喜按。

1. 治疗胃痛:胃脘冷痛,呕吐噫气,喜暖喜按,胸胁胀闷;舌淡红苔白,脉沉弦。常规服用。

2. 治疗胁痛:两胁胀痛,喜暖喜按,胸胁胀闷,善太息,遇怒则甚,嗳气,恶心呕吐,不思饮食;舌苔白,脉沉弦或沉迟。常规服用。

3. 治疗痛经:行经时少腹胀痛,喜暖喜按,胸胁胀闷,乳房胀痛或有结块,月经色黑有块;舌淡或有瘀斑,脉沉弦。常规服用。

药物新用　本品具有抑制平滑肌收缩、镇痛、抗菌作用。

1. 治疗慢性胃炎:腹胀,或腹部隐痛,喜暖喜按。常规服用。

2. 治疗胃及十二指肠溃疡:腹胀腹痛,喜暖喜按,嗳气反酸,恶心欲吐,胸胁胀闷。常规服用。

3. 治疗肋间神经痛:气滞寒凝所致的胁肋冷痛或胀痛。常规服用。

4. 治疗慢性肝炎:两胁胀痛,嗳气则舒,急躁易怒,纳食减少。常规服用。

5. 治疗盆腔炎:下腹疼痛,腹胀满,喜暖喜按。常规服用。

6. 治疗子宫内膜异位症:月经量少,色黑有块,腹胀痛,喜暖喜按,乳房胀痛或有结块。常规服用。

注意事项与禁忌

1. 不适用于脾胃阴虚。表现为口干,舌红少津,大便干。

2. 不适用于肝肾阴虚。表现口干,急躁易怒,头晕血压高。

附子理中丸（片）典OTC

药物组成　附子(制)、干姜、党参、白术(炒)、甘草。

功能主治　温中健脾。用于脾胃虚寒,脘腹冷痛,泄泻呕吐,手足不温。

剂型规格与用法用量　大蜜丸:每丸 9 克,口服,每次 1 丸,每日 2~3 次;水蜜丸:每袋 6 克,口服,每次 6 克,每日 2~3 次;浓缩丸:空腹温开水送服,每次 8~12 丸,每日 3 次;片剂:每片 0.25 克,口服,每次 6~8 片,每日 2~3 次。

家庭医疗　应用本品的基本指征:脘腹冷痛,呕吐泄泻,不欲饮食,自利不渴,气短神疲,手足不温;舌淡苔白,脉沉细迟。

1. 治疗胃脘冷痛:证属脾胃虚寒。症见胃痛隐隐,绵绵不休,冷痛不适,喜暖喜按,空腹痛甚,得食则缓,劳累或食冷或受凉后疼痛发作或加重,泛吐清水,食少,神疲乏力,手足不温,大便溏薄;舌淡苔白,脉虚弱。如虚寒型急、慢性胃肠炎等。常规服用。

2. 治疗恶心呕吐:证属脾胃虚弱。症见饮食稍有不慎,或稍有劳倦,即易呕吐,时作时止,胃纳不佳,脘腹痞闷,口淡不渴,面色㿠白,倦怠乏力,四肢不温,大便溏薄;舌淡苔薄白,脉濡弱。常规服用。

3. 治疗呃逆反胃:症见呃声低沉无力,气不得续,饮食少思,面色苍白,手足不温,困惫乏力;舌淡苔薄,脉细弱无力。常规服用。

4. 治疗脾虚泄泻:症见稍进油腻食物或饮食稍多,大便次数即明显增多而发生泄泻,伴有不消化食物,大便时泻时溏,迁延反复,饮食减少,食后脘腹闷痛,脘闷不舒,或下痢稀薄,面色萎黄,神疲倦怠,手足不温;舌淡苔白,脉细弱。常规服用。

药物新用

1. 治疗呃逆:丁香、柿蒂、生姜水煎送服蜜丸。

2. 治疗呕吐清涎:蜜丸,常规服用。

3. 治疗胃及十二指肠溃疡:蜜丸,常规服用,7 天为一个疗程。

4. 治疗小儿多涎症:蜜丸,每次半丸,每日 2 次。

5. 治疗便秘、腹痛:本品蜜丸与补中益气丸联合,常规服用。

6. 治疗午前泄泻:脾胃虚弱型,面色㿠白,腹部寒冷胀气,喜热饮,呕吐清水,大便稀,小便清长;舌淡苔白。常规服用或配合健脾丸,常规服用。

7. 治疗小儿慢性腹泻:片剂口服,3~5 岁每次 2 片,6~8 岁每次 4 片,9~13 岁每次 5 片,14~15 岁每次 6 片,每日 3 次。

8. 治疗溃疡性结肠炎:蜜丸,常规服用,10 天为一个疗程,共 1~4 个疗程。

9. 治疗复发性口疮、口腔溃疡:脾胃虚寒,腹痛便溏,肢冷。常规服用。

10. 治疗眩晕、早搏、咳嗽等：常规服用。

11. 治疗慢惊风：常规服用。

12. 治疗胆结石、胆囊炎：上腹饱胀，夜间加重，进冷食后胁痛。常规服用。

13. 治疗乙型肝炎：脾肾阳虚，面色不华或晦黯，畏寒肢冷，食少腹胀，便溏或完谷不化，或五更泄，少腹腰膝冷痛，肢体浮肿，小便清长或尿频。本品合金匮肾气丸，常规服用。

14. 治疗慢性肾炎：属脾阳虚者。常规服用。

15. 治疗特发性水肿：浓缩丸口服，每次 8 粒，每日 3 次。

16. 治疗尿失禁：常规服用。

17. 治疗脚气病：本品蜜丸加少量开水调糊，或按原方配药，研为细末，过 100 目筛，加蜂蜜调成膏状，涂敷于患处，纱布覆盖，每日换药 3 次。

18. 治疗肌衄（过敏性紫癜）：蜜丸口服，每次 6 克，每日 2 次。

19. 治疗男性不育症：蜜丸口服，常规服用，15 天为一个疗程。

20. 治疗痛经：常规服用半年。

21. 治疗慢性盆腔炎：主要表现为小腹隐隐作痛，绵绵不休。常规服用，每服 7 天停 3 天，最少连服 3 个月。

注意事项与禁忌

1. 不适用于急性肠胃炎，泄泻兼有大便不畅，肛门灼热者。

2. 孕妇慎用。

珍珠胃安丸^典

药物组成　珍珠层粉、豆豉姜、陈皮、徐长卿、甘草。

功能主治　行气止痛，宽中和胃。用于气滞所致的胃痛，症见胃脘疼痛胀满，泛吐酸水，嘈杂似饥；胃及十二指肠溃疡见上述证候者。

剂型规格与用法用量　水丸：每袋 1.5 克，饭后及睡前服，每次 1 袋，每日 4 次，1 个月为一个疗程。

家庭医疗　应用本品的基本指征：胃脘胀痛，嗳气反酸。

1. 治疗胃痛：证属肝气犯胃。症见胃脘胀满，攻撑作痛，脘痛连胁，嗳气反酸，喜长叹息，大便不畅，得嗳气或矢气则舒，遇烦恼郁怒则痛作或痛甚；舌苔薄白，脉弦。常规服用。

2. 治疗痞满：证属肝郁气滞。症见胃脘痞满闷塞，脘腹不舒，胸膈胀满，心烦易怒，喜太息，恶心嗳气，大便不爽，常因情志因素而加重；舌苔薄白，脉弦。常规服用。

3. 治疗腹痛：证属气机阻滞。症见脘腹疼痛，胀满不舒，痛引两胁，时聚时散，攻窜不定，得嗳气矢气则舒，遇忧思恼怒则剧；舌苔薄白，脉弦。常规服用。

药物新用

1. 治疗胃及十二指肠溃疡:可显著减少胃液分泌,降低总酸度,对胃蛋白酶有明显抑制作用,对溃疡具有良好的保护作用。常规服用。

2. 治疗复合性溃疡、手术后吻合口溃疡:促进溃疡面愈合。常规服用。

注意事项与禁忌　胃酸分泌不足者禁用。

荜铃胃痛颗粒 典OTC

药物组成　荜澄茄,川楝子,醋延胡索,酒大黄,黄连,吴茱萸,醋香附、香橼,佛手,海螵蛸,煅瓦楞子。

功能主治　行气活血,和胃止痛。用于气滞血瘀所致的胃脘痛;慢性胃炎见上述证候者。

剂型规格与用法用量　颗粒剂:每袋 5 克,开水冲服,每次 1 袋,每日 3 次,7 天为一个疗程。

家庭医疗:本品为行气活血,和胃止痛之剂,常用于气滞血瘀引起的胃脘痛、慢性胃炎等。方中荜澄茄温中散寒,行气止痛;川楝子行气疏肝,清泄肝火,延胡索行气活血;大黄攻积滞,清湿热,泻火,凉血,祛瘀,解毒;黄连清泻肝火,清泻胃热;吴茱萸降逆止呕,制酸止痛,又能制约大黄、黄连过于寒凉;香附、香橼、佛手行气疏肝解郁;瓦楞子、海螵蛸制酸止痛。诸药合用,具有疏肝理气止痛功效。

家庭医疗　应用本品的基本指征:胃腹胀痛,连及胁肋,胸胁胀满,嗳气则舒,心烦易怒,或因情志不遂加重。

1. 治疗胃痛:证属肝气犯胃。症见胃脘胀满,攻撑作痛,脘痛连胁,胸闷嗳气,喜长叹息,大便不畅,得嗳气或矢气则舒,遇烦恼郁怒则痛作或痛甚;舌苔薄白,脉弦。常规服用。

2. 治疗腹痛:证属气机阻滞。症见脘腹疼痛,胀满不舒,痛引两胁,时聚时散,攻窜不定,得嗳气矢气则舒,遇忧思恼怒则剧。舌苔薄白,脉弦。常规服用。

3. 治疗痞满:证属肝气郁积。症见胃脘痞满闷塞,脘腹不舒,胸膈胀满,心烦易怒,喜太息,恶心嗳气,大便不爽,常因情志因素而加重;舌苔薄白,脉弦。常规服用。

4. 治疗呕吐:证属肝气犯胃。症见呕吐吞酸,嗳气频作,胸胁胀满,烦闷不舒,每因情志不遂而呕吐吞酸更甚;舌边红,苔薄白,脉弦。常规服用。

5. 治疗呃逆:证属气机郁滞。症见呃逆连声,常因情志不畅而诱发或加重,胸胁满闷,脘腹胀满,纳减嗳气,肠鸣矢气;舌苔薄白,脉弦。常规服用。

药物新用　治疗胃及十二指肠溃疡、慢性浅表性胃炎等:本品具有抑制胃液酸度和胃酸分泌总量,抑制胃酶活力,修复和保护胃黏膜损伤作用。可抗溃疡、镇痛、解除胃痉挛。常规服用。

注意事项与禁忌

1. 忌情绪激动及生闷气。
2. 不宜同服滋补性中药。
3. 孕妇慎用。

健胃消炎颗粒^{OTC}

药物组成 党参、茯苓、白术、白及、赤芍、白芍、丹参、大黄、木香、乌梅、川楝子、青黛。

功能主治 健脾和胃,活血化瘀,疏肝理气,消肿生肌。用于慢性浅表性胃炎及慢性萎缩性胃炎引起的上腹胀痛,纳差。可预防胃癌并作为胃癌的辅助治疗。

剂型规格与用法用量 颗粒剂:每袋10克,饭前开水冲服,每次2袋,每日3次。

家庭医疗 应用本品的基本指征:脘腹疼痛,痞满,纳差。

1. 治疗胃脘痛:证属脾胃虚弱,兼有瘀血。症见胃脘疼痛,胀满不适;舌红或黯,苔白腻,脉细涩。如慢性胃炎、消化性溃疡等的腹胀隐痛等。常规服用。

2. 治疗痞满:证属脾胃虚弱。症见胃脘痞闷,胀满时减,喜暖喜按,食少不饥,身倦乏力,少气懒言,大便溏薄;舌淡苔薄白,脉沉弱或虚大无力。常规服用。

3. 治疗功能性消化不良:能明显改善胃肠蠕动。常规服用。

注意事项与禁忌

1. 不适用于脾胃阴虚。主要表现为口干,舌红少津,大便干。
2. 有浅表性胃炎、萎缩性胃炎、胃窦炎患者应在医生指导下服用。
3. 本品不宜久服。
4. 本品含糖,糖尿病患者慎用。

胃炎宁颗粒^{OTC}

药物组成 木香(煨)、檀香、肉桂、细辛、薏苡仁(炒)、赤小豆、山楂、鸡内金、乌梅、甘草(蜜炙)。

功能主治 温中醒脾,和胃降逆,芳香化浊,消导化食。用于萎缩性胃炎,胃窦炎及伤食湿重引起的消化不良。

剂型规格与用法用量 颗粒剂:每袋15克,饭前开水冲服,每次1袋,每日 3 次;每袋 5 克(无糖型),饭前开水冲服,每次 1~2 袋,每日 3 次。

家庭医疗 应用本品的基本指征:胃脘疼痛,胀闷,嗳气反酸。

1. 治疗慢性胃炎(包括慢性萎缩性胃炎和慢性浅表性胃炎):症见胃中冷痛,喜温喜按,纳少便溏,畏寒肢冷,餐后饱胀,嗳气反酸;舌淡,有齿痕,苔白厚腻,脉沉弦迟。常规服用。

2. 治疗功能性消化不良:症见胃脘痞满或隐痛,喜温喜按,食后加重,神疲乏力,肠鸣便溏,遇冷加重,或中上腹饱胀不适,嗳气,恶心,呕吐;舌淡胖苔白,脉沉迟。常规服用。

药物新用

1. 治疗消化性溃疡:证见胃脘隐痛,喜温喜按,遇冷或劳累发作或加重,得食痛减,食后腹胀,泛吐清水,畏寒肢冷,大便溏薄,或胃脘痞胀不适,纳谷不香,恶心欲吐,肢体困倦。常规服用。

2. 治疗肠易激综合征:证见腹部不适或疼痛,大便稀溏,迁延反复,稍进油腻或寒凉食物则大便次数明显增多,伴纳呆食少,脘闷不舒。常规服用。

注意事项与禁忌

1. 不适用于脾胃阴虚,主要表现为口干,舌红少津,大便干。

2. 有浅表性胃炎、萎缩性胃炎、胃窦炎患者应在医师指导下服用。

3. 糖尿病患者可选无糖型。

4. 本品不宜久服。

5. 孕妇忌服。

胃苏颗粒 典OTC

药物组成 紫苏梗、香附、陈皮、香橼、佛手、枳壳、槟榔、炒鸡内金。

功能主治 理气消胀,和胃止痛。用于气滞型胃痛,症见胃脘胀痛,窜及两胁,得嗳气或矢气则舒,情绪郁怒则加重,胸闷食少,排便不畅;舌苔薄白,脉弦;慢性胃炎及消化性溃疡见上述证候者。

剂型规格与用法用量 颗粒剂:每袋 15 克或 5 克(无糖型),开水冲服,每次 1 袋,每日 3 次。15 天为一个疗效,可服 1~3 个疗程。

家庭医疗 应用本品的基本指征:胃脘胀痛,连及两胁,得嗳气或矢气则舒,情绪郁怒则发作加重,胸闷食少,排便不畅;舌苔薄白,脉弦。

1. 治疗胃脘痛:证属肝气犯胃。症见胃脘胀满,攻撑作痛,脘痛连胁,胸闷嗳气,喜长叹息,大便不畅,得嗳气或矢气则舒,遇烦恼郁怒则痛作或痛甚;舌苔薄白,脉弦。常规服用。

2. 治疗脘腹疼痛:证属气机郁滞。症见脘腹疼痛,胀满不舒,痛引两胁,时聚时散,攻窜不定,得嗳气矢气则舒,遇忧思恼怒则剧;舌苔薄白,脉弦。常规服用。

3. 治疗痞满：证属肝郁气滞。症见胃脘痞满闷塞,脘腹不舒,胸膈胀满,心烦易怒,喜太息,恶心嗳气,大便不爽,常因情志因素而加重;舌苔薄白,脉弦。常规服用。

药物新用 本品具有抑制胃酸分泌、降低胃酶活力、保护胃黏膜、促进胃肠蠕动等作用。

1. 治疗消化道炎症:如慢性胃炎、慢性浅表性胃炎、胆汁反流性胃炎、酒精性胃炎、胃窦炎、贲门炎等。以上病症引起的胃脘痛均有确切止痛作用,尤以虚证、寒证患者效果更为明显。常规服用。

2. 治疗功能性消化不良:联合西沙比利,常规服用。

3. 治疗小儿厌食症:以本品配合硫酸锌治疗小儿厌食症可获得满意疗效。冲服本品,每次 7.5~15 克,每日 3 次;同时口服硫酸锌片每日 2 毫克,3 个月为一个疗程。

4. 治疗消化性溃疡(胃及十二指肠溃疡):用药疗效与服用法莫替丁相近。但本品对上腹痛、腹胀、食欲不振症状缓解作用明显,起效迅速,症状消失快。可单独用药,也可与洛赛克联合用药,本品常规服用,疗程 2~4 周。两药联用比单用洛赛克疗效高、疗程短、副作用小。

5. 治疗糖尿病食管胃功能障碍:症见舌咽不适,疼痛或吞咽困难,腹胀纳呆,恶心呕吐等。本品具有增强胃肠蠕动和收缩力的作用,有明显增强糖尿病患者食管运动功能的作用。本品无糖型,常规服用。

6. 治疗经前呕吐:肝气犯胃,胃气上逆所致月经量少、色黑,行经时小腹坠痛,胸腔堵闷,嗳气反酸,两胁胀痛,烦躁纳差,或伴呕吐;舌淡红苔腻。常规服用。

7. 治疗胃—食管反流性咳嗽:常规服用。

8. 治疗胃癌术后胆汁反流:常规服用。

9. 治疗肝郁脾虚型胆囊炎:症见上腹胀痛,伴有胸闷烦躁,不思饮食,得温则舒,身倦无力,大便不畅等。胆囊炎症状较重而体质较好者,每次 30 克,每日 3 次,症状较轻或体质较弱者,每次 30 克,每日 2 次。可用制香附(碎)25克、陈皮(切片)15 克加水适量,文火煎煮 2 次,取药液 300 毫升,分早晚 2 次空腹冲服本品,服药期间忌食酒类、鸡蛋及厚腻辛辣食物。

10. 治疗口臭:适用于肝胃不和,痰湿阻滞所致口中黏腻,泛恶,时觉口苦,口臭;舌淡胖,苔白腻。每次 15~30 克,每日 2 次,连服 1 周。

11. 治疗口腔溃疡:口舌溃疡连续不断,波及唇颊、舌根及齿龈等部位。常规服用。

12. 治疗便秘:肝郁食滞,肝胃失和所致腹部胀痛难忍,脘腹窜痛,痛时不能入睡,恶心,因便秘而不敢进食;舌胖苔黄厚。常规服用。

13. 治疗慢性乙型肝炎:①在乙肝常规治疗基础上加服本品,常规服用,1周为一个疗程,疗程间停药 2 天。用药 3 疗程后,患者肝区窜痛,食欲不振,腹部饱胀不适,嗳气恶心等症状可明显改善;②与聚肌胞联用:本品每次 15 克,每日 2 次;聚肌胞针剂 4 毫克肌注,隔日 1 次,3 个月为一个疗程。

14. 治疗浮肿:痰湿蕴脾,胃失和降,肝郁脾虚所致颜面或双下肢浮肿,胃脘部胀满,有振水声,眩晕,遇寒凉易腹泻,胆小易惊,便秘,尿少;舌胖齿痕,质淡,苔白腻。常规服用。

15. 治疗眩晕:每次 30 克,每日 3 次。

16. 治疗失眠:每次 30 克,每日 3 次。

17. 治疗三叉神经痛:常规服用。

注意事项与禁忌

1. 服药期间要保持情绪稳定,切勿恼怒。

2. 糖尿病患者可选无糖型。

3. 偶有口干、嘈杂。

4. 孕妇忌服。

香砂平胃丸^典(颗粒) OTC

药物组成 苍术、姜厚朴、木香、砂仁、陈皮、甘草。

功能主治 健脾,舒气,止痛。用于胃肠衰弱,消化不良,胸膈满闷,胃痛呕吐。

剂型规格与用法用量 水丸:每袋 6 克,温开水送服,每次 6 克,每日 1~2 次;颗粒剂:每袋 10 克,开水冲服,每次 1 袋,每日 2 次。

家庭医疗 应用本品的基本指征:胃脘胀满或有疼痛,呕哕恶心,不思饮食,嗳气吞酸,口淡无味,或伴有肢体沉重,怠惰嗜卧;舌红苔白厚腻,脉濡或弦滑。

1. 治疗胃痛:胃脘胀满,疼痛拒按,嗳气吞酸,呕哕恶心,不思饮食,肢体倦怠,大便不爽;舌苔白厚腻,脉濡缓或弦滑。常规服用。

2. 治疗吐酸:时作吐酸,脘腹胀闷,喜唾涎沫,食少乏味,四肢不温,疲倦乏力,大便稀薄;舌苔白腻,脉濡缓或见沉迟。常规服用。

3. 治疗泄泻:大便次数增多,每日 3~5 次,甚或十数次,粪质稀薄,或如水样,腹痛肠鸣,脘闷食少;舌苔白腻,脉濡缓。常规服用。

药物新用

1. 治疗急慢性胃、肠炎:常规服用。

2. 治疗胃肠神经官能症:常规服用。

3. 治疗消化不良:常规服用。

4. 治疗胃、十二指肠溃疡:常规服用。

注意事项与禁忌 脾胃阴虚者慎用。表现为食欲不振,口干舌燥,手足心热等。

香砂养胃丸^典(颗粒^典、胶囊、片)

药物组成 木香、砂仁、白术、陈皮、茯苓、半夏(制)、醋香附、枳实(炒)、豆蔻(去壳)、姜厚朴、广藿香、甘草、生姜、大枣。

功能主治 温中和胃。用于胃阳不足,湿阻气滞所致的胃痛,痞满,症见胃痛隐隐,脘闷不舒,呕吐酸水,嘈杂不适,不思饮食,四肢倦怠。

剂型规格与用法用量 水丸:每丸 6 克,口服,每次 9 克,每日 2 次;浓缩丸:每丸 0.2 克,口服,每次 8 丸,每日 3 次;颗粒剂:每袋 5 克,开水冲服,每次 1 袋,每日 2 次;胶囊剂:每粒 0.35 克,口服,每次 3 粒,每日 3 次;软胶囊剂:每粒 0.45 克,温开水送服,每次 3 粒,每日 3 次;片剂:每片 0.6 克,口服,每次 4~8 片,每日 2 次。

家庭医疗 应用本品的基本指征:胃痛隐隐,痞满脘闷,呕吐酸水,嘈杂不适,不思饮食,四肢倦怠。

1. 治疗消化不良:运动障碍型消化不良。证属寒湿阻滞,脾胃运化无力,消化功能减弱。症见食后腹胀,嘈杂不适,呕吐酸水,肠鸣便溏,四肢倦怠无力,气短懒言,面色萎黄等。常规服用。

2. 治疗吐酸:证属脾胃虚寒,中气不运。症见胃脘满闷,胃部不适或隐痛,不思饮食,泛吐酸水等。常规姜汤送服。

3. 治疗胃痛:证属胃阳不足,湿阻气滞。症见胃痛隐隐,痞满脘闷,嗳气吞酸,不思饮食,肢体倦怠。常规服用。

药物新用

1. 治疗老年性肠功能紊乱及胃神经官能症:本品芳香健胃,祛风行气,能增加消化液分泌,改善食欲,促进肠道积气排出。常规服用。

2. 治疗胃及十二指肠溃疡:本品对胃黏膜的溃疡面有保护作用,使溃疡愈合,且有解痉镇痛作用。常规服用。

3. 用于胃大部分切除后胃痛、呕吐、纳呆等:常规服用。

4. 治疗呼吸道感染:可提高疗效,促进机体恢复。在常规抗炎和抗病毒治疗的基础上加用本品,常规服用。

5. 治疗胆囊炎:本品有利胆作用,可增加胆汁的分泌,松弛奥狄氏括约肌,并降低胆囊的压力。常规服用。

6. 治疗小儿厌食症:症见小儿食欲不振,见食则厌,面色㿠白或萎黄,形体偏瘦,呕恶腹胀,大便不调。常规服用。

7. 治疗抗痨药物副反应:恶心、呕吐、腹胀、不能食等。常规饭后服。

8. 治疗呕吐,预防化疗后呕吐:本品健脾和胃,理气止痛,化湿降逆止呕。常规服用。

9. 辅助治疗晚期胃癌:用于化疗休息期或不能继续化疗者、化疗出现毒副作用者。每次 30 粒,每日 3 次。

10. 用于维持血液透析患者营养不良:证属脾虚湿阻。症见食少纳呆,倦怠乏力,恶心呕吐,肢体困重,脘腹胀满,口黏。每次 8 丸,每日 3 次。

11. 治疗胃食管反流病:反酸,胸骨后痛,反酸、反食、咳嗽、口臭、胃痛等。奥美拉唑肠溶片 40 毫克,早晨空腹口服;黛力新 10.5 毫克,每晚口服;本品常规服用。

注意事项与禁忌

1. 忌生冷油腻食物。

2. 宜用温开水送服。

3. 胃痛,胃部灼热,隐隐作痛,口干舌燥者不宜服用本药。

4. 孕妇忌服。

养胃舒胶囊(颗粒) OTC

药物组成　党参、白术(炒)、山药、山楂、黄精(蒸)、菟丝子、玄参、乌梅、北沙参、陈皮、干姜。

功能主治　扶正培本,滋阴养胃,调理中焦,行气消导。用于胃脘灼热疼痛,或手足心热,口干,口苦,纳差,消瘦。

剂型规格与用法用量　胶囊剂:每粒 0.4 克,口服,每次 3 粒,每日 2 次;颗粒剂:每袋 10 克,开水冲服,每次 1~2 袋,每日 3 次。

家庭医疗　应用本品的基本指征:胃脘灼痛,消化不良,胃中嘈杂,食后腹胀,口干口苦,纳差消瘦。

治疗胃痛:证属胃阴不足。症见胃脘隐隐灼痛,似饥而不欲食,口燥咽干,口渴思饮,消瘦乏力,大便干结;舌红少津或光剥无苔,脉细数。常见于慢性萎缩性胃炎、慢性浅表性胃炎等。常规服用。

药物新用　治疗慢性萎缩性胃炎,慢性浅表性胃炎:本品具有调节免疫功能,改善胃分泌功能,增加消化功能,抗炎等作用。常规服用。

注意事项与禁忌

1. 阳虚型慢性萎缩性胃炎者不宜服用。

2. 湿热胃痛证及重度胃痛,应在医生指导下服用。

3. 孕妇慎用。

温胃舒胶囊(颗粒)^{OTC}

药物组成 黄芪、党参、白术、山药、附子、肉桂、砂仁、陈皮、补骨脂、乌梅、山楂、肉苁蓉。

功能主治 扶正固本,温胃养胃,行气止痛,助阳暖中。用于胃脘冷痛,畏寒胀气,嗳气纳差,身倦无力。

剂型规格与用法用量 胶囊剂:每粒0.4克,口服,每次3粒,每日2次;颗粒剂:每袋10克,开水冲服,每次1~2袋,每日2次。

家庭医疗 应用本品的基本指征:胃脘冷痛,喜暖喜按,得热则舒,遇冷加重,胀气,嗳气,纳差,身体无力;舌红苔薄白,脉细弱。

1. 治疗胃痛:症见胃脘冷痛,喜暖喜按,得热则舒,遇冷加重,胀气,嗳气,纳差。常规服用。

2. 治疗腹痛:证属中脏虚寒。症见腹痛绵绵,时作时止,痛时喜按,喜热恶冷,得温则舒,饥饿劳累后加重,得食或休息后减轻,神疲乏力,气短懒言,形寒肢冷,胃纳不佳,大便溏薄,面色不华;舌淡苔薄白,脉沉细。常规服用。

3. 治疗脾虚泄泻:常因稍进油腻食物或饮食稍多,大便次数即明显增多而发生泄泻,伴有不消化食物,大便时泻时溏,迁延反复,饮食减少,食后脘闷不舒,面色萎黄,神疲倦怠;舌淡苔白,脉细弱。常规服用。

药物新用

1. 治疗慢性胃炎,特别是萎缩性胃炎:本品可以减轻胃炎所引起的胃黏膜的病理改变,增强消化功能,并有镇痛及抗炎作用。常规服用。

2. 治疗胃及十二指肠溃疡:常规服用。

3. 治疗幽门梗阻:常规服用,3个月为一个疗程。

注意事项与禁忌

1. 胃脘灼热疼痛忌服。

2. 胃部大出血时忌用。

3. 重度胃痛应在医生指导下服用。

4. 孕妇忌用。

复方陈香胃片^典

药物组成 陈皮、木香、石菖蒲、大黄、碳酸氢钠、重质碳酸镁、氢氧化铝。

功能主治 行气和胃,制酸止痛。用于脾胃气滞所致的胃脘疼痛,脘腹痞满,嗳气吞酸;胃及十二指肠溃疡、慢性胃炎见上述证候者。

剂型规格与用法用量 片剂:每片0.28克,口服,每次4片,每日3次;每片0.56克,口服,每次2片,每日3次。

家庭医疗　应用本品的基本指征:胃脘疼痛,脘腹痞满,嗳气吞酸。

1. 治疗胃痛:证属脾胃气滞。症见脘腹痞满,嗳气吞酸,胃脘疼痛。常规服用。

2. 治疗嗳气吞酸:脘腹痞满,腹胀腹痛,嗳气吞酸。可与奥美拉唑等抑制胃酸药物联合,常规服用。

3. 治疗慢性胃炎:症见上腹不适,疼痛,进餐后为甚,伴嗳气反酸,厌食,恶心呕吐。常规服用。

4. 治疗胃及十二指肠溃疡:联合西药(三联疗法:克拉霉素、阿莫西林、兰索拉唑联合治疗),加用本品辅助治疗,常规服用,连续 4 周为一个疗程。

药物新用

预防应激性溃疡:严重烧伤、颅脑外伤、脑肿瘤、颅内神经外科手术和其他中枢神经系统疾病、严重外伤和大手术、严重的急性和慢性内科疾病(如脓毒病、肺功能不全)等应激情况下,发生的胃和十二指肠急性溃疡。口服本品,每次 2 片,每日 3 次。

注意事项与禁忌

1. 忌酒、辛辣、油腻等刺激性及不易消化食物。

2. 胃大出血时禁用。

3. 本品为制酸药物,不宜与吗丁啉同时服用,会降低吗丁啉口服生物利用度。

4. 孕妇慎用。

调胃舒肝丸 ^{OTC}

药物组成　柴胡(醋制)、木香、香附(醋制)、枳壳(麸炒)、姜黄、郁金、砂仁、白豆蔻、陈皮、青皮(醋制)、厚朴(姜制)、山楂(炒)、甘草。

功能主治　疏肝解郁,和胃止痛。用于脾胃不和,肝郁不舒引起的胃脘疼痛,两胁胀满,嗳气吞酸,饮食无味。

剂型规格与用法用量　大蜜丸:每丸 9 克,口服,每次 1 丸,每日 3 次。

家庭医疗　应用本品的基本指征:胃脘疼痛,两胁胀满,呕逆嘈杂,嗳气吞酸,饮食无味;舌苔白腻,脉弦缓或弦滑。

1. 治疗胃脘痛:胃脘胀痛,或脘痛连胁,嗳气频作,情志不舒尤甚;舌苔薄白,脉弦。常规服用。

2. 治疗腹痛:腹部胀痛,或满闷窜痛,得嗳气或矢气后痛胀暂减,恼怒则加剧,纳少,脉弦。常规服用。

3. 治疗呕吐:呕吐吞酸,嗳气频作,胸胁胀满;舌苔薄白,脉弦。常规服用。

4. 治疗胁痛:胸胁苦满,攻窜疼痛,口苦食减,呃逆嗳气;舌苔薄,脉弦。

常规服用。

药物新用 柴胡、枳壳、甘草对溃疡有抑制作用,对肝脏有保护作用;木香、香附、陈皮、青皮等对胃肠道平滑肌有双向调节功能;厚朴、郁金、砂仁、白蔻仁等具有利胆消炎作用,山楂等有助消化作用。

1. 治疗急、慢性胃炎:胃脘胀痛,嗳气频作,情志不舒尤甚。常规服用。

2. 治疗胃溃疡:胃脘胀痛,嗳气则舒,恶心呕吐,情志不畅则诸症加重。常规服用。

3. 治疗胃神经官能症:胃脘胀痛,或脘痛连胁,嗳气频作,肠鸣泄泻。常规服用。

4. 治疗慢性胆囊炎:胁肋胀痛,嗳气频作,情志不畅时加重。常规服用。

5. 治疗慢性胰腺炎:腹痛胀满,嗳气,纳减,胸脘满闷。常规服用。

6. 治疗慢性肝炎:胁肋胀痛,嗳气频作,纳差乏力,易恼怒。常规服用。

注意事项与禁忌

1. 忌情绪激动或生闷气。

2. 不适用于脾胃阴虚者。表现为口干,舌少津,大便干。

柴胡舒肝丸^{典OTC}

药物组成 柴胡、醋香附、陈皮、麸炒枳壳、木香、青皮(炒)、姜厚朴、豆蔻、茯苓、炒山楂、六神曲(炒)、姜半夏、炒槟榔、当归、酒白芍、醋三棱、乌药、醋莪术、酒大黄、薄荷、紫苏梗、防风、桔梗、黄芩、甘草。

功能主治 疏肝理气,消胀止痛。用于肝气不舒,胸胁痞闷,食滞不清,呕吐酸水。

剂型规格与用法用量 大蜜丸:每丸10克,口服,每次1丸,每日2次。

家庭医疗 应用本品的基本指征:肝气不舒,胸胁胀闷,胁肋疼痛,烦躁易怒,寒热往来,胃脘痞满,嗳气,不思饮食,呕吐酸水,口苦口干,大便不畅;经前乳胀腹痛等;舌黯红,苔白或黄,脉弦数。

1. 治疗胸闷胁痛:情志不遂,郁闷,纳差,两胁胀痛;舌红,薄苔薄白苔,脉弦而涩。常规服用。

2. 治疗痛经:每至月经来临,心烦易怒,性情急躁,胸胁、乳房或少腹胀痛;舌红,脉弦而涩。常规服用。

3. 治疗乳癖:乳房有大小不等的圆形结节,边界不清,质实或囊性感,可活动,无压痛;舌黯苔薄白,脉弦而涩。常规服用。

药物新用

1. 治疗乙型肝炎:肝气郁结,肝肾阴虚。可配合绞股蓝总苷片,常规服用,20天为一个疗程。

2. 治疗慢性肝炎、胆病、慢性胃炎、溃疡病、肋间神经痛、胃神经官能症、痛经等:症见肝郁气滞,胸闷胸痛者均可应用。常规服用。

3. 治疗术后肠粘连:用药后腹痛等症状明显缓解,部分患者症状可全部消除。常规服用。

4. 治疗经前综合征:肝郁气滞型经前综合征,可用本品治疗,近期和远期疗效均十分显著。常规服用。

5. 治疗睾丸炎:阴器由肾所司,肝经所络,睾丸炎与肝经瘀滞有关,可用本品治疗。常规服用。

注意事项与禁忌

1. 如出现舌红少苔,口燥咽干,心烦失眠等阴虚证应停服。

2. 孕妇慎用。

虚寒胃痛颗粒^典(胶囊) OTC

药物组成　炙黄芪、党参、桂枝、高良姜、白芍、炙甘草、干姜、大枣。

功能主治　益气健脾,温胃止痛。用于脾虚胃弱所致的胃痛,症见胃脘隐痛,喜温喜按,遇冷或空腹痛加重;十二指肠球部溃疡、慢性萎缩性胃炎见上述证候者。

剂型规格与用法用量　颗粒剂:每袋 5 克或 3 克(无蔗糖),开水冲服,每次 1 袋,每日 3 次;胶囊剂:每粒 0.4 克,口服,每次 4 粒,每日 3 次。

家庭医疗　应用本品的基本指征:胃痛隐隐,得热或热食后则疼痛减轻。

1. 治疗胃痛:证属脾胃虚寒。症见胃痛隐隐,绵绵不休,冷痛不适,喜暖喜按,空腹痛甚,得食则缓,劳累或食冷或受凉后疼痛发作或加重,泛吐清水,食少,神疲乏力,手足不温,大便溏薄;舌淡苔白,脉虚弱。常规服用。

2. 治疗腹痛:证属中脏虚寒。症见腹痛绵绵,时作时止,痛时喜按,喜热恶冷,得温则舒,饥饿劳累后加重,得食或休息后减轻,神疲乏力,气短懒言,形寒肢冷,胃纳不佳,大便溏薄,面色不华;舌淡苔薄白,脉沉细。常规服用。

3. 治疗脾虚泄泻:常因稍进油腻食物或饮食稍多,大便次数即明显增多而发生泄泻,伴有不消化食物,大便时泻时溏,迁延反复,饮食减少,食后脘闷不舒,面色萎黄,神疲倦怠;舌淡苔白,脉细弱。常规服用。

药物新用　方中党参、黄芪能增强免疫功能,黄芪对胃肠道平滑肌活动还有双向调节作用;桂枝、白芍有镇静、镇痛作用;干姜、高良姜可促进消化液分泌,改善胃肠功能。

1. 治疗慢性胃炎:脘腹隐隐而痛,喜暖喜按,嗳气呕恶,纳差乏力。常规服用。

2. 治疗十二指肠球部溃疡:脘腹隐隐而痛,喜暖喜按,嗳气,纳差乏力。

常规服用。

注意事项与禁忌 不适用于脾胃阴虚。表现为口干,舌少津,大便干等。

紫地宁血散^典(颗粒)

药物组成 大叶紫珠、地稔。

功能主治 清热凉血,收敛止血。用于胃中积热所致的吐血,便血;胃及十二指肠溃疡出血见上述证候者。

剂型规格与用法用量 散剂:每瓶4克,用凉或温开水调服,每次2瓶,每日3~4次;颗粒剂:每袋4克,口服,每次1袋,每日3~4次。

家庭医疗 应用本品的基本指征:吐血、便血。

1. 治疗胃痛:证属瘀血停滞。症见胃脘疼痛,痛如针刺刀割,痛有定处,按之痛甚,食后加剧,入夜尤甚,或见吐血、黑便;舌紫黯或有瘀斑,脉涩。常规服用。

2. 治疗吐血:证属胃热壅盛。症见脘腹胀闷,甚则作痛,吐血色红或紫黯,常夹有食物残渣,口臭,便秘,大便色黑;舌红苔黄腻,脉滑数。常规服用。

3. 治疗便血:证属肠道湿热。症见便血色红,大便不畅或稀溏,或有腹痛,口苦;舌红苔黄腻,脉濡数。常规服用。

药物新用

1. 治疗上消化道出血:尤其对急性胃黏膜出血效佳。常规服用。

2. 治疗支气管扩张咯血:本品兴奋血管平滑肌,使血管收缩,增加纤维蛋白原含量,缩短出血和凝血时间,加速血小板凝集释放,从而加速止血。常规服用。

紫蔻丸^{OTC}

药物组成 白豆蔻、草豆蔻、高良姜、丁香、肉桂、香附(醋制)、枳壳(炒)、青皮、陈皮、广藿香、木香、砂仁、槟榔、莱菔子(炒)、山楂(去核)、六神曲(炒)、麦芽、白术(炒)、茯苓、甘草、

功能主治 温中行气,健胃消食。用于寒郁气滞或伤食所致的消化不良,恶心呕吐,嗳气吞酸,胀满,胃脘疼痛。

剂型规格与用法用量 大蜜丸:每丸9克,口服,每次1丸,每日2~3次。

家庭医疗 应用本品的基本指征:食少不化,恶心呕吐,嗳气吞酸,脘腹胀满,胃脘疼痛;舌苔白腻,脉弦滑。

1. 治疗胃脘痛:胃脘胀满疼痛,遇寒加重,得温则减,嗳气频发,纳少不化;舌苔白腻,脉细滑。常规服用。

2. 治疗吐酸:泛吐酸水,胸脘胀闷,嗳气臭腐,遇寒加重,得温则减,纳少;

舌苔白,脉细滑。常规服用。

3. 治疗呕吐:呕吐酸腐,脘腹胀满,遇寒加重,得温则减,嗳气厌食,大便溏;舌苔白腻,脉濡滑。常规服用。

药物新用

1. 治疗急、慢性胃炎:胃脘胀满疼痛,遇寒加重,得温则减,嗳气频发,纳少不化。常规服用。

2. 治疗胃、十二指肠溃疡:胃脘胀满疼痛,喜暖,嗳气频发,纳少不化。常规服用。

注意事项与禁忌

1. 忌情绪激动或生闷气。

2. 不适用于脾胃阴虚。表现为口干,舌少津,大便干。

3. 不适用于肝肾阴虚。表现为口干,急躁易怒,头晕血压高。

4. 孕妇忌服。

舒肝健胃丸 ^{OTC}

药物组成 柴胡(醋制)、香附(醋制)、鸡内金(炒)、紫蔻、白芍(麸炒)、槟榔、延胡索(醋炒)、香橼、枳壳、青皮(醋炒)、陈皮、檀香、厚朴(姜制)、牵牛子(炒)、五灵脂(醋制)。

功能主治 疏肝开郁,导滞和中。用于肝胃不和引起的胃脘胀痛,胸胁满闷,呕吐吞酸,腹胀便秘。

剂型规格与用法用量 大蜜丸:每丸6克,口服,每次3~6克,每日3次;水丸:每袋6克,口服,每次3~6克,每日3次。

家庭医疗 应用本品的基本指征:脘腹胀满,两胁胀痛,嗳腐吞酸,恶心呕吐;舌苔白腻,脉弦滑。

1. 治疗胃脘痛:胃脘胀痛,嗳气,腹胀,饮食乏味;舌苔厚腻,脉弦滑。常规服用。

2. 治疗食积:胃脘痞闷,嗳腐吞酸,腹胀肠鸣,时时打嗝,矢气多;舌苔厚腻,脉弦滑。常规服用。

3. 治疗胁痛:两胁胀痛,上腹痞塞,呃逆,口苦,口黏;舌苔薄黄而腻,脉弦滑或细。常规服用。

药物新用 本品具有解痉止痛、双向调节胃肠道平滑肌、利胆护肝助消化作用;方中延胡索、白芍具有解痉止痛作用;厚朴、青皮、陈皮、香附、枳壳等既可抑制又可兴奋胃肠道平滑肌,故对胃肠道功能具有双向调节作用;柴胡、槟榔、青皮、陈皮可以促进胆汁分泌,具有一定的利胆护肝作用;紫蔻、檀香、香橼、鸡内金等合用,可以促进和增强胃肠消化功能。

1. 治疗慢性胃炎:胃脘胀痛,嗳气,腹胀,饮食乏味,脉弦滑。常规服用。

2. 治疗胃溃疡:胃脘胀满而痛,嗳气,恶心呕吐,腹胀,纳差。常规服用。

3. 治疗胆囊炎:胁肋胀痛,恶心呕吐,厌食油腻,纳少等。常规服用。

4. 治疗慢性肝炎:胸胁胀满而痛,纳少,腹胀,口苦,恶心,黄疸等。常规服用。

注意事项与禁忌

1. 忌情绪激动或生闷气。

2. 不适用于小儿、老年人及平素身体虚弱者。表现为身倦乏力,气短嗜卧。

3. 不适用于脾胃虚寒者。表现为遇寒凉则胃脘作痛,畏寒肢冷,身倦乏力,大便溏。

4. 不宜与人参及含有人参的药物同服。

5. 孕妇忌服。

越鞠丸^典(片) 🅞🆃🅒

药物组成 醋香附、川芎、炒栀子、苍术(炒)、六神曲(炒)。

功能主治 理气解郁,宽中除满。用于胸脘痞闷,腹中胀满,饮食停滞,嗳气吞酸。

剂型规格与用法用量 水丸:每袋6克,口服,每次6~9克,每日2次;片剂:每片0.43克,口服,每次5~6片,每日2次。

家庭医疗 应用本品的基本指征:胸膈痞闷、脘腹胀痛、饮食不消等。

1. 治疗痞满:证属肝郁气滞。症见情绪不佳,气滞不畅,心烦懊恼,胸脘痞闷。丸剂口服,每次6克,每日3次。

2. 治疗食滞吞酸:证属气机郁滞。症见胃脘胀满,吞酸嘈杂,纳呆;舌红苔黄,脉弦。常规服用。

药物新用

1. 治疗胃神经官能症:常规服用。

2. 治疗偏头痛:证属六郁郁结。症见心烦易怒,胸脘痞闷,偏头痛发作不定时,或左或右,其痛突发者。水丸口服,每次10克,每日2~3次。

3. 治疗脑震荡后遗症:脑震荡后遗症多系外伤所致,常见头晕目眩,失眠多梦,心烦易惊等症状。丸剂,口服,每次10克,每日3次。

4. 治疗慢性胆囊炎:本品理气活血,清热燥湿,使肝气条畅,湿化热解,诸症自除。常规服用。

5. 治疗精神分裂症:常规服用,或配合服用柏子养心丸,效果更佳。

注意事项与禁忌 服药期间忌气怒,进食易消化食物。

猴头菌片 ⓄⓉⒸ

药物组成　猴头菌丝体。

功能主治　养胃和中。用于慢性浅表性胃炎引起的胃痛。

剂型规格与用法用量　片剂:每片 0.25 克,口服,每次 3~4 片,每日 3 次。

家庭医疗　应用本品的基本指征:胃痛胃胀,嗳气吞酸,乏力,胸胁疼痛,失眠。

1. 治疗胃脘痛:症见胃脘胀满隐痛,嗳气吞酸,神疲乏力,或见便溏;舌淡苔白或腻,脉细弱。常规服用。

2. 治疗噎膈:证属气虚阳微。症见进食梗阻不断加重,饮食不下,面色苍白,精神衰惫,形寒气短,面浮足肿,泛吐清涎,腹胀便溏;舌淡苔白,脉细弱。常规服用。

3. 治疗胃癌:证属气血两亏。症见胃脘疼痛绵绵,全身乏力,心悸气短,头晕目眩,面色无华,虚烦不眠,自汗盗汗,面浮肢肿,或可扪及腹部积块,或见便血,纳差;舌淡苔白,脉沉细无力。常规服用。

4. 治疗失眠(神经衰弱):证属心脾两虚。症见多梦易醒,心悸健忘,神疲食少,头晕目眩,伴有四肢倦怠,面色少华;舌淡苔薄,脉细无力。常规服用。

药物新用　本品促进消化道溃疡愈合,抗肿瘤。对胃溃疡、十二指肠溃疡、慢性胃炎(胃窦炎、慢性萎缩性胃炎、慢性浅表性胃炎)、胃癌、食道癌等均有治疗作用。

1. 治疗慢性胃炎:能养胃和中,缓解胃脘疼痛。联合应用丙谷胺、胃复安。丙谷胺 0.4 克,胃复安 5 毫克,本品 4 片,每日 3 次,饭前服用,4 周为一个疗程。

2. 治疗慢性萎缩性胃炎:能有效缓解上腹胀痛、反酸、嗳气、上腹烧灼感、恶心、纳差等症状。联合应用胃复春,每次 4 片,每天 3 次,本品常规服用。

3. 治疗胃溃疡:有改善胃壁血液循环,促进受损胃黏膜愈合,减少或减轻黏膜的充血、出血、水肿和坏死,减少黏膜炎细胞的浸润的作用。常规服用。

4. 治疗老年功能性消化不良:有抗氧化作用,能改善老年人功能性消化不良的消化道症状。联用莫沙必利,口服,每次 5 毫克,每日 3 次,饭前服用,本品常规服用。

5. 治疗胃癌、食管癌:本品可抑制肿瘤细胞生长。常规服用。

6. 治疗慢性结肠炎:本品能增加机体免疫功能,提高淋巴细胞活性,诱导细胞因子及抗体的产生,起到保护肠黏膜的目的。常规服用。

7. 治疗老年痴呆:本品有抗氧化、抗衰老作用。口服,每次 3 片,每天 3 次。

溃平宁颗粒

药物组成 大黄浸膏、白及、延胡索粗碱。

功能主治 止血,止痛,收敛。用于急性和慢性胃炎、胃溃疡、十二指肠溃疡,以及合并上消化道出血。

剂型规格与用法用量 颗粒剂(混悬型):每袋 4 克,开水冲后摇匀服用,每次 1 袋,每日 3~4 次。

家庭医疗 应用本品的基本指征:腹痛,痛有定时,大便发黑呈柏油样。

1. 治疗胃痛:证属瘀血阻滞。症见胃脘疼痛,痛如针刺刀割,痛有定处,按之痛甚,食后加剧,入夜尤甚,或见吐血、黑便;舌紫黯或有瘀斑,脉涩。如急、慢性胃炎,胃及十二指肠溃疡的胃脘疼痛等。常规服用。

2. 治疗便血:证属肠道湿热。症见便血,色红或黑,大便不畅或稀溏,或有腹痛,口苦;舌红苔黄腻,脉濡数。常规服用。

溃疡宁胶囊

药物组成 牛黄、青黛、珍珠、珍珠层粉、象牙屑、蚕茧(炭)、人指甲(滑石烫)、冰片。

功能主治 清热解毒,制酸止痛,收敛生肌。用于胃热肝郁;胃及十二指肠溃疡、糜烂性胃炎。

剂型规格与用法用量 胶囊剂:每粒 0.3 克,每晚睡前服 3 粒。

家庭医疗 应用本品的基本指征:胃脘疼痛,胀满不适,嘈杂呕恶或便血等。

1. 治疗胃脘痛:证属肝胃郁热。症见胃脘灼痛,痛势急迫,喜冷恶热,得凉则舒,心烦易怒,反酸嘈杂,口干口苦;舌红少苔,脉弦数。常规服用。

2. 治疗痞满:证属肝郁气滞。症见胃脘痞满闷塞,脘腹不舒,胸膈胀满,心烦易怒,喜太息,恶心嗳气,大便不爽,常因情志因素而加重;舌苔薄白,脉弦。常规服用。

3. 治疗呕吐:证属肝气犯胃。症见呕吐吞酸,嗳气频作,胸胁胀满,烦闷不舒,情志不遂时呕吐吞酸更甚;舌边红苔薄白,脉弦。常规服用。

药物新用

1. 治疗消化性溃疡:本品抗溃疡,能迅速改善症状。常规服用。

2. 治疗糜烂性胃炎:本品抗炎,具修复胃黏膜作用。常规服用。

注意事项与禁忌 服药后不宜饮水。

溃疡灵胶囊

药物组成 延胡索(醋制)、海螵蛸、三七、白及、儿茶、浙贝母、百合、黄芪、甘草。

功能主治 益气,化瘀,止痛。用于胃及十二指肠溃疡。

剂型规格与用法用量 胶囊剂:每粒0.25克,口服,每次3~5粒,每日3次。

家庭医疗 应用本品的基本指征:上腹痛,呈节律性,周期性,长期性特点。

1. 治疗胃溃疡:症见胃脘疼痛,灼热,多于进餐后半小时发生,伴嗳气,反酸等;舌淡,边有齿痕,苔薄白,脉细弱或沉细。常规服用。

2. 治疗十二指肠溃疡:症见中上或偏右腹痛,空腹痛,常于饥饿时发作;舌红苔薄白,脉沉细。常规服用。

药物新用

1. 治疗溃疡性结肠炎:证见腹泻、黏液脓血便、腹痛和里急后重等。煎汤保留灌肠。

2. 治疗糖尿病足:有糖尿病史并足部溃疡。本品外敷,再用684-2针剂药液油纱条填充引流,外用传统敷料包扎。可根据渗出和周围血运情况,第一周每天换药1次,以后可1~3天换药1次,直至创面愈合。

注意事项与禁忌

1. 不宜同服感冒药。

2. 过敏体质者慎用。

摩罗丹 OTC

药物组成 白术(麸炒)、鸡内金(炒香)、茯苓、泽泻、当归、川芎、三七、白芍、蒲黄、地榆、延胡索(醋炙)、乌药、百合、石斛、玄参、麦冬、茵陈、九节菖蒲。

功能主治 和胃降逆,健脾消胀,通络定痛。用于慢性萎缩性胃炎,症见胃疼,胀满,痞闷,纳呆,嗳气,烧心。

剂型规格与用法用量 大蜜丸:每丸9克,饭前米汤或温开水送下,每次1~2丸,每日3次;小蜜丸:每袋9克,饭前米汤或温开水送下,每次55~110粒,每日3次;浓缩丸:口服,每次8丸,每日3次。

家庭医疗 应用本品的基本指征:胃脘胀满疼痛,不思饮食,嗳气烧心,神疲乏力;舌淡苔白,脉细。

1. 治疗胃痛:胃脘隐隐胀痛或隐隐灼痛,绵绵不断,纳食不香,食后胃脘痞胀,嗳气,神疲乏力,大便稀或干结;舌淡或淡红。常规服用。

2. 治疗痞满:胃脘痞塞胀满,食后更甚,纳呆食少,气短乏力,体倦懒言;舌苔薄白。常规服用。

药物新用 本品具有增加胃分泌功能,增强胃蛋白酶活性而不增加胃酸,对胃炎有较好的治疗与预防作用,并可抗胃溃疡。

1. 治疗慢性胃炎、慢性萎缩性胃炎:腹胀,或腹部隐痛不舒,纳少,乏力;

舌红苔白,脉细。常规服用,3个月为一个疗程。

2. 治疗萎缩性胃炎:大蜜丸,饭前口服,每次2丸,症重者每次3丸,每日3次,3个月为一个疗程。

3. 治疗消化不良:腹胀腹泻,乏力体倦等。常规服用。

注意事项与禁忌

1. 忌情绪激动或生闷气。

2. 不适用于脾胃阳虚。表现为遇寒则胃脘作痛,畏冷肢凉,喜热饮食,乏力便溏。

3. 糖尿病患者及孕妇慎用。

三、健脾益肠止泻用药

泄泻是以大便次数增多,粪质稀薄,甚至泻出如水样便为临床特征的一种脾胃肠病证。该病常见于西医学的急慢性肠炎、肠结核、肠易激综合征、吸收不良综合征等疾病中。

中医学认为,泄泻多因感受外邪,饮食所伤,情志失调,脾胃虚弱,命门火衰等所致。这些病症能导致脾虚湿盛,脾失健运,大小肠传化失常,升降失调,清浊不分,而成泄泻。该病以大便清稀为临床特征,或大便次数增多,粪质清稀;或便次不多,但粪质清稀,甚至如水状;或大便清薄,完谷不化,便中无脓血。泄泻之量或多或少,泄泻之势或缓或急。常兼有脘腹不适,腹胀、腹痛、肠鸣,食少纳呆,小便不利等。起病或缓或急,常有反复发作史,每因外感寒热湿邪,内伤饮食情志,劳倦,脏腑功能失调等诱发或加重。治疗以运脾祛湿为原则。

急性泄泻以湿盛为主,重用祛湿,辅以健脾。常选用葛根芩连丸等。慢性泄泻以脾虚为主,当予运脾补虚,辅以祛湿。常选用理中丸、人参健脾丸、止泻灵颗粒、补脾益肠丸等。

还应注意急性泄泻不可骤用补涩,以免闭留邪气;慢性泄泻不可分利太过,以防耗其津气;清热不可过用苦寒,以免损伤脾阳;补虚不可纯用甘温,以免助湿。

人参健脾丸^典（片）OTC

药物组成　人参、黄芪(蜜炙)、茯苓、白术(麸炒)、山药、陈皮、木香、砂仁、当归、酸枣仁(炒)、远志(制)。

功能主治　健脾益气,和胃消食。用于脾胃虚弱所致的饮食不化,脘闷嘈杂,恶心呕吐,胃痛便溏,不思饮食,体弱倦怠。

剂型规格与用法用量　大蜜丸:每丸6克,口服,每次2丸,每日2次;水蜜丸:每袋4克,口服,每次1袋,每日2次;片剂:每片0.25克,口服,每次4片,每日2次。

家庭医疗　应用本品的基本指征:体倦乏力,不思饮食,食少难消,胃脘痞闷,腹痛便溏;舌淡苔腻,脉虚弱。

1. 治疗痞证:胃脘痞闷,饮食难消,体倦乏力,腹胀腹痛,大便不畅,嗳气吞酸;舌淡苔白腻,脉细弱。常规服用。

2. 治疗恶心、呕吐:恶心呕吐,食少纳呆,胃脘胀闷,嗳气臭腐,大便不畅;舌淡苔腻,脉细弱。常规服用。

3. 治疗口淡:口中味觉减退,自觉口内发淡而无法尝出饮食滋味,伴不欲饮食,神疲短气乏力,脘痞腹胀,便溏;舌淡苔薄,脉虚弱等。常规服用。

4. 治疗泄泻:大便稀溏,或完谷不化,肢倦乏力,胃脘痞闷,腹胀纳呆;舌淡苔白,脉细弱。常规服用。

5. 治疗小儿疳积:小儿面黄肌瘦,烦躁爱哭,睡眠不安,神萎,毛发焦枯,食欲不振或呕吐酸馊乳食,腹部胀实或时有疼痛,小便短黄或如米泔,大便酸臭或溏薄,或兼发低热;指纹紫滞。常规服用。

药物新用

1. 治疗复发性口疮:脾胃虚寒型,胃胀,肢冷,便溏。蜜丸口服,每次6~9克,每日2次,温开水送服。

2. 治疗哮喘缓解期:肺脾气虚,哮喘发作时久,面色㿠白,疲乏,出汗多,易感冒,食欲差,大便稀。蜜丸,常规服用。

3. 治疗经行嗜睡:脾虚气弱者。蜜丸,常规服用。

4. 治疗痤疮:本品对脾虚胃弱之痤疮,效果甚佳。病史短、程度轻者,用药量少,反之用药量则酌增,治疗期间,忌食辛辣食物,愈后解忌。愈后若有轻微复发,可继续服用至痊愈。大蜜丸,口服,每日1次,每次1丸。

5. 治疗缺铁性贫血:症见脾胃虚弱,面色萎黄,神疲乏力,纳少便稀;舌淡苔薄腻,脉细数。常规服用。

注意事项与禁忌

1. 本品宜饭前服,亦可在进食时同服。

2. 不宜喝茶、吃萝卜。

3. 不宜与感冒类药物同服。

4. 不宜同服藜芦、五灵脂、皂荚及其制剂。

5. 心、肾功能不全者,应在医生指导下服用。

木香槟榔丸^典

药物组成　木香、槟榔、炒牵牛子、大黄、陈皮、青皮(醋炒)、香附(醋制)、莪术(醋炙)、醋三棱、枳壳(炒)、黄连、黄柏(酒炒)、芒硝。

功能主治 行气导滞,泻热通便。用于湿热内停,赤白痢疾,里急后重,胃肠积滞,脘腹胀痛,大便不通。

剂型规格与用法用量 水丸:每袋6克,口服,每次3~6克,每日2~3次。

家庭医疗 应用本品的基本指征:脘腹痞满胀痛,赤白痢疾,里急后重,大便不通。

1. 治疗胃脘痛:证属饮食阻滞。症见胃脘胀痛,嗳腐,厌食或呕吐,吐后痛减;舌苔厚腻,脉滑实。常规服用。

2. 治疗腹痛:证属食伤过度,饮食停滞。症见脘腹胀痛,疼痛拒按,嗳腐吞酸,厌食,痛而欲泻,泻后痛减,粪便奇臭,或大便秘结;舌苔厚腻,脉滑。常规服用。

3. 治疗细菌性痢疾:证属湿热。症见腹痛,腹胀,腹泻,腹痛阵阵,痛而拒按,便后腹痛暂缓,痢下赤白脓血,黏稠如胶冻,腥臭,肛门灼热,小便短赤,可伴发热,头痛,乏力,食欲减退;舌苔黄腻,脉滑数。常规服用。

药物新用 治疗急性胃肠炎:恶心呕吐,腹痛,腹泻,发热。常规服用。

注意事项与禁忌

1. 本品用于实证,虚证之津亏便燥不宜使用。

2. 年老体弱慎用。

3. 孕妇禁用。

止泻灵颗粒 ^{OTC}

药物组成 党参、白术(炒)、陈皮、白扁豆(炒)、薏苡仁(炒)、山药、莲子、泽泻、茯苓、甘草。

功能主治 补脾益气,渗湿止泻。用于脾胃虚弱所致的大便溏泄,饮食减少,食后腹胀,倦怠懒言;慢性肠炎。

剂型规格与用法用量 颗粒剂:每袋12克,开水冲服,每次12克,6岁以下儿童减半,每日3次。

家庭医疗 应用本品的基本指征:大便溏泄,饮食减少,食后腹胀,倦怠懒言。

治疗慢性肠炎:长期腹泻,大便质稀,每日次数不等,可伴有腹部胀满,隐痛不舒,肢体倦怠。常规服用。

药物新用 治疗小儿腹泻:本品苦温燥湿,芳香悦胃,升清降浊,涩肠止泻之功。常规服用。

注意事项与禁忌

1. 不宜同服藜芦及其制剂。

2. 非脾虚久泻不宜服用。

四神丸(片)^典

药物组成 肉豆蔻(煨)、补骨脂(盐炒)、吴茱萸(制)、五味子(醋制)、大枣(去核)、干姜。

功能主治 温肾散寒,涩肠止泻。用于肾阳不足所致的泄泻,症见肠鸣腹胀,五更溏泄,食少不化,久泻不止,面黄肢冷。

剂型规格与用法用量 水丸:每袋9克,淡盐水送服,每次9克,每日1~2次;片剂:每片0.3克,口服,每次4片,每日2次。

家庭医疗 应用本品的基本指征:肠鸣腹胀,五更溏泄,食少不化,久泻不止,面黄肢冷。

治疗泄泻:证属脾肾阳虚。症见久泻不止,大便清稀,完谷不化,或见脱肛,形寒肢冷,面色苍白,无红润和光泽,精神萎靡,睡时露睛;舌淡苔白,脉细弱。常规服用。

药物新用 治疗慢性结肠炎、溃疡性结肠炎、过敏性结肠炎、结肠结核等:常规服用。

注意事项与禁忌

1. 肠胃积滞,实热泄泻忌用。

2. 不宜同服滋补性中药。

补脾益肠丸^{典OTC}

药物组成 外层:黄芪、党参(米炒)、砂仁、白芍、白术(土炒)、当归(土炒)、肉桂;内层:醋延胡索、荔枝核、木香、炮姜、炙甘草、防风、盐补骨脂、煅赤石脂。

功能主治 益气养血,温阳行气,涩肠止泻。用于脾虚气滞所致的泄泻,症见腹胀疼痛,肠鸣泄泻,黏性血便;结肠炎、溃疡性结肠炎、过敏性结肠炎见上述证候者。

剂型规格与用法用量 水蜜丸:每袋6克,口服,每次6克,每日3次。重症加量,儿童酌减。1个月为一个疗程,一般连服2~3个疗程。

家庭医疗 应用本品的基本指征:腹胀腹痛,腹胀、肠鸣,大便溏薄,或泻下如水,肢倦神疲,纳差乏力。

1. 治疗脾虚泄泻:症见稍进油腻食物或饮食稍多,大便次数即明显增多而发生泄泻,伴有不消化食物,大便时泻时溏,迁延反复,饮食减少,食后脘闷不舒,面色萎黄,神疲倦怠;舌淡苔白,脉细弱。常规服用。

2. 治疗阳虚便秘:症见大便或干或不干,皆排出困难,小便清长,面色㿠白,四肢不温,腹中冷痛,得热痛减,腰膝冷痛;舌淡苔白,脉沉迟。常规服用。

3. 治疗腹痛:证属中脏虚寒。症见腹痛绵绵,时作时止,痛时喜按,喜热恶冷,得温则舒,饥饿劳累后加重,得食或休息后减轻,神疲乏力,气短懒言,形寒肢冷,胃纳不佳,大便溏薄,面色不华;舌淡苔薄白,脉沉细。常规服用。

药物新用　本品具有提高耐受力、改善微循环、解痉止痛、抗炎、止血等作用。

1. 治疗慢性结肠炎:慢性腹泻,伴有腹胀腹痛等。常规服用,1 个月为一个疗程。

2. 治疗溃疡性结肠炎:腹痛腹泻,黏液血便,肠鸣,腹胀。常规服用,1 个月为一个疗程。

3. 治疗过敏性结肠炎:腹痛、腹胀、腹泻、便秘、黏液便。腹痛以左下腹及下腹部为主,轻重不等,排便或排气后可缓解。大便次数增多,每日 2~6 次或更多,多为糊状便或稀便,但不带血。还有的 4~7 天排便一次,大便干结,排便困难。常规服用。

4. 治疗肠易激综合征:以大便习惯改变为主要特征,大便性状异常,持续存在或间歇发作,伴腹泻、腹痛。常规服用,1 个月为一个疗程。

注意事项与禁忌

1. 泄泻次数多,为水样便,泄泻时腹部发热胀痛者忌服。

2. 胃肠实热,感冒发热者慎用。

3. 脓血便泄泻,应加服抗菌药物。

4. 孕妇慎用。

香砂枳术丸 典OTC

药物组成　白术(麸炒)、木香、砂仁、枳实(麸炒)。

功能主治　健脾开胃,行气消痞。用于脾虚气滞,胸脘痞闷,食欲不振,大便溏软。

剂型规格与用法用量　水丸:每袋 10 克,口服,每次 1 袋,每日 2 次。

家庭医疗　应用本品的基本指征:脾虚气滞,食欲不振,或宿食不消,胸脘痞闷,大便溏软。

1. 治疗痞满:证属脾胃虚弱。症见胃脘痞闷,胀满时减,喜暖喜按,食少不饥,身倦乏力,少气懒言,大便溏薄;舌淡苔薄白,脉沉弱或虚大无力。常规服用。

2. 治疗胃脘痛、腹痛:证属湿阻气滞。症见脘腹痞满,疼痛,胀满不舒,痛引两胁,时聚时散,攻窜不定,得嗳气矢气则舒,遇忧思恼怒则剧,不知饥,不欲食,嘈杂,口淡;舌苔薄白,脉缓、弦。常规服用。

3. 治疗泄泻:证属脾虚停食。症见食欲不振,腹满胀痛,恶心呕吐,腹痛泄泻,大便稀溏;舌苔白腻,脉沉细。常规服用。

药物新用　本品能调节胃肠功能,促进消化。对消化道功能呈双向调节作用,既能兴奋胃肠道,使肠管收缩加强,排出肠内积气,又能抑制肠管收缩,呈现解痉止痛作用。用于食欲不振,或宿食不消,胸脘痞闷,大便溏软等。

1. 治疗运动障碍型消化不良:本品有促进胃排空和肠道传输的作用,兴奋胃肠运动,使胃肠收缩节律增加。每次 10 克,每日 3 次。

2. 治疗消化不良、慢性胃肠炎、胃下垂、胃肠神经官能症、消化性溃疡:常规服用。

3. 治疗慢性肝炎、慢性胆囊炎:症见中虚气滞,脘腹胀满,食欲不振,嗳气恶心,大便不畅。常规服用。

注意事项与禁忌

1. 舌红无苔、口干咽燥等阴虚者忌服。

2. 小儿及年老体虚者,应在医生指导下服用。

洁白胶囊(丸典) OTC

药物组成　诃子(煨)、肉豆蔻、草豆蔻、草果仁、石灰华、石榴子、沉香、丁香、木瓜、五灵脂膏、红花、翼首草、土木香、南寒水石。

功能主治　健脾和胃,止痛止吐,分清泌浊。用于胸腹胀满,胃脘疼痛,消化不良,呕逆泄泻,小便不利。

剂型规格与用法用量　胶囊剂:每粒 0.4 克,口服,每次 2 粒,每日 2~3 次,首次可适当加量;水蜜丸:每丸 0.8 克,嚼碎吞服,每次 1 丸,每日 2~3 次。

家庭医疗　应用本品的基本指征:胸腹胀满,胃脘疼痛,消化不良,呕逆泄泻,纳差乏力。

1. 治疗脾胃不和泄泻:症见胃痛呕吐,腹痛泄泻。常规服用。

2. 治疗寒湿泄泻:症见泄泻清稀,甚则如水样,腹痛肠鸣,脘闷食少;舌苔白腻,脉濡缓。若兼外感风寒,则恶寒发热头痛,肢体酸痛;舌苔薄白,脉浮。常规服用。

3. 治疗伤食泄泻:症见泻下稀便,臭如败卵,伴有不消化食物,脘腹胀满,腹痛肠鸣,泻后痛减,嗳腐酸臭,不思饮食;舌苔垢浊或厚腻,脉滑。常规服用。

4. 治疗肝郁泄泻:症见每逢抑郁恼怒,或情绪紧张之时,即发生腹痛泄泻,腹中雷鸣,攻窜作痛,腹痛即泻,泻后痛减,矢气频作,胸胁胀闷,嗳气食少;舌淡,脉弦。常规服用。

5. 治疗消化不良:症见不思饮食,脘腹胀满,食滞不化。常规服用。

6. 治疗胃脘疼痛:症见胸腹胀满,胃脘疼痛。常规服用。

药物新用

1. 治疗慢性胃炎:本品解痉挛,行气,止痛,明显抑制消化道推进运动能力,有止呕、止吐、止泻功能,并通过对中枢及外周神经系统的调节,发挥强效的抗消化道溃疡、调节胃黏膜局部防御功能作用,从而保护胃黏膜,并可抗炎,促进重吸收,改善血液循环,使胃黏膜病变组织细胞修复再生,增强机体免疫功能,提高抗病能力。常规服用。

2. 治疗消化性溃疡:本品能迅速缓解症状,促进溃疡愈合。常规服用。

3. 治疗肠易激综合征:本品通过对中枢及外周神经的双向调节,达到抑制消化道运动能力,发挥解痉止痛作用。常规服用。

注意事项与禁忌

1. 不宜与人参或含有人参成分的药物同服。

2. 不适用于脾胃阴虚。主要表现为口干,舌红少津,大便干。

3. 不适用于消化道溃疡出血。表现为排黑色柏油样稀便。

4. 不适用于小儿、老年及平素身体虚弱者。表现为身倦乏力,气短嗜卧,动则气喘,易汗出,消瘦。

5. 不适用于肝肾阴虚头晕血压高者。

6. 不适用于妇女月经量多者。

7. 孕妇忌服。

理中丸 典OTC

药物组成 党参、炮姜、土白术、炙甘草。

功能主治 温中散寒,健脾。用于脾胃虚寒,呕吐泄泻,胸满腹痛,消化不良。

手足不温,恶心神疲乏力,大便溏泄,小便清长。

剂型规格与用法用量 大蜜丸:每丸9克,口服,每次1丸,每日2次。

家庭医疗 应用本品的基本指征:脘腹疼痛,肢体倦怠,手足不温,或口泛清涎,恶心呕吐,或腹痛纳差,口淡不渴,喜热饮,大便稀溏,小便清利;舌淡苔白滑,脉沉紧或迟缓。

1. 治疗脘腹疼痛:脘腹疼痛,喜暖喜按,食欲不振,泛吐清水,神疲倦怠,大便不实或溏泄;舌淡苔白,脉沉细。如慢性胃炎、胃及十二指肠溃疡的脘腹疼痛等。常规服用。

2. 治疗呕吐:饮食稍多或饮食生冷即吐,倦怠乏力,或大便溏薄;舌淡苔白,脉沉细。常规服用。

3. 治疗泄泻:大便次数增多,粪便稀薄甚至水样,但无脓血,水谷不化,脘腹痞满,面色萎黄,倦怠乏力;舌淡苔薄白,脉沉缓。常规服用。

4. 治疗阳虚失血：吐血、便血、衄血、崩漏、月经过多，出血绵绵不止，汗出恶寒，精神疲倦；舌淡苔白，脉沉迟。常规服用。

药物新用

1. 治疗幽门痉挛：胃脘部疼痛隐隐，纳差，喜暖，恶心呕吐。常规服用。

2. 治疗慢性肠炎：腹痛腹泻，遇冷加重，腹胀纳差，肢倦乏力。常规服用。

3. 治疗胃神经功能紊乱：腹痛腹泻，遇冷加重，腹胀纳差，肢倦乏力。常规服用。

4. 治疗消化道出血：呕吐鲜血或咖啡色液体，伴有食物残渣，腹胀腹痛，恶心，纳少乏力。常规服用。

5. 治疗血小板减少性紫癜：皮肤紫癜，腹痛剧烈，恶心呕吐。常规服用。

注意事项与禁忌

1. 感冒发热者慎用。

2. 慢性结肠炎、溃疡性结肠炎等慢性病患者，有泄泻时，应在医生指导下服用。

3. 孕妇慎用。

葛根芩连丸^典（片^典、胶囊、颗粒、口服液）🄾🅃🄲

药物组成　葛根、黄芩、黄连、炙甘草。

功能主治　解肌透表，清热解毒，利湿止泻。用于湿热蕴结所致的泄泻腹痛，便黄而黏，肛门灼热；及风热感冒所致的发热恶寒，头痛身痛。

剂型规格与用法用量　浓缩水丸（微丸）：每袋1克、3克，口服，每次3克，儿童3~7岁1克，7岁以上1.5克，每日3次；片剂：每片0.3克、0.5克，口服，每次3~4片，每日3次；胶囊剂：每粒0.4克，口服，每次3~4粒，每日3次；颗粒剂：每袋6克，开水冲服，每次1袋，每日2~3次；口服液：每支10毫升，口服，每次1支，每日3次。

家庭医疗　应用本品的基本指征：热性病表证未解，邪热入里，夹热下利，身热口渴，胸脘烦闷；舌红苔黄，脉数。

1. 治疗泄泻：发热口渴，泻下臭秽，肛门灼热，尿短而赤；舌苔黄腻，脉滑数。常规服用。

2. 治疗痢疾：发热腹痛，下痢脓血，里急后重；舌苔黄，脉数。常规服用。

3. 治疗脱肛、带下、眩晕：脾胃湿热所致者。常规服用。

4. 治疗胃热口疮，风火上炎之目赤肿痛等：常规服用。

5. 治疗风热感冒：发热恶寒，头痛身痛。常规服用。

药物新用　本品具有解热、抗菌、抗病毒、抗缺氧、抗心律失常、松弛气管及肠平滑肌作用。

1. 治疗急性肠炎、细菌性痢疾、阿米巴痢疾:常规服用。

2. 治疗小儿中毒性肠炎:常规服用。

3. 治疗肠伤寒:常规服用。

4. 治疗慢性非特异性溃疡性结肠炎:常规服用。

5. 用于退热:对急性肺炎,肺痈的早、中期及某些发热待查病症,有退热作用。常规服用。

注意事项与禁忌

1. 病属虚寒者忌用。症见泄泻而不发热,粪便清稀,舌淡,脉沉迟。

2. 因滥用抗生素造成的菌群紊乱者疗效欠佳。

痢必灵片^典

药物组成 苦参、白芍、木香。

功能主治 清热,祛湿,止痢。用于大肠湿热所致的痢疾,泄泻,症见发热腹痛,大便浓血,里急后重。

剂型规格与用法用量 片剂:每片 0.27 克,口服,每次 8 片,每日 3 次(糖衣片);每片 0.7 克,口服,每次 3 片,每日 3 次(薄膜衣片,大片);每片 0.44 克,口服,每次 4 片,每日 3 次(薄膜衣片,小片)。儿童酌减。

家庭医疗 应用本品的基本指征:泻痢腹痛,泻下不爽,肛门灼热,里急后重,痢下赤白脓血。

1. 治疗痢疾:证属湿热。症见痢下赤白脓血,腹痛,肛门灼热;舌苔黄腻,脉滑数。常规服用。

2. 治疗泄泻:证属湿热。症见泄泻腹痛,泻下急迫,或泻而不爽,粪色黄褐,气味臭秽,肛门灼热,或身热口渴,小便短黄;舌苔黄腻,脉滑数或濡数。常规服用。

3. 治疗腹痛:证属湿热积滞。症见腹部胀痛,痞满拒按,得热痛增,遇冷则减,胸闷不舒,烦渴喜冷饮,大便秘结,或溏滞不爽,身热自汗,小便短赤;舌苔黄燥或黄腻,脉滑数。常规服用。

注意事项与禁忌

1. 忌食不易消化的食物。

2. 偶见全身发痒、胸闷、乏力、皮疹、心悸等。

四、润肠通便用药

便秘是以大便干燥、排出困难、排便时间或排便间隔时间延长为临床特征的大肠传导功能失常病证。便秘常见于西医学的功能性便秘、肠易激综合征、肠炎恢复期、直肠及肛门疾病所致之便秘、药物性便秘、内分泌及代谢性疾病所致的便秘,以及肌力减退所致的便秘等。

中医学认为,便秘多由外感热邪,内伤饮食情志,病后体虚,阴阳气血不足所致。治疗当分虚实而治,原则是实证以祛邪为主,虚证以扶正为先。治则以健脾养胃,润肠温中,清热导滞,补益肾精等为法。药物可分为以下几类。

1. 清热泻火类:症见大便干结,腹胀腹痛,面红身热,口干口臭,心烦不安,小便短赤;舌红苔黄燥,脉滑数。适用于肠胃积热,肠燥便秘。常选用九制大黄丸、麻仁丸、麻仁润肠丸、清宁丸等。

2. 顺气导滞类:症见大便干结,或不甚干结,欲便不得出,或便而不畅,肠鸣矢气,腹中胀痛,胸胁满闷,嗳气频作,饮食减少;舌苔,薄腻,脉弦。适用于气机郁滞,肠腑不通。常选用当归龙荟丸等。

3. 养阴润肠类:症见大便干结,如羊屎状,排出困难,面色无华,形体消瘦,头晕耳鸣,心悸气短,心烦失眠,潮热盗汗,腰酸膝软;舌红少苔,脉细数。适用于气血不足,肠道津亏。常选用五仁润肠丸等。

4. 补肾填精类:症见大便或干或不干,排出困难,小便清长,面色㿠白,四肢不温,腹中冷痛,得热痛减,腰膝冷痛;舌淡苔白,脉沉迟。适用于肾阳虚衰,寒自内生,肠道传送无力。常选用苁蓉通便口服液、通便灵胶囊等。

九制大黄丸^{典OTC}

药物组成　大黄。

功能主治　泻下导滞。用于胃肠积滞所致的便秘,湿热下痢,口渴不休,伤食停水,胸热心烦,小便赤黄。

剂型规格与用法用量　水丸:每袋 6 克,口服,每次 1 袋,每日 1 次。

家庭医疗　应用本品的基本指征:大便燥结,小便短赤,或湿热下痢,口渴不止,心胸烦热,伤食停水,饮食积滞,或妇女月经错后,经期腹痛,色黑有块等。

1. 治疗便秘:症见大便秘结不通,口干口渴,心烦不安;舌红苔黄,脉弦。常规服用。

2. 治疗痢疾:证属湿热。症见大便下痢脓血,里急后重,肛门灼热;舌红苔黄或黄腻,脉弦。常规服用。

3. 治疗食积不化:伤食停水,消化不良,腹胀,心胸烦热。常规服用。

药物新用

1. 治疗轻型肠梗阻、肠麻痹:本品有泻下、抗菌、抗病毒、消炎和活血化瘀的作用。常规服用。

2. 治疗月经不调:月经错后,经期腹痛,色黑有块。常规服用。

注意事项与禁忌

1. 过敏体质者慎用。

2. 不宜久服。

3. 久病体弱者慎用。

4. 孕妇忌服。

五仁润肠丸^{OTC}

药物组成 地黄、桃仁、火麻仁、郁李仁、柏子仁、松子仁、肉苁蓉、陈皮、大黄、当归。

功能主治 润肠通便。用于老年体弱,津亏便秘,腹胀食少。

剂型规格与用法用量 大蜜丸:每丸9克,口服,每次1丸,每日2次。

家庭医疗 应用本品的基本指征:老年体弱,津亏便秘,腹胀食少。

1. 治疗习惯性便秘:便秘反复发作,心烦口干;舌红苔白或黄,脉细弱或细数。常规服用。

2. 治疗老年性便秘:症见大便干结,如羊屎状,形体消瘦,头晕耳鸣,心烦失眠,潮热盗汗,腰酸膝软;舌红少苔,脉细数。常规服用。

3. 治疗痔疮便秘:大便秘结,或干或不干,伴出血鲜红,肛痛等。常规服用。

药物新用 治疗产后体虚便秘:本品具有生津润肠作用。常规服用。

注意事项与禁忌

1. 不适用于年轻体壮便秘者。

2. 大便干燥如羊屎,难排出者,可适当增加药量。每次2丸,每日服3次。

3. 服用时出现大便稀溏,应停服。

4. 孕妇忌服。

当归龙荟丸^{典OTC}

药物组成 酒当归、芦荟、龙胆(酒炙)、青黛、栀子、酒大黄、酒黄芩、酒黄连、木香、盐黄柏、人工麝香。

功能主治 泻火通便。用于肝胆火旺,心烦不宁,头晕目眩,耳鸣耳聋,胁肋疼痛,脘腹胀痛,大便秘结。

剂型规格与用法用量 水丸:每袋6克,口服,每次6克,每日2次。

家庭医疗 应用本品的基本指征:头晕目眩,谵语发狂,神志不宁,小便赤涩,大便秘结。

1. 治疗眩晕:头目眩晕,耳鸣耳肿,口苦胁痛,心中烦热,目赤肿痛,小便黄赤,大便燥结;舌苔黄,脉弦数。常规服用。

2. 治疗便秘:大便秘结,腹胀,口苦。常规服用。

3. 治疗带下:妇女白带增多,色黄而稠,外阴瘙痒肿痛,口苦口干,小便浑浊,大便秘结。常规服用。

4. 治疗狂症:神志恍惚,笑骂不休,或登高而歌,弃衣而走,面红目赤,小便短赤,大便秘结;舌苔黄,脉滑弦有力。常规服用。

药物新用　本品具有抗肿瘤、驱虫、镇静、抗菌、致泻作用。

1. 治疗胆道蛔虫:腹痛剧烈,痛剧汗出,可伴腹胀胁痛等。常规服用。

2. 治疗胆囊炎:腹胀满,胁肋胀痛,恶心呕吐,口苦。常规服用。

3. 治疗高血压:头晕头痛。常规服用。

4. 治疗梅尼埃综合征:头晕目眩,恶心呕吐。常规服用。

5. 治疗精神分裂症:精神异常,躁狂不安。常规服用。

6. 治疗慢性粒细胞型白血病:口服,每次 10 克,每日 3 次。

7. 治疗急性盆腔炎:下腹坠胀疼痛。常规服用。

注意事项与禁忌

1. 脾胃虚寒者慎用。

2. 小儿、孕妇、年老体弱及脾胃虚寒者慎用,或在医生指导下服用。

3. 服药后大便每日 2~3 次者,应减量,每日 3 次以上者,应停用或在医生指导下服用。

4. 孕妇禁用。

苁蓉通便口服液 ^{OTC}

药物组成　肉苁蓉、何首乌、枳实(麸炒)、蜂蜜。

功能主治　滋阴补肾,润肠通便。用于体虚便秘。

剂型规格与用法用量　口服液:每支 10 毫升,口服,每次 1~2 支,每日 1 次。睡前应限制服用量。用时摇匀。

家庭医疗　应用本品的基本指征:年老体虚,大便秘结,干或不干,体倦乏力等。

1. 治疗中老年人便秘:大便秘结,伴气短乏力,口干口渴等。常规服用。

2. 治疗病后、产后虚性便秘:病后或产后身体虚弱,精血亏虚,肠燥便秘,伴心悸,手足麻木;舌淡,脉沉细。常规服用。

3. 治疗习惯性便秘:大便秘结难下,日久不愈,反复发作。常规服用。

药物新用　治疗脱发:本品补肾益阴,助阳乌发。常规服用。

注意事项与禁忌

1. 不适用于年轻体壮便秘者。

2. 服后大便稀,次数多,应停服。

3. 本品含糖,糖尿病患者不宜服用。

4. 孕妇慎用。

复方芦荟胶囊^{OTC}

药物组成 芦荟、琥珀、青黛、朱砂。

功能主治 清肝泻热,润肠通便,宁心安神。用于心肝火盛,大便秘结,腹胀腹痛,烦躁失眠。

剂型规格与用法用量 胶囊剂:每粒0.43克,口服,每次1~2粒,每日1~2次。

家庭医疗 应用本品的基本指征:大便秘结,干燥难下,数日不行,腹痛腹胀。

治疗便秘:证属胃肠积热。症见大便干结,腹胀腹痛,面红身热,口干口臭,心烦不安,小便短赤;舌红苔黄燥,脉滑数。常规服用。

药物新用 治疗青春痘:本品促进大肠蠕动,增加肠内水分,软化粪便,泻火通便,增强肌肤抗病能力,提高身体免疫力,调节内分泌,去除多余脂肪。用于排出体内毒素,滋润肌肤,使肌肤亮丽,富有弹性,祛除青春痘,缓解色素沉着,解除暗疮。常规服用。

注意事项与禁忌

1. 不宜长期服用。

2. 哺乳期妇女及肝肾功能不全者慎用。

3. 孕妇禁用。

通便灵胶囊^{OTC}

药物组成 番泻叶、当归、肉苁蓉。

功能主治 泻热导滞,润肠通便。用于热结便秘,长期卧床便秘,一时性腹胀便秘,老年习惯性便秘。

剂型规格与用法用量 胶囊剂:每粒0.25克,温开水送服,成人每次5~6粒,每日1次。

家庭医疗 应用本品的基本指征:大便干结,咽干口渴;舌红苔少,脉细沉。

1. 治疗热结便秘:症见口干多饮,大便燥结;舌红苔黄,脉数。常规服用。

2. 治疗老年习惯性便秘:年老体弱,或长期卧床,肠津枯槁便秘;舌红苔少,脉细。常规服用。

3. 治疗产后便秘:产后精血亏虚,肠燥便秘,或伴心悸怔忡,手足麻木;舌淡苔少,脉沉细略数。常规服用。

药物新用

1. 治疗肠功能紊乱:本品促进肠液分泌,抗菌泻下。常规服用。

2. 治疗慢性肠炎:本品抗菌抑菌。常规服用。

注意事项与禁忌

1. 服药后可有轻微腹痛。

2. 小儿、年老体弱者,应在医师指导下服用。

3. 孕妇忌服。

麻仁丸^典(胶囊、合剂) Ⓞ Ⓣ Ⓒ

药物组成　火麻仁、苦杏仁、大黄、枳实(炒)、炒白芍、姜厚朴。

功能主治　润肠通便。用于肠热津亏所致的便秘,症见大便干结难下,腹部胀满不舒;习惯性便秘见上述证候者。

剂型规格与用法用量　大蜜丸:每丸 6 克、9 克,口服,每次 1 丸,每日 1~2次;水蜜丸:每袋 6 克,每次 6 克,每日 1~2 次;胶囊剂:每粒 0.35 克,每次 2~4粒,早晨和睡前各口服 1 次;软胶囊剂:每粒 0.6 克,每次 2~4 粒,口服,平时每次 1~2 粒,每日 1 次,急用时每次 2 粒,每日 3 次;合剂:每支 10 毫升,口服,每次 10~20 毫升,每日 2 次,用时摇匀。

家庭医疗　应用本品的基本指征:大便干结难下,口干欲饮,舌红苔黄。

1. 治疗便秘:大便干结难下,身热,口干欲饮,心烦;舌红苔黄,脉弦。常规服用。

2. 治疗噎膈:浊阴不降,津液不能输布,大便艰涩,非占位性病变所致的噎膈服后多能收效,占位性病变服药后亦能缓解部分症状。常规服用。

药物新用　本品具有致泻,缓解平滑肌痉挛及轻度降压等作用。

1. 治疗习惯性便秘,痔瘘便秘:属肠胃燥热者。常规服用。

2. 治疗贲门痉挛:咽下困难,食物反流,胸骨后不适或疼痛。常规服用。

3. 治疗幽门梗阻:胃脘疼痛,胀满不舒,嗳气吐酸,不能进食。常规服用。

4. 治疗咳喘、老年支气管哮喘伴有大便不通:为津液耗伤,肺失宣降,大肠失其濡润,虚热内停所致者。常规服用。

5. 治疗肺源性心脏病、高血压心脏病伴有大便不通:常规服用。

6. 治疗脑血栓形成后的大便不通:常规服用。

7. 治疗尿频、癃闭:常规服用。

8. 治疗预防肛门疾病手术后大便干燥及由此引起疼痛和出血:常规服用。服后不效,可加至每日 3~4 次,连服 10 天后可减量或停用。

9. 治疗高血压、吐血、食道癌、肺系疾病、失眠等伴有大便不通:常规服用。

注意事项与禁忌

1. 年老体虚者不宜久服。

2. 孕妇忌服。

麻仁润肠丸^典（软胶囊）^{OTC}

药物组成 火麻仁、炒苦杏仁、白芍、大黄、陈皮、木香。

功能主治 润肠通便。用于肠胃积热,胸腹胀满,大便秘结。

剂型规格与用法用量 大蜜丸:每丸6克,口服,每次1~2丸,每日2次;水蜜丸:每袋3.2克,口服,每次3.2~6.4克,每日2次;软胶囊剂:每粒0.5克,温开水送服,每次8粒,每日2次。

家庭医疗 应用本品的基本指征:肠胃积热,胸腹胀满,小便数,大便秘结;舌红苔薄白或黄,脉滑数。

治疗便秘:证属肠胃积热。症见大便干结,腹胀腹痛,面红身热,口干口臭,心烦不安,小便短赤;舌红苔黄燥,脉滑数。常规服用。

药物新用 本品具有增强肠管蠕动,抗菌,解热等作用。

1. 治疗习惯性便秘:常规服用。

2. 治疗痔疮性便秘或内痔出血:证属肠胃燥热。症见脘腹胀满,大便秘结,带鲜血。常规服用。

3. 治疗老年性便秘:常规服用。

4. 治疗产后便秘:常规服用。

注意事项与禁忌

1. 严重器质性病变引起的排便困难,如结肠癌,严重的肠道憩室,肠梗阻及炎症性肠病等忌用。

2. 妇女经期慎用。

3. 孕妇忌服。

清宁丸^{典OTC}

药物组成 大黄、桑叶、侧柏叶、绿豆、车前草、姜厚朴、陈皮、醋香附、炒白术、半夏(制)、黑豆、麦芽、牛乳、桃枝。

功能主治 清热泻火,消肿通便。用于火毒内蕴的咽喉肿痛,口舌生疮,头晕耳鸣,目赤牙痛,腹中胀满,大便秘结。

剂型规格与用法用量 大蜜丸:每丸9克,每次1丸,每日1~2次;水蜜丸或浓缩丸:每袋6克,口服,每次6克,每日1~2次。

家庭医疗 应用本品的基本指征:大便干燥硬结,脘腹痞满疼痛,口干唇燥,或口渴引饮,身热烦躁,面红目赤,咽喉肿痛,或口舌生疮,或小便淋沥;舌苔黄而少津,脉滑数。

1. 治疗咽痛:胃肠积热,攻于上焦,出现口干乳蛾,咽喉肿痛,音声嘶哑,头晕耳鸣,大便秘结,舌红苔黄燥,脉滑数;扁桃体炎,咽喉肿痛,扁桃体肿大,表面可有黄色或白色分泌物;急、慢性咽喉炎,咽喉红肿疼痛,咽干口渴,或伴有发热。常规服用。

2. 治疗口疮:口舌生疮,疮疡丛生,溃疡,疼痛难忍,饮食尤甚,大便秘结或不畅,小便黄少;舌红苔黄,脉数有力。常规服用。

3. 治疗牙痛:牙龈肿块,红肿,疼痛,易出血,或有脓性分泌物,口臭,口唇或口角生疮,大便干燥,或兼有发热;舌苔黄或黄燥,脉数。如牙周炎、牙槽炎、牙龈脓肿等。常规服用。

4. 治疗便秘:大便秘结,小便短赤,面红身热,口干唇焦,口臭嗳气,呃逆,或兼有腹胀腹痛,头痛头晕,纳食减少,睡眠不安,或见肛裂;舌红苔黄燥,脉滑数。常规服用。

5. 治疗黄疸:急慢性肝炎、胆囊炎、胰腺炎。症见身目发黄,口苦咽干,恶心呕吐,胸胁胀痛,腹满痞闷疼痛,饮食减少,或身热口渴,小便黄赤,大便秘结;舌苔黄腻,脉弦数。常规服用。

6. 治疗痢疾:细菌性痢疾、阿米巴痢疾。症见腹痛下痢,大便稀薄或带黏液或脓血便,里急后重,肛门灼热,痢下赤白,小便短赤,或身热口渴;舌苔黄腻或黄燥,脉濡数或滑数。常规服用。

7. 治疗淋证:膀胱炎、尿路感染等。症见小便浑浊,尿频、尿急、尿痛,热涩疼痛,小腹坠胀,或有身热,汗出热不退,大便秘结,或胸腹痞闷,烦热口渴;舌苔黄腻,脉沉数。常规服用。

药物新用　本品具有泻下、抗炎抗菌、保肝利胆、调整胃肠道功能等作用。

1. 治疗上呼吸道感染:咳嗽,发热,咽喉疼痛,鼻塞。常规服用。

2. 治疗原发性高脂血症:常规服用。

注意事项与禁忌

1. 不宜与温补性药物同服。

2. 阴虚、虚火上炎慎用。

3. 孕妇忌服。

第 9 节　肝胆病用药

肝胆病主要指病毒性肝炎、胆囊炎、胆系结石等。

病毒性肝炎是由多种肝炎病毒引起的传染病。临床主要表现为乏力,食欲减退,恶心呕吐,肝肿大及肝功能损害,部分病人可有黄疸和发热。一般都有目睛黄染,小便赤黄。

中医学将该病称之为"黄疸"。认为是由于湿阻中焦,脾胃升降功能失常,影响肝胆疏泄,以致胆液不循常道,渗入血液,溢于肌肤,而发黄疸。临床有阳黄、阴黄之分。

阳黄多因湿热蕴蒸,胆汗外溢肌肤而发黄。临床表现为黄色鲜明,发热口渴。治疗以清热利湿,利胆退黄为原则。可选用乙肝解毒胶囊、蓝根颗粒、鸡骨草胶囊等。

阴黄多因寒湿阻遏,脾阳不振,胆汁外溢所致。临床表现为黄色晦黯或如烟熏,口淡不渴;舌淡苔腻,脉濡。治疗以健脾和胃,温化寒湿为原则。可选用草仙乙肝胶囊、肝复乐片、齐墩果酸片、心肝宝胶囊、乙肝宁颗粒、复方益肝丸等。

胆囊炎是由细菌感染或化学刺激引起的胆囊炎症性疾病。其临床表现为右上腹、胁肋部疼痛和压痛,恶心呕吐,发热等。属中医"胁痛"范畴。多由湿热蕴结于肝胆,肝经失和,胆不疏泄所致。治疗以清热利湿为原则,可选用鸡骨草胶囊、利胆片、胆石通胶囊、金胆片等。

若湿热煎熬,结成砂石,阻滞胆道,症见胁肋剧痛,连及肩背。宜选用利胆排石片、胆石通胶囊等。

若为胆道蛔虫,宜选用乌梅丸等。

乙肝灵丸

药物组成　大黄、白芍、茵陈、柴胡、贯众、人参、黄芪、甘草。

功能主治　清热解毒,疏肝健脾。用于肝气郁滞,湿邪困脾;乙型急性、慢性病毒性肝炎,乙型慢性活动性肝炎及迁延性肝炎等。具有较强的抗炎,改善肝功能,保肝利胆,降酶,澳抗转阴的作用。

剂型规格与用法用量　浓缩丸:每袋2克(每粒重0.1克),口服,每次2克,每日3次,20~50天为一个疗程。

家庭医疗　应用本品的基本指征:胁肋胀痛,食欲不振,疲倦乏力,食少腹胀等。

1. 治疗黄疸:证属阴黄,脾虚湿阻。症见面目及肌肤发黄,黄色较淡,面色不华,睑白唇淡,心悸气短,倦怠乏力,头晕目眩;舌淡苔白,脉细弱。常规服用。

2. 治疗胁痛:证属肝气郁结。症见胁肋胀痛,走窜不定,甚则连及胸肩背,且情志不舒则痛增,胸闷,善太息,得嗳气则舒,饮食减少,脘腹胀满;舌苔薄白,脉弦。常规服用。

3. 治疗乙型肝炎:证属肝气郁滞,湿邪困脾。本品抗肝硬化,抗乙肝病毒,促进肝细胞修复,恢复、促进肝细胞再生功能,增强人体的免疫力和抗病毒能力,辅助治疗乙型肝炎。常规服用。

4. 治疗胆胀:证属肝胆湿热。症见右胁胀满疼痛,胸闷纳呆,恶心呕吐,口苦心烦,大便黏滞,或见黄疸;舌红苔黄腻,脉弦滑。常规服用。

注意事项与禁忌 孕妇忌服。

乙肝宁颗粒^典

药物组成 黄芪、茵陈、丹参、金钱草、蒲公英、白花蛇舌草、党参、白术、茯苓、牡丹皮、制何首乌、川楝子、白芍。

功能主治 补气健脾,活血化瘀,清热解毒。用于慢性肝炎属脾气虚弱,血瘀阻络,湿热毒蕴证,症见胁痛、腹胀、乏力、尿黄;对急性肝炎属上述证候者亦有一定疗效。

剂型规格与用法用量 颗粒剂:每袋17克,开水冲服,每次1袋,每日3次。治疗慢性肝炎3个月为一个疗程。

家庭医疗 应用本品的基本指征:胁痛,腹胀,乏力,尿黄。

1. 治疗胁痛:证属湿热蕴结。症见胁肋胀痛,触痛明显而拒按,或引及肩背,伴有脘闷纳呆,恶心呕吐,厌食油腻,口干口苦,腹胀尿少,或有黄疸;舌苔黄腻,脉弦滑。常规服用。

2. 治疗黄疸:证属湿重于热。症见身目发黄如橘,无发热或身热不扬,右胁疼痛,脘闷腹胀,头重身困,嗜卧乏力,纳呆便溏,厌食油腻,恶心呕吐,口黏不渴,小便不利;舌苔厚腻微黄,脉濡缓或弦滑。常规服用。

3. 治疗乙肝:症见乏力、畏食、恶心、腹胀、肝区疼痛;肝大,质地为中等硬度,有轻压痛。病情重者可伴有慢性肝病面容、蜘蛛痣、肝掌、脾大,肝功能可异常或持续异常。常规服用。

4. 治疗肝癌:症见右胁疼痛,甚至痛引肩背,右胁部结块,身黄目黄,口干口苦,心烦易怒,食少厌油,腹胀满,便干溲赤;舌红苔黄腻,脉弦滑或滑数。常规服用。

注意事项与禁忌 服药期间忌食油腻、辛辣食物。

乙肝解毒胶囊

药物组成 贯众、土茯苓、黄芩、黄柏、胡黄连、大黄、草河车、黑矾。

功能主治 清热解毒,疏肝利胆。用于湿热型乙型肝炎,症见肝区疼痛,身体乏力,小便黄少;舌苔黄腻,脉滑数或弦数。

剂型规格与用法用量 胶囊剂:每粒0.25克,口服,每次4粒,每日3次。6~10岁小儿每次2粒,6岁以下每次1粒。

家庭医疗 应用本品的基本指征:肝区热痛,全身乏力,口苦咽干,头晕耳鸣或面红耳赤,心烦易怒,大便干结,小便少而黄。

1. 治疗胁痛:证属肝胆湿热内蕴。症见肝区热痛,全身乏力,口苦咽干,头晕耳鸣或面红耳赤,心烦易怒,大便干结,小便少而黄;舌苔黄腻,脉滑数或弦数。常规服用。

2. 治疗黄疸:证属阳黄热毒蕴积。症见高热,身目发黄并迅速加深,烦躁狂乱,两胁疼痛,腹胀满,口干口苦,口气臭秽,咽喉燥痛,大便秘结,小便黄赤,甚则尿血、便血,或斑疹隐隐,神昏谵语或抽搐;舌红绛,苔厚黄燥或黄腻,脉滑数或弦数有力。常规服用。

药物新用 治疗慢性乙肝:本品有抑制病毒微生物、保肝抗炎改善肝细胞代谢,改善血液质量,促进内分泌、消化、代谢功能,增强免疫功能。常规服用。

注意事项与禁忌 本品不适用于虚寒证之乙型肝炎。

心肝宝胶囊

药物组成 人工虫草菌丝粉。

功能主治 补虚损,益精气,保肺益肾,扶正固本。用于乙型慢性活动型肝炎,肝硬化;房性、室性早搏,心动过速,心动过缓;顽固性失眠症及肾病综合征,癌症辅助治疗,增强机体免疫功能。

剂型规格与用法用量 胶囊剂:每粒0.25克,饭前半小时口服,每次2~4粒,治疗肝炎每次6~8粒,每日3次,1个月为一个疗程。

家庭医疗 应用本品的基本指征:胁痛,腰痛,乏力,心慌,失眠等。

1. 治疗黄疸:证属脾虚湿瘀。症见黄疸久郁,身目俱黄,黄色较淡而不鲜明,胁肋隐痛,食欲不振,肢体倦怠乏力,心悸气短,食少腹胀,大便溏薄;舌淡苔薄白,脉濡细。常规服用。

2. 治疗鼓胀:证属脾肾阳虚。症见腹大胀满,形如蛙腹,撑胀不甚,朝宽暮急,面色苍黄,胸脘满闷,食少便溏,畏寒肢冷,尿少腿肿;舌淡胖边有齿痕,苔厚腻水滑,脉沉弱。常规服用。

3. 治疗水肿:证属肾阳衰微。症见面浮身肿,腰以下为甚,按之凹陷不起,心悸,气促,腰部冷痛酸重,尿量减少,四肢厥冷,怯寒神疲,面色㿠白或晦黯;舌淡胖苔白,脉沉细或沉迟无力。常规服用。

4. 治疗肾病及心,邪陷心包之关格:症见小便量极少,甚至无尿,胸闷,心悸或心前区疼痛,神识昏蒙,循衣摸床,或神昏谵语,恶心呕吐,面白唇黯,四肢欠温,痰涎壅盛;舌苔白腻,脉沉缓。常规服用。

5. 治疗脾肾阳虚,寒浊上泛之关格:症见小便不通,或尿量极少而色清,面色苍白或晦滞,畏寒怕冷,下肢欠温,泄泻或大便稀溏,呕吐清水;舌苔白滑,脉沉细。常规服用。

6. 治疗喘证喘脱:症见喘逆甚剧,张口抬肩,鼻翼煽动,端坐不能平卧,稍动则喘剧欲绝,或有痰鸣,咳吐泡沫痰,心慌动悸,烦躁不安,面青唇紫,汗出如珠,肢冷;脉浮大无根,或见歇止,或模糊不清。常规服用。

药物新用

1. 治疗肝炎肝纤维化:本品有保护肝细胞,抑制二甲基亚硝胺慢性肝损伤炎症反应及肝星状细胞、造血干细胞(HSC)的活化增殖。促进细胞外基质蛋白的降解,降低门静脉高压,从而制止或缓解肝纤维化。每次 6~8 粒,每日 3 次,1 个月为一个疗程。

2. 治疗慢性乙型肝炎:抑制病毒复制,促进诱发机体产生白细胞介素 Ⅱ,抗纤维化,抗疲劳,耐缺氧,镇静、镇痛,降酶保肝保肾。每次 6~8 粒,每日 3 次,1 个月为一个疗程。

3. 治疗慢性肾衰竭:本品可调节免疫功能,延缓肾小球硬化,抑制间质纤维化,降低血尿素氮,肌酐,有效延缓肾衰竭进展。每次 2~4 粒,每日 3 次。

4. 治疗上呼吸道感染:本品提高人体免疫功能,激活 T、B 淋巴细胞,并能使 T、B 淋巴细胞增殖,从而减少抗生素用量,减少对人体的毒副作用。与抗生素联合,常规服用。

5. 治疗频发室性早搏:本品使心肌耗氧量降低,选择性增强心肌抗缺氧能力,增加心排血量和冠脉血流量,改善心肌缺氧状态,直接作用于心室肌,有钙拮抗剂作用,同时可增强细胞膜稳定性。每次 4~5 粒,每日 3 次,连服 14 天。

注意事项与禁忌　如联合用药应在医生指导下进行。

当飞利肝宁胶囊^典

药物组成　水飞蓟、当药。

功能主治　清利湿热,益肝退黄。用于湿热郁蒸而致的黄疸,急性黄疸型肝炎,传染性肝炎,慢性肝炎而见湿热内蕴证。症见脘腹痞闷,口干口苦,右胁胀痛或不适,身重困倦,恶心,大便秘结,小便黄;舌红苔黄腻,脉滑数。

剂型规格与用法用量　胶囊剂:每粒 0.25 克,口服,每次 4 粒,每日 3 次。治疗急性肝炎 15~20 天为一个疗程,治疗慢性肝炎 2~3 个月为一个疗程。

家庭医疗　应用本品的基本指征:面目皮肤发黄,小便发黄,脘闷腹胀,头昏体重;舌红苔黄腻,脉滑数。

1. 治疗黄疸:证属湿热内蕴。症见目黄身黄,色泽鲜明,或见发热,口渴,心中懊恼,身倦无力,脘腹胀满,食少纳呆,厌恶油腻,恶心呕吐,小溲深黄或短赤,大便秘结;舌苔黄腻,脉滑数。常规服用。

2. 治疗胁痛:证属湿热蕴结。症见胁肋胀痛,触痛明显而拒按,或引及肩背,伴有脘闷纳呆,恶心呕吐,厌食油腻,口干口苦,腹胀尿少,或有黄疸;舌苔黄腻,脉弦滑。常规服用。

药物新用　本品中的水飞蓟素具有清除活性氧、保肝、抗肿瘤、抗心血管疾病、保护脑缺血损伤作用。能稳定肝细胞膜,维持肝细胞完整性,使毒素无法穿透破坏肝脏,并能加速合成肝脏细胞的 DNA(去氧核糖核酸),可预防肝硬化、脂肪肝、胆管炎、牛皮癣等症,同时具有抑制肝癌、前列腺癌、乳癌及子宫颈癌细胞的生长及分化。当药苦苷具有保肝,解痉镇痛作用,可解除胃肠道及胆道平滑肌痉挛性疼痛,治疗和预防胃炎和溃疡,有一定的镇静作用,能对抗乙酰胆碱及去甲肾上腺素的兴奋作用。齐墩果酸具有保肝作用,可治疗病毒性肝炎。还可纠正蛋白代谢障碍。故本品能降低多种毒性物质对肝细胞的损害,保护肝细胞正常结构和功能;抑制炎症介质肿瘤坏死因子的形成,减轻肝细胞间质的炎性反应;降低谷丙转氨酶,促进胆汁分泌排泄。

1. 治疗黄疸、急性黄疸型肝炎、乙型肝炎、传染性肝炎和慢性肝炎:常规服用,20 天为一个疗程。

2. 治疗非酒精性单纯性脂肪肝:常规服用,12 周为一个疗程。

3. 治疗抗结核药物引起的肝损害:常规服用。

齐墩果酸片

药物组成　齐墩果酸。

功能主治　降酶,降浊,纠正异常蛋白代谢,改善肝病的症状与体征。用于急性黄疸型肝炎,慢性迁延型与活动型肝炎。对病毒性慢性肝炎的症状、体征和肝功能等均有明显改善。

剂型规格与用法用量　片剂:每片 20 毫克,口服,急性肝炎每次 1~2 片,每日 3 次,连服 1 个月为一个疗程;治疗慢性肝炎每次 2~4 片,每日 3 次,连服 3 个月为一个疗程。

家庭医疗　应用本品的基本指征:黄疸,胁痛纳呆,肝功异常,转氨酶高等。

1. 治疗阳黄黄疸:症见初起目白睛发黄,迅速至全身发黄,色泽鲜明,右胁疼痛而拒按,壮热口渴,口干口苦,恶心呕吐,脘腹胀满,大便秘结,小便赤黄,短少;舌红苔黄腻或黄糙,脉弦滑或滑数。常规服用。

2. 治疗阴黄黄疸:症见身目俱黄,黄色较淡而不鲜明,胁肋隐痛,食欲不振,肢体倦怠乏力,心悸气短,食少腹胀,大便溏薄;舌淡苔薄白,脉濡细。常规服用。

3 治疗急、慢性肝炎:本品降低血清谷丙转氨酶,减轻肝细胞变性、坏死以及肝组织的炎性反应和纤维化过程,促进肝细胞再生;可纠正蛋白代谢障碍。常规服用。

4. 治疗肝硬化腹水、肾炎水肿：常规服用。

药物新用

1. 风湿性关节炎、跌打损伤：常规服用。

2. 痈肿、银屑病：常规服用。

注意事项与禁忌

1. 少数患者有口干、腹泻、上腹部不适感，经对症处理可消失。

2. 个别患者出现血小板轻度减少，停药后可恢复。

3. 本品用作肝病的辅助治疗药物。

4. 定期进行肝功能检查。

肝复乐片

药物组成 党参、黄芪、大黄、土鳖虫、鳖甲（醋制）、白术（炒）、茯苓、薏苡仁、陈皮、桃仁、苏木、郁金、柴胡、香附（制）、牡蛎、重楼、半枝莲、败酱草、茵陈、川木通、沉香。

功能主治 健脾理气，化瘀软坚，清热解毒。用于肝瘀脾虚，上腹肿块，胁肋疼痛，神疲乏力，食少纳呆，脘腹胀满，心烦易怒，口苦咽干；原发性肝癌、乳腺癌、消化道肿瘤、乙型急性和慢性肝炎、脂肪肝，以及肝硬化、肝腹水等肝病癌前病变和癌前疾病。

剂型规格与用法用量 片剂：每片 0.5 克，口服，每次 6 片，每日 3 次。治疗Ⅱ期原发性肝癌 2 个月为一个疗程，治疗Ⅲ期原发性肝癌 1 个月为一个疗程，治疗乙型肝炎肝硬化 3 个月为一个疗程。

家庭医疗 应用本品的基本指征：上腹肿块，胁肋疼痛，神疲乏力，食少纳呆，脘腹胀满，心烦易怒，口苦咽干。

1. 治疗黄疸：证属脾虚湿滞。症见黄疸久郁，身目俱黄，黄色较淡而不鲜明，胁肋隐痛，食欲不振，肢体倦怠乏力，心悸气短，食少腹胀，大便溏薄；舌淡苔薄白，脉濡细。常规服用。

2. 治疗肝硬化：可使肿大的肝脾缩小，改善肝功能、胆红素、总蛋白。常规服用。

3. 治疗肝硬化腹水：本品可改善肝肾功能，利水。口服，每次 8~10 片，每日 3 次，连服 3 个月为一个疗程。

4. 治疗肝癌：证属肝郁脾虚。症见右胁部胀痛，右胁下肿块，胸闷不舒，善太息，纳呆食少，时有腹泻，月经不调；舌苔薄腻，脉弦。常规服用。

药物新用 治疗乳岩：证属气血虚弱。症见乳癌晚期，破溃外翻如菜花，不断渗流血水，疼痛难忍，伴面色苍白，动则气短，身体瘦弱，饮食不思；舌淡红，脉沉细无力。常规服用。

注意事项与禁忌 服用后个别患者偶见腹泻,一般2~3天可自行缓解。

护肝丸(片、胶囊、颗粒)^典

药物组成 柴胡、茵陈、板蓝根、五味子、猪胆粉、绿豆。

功能主治 疏肝理气,健脾消食。具有降低转氨酶作用。用于慢性肝炎及早期肝硬化。

剂型规格与用法用量 浓缩水丸:每袋3克(50丸),口服,每次3克,每日3次;片剂:每片0.36克,口服,每次4片,每日3次;胶囊剂:每粒0.35克,口服,每次4片,每日3次;颗粒剂:每袋2克,开水冲服,每次1袋,每日3次。

家庭医疗 应用本品的基本指征:胁痛,嗳气,食欲不振。

1. 治疗急慢性肝炎、乙肝、肝硬化:证属肝气郁结。症见胁肋胀痛,走窜不定,甚则连及胸肩背,且情志不舒则痛增,胸闷,善太息,得嗳气则舒,饮食减少,脘腹胀满;舌苔薄白,脉弦。常规服用。

2. 治疗黄疸:证属胆腑郁热。症见身目发黄鲜明,右胁剧痛且放射至肩背,壮热或寒热往来,伴有口苦咽干,恶心呕吐,便秘,尿黄;舌红苔黄而干,脉弦滑数。常规服用。

3. 治疗胆胀:证属胆腑气郁,胆失通降。症见右胁胀满疼痛,痛引右肩,遇怒加重,胸闷脘胀,善太息,嗳气频作,吞酸嗳腐;舌苔白腻,脉弦大。如慢性胆囊炎、慢性胆管炎、胆石症等。常规服用。

4. 治疗鼓胀:证属气滞湿阻。症见腹部胀大,按之不坚,胁下胀满或疼痛,饮食减少,食后腹胀,嗳气后稍减,尿量减少;舌白腻,脉弦细。常规服用。

药物新用

1. 治疗抗结核药物所致肝损伤:本品可减轻肝组织损伤,阻止肝脏纤维化,护肝降酶,修复肝细胞,提高免疫力。常规服用。

2. 治疗预防甲状腺功能亢进及肝损伤:常规服用。

3. 治疗非酒精性脂肪肝:本品降低AST和ALT,改善肝内脂质和脂蛋白合成。常规服用。

注意事项与禁忌

1. 合理营养膳食,食物要新鲜,严禁饮酒。

2. 注意休息,避免着凉。

3. 保持大便通畅,有利于毒素的代谢排出。

鸡骨草肝炎颗粒

药物组成 鸡骨草、茵陈、地耳草、桃金娘根、鸭脚艾、鹰不泊。

功能主治 疏肝,清热,利湿,祛黄。用于黄疸型和无黄疸型急性传染性肝炎。

剂型规格与用法用量　颗粒剂:每袋 15 克,并水冲服,每次 1 袋,每日 2 次。

家庭医疗　应用本品的基本指征:右胁痛,口苦,厌油腻食物,腹胀。

1. 治疗急性肝炎:证属湿热蕴结。症见胁肋胀痛,触痛明显而拒按,或引及肩背,伴有脘闷纳呆,恶心呕吐,厌食油腻,口干口苦,腹胀尿少,或有黄疸;舌苔黄腻,脉弦滑。常规服用。

2. 治疗慢性乙肝:病情较轻者可见乏力、头晕、食欲减退、厌油、尿黄、肝区不适、睡眠欠佳、肝稍大有轻触痛,及轻度脾大。病情重者可见明显或持续的乏力、纳差、腹胀、尿黄、便溏等,有肝掌、蜘蛛痣、脾大,ALT 和(或)天冬氨酸氨基转移酶(AST)反复或持续升高、白蛋白降低、丙种球蛋白明显升高。常规服用。

3. 治疗黄疸:证属肝胆郁热。症见身目发黄鲜明,右胁剧痛且放射至肩背,壮热或寒热往来,伴有口苦咽干,恶心呕吐,便秘,尿黄;舌红苔黄而干,脉弦滑数。常规服用。

4. 治疗胆胀:证属肝胆湿热。症见胁胀满疼痛,胸闷纳呆,恶心呕吐,口苦心烦,大便黏滞,或见黄疸;舌红苔黄腻,脉弦滑。如慢性胆囊炎、慢性胆管炎等。常规服用。

药物新用　本品有护肝,利胆,抗病原微生物,抗炎,解热,提高免疫功能等作用。

1. 治疗胆囊炎:急性可见右上腹撑胀疼痛,体位改变和呼吸时疼痛加剧,右肩或后背部放射性疼痛,高热,寒颤,并可有恶心,呕吐;慢性者常出现消化不良,上腹不适或钝疼,可有恶心,腹胀及嗳气,进食油腻食物后加剧。常规服用。

2. 治疗肝脾肿大:食积腹胀,寒湿泄泻,症见乏力,消化不良,肝区隐痛,肝脾肿大等。常规服用。

鸡骨草胶囊

药物组成　鸡骨草、茵陈、栀子、人工牛黄、猪胆汁、牛至、三七、白芍、枸杞子、大枣。

功能主治　清肝利胆,清热解毒,消炎止痛。用于急性和慢性肝炎、胆囊炎。

剂型规格与用法用量　胶囊剂:每粒 0.5 克,口服,每次 4 粒,每日 3 次。

家庭医疗　应用本品的基本指征:右胁痛,口苦,厌油腻食物,腹胀。

1. 治疗急、慢性肝炎:证属湿热蕴结。症见胁肋胀痛,触痛明显而拒按,或引及肩背,伴有脘闷纳呆,恶心呕吐,厌食油腻,口干口苦,腹胀尿少,或有黄疸;舌苔黄腻,脉弦滑。常规服用。

2. 治疗黄疸:证属肝胆郁热。症见身目发黄鲜明,右胁剧痛且放射至肩背,壮热或寒热往来,伴有口苦咽干,恶心呕吐,便秘,尿黄;舌红苔黄而干,脉弦滑数。常规服用。

3. 治疗胆胀:证属肝胆湿热。症见胁胀满疼痛,胸闷纳呆,恶心呕吐,口苦心烦,大便黏滞,或见黄疸;舌红苔黄腻,脉弦滑。如慢性胆囊炎、慢性胆管炎等。常规服用。

药物新用 本品有护肝,利胆,抗病原微生物,抗炎,解热,提高免疫功能等作用。

1. 治疗急、慢性肝炎:常规服用。

2. 治疗胆囊炎:常规服用。

复方鸡骨草胶囊^{OTC}

药物组成 鸡骨草、茵陈、栀子、三七、人工牛黄、珍珠层粉、白芍、五味子、枸杞子。

功能主治 清利肝胆湿热。本品用于肝胆湿热所致的胁肋不舒,脘腹胀满,疲倦乏力,口苦尿黄。

剂型规格与用法用量 胶囊剂:每粒 0.5 克,口服,每次 2 粒,每日 3 次。

家庭医疗 应用本品的基本指征:胁肋不舒,脘腹胀满,疲倦乏力,口苦尿黄等

1. 治疗急、慢性肝炎:证属湿热蕴结。症见胁肋胀痛,触痛明显而拒按,或引及肩背,伴有脘闷纳呆,恶心呕吐,厌食油腻,口干口苦,腹胀尿少,或有黄疸;舌苔黄腻,脉弦滑。常规服用。

2. 治疗黄疸:证属肝胆郁热。症见身目发黄鲜明,右胁剧痛且放射至肩背,壮热或寒热往来,伴有口苦咽干,恶心呕吐,便秘,尿黄;舌红苔黄而干,脉弦滑数。常规服用。

3. 治疗胆胀:证属肝胆湿热。症见胁胀满疼痛,胸闷纳呆,恶心呕吐,口苦心烦,大便黏滞,或见黄疸;舌红苔黄腻,脉弦滑。如慢性胆囊炎、慢性胆管炎等。常规服用。

注意事项与禁忌

1. 不宜同服滋补性中药。

2. 孕妇禁用。

利肝隆颗粒^典(胶囊、片)

药物组成 板蓝根、茵陈、郁金、五味子、当归、黄芪、甘草、刺五加浸膏。

功能主治　疏肝解郁,清热解毒,益气养血。用于肝郁湿热,气血两虚所致的两胁胀痛和隐痛,乏力,尿黄;急、慢性肝炎见上述证候者。

剂型规格与用法用量　颗粒剂:每袋 10 克,开水冲服,每次 1 袋,每日 3 次;胶囊剂:每粒 0.3 克,口服,每次 2~4 粒,每日 3 次;片剂:每片 0.37 克,口服,每次 5 片,每日 3 次,小儿酌减。

家庭医疗　应用本品的基本指征:胁肋胀痛,或有黄疸,乏力厌食。

1. 治疗黄疸:证属脾虚湿滞,或脾虚血亏。症见黄疸久郁,身目俱黄,黄色较淡而不鲜明,胁肋隐痛,食欲不振,肢体倦怠乏力,心悸气短,食少腹胀,大便溏薄;舌淡苔薄白,脉濡细。常规服用。

2. 治疗胆胀:证属阳虚郁滞。症见右胁隐隐胀痛,时作时止,脘腹胀痛,呕吐清涎,畏寒肢凉,神疲乏力,气短懒言;舌淡苔白,脉弦弱无力。常规服用。

药物新用　治疗急性和慢性肝炎、迁延性肝炎、慢性活动性肝炎:本品对血清谷丙转氨酶、麝香草酚浊度、黄疸指数均有显著的降低作用,对乙型肝炎表面抗原阳性转阴有较好的效果。常规服用。

注意事项与禁忌　孕妇慎用。

板蓝根颗粒^典(片、胶囊、糖浆、口服液) [OTC]

药物组成　板蓝根。

功能主治　清热解毒,凉血利咽。用于肺胃热盛所致的咽喉肿痛,口咽干燥,腮部肿胀;急性扁桃体炎、腮腺炎见上述证候者。

剂型规格与用法用量　颗粒剂:每袋 5 克、10 克、3 克(无糖型),开水冲服,每次 1~2 袋,每日 3~4 次;片剂:每片 0.25 克,口服,每次 2~4 片,每日 3 次;胶囊剂:每粒 0.27 克,口服,每次 4 粒,每日 4 次;糖浆剂:口服,每次 15 毫升,每日 3 次;口服液:每支 10 毫升,口服,每次 1 支,每日 4 次。

家庭医疗　应用本品的基本指征:感冒发热,恶风头痛,咽干咽痛,局部红肿。

1. 治疗外感风热,温病初起:发热,微恶风寒,头痛,鼻塞咽痒或咽喉肿痛,咳嗽,咽干口苦,或发斑疹。常规服用。

2. 治疗痄腮,痈肿疮毒:热毒炽盛,发热,头痛,精神不振。常规服用。

3. 治疗大头瘟:头面红肿,咽喉不利等。常规服用。

4. 治疗丹毒:局部红肿疼痛,或伴身热,头痛等。常规服用。

5. 治疗暑瘟:发热恶寒,或壮热汗出,头痛头昏,嗜睡,烦躁不安,口渴多饮,面红目赤。常规服用。

药物新用　本品具有抗菌、抗病毒、抗内毒素,抗炎、增强免疫功能等作用。

1. 治疗预防普通感冒、流行性感冒:常规服用,重症加倍。

2. 治疗小儿病毒性上呼吸道感染：颗粒剂（每袋10克），新生儿每次2克，体重4~6千克者，每次2.5克，7~10千克者每次3克，11~15千克者每次5克，15千克以上者每次10克，每日3次。

3. 治疗急性扁桃体炎：常规服用。

4. 治疗急性腮腺炎：常规服用。

5. 治疗慢性咽炎：颗粒剂，开水冲服，每次2袋，儿童减半，每日2次。

6. 治疗白喉：常规服用。

7. 治疗肺炎：常规服用。

8. 治疗流行性乙型脑炎：常规服用，重症加倍。

9. 治疗流行性脑脊髓膜炎：常规服用，重症加倍。

10. 治疗水痘：常规服用。

11. 治疗预防小儿麻疹：常规服用。

12. 治疗单纯性疱疹性口炎：常规服用。

13. 治疗口腔黏膜溃疡：常规服用。

14. 治疗病毒性结膜炎：常规服用。

15. 治疗传染性肝炎：属温热毒邪所致者。常规服用。

16. 治疗乙肝表面抗原阳性：颗粒剂，开水冲服，每次1袋，每日3次，饭后服。

注意事项与禁忌

1. 不适用于风寒感冒。表现为恶寒重，发热轻，无汗，鼻塞流清涕，口不渴，咳吐稀白痰。

2. 不宜同服滋补性中药。

3. 糖尿病患者，可服无糖型颗粒或片剂、胶囊剂。

4. 本品药性苦寒，非实火热毒者忌服。

草仙乙肝胶囊

药物组成　虎杖、川楝子（炒）、猪苓、茯苓、当归（土炒）、白花蛇舌草、淫羊藿、白芍（炒）、丹参、人参、黄芪、白术（炒）、蒲公英、板蓝根、重楼、山豆根、凤尾草、山茱萸、矮地茶、鸡内金、甘草。

功能主治　清热解毒，化瘀疏肝，利湿健脾。用于慢性乙型病毒性肝炎及早期肝硬化等，对急性乙型肝炎、肝硬化、肝腹水、胆囊炎等有辅助治疗作用。

剂型规格与用法用量　胶囊剂：每粒0.4克，饭后口服，每次6粒，每日3次，3个月为一个疗程。

家庭医疗　应用本品的基本指征：乏力，腹胀，胁痛，纳呆。

1. 治疗乙肝：证属湿热困脾。症见胁肋胀痛，触痛明显而拒按，或引及肩背,伴有脘闷纳呆,恶心呕吐,厌食油腻,口干口苦,腹胀尿少,或有黄疸;舌苔黄腻,脉弦滑。常规服用。

2. 治疗黄疸:证属脾虚湿郁。症见黄疸久郁,身目俱黄,黄色较淡而不鲜明,胁肋隐痛,食欲不振,肢体倦怠乏力,心悸气短,食少腹胀,大便溏薄;舌淡苔薄白,脉濡细。常规服用。

3. 治疗鼓胀:证属湿热蕴结。症见腹大如鼓,脘腹绷急,拒按,皮色苍黄,烦热口苦,渴不欲饮,小便赤涩,大便秘结或溏垢,或有面目肌肤发黄;舌边尖红苔黄腻或灰黑而润,脉弦数。见于肝硬化、肝腹水。常规服用。

4. 治疗胆囊炎:症见右上腹胀满疼痛,发热,厌食。常规服用。

茵栀黄颗粒（胶囊、软胶囊、泡腾片、口服液）典

药物组成　茵陈提取物、栀子提取物、黄芩提取物、金银花提取物。

功能主治　清热解毒,利湿退黄。用于肝胆湿热所致的黄疸,症见面目悉黄,胸胁胀满,恶心呕吐,小便黄赤;急、慢性肝炎见上述证候者。

剂型规格与用法用量　颗粒剂:每袋 3 克,开水冲服,每次 2 袋,每日 3 次;胶囊剂:每粒 0.26 克或 0.33 克,口服,每次 2 粒,每日 3 次;软胶囊剂:每粒 0.6克,口服,每次 3 粒,每日 3 次;泡腾片剂:每片 0.6 克,温开水溶化后服,每次 2片,每日 3 次;口服液:每支 10 毫升,口服,每次 1 支,每日 3 次。

家庭医疗　应用本品的基本指征:面目皮肤发黄,胸胁胀满,恶心呕吐,小便黄赤。

1. 治疗急性肝炎:证属湿热蕴结肝胆瘀热。症见黄疸、发热、恶心、厌油及肝区痛,退黄和降酶的效果显著。常规服用。

2. 治疗慢性肝炎:如乙肝、丙肝等,证属湿热毒邪内蕴。症见面色晦黯,伴胸胁胀满,厌食厌油,恶心呕吐,口干口苦;苔黄,脉弦。常规服用。

3. 治疗其他重症肝炎:症见黄疸,谷丙转氨酶高等。常规服用。

药物新用

1. 治疗新生儿黄疸:本品颗粒剂,每次 1 克,每日 3 次,可连服 5~10 天。

2. 治疗妊娠期合并肝内胆汁瘀积症:出现孕期皮肤瘙痒、黄疸,胆汁酸水平增高、血清胆红素 ≥18.6 毫摩尔 / 升（mmol/L）,B 超检查排除肝胆胰疾患;肝功能检查出现血转氨酶轻、中度升高等。与熊去氧胆酸同服,常规服用。

3. 治疗剖宫产儿高胆红素血症:每次 1 克,每日 3 次,与妈咪爱同服,每次1 克,每日 1 次。

4. 治疗新生儿母乳性黄疸:每次 1 克,每日 3 次,与妈咪爱同服,每次 0.3 克,用凉开水送服。

5. 治疗 ABO 母婴血型不合:容易发生孕期流产、胎儿畸形、死胎、黄疸以

及溶血病等疾病,导致患儿智力障碍。在用25%葡萄糖液40毫升以及维生素C 500毫克,静脉注射,每天1次基础上,同时口服茵栀黄颗粒,每次6克,每天3次。

6. 治疗抗结核药物所致肝病:每次6克,每天3次。

注意事项与禁忌 服药期间忌酒及辛辣之品。

复方木鸡颗粒

药物组成 云芝、菟丝子、核桃楸皮、山豆根。

功能主治 抑制甲胎蛋白升高。用于肝炎、肝硬化、肝癌。

剂型规格与用法用量 颗粒剂:每袋10克、4克(无糖型),饭后开水冲服,每次1袋,每日3次,2个月为一个疗程。

家庭医疗 应用本品的基本指征:甲脂蛋白低浓度持续阳性。

1. 治疗慢性乙肝:证属肝阴不足。症见胁肋隐痛,绵绵不已,遇劳加重,口干咽燥,两目干涩,心中烦热,头晕目眩;舌红少苔,脉弦细数。常规服用。

2. 治疗肝硬化:症见疲倦乏力,体力减退,脸面消瘦黝黑,食纳减退,腹胀腹泻或便秘,肝区隐痛,可见蜘蛛痣、肝脏轻中度肿大。常规服用。

3. 治疗肝癌:证属肝阴亏虚。症见胁肋疼痛,胁下结块,质硬拒按,五心烦热,潮热盗汗,头昏目眩,纳差食少,腹胀大,甚则呕血、便血、皮下出血;舌红少苔,脉细而数。常规服用。

复方益肝丸^典

药物组成 茵陈、板蓝根、垂盆草、龙胆、蒲公英、丹参、红花、牡丹皮、柴胡、香附、青皮、枳壳、大黄、野菊花、山豆根、蝉蜕、苦杏仁、夏枯草、土茯苓、胡黄连、车前子、槟榔、鸡内金、桂枝、五味子、人工牛黄、人参、炙甘草。

功能主治 清热利湿,疏肝理脾,化瘀散结。用于湿热毒蕴所致的胁肋胀痛,黄疸,口干口苦;苔黄,脉弦;急、慢性肝炎见上述证候者。

剂型规格与用法用量 水蜜丸:饭后温开水送服,每次4克,重病患者或病程较长者每次6克,每日3次。3岁以下儿童每次1克,4~6岁每次2克,7~12岁每次3克,13岁以上可服4克,每日3次。

家庭医疗 应用本品的基本指征:胁肋胀痛,口干口苦,黄疸;舌苔黄,脉弦。

1. 治疗胁痛:证属湿热蕴结。症见胁肋胀痛,触痛明显而拒按,或引及肩背,伴有脘闷纳呆,恶心呕吐,厌食油腻,口干口苦,腹胀尿少,或有黄疸;舌苔黄腻,脉弦滑。常规服用。

2. 治疗胆胀:证属肝胆郁热。症见右胁胀满疼痛,胸闷纳呆,恶心呕吐,口苦心烦,大便黏滞,或见黄疸;舌红苔黄腻,脉弦滑。常规服用。

药物新用　治疗乙型肝炎:本品护肝,增加免疫功能,抗疲劳,抗乙肝病毒作用。常规服用。

注意事项与禁忌

1. 勿空腹服用。

2. 忌食狗肉、公鸡肉及冰冻、烟酒、辛辣刺激性食物。

3. 有出血症状患者,建议停服本药,病情稳定后减量继续服用,待见效后转为正常服量。

4. 孕妇忌服。

乌梅丸^典

药物组成　乌梅肉、干姜、附子(制)、细辛、花椒、桂枝、人参、当归、黄连、黄柏。

功能主治　缓肝调中,清上温下。用于蛔厥,久痢,厥阴头痛,症见腹痛下痢,巅顶头痛,时发时止,躁烦呕吐,手足厥冷。

剂型规格与用法用量　大蜜丸:每丸 3 克,口服,每次 2 丸,每日 2~3 次。

家庭医疗　应用本品的基本指征:胃脘痛,肢体瘦弱,厥阴头痛,烦闷呕吐,时发时止,得食则吐,甚至吐蛔,手足厥冷,腹痛时作。

1. 治疗蛔厥证:症见突然发作的剑突下或右胁腹部阵发性剧烈绞痛,痛引背心及右肩,痛剧时弯腰屈膝,辗转不安,呻吟不止,冷汗淋漓,恶心呕吐,或吐蛔虫。腹部切诊时,腹皮柔软,脘腹及右胁部有压痛。腹痛间歇期则如常人,安然无恙。常规服用。

2. 治疗痢疾久痢:症见久痢缠绵不已,痢下赤白清稀或白色黏冻,无腥臭,甚则滑脱不禁,腹部隐痛,喜暖喜按,肛门坠胀,或虚坐努责,便后更甚,食少神疲,形寒畏冷,四肢不温,腰膝酸软;舌淡苔薄白,脉沉细而弱。常规服用。

3. 治疗头痛:症见头痛,头胀而眩,心烦易怒,面赤口苦,或兼耳鸣胁痛,夜眠不宁;舌红苔薄黄,脉弦有力。常规服用。

药物新用

1. 治疗消化系统炎症:如慢性胃炎、肠炎腹泻、肠道易激综合征、胆囊炎及胆石症等。常规服用。

2. 治疗食道反流性气管炎:常规服用。

3. 治疗咽炎:常规服用。

4. 治疗溃疡性结肠炎:本品有控制肠道炎症,修复保护胃肠黏膜,调整消化道功能等作用。常规服用。

5. 治疗病态窦房综合征:常规服用。

6. 治疗糖尿病:本品调节血脂,改善微循环,对糖尿病造成心功能异常有治疗作用。常规服用。

7. 治疗心理障碍性疾病:如抑郁、焦虑等。常规服用。

8. 治疗妇科病:如带下、崩漏、痛经等。常规服用。

注意事项与禁忌 肾脏病患者、孕妇、新生儿禁用。

利胆片^典

药物组成 茵陈、金钱草、大黄、黄芩、柴胡、金银花、木香、知母、大青叶、白芍、芒硝。

功能主治 疏肝止痛,清热利湿。用于肝胆湿热所致的胁痛,症见胁肋及胃腹部疼痛,按之痛剧,大便不通,小便短赤,身热头痛,呕吐不食;胆道疾患见上述证候者。

剂型规格与用法用量 片剂:每片 0.23 克,口服,每次 4~6 片,每日 3 次。

家庭医疗 应用本品的基本指征:胃脘、胸胁胀满疼痛,按之痛剧,纳呆呕恶,身热头疼,大便秘结,小便短赤。

1. 治疗胃痛:证属肝胃郁热。症见胃脘灼痛,痛势急迫,喜冷恶热,得凉则舒,心烦易怒,反酸嘈杂,口干口苦;舌红少苔,脉弦数。常规服用。

2. 治疗胁痛:证属肝胆湿热。症见胁肋胀痛,触痛明显而拒按,或引及肩背,伴有脘闷纳呆,恶心呕吐,厌食油腻,口干口苦,腹胀尿少,或有黄疸;舌苔黄腻,脉弦滑。常规服用。

药物新用

1. 治疗胆囊炎:本品抗炎、利胆、止痛。常规服用。

2. 治疗胆结石:本品刺激肝脏分泌胆汁,促进胆囊收缩,帮助胆结石排出。常规服用。

3. 治疗服胆汁分泌不足:本品促进胆汁分泌,有利于胆汁的排泄,减轻胆汁的瘀积。常规服用。

注意事项与禁忌

1. 本品苦寒,脾虚便溏,体弱年迈者不可过量、久服。

2. 本品主要适用于泥沙样或较小的结石。

3. 本品不宜与藜芦、三棱及其制剂同服。

4. 孕妇慎服。

消炎利胆片^典(颗粒^典、胶囊)

药物组成 穿心莲、溪黄草、苦木。

功能主治 清热,祛湿,利胆。用于肝胆湿热所致的胁痛,口苦;急性胆囊炎,胆管炎见上述证候者。

剂型规格与用法用量 片剂:每片 0.25 克(糖衣片)或 0.26 克(薄膜衣片),口服,每次 6 片,每日 3 次。胶囊剂:每粒 0.45 克,口服,每次 4 粒,每日 3 次;软胶囊剂:每粒 0.5 克或 0.52 克,口服,每次 3 粒,每日 3 次;颗粒剂:每袋 2.5 克,开水冲服,每次 1 袋,每日 3 次。

家庭医疗 应用本品的基本指征:右上腹持续性钝痛或不适感,恶心呕吐,嗳气反酸,腹胀和胃部灼热感,偶有黄疸,大便秘结,小便短赤。

1. 治疗胆囊炎:证属肝胆湿热。症见胁肋胀痛,触痛明显而拒按,或引及肩背,伴有脘闷纳呆,恶心呕吐,厌食油腻,口干口苦,腹胀尿少,或有黄疸;舌苔黄腻,脉弦滑。常规服用。

2. 治疗胆结石:症见上腹部或右上腹疼痛,并可放射到肩和背部,常伴有恶心,呕吐,如结石进入胆总管,还会出现黄疸、胆管炎和胰腺炎等并发症,可见低烧、寒战、大汗淋漓甚至伴有黄疸。常规服用。

3. 治疗胆汁分泌不足:症见消化功能降低,食欲下降,厌食油腻食品,并可见腹部胀气、便秘、贫血、骨骼疏松等。常规服用。

4. 治疗胃痛:证属肝胃郁热。症见胃脘灼痛,痛势急迫,喜冷恶热,得凉则舒,心烦易怒,反酸嘈杂,口干口苦;舌红少苔,脉弦数。常规服用。

注意事项与禁忌

1. 非肝胆湿热证,如脾胃虚寒证等不宜使用。

2. 合并胆道梗阻时不宜使用。

3. 过敏体质者慎用。

4. 肝肾功能不全者慎用,如使用应定期监测肝肾功能。

5. 使用过程中应密切观察病情变化,如发热、黄疸、上腹痛等症加重时应及时请外科诊治。

6. 本品中苦木有小毒,不宜久服。

7. 本品疗程建议不超过 2 周。

8. 服药期间饮食宜清淡,忌食油腻及辛辣食物,并戒酒。

9. 常见不良反应有:恶心、呕吐、腹痛、腹泻、皮疹、头晕、头痛、乏力、过敏样反应、过敏性休克、全身抽搐、失眠、心悸、呼吸困难等。

10. 孕妇慎用。

利胆排石片^典(颗粒^典、胶囊)

药物组成 金钱草、茵陈、黄芩、木香、郁金、大黄、槟榔、麸炒枳实、姜厚朴、芒硝。

功能主治 清热利湿,疏肝理气,利胆排石。用于胆结石、胆囊炎。

剂型规格与用法用量 片剂:每片 0.25 克,口服,用于炎症每次 4~6 片,用于排石每次 6~10 片,每日 2 次;颗粒剂:每袋 3 克,开水冲服,用于炎症每次 1 袋,用于排石每次 2 袋,每日 2 次;胶囊剂:每粒 0.35 克,口服,用于炎症每次 4~6 粒,用于排石每次 6~10 粒,每日 2 次。

家庭医疗　应用本品的基本指征:胆管结石,右胁痛,口苦,厌油腻食物,腹胀。

1. 治疗胆结石:证属肝胆湿热。症见上腹部或右上腹疼痛,并可放射到肩和背部,常伴有恶心,呕吐,如结石进入胆总管,还会出现黄疸、胆管炎和胰腺炎等并发症,可见低烧、寒战、大汗淋漓甚至伴有黄疸。常规服用。

2. 治疗胆囊炎:证属肝胆湿热。症见胁肋胀痛,触痛明显而拒按,或引及肩背,伴有脘闷纳呆,恶心呕吐,厌食油腻,口干口苦,腹胀尿少,或有黄疸;舌苔黄腻,脉弦滑。常规服用。

3. 治疗黄疸:证属胆腑郁热。症见身目发黄鲜明,右胁剧痛且放射至肩背,壮热或寒热往来,伴有口苦咽干,恶心呕吐,便秘,尿黄;舌红苔黄而干,脉弦滑数。证属热重于湿。症见初起目白睛发黄,迅速至全身发黄,色泽鲜明,右胁疼痛而拒按,壮热口渴,口干口苦,恶心呕吐,脘腹胀满,大便秘结,小便赤黄,短少;舌红苔黄腻或黄糙,脉弦滑或滑数。常规服用。

药物新用　治疗颌下腺导管涎石:本品促进涎液分泌,改变涎液理化性质,增加颌下腺导管平滑肌收缩力量,排出颌下腺导管涎石,促进腺体功能恢复。常规服用。

注意事项与禁忌

1. 体弱、肝功能不良者慎用。

2. 孕妇禁用。

金胆片

药物组成　龙胆草、金钱草、虎杖、猪胆膏。

功能主治　消炎利胆。用于急性和慢性胆囊炎、胆石症、胆道感染,以及预防术后胆道症状的复发。

剂型规格与用法用量　片剂:每片 0.32 克,口服,每次 5 片,每日 2~3 次。

家庭医疗　应用本品的基本指征:右胁痛,厌油腻食物,口苦口黏。

1. 治疗急、慢性胆囊炎:证属肝胆湿热。症见右胁胀满疼痛,胸闷纳呆,厌食油腻,恶心呕吐,口苦心烦,腹胀尿少,大便黏滞,或见黄疸;舌红,苔黄腻,脉弦滑。常规服用。

2. 治疗胆石症:证属肝胆湿热。进食过量、吃高脂食物、工作紧张或休息不好时感到上腹隐痛或饱胀、嗳气、呃逆。少数病人可出现胆绞痛,疼痛位于右上腹或上腹部,呈阵发性,或持续疼痛阵发性加剧,可向右肩胛部和背部放射,并伴恶心、呕吐。常在饱餐、进食油腻食物后或睡眠中体位改变时发作。结石长期嵌顿或阻塞胆囊管可形成胆囊积液。舌红苔黄腻,脉弦滑。常规服用。

3. 治疗黄疸:证属湿热黄疸。症见身目发黄如橘,无发热或身热不扬,右胁疼痛,脘闷腹胀,头重身困,嗜卧乏力,纳呆便溏,厌食油腻,恶心呕吐,口黏不渴,小便不利;舌苔厚腻微黄,脉濡缓或弦滑。常规服用。

药物新用　治疗泌尿系感染:本品有疏肝利胆,清热除湿,消炎止痛作用,常规服用。

注意事项与禁忌　过敏体质者及孕妇慎用。

复方胆通片(胶囊)

药物组成　胆通、溪黄草、茵陈、穿心莲、大黄。

功能主治　消炎利胆,解痉镇痛。用于急、慢性胆囊炎、胆管炎、胆囊胆道结石合并感染、胆囊术后综合征、胆道功能性疾患。

剂型规格与用法用量　片剂:每片 0.35 克,口服,每次 2 片,每日 3 次;胶囊剂:每粒 0.37 克,口服,每次 2 粒,每日 3 次。

家庭医疗　应用本品的基本指征:胁肋胀痛,发热,恶心呕吐,黄疸,嗳气吞酸,厌食油腻。

1. 治疗急慢性胆囊炎、胆管炎:证属肝胆湿热。症见右胁胀满疼痛,触痛明显而拒按,或引及肩背,伴有胸闷纳呆,恶心呕吐,厌食油腻,口干口苦,腹胀尿少,大便黏滞,或有黄疸;舌红,苔黄腻,脉弦滑。常规服用。

2. 治疗胆结石:证属肝胆湿热。症见上腹部或右上腹疼痛,并可放射到肩和背部,常伴有恶心,呕吐,如结石进入胆总管,还会出现黄疸、胆管炎和胰腺炎等并发症,可见低烧、寒战、大汗淋漓甚至伴有黄疸。常规服用。

3. 治疗黄疸:证属湿热内蕴。症见目黄身黄,色泽鲜明,或见发热,口渴,心中懊忧,身倦无力,脘腹胀满,食少纳呆,厌恶油腻,恶心呕吐,小溲深黄或短赤,大便秘结;舌苔黄腻,脉滑数,或弦滑。常规服用。

4. 治疗胆囊术后综合征:症见上腹部或右季肋部疼痛不适,常为隐痛或钝痛,有压迫感,重者可因胆道感染向上扩散,出现寒战高热,黄疸。可伴有食欲不振、恶心、腹胀等,偶有胆管痉挛而呈绞痛发作。并与进食,尤其高脂饮食有关。常规服用。

胆石通胶囊^典

药物组成　广金钱草、绵茵陈、黄芩、大黄、柴胡、枳壳、水线草、蒲公英、溪黄草、鹅胆粉。

功能主治 清热利湿,利胆排石。用于肝胆湿热所致的胁痛,胆胀,症见右胁胀痛,痞满呕恶,尿黄口苦;胆石症、胆囊炎见上述证候者。

剂型规格与用法用量 胶囊剂:每粒0.65克,口服,每次4~6粒,每日3次。

家庭医疗 应用本品的基本指征:右胁痛,口苦口黏,口渴呕恶,黄疸。

1. 治疗胆石症:证属肝胆湿热。症见上腹部或右上腹疼痛,并可放射到肩和背部,常伴有恶心,呕吐,如结石进入胆总管,还会出现黄疸、胆管炎和胰腺炎等并发症,可见低烧、寒战、大汗淋漓甚至伴有黄疸。常规服用。

2. 治疗胆囊炎、胆管炎:证属肝胆湿热。症见右胁胀满疼痛,胸闷纳呆,恶心呕吐,口苦心烦,大便黏滞,或见黄疸;舌红苔黄腻,脉弦滑。常规服用。

3. 治疗黄疸:证属湿热内蕴。症见目黄身黄,色泽鲜明,或见发热,口渴,心中懊忧,身倦无力,脘腹胀满,食少纳呆,厌恶油腻,恶心呕吐,小溲深黄或短赤,大便秘结;舌苔黄腻,脉滑数,或弦滑。常规服用。

注意事项与禁忌

1. 服药后偶有上腹痛加重,可随大便次数增加而逐步缓解。

2. 若服药后因导泻作用出现腰酸乏力,口干等脱水现象,可口服淡糖盐水,3~4天后患者对腹泻即可适应。

3. 严重消化道溃疡,心脏病及重症肌无力者不宜服用。

4. 孕妇忌服。

第10节 血液病用药

血液病主要指出血性疾病和血液成分减性疾病两类。出血性疾病属中医之血证。

中医认为出血(外伤除外)多由气虚,气不摄血或血热妄行引起。因此治疗以补气摄血或凉血止血为原则。补气止血可选用贞芪扶正胶囊,凉血止血可选用止血宝胶囊。

血液成分减性疾病中的血小板减少,亦属中医血证,且属气不摄血类,因此也应以补气摄血为主,可选用再障生血片。白细胞减少则属中医之气虚证,治疗以扶正补虚为原则,可选用贞芪扶正胶囊、参芪片等。

止血宝胶囊

药物组成 小蓟。

功能主治 凉血止血,祛瘀消肿。用于鼻出血、吐血、尿血、便血、崩漏下血等各种出血;外伤出血、传染病出血、肺结核咯血、功能失调性子宫出血及产妇前置胎盘大出血等。

剂型规格与用法用量　胶囊剂:每粒0.3克,口服,每次2~4粒,每日2~3次。

家庭医疗　应用本品的基本指征:见鼻出血、吐血、尿血、便血、崩漏下血等。

治疗各种出血:证属血热妄行。症见鼻出血、吐血、尿血、便血、崩漏下血,以及外伤出血、传染病所致出血、肺结核咯血、功能失调性子宫出血、产妇前置胎盘大出血等各种出血症。常规服用。

药物新用

1. 治疗眼前房积血:本品能降低毛细血管的通透性和脆性,迅速完成止血过程,强有力地预防了再出血的可能性,另外止血宝尚有祛瘀生新的作用,使血止而不留瘀。联合西药甘露醇,常规服用。

2. 治疗慢性肾炎血尿:常规服用。

3. 治疗血精病:如前列腺和精囊囊肿、性交后血精、特发性血精、医源性血精,生殖系统恶性肿瘤,如精囊癌等。常规服用。

4. 辅助治疗血小板减少性紫癜:本品每次3粒,每日3次,饭前服;归脾丸每次9克,每日2次,饭后服。15天为一个疗程。

5. 治疗小儿过敏性紫癜:每次4粒,每日3次。

6. 治疗咯血:取本品4粒溶于30毫升生理盐水中,雾化吸入。

7. 治疗精囊炎:取本品9粒,加生理盐水150毫升,水温38℃~39℃,保留灌肠。灌肠前注意排空大便,灌肠后俯卧不少于1小时。每日灌肠1次,连续10天为一个疗程,共2~3个疗程。

8. 预防干槽病:用于下颌阻生齿、下颌阻生智齿拔除后、口腔细菌引起的骨创感染。剥取本品胶囊粉末,与明胶海绵一起放入干净玻璃瓶内,充分搅拌,制成止血宝明胶海绵,放置于拔牙窝内。

注意事项与禁忌　鼻出血等外伤出血,必须将药粉直接敷在出血面上,方可有效。

再障生血片

药物组成　红参(去芦)、阿胶、黄芪、党参、白术(炒)、鸡血藤、当归、鹿茸(去毛)、淫羊藿、补骨脂(盐制)、菟丝子(酒制)、女贞子、制何首乌、枸杞子、熟地黄、白芍、黄精(酒制)、麦冬、益母草、仙鹤草、墨旱莲。

功能主治　补肝健脾,益气养血。用于气血两亏,虚劳失血诸证。治疗血细胞减少性疾病,如再生障碍性贫血、缺铁性贫血、营养不良性贫血、慢性贫血、血小板减少性紫癜、药物性或自身免疫性溶血性贫血、血细胞减少症及肿瘤放化疗后的白细胞减少。

剂型规格与用法用量　片剂:每片0.38克、0.35克,口服,每次5片,每日

3次。1~3个月为一个疗程,再生障碍性贫血者服药不得少于3个月。

家庭医疗 应用本品的基本指征:疲倦乏力,少气懒言,面色萎黄,伴有出血等。

1. 治疗萎黄:证属脾胃虚弱。症见气血不足之虚证,常兼神疲倦怠,语言低微,畏冷便溏;脉形无力。常规服用。

2. 治疗虚劳:证属肝脾血虚。症见头晕目眩,体倦乏力,纳差食少,心悸气短,健忘,失眠,面色萎黄;舌淡苔白薄,脉细缓。常规服用。

3. 治疗眩晕:证属气血两亏。症见头晕目眩,动则加剧,遇劳则发,面色㿠白,爪甲不荣,神疲乏力,心悸少寐,纳差食少,便溏;舌淡苔薄白,脉细弱。常规服用。

药物新用

1. 治疗再生障碍性贫血:本品对造血干细胞增殖有直接促进作用,可调节机体免疫,维持抑制性 T 细胞和辅助性 T 细胞平衡。常规服用,1~3个月为一个疗程。再生障碍性贫血者服药不得少于3个月。

2. 治疗缺铁性贫血,白细胞减少:本品可促进血细胞生成,增强免疫功能。常规服用。

注意事项与禁忌 运动员慎用。

贞芪扶正胶囊(颗粒)

药物组成 黄芪、女贞子。

功能主治 补气养阴。用于久病虚损体弱(肝硬化、慢性萎缩性胃炎、糖尿病、结核病等),气阴不足,阴虚虚损,配合手术,放、化疗,促进正常功能恢复。具有提高人体免疫功能,保护骨髓和肾上腺皮质功能,抗衰老,预防感冒等。

剂型规格与用法用量 胶囊剂:每粒0.35克,口服,每次6粒,每日2次;颗粒剂:每袋15克、5克(无糖型),开水冲服,每次1袋,每日2次。

家庭医疗 应用本品的基本指征:久病体虚,手术、肿瘤放疗、化疗后疲倦乏力等。

1. 治疗虚劳:证属气阴两虚。症见饮食减少,倦怠乏力,大便溏薄,面色萎黄;舌淡苔薄,脉弱。或舌干唇燥,不思饮食,大便燥结,甚则干呕,呃逆,面色潮红。或神疲乏力,腰膝酸软,小便频数而清,白带清稀。或腰酸,遗精,两足痿弱,眩晕,耳鸣,甚则耳聋,颧红,口干,咽痛;舌红少津,脉沉细。常规服用。

2. 治疗肺癌:证属气阴两亏。症见咳嗽痰少,或痰稀而黏,咳声低弱,气短喘促,神疲乏力,面色㿠白,形瘦恶风,自汗或盗汗,口干少饮;舌红或淡,脉细弱。与化疗配合,常规服用。

3. 治疗胃癌、食管癌:证属气血两亏。症见胃脘疼痛绵绵,全身乏力,心悸气短,头晕目眩,面色无华,虚烦不眠,自汗盗汗,面浮肢肿,或可扪及腹部积块,或见便血,纳差;舌淡苔白,脉沉细无力。与化疗配合,常规服用。

4. 治疗肝癌:证属肝阴亏虚。症见胁肋疼痛,胁下结块,质硬拒按,五心烦热,潮热盗汗,头昏目眩,纳差食少,腹胀大,甚则呕血、便血、皮下出血;舌红少苔,脉细而数。与化疗配合,常规服用。

5. 治疗大肠癌:证属气阴两亏。症见腹痛绵绵,或腹内结块,肛门重坠,大便带血,泄泻,面色苍白,唇甲不华,神疲肢倦,心悸气短,头晕目眩,形瘦纳少;舌苔薄白;舌淡,脉沉细无力。大肠癌术后、化疗后可用本品辅助提高机体免疫功能。常规服用。

药物新用

1. 用于中晚期舌癌:配合放疗,能消除肿瘤患者过量的抑制淋巴细胞 T_3 活性,使正常免疫功能得到恢复。常规服用。

2. 用于卵巢癌、宫颈癌等化疗后:常规服用。

3. 治疗慢性萎缩性胃炎:本品提高免疫力。常规服用。

4. 治疗溃疡性结肠炎:本品提高免疫,具有显著抗氧化和降低脂质过氧化物作用。常规服用。

5. 治疗反复呼吸道感染:本品增强免疫功能,促进病毒诱生的干扰素产生。常规服用。长期服用可预防感冒。

6. 治疗复发性口腔溃疡:配合西瓜霜喷剂,可增强免疫力,具有补锌生血功能。常规服用。

7. 治疗慢性血小板减少性紫癜:本品益气健脾,滋阴补肾,提高人体免疫,保护骨髓,提高血红蛋白。常规服用。

8. 治疗慢性荨麻疹:本品具有抑制变态反应,升高外周白细胞,提高 T 淋巴细胞功能,增强体液免疫,抗炎,抗病毒,免疫调节等作用。常规服用。

9. 治疗尖锐湿疣:可促进机体免疫,促进干扰素产生,保护骨髓、肾上腺皮质和肝脏功能。既可快速除疣,又可防止复发。与 5-氟尿嘧啶联合,常规服用。

注意事项与禁忌 本品极易吸潮,用后请立即加盖并拧紧。

参芪丸(片、颗粒) OTC

药物组成 党参、黄芪。

功能主治 补气养血,健脾益肾,填精生髓。用于头晕头昏,倦怠乏力,消瘦,食欲不振,恶心呕吐,易于感冒。

225

剂型规格与用法用量 浓缩丸:每8丸相当于原药材3克,口服,每次8~10丸,每日3次;片剂:每片0.3克,口服,每次4片,每日3次;颗粒剂:每袋10克,饭前开水冲服,每次1袋,每日3次。

家庭医疗 应用本品的基本指征:头晕头昏,倦怠乏力,心慌气短,食欲不振,恶心呕吐,面色萎黄,唇甲色淡。

1. 治疗虚劳:大病、久病或癌肿放、化疗后头晕目眩,倦怠乏力,消瘦,动则恶心欲吐等。常规服用。

2. 治疗贫血:各种原因所致贫血,身体虚弱,气血两虚突出,面色萎黄等。常规服用。

药物新用 本品升白护髓,补气养血,健脾益肾,增强免疫。适用于肿瘤患者白细胞、红细胞、血小板减少,贫血等,并适用于脾肾亏虚,免疫力低下,具有控制各种肿瘤的复发与转移作用。可以与放化疗配合使用。

1. 用于化疗、放疗所致的白细胞减少症:对化疗、放疗所致的白细胞减少,可明显改善其头晕乏力,消瘦纳差等症状。常规服用。

2. 用于升高血小板、红细胞:本品具有保护骨髓、促进造血功能恢复、促进巨噬细胞吞噬功能等作用,对于血小板及红细胞减少有一定的治疗作用。常规服用。

注意事项与禁忌

1. 不宜与感冒类药同服。

2. 不宜同服藜芦及其制剂。

3. 脾胃虚弱,食入难化,呕吐泄泻,腹胀便溏,咳嗽痰多者忌服。

4. 颗粒剂含糖,糖尿病患者禁服。

复方红衣补血口服液 _{OTC}

药物组成 花生红衣、枸杞子、大枣、木耳。

功能主治 补血,益气,健脾。用于缺铁性贫血的辅助治疗。

剂型规格与用法用量 口服液:每支10毫升,口服,每次10毫升,每日3次。

家庭医疗 应用本品的基本指征:面白无华,唇舌淡白,头晕心悸等。

1. 治疗缺铁性贫血:症见头晕乏力,活动后心悸,气短,耳鸣,纳差,儿童发育迟缓,注意力不集中,感觉异常,嗜食异物,伴发口角炎,舌炎等;舌淡苔薄,脉沉细。常规服用。

2. 治疗再生障碍性贫血:症见面色苍白,头晕乏力,心悸气短,自汗,少量出血,大便稀溏;舌淡胖苔薄,脉迟细。常规服用。

药物新用

1. 治疗慢性血小板减少性紫癜:起病缓慢或隐匿,出血较轻,皮肤与黏膜出血,色淡黯,时起时消,持续性或反复发作,月经后期,多见齿衄,面色苍白或萎黄,神疲倦怠,心悸气短,动则加重;舌淡苔薄白,脉沉细。常规服用。

2. 治疗慢性肾炎:小便带泡沫,伴腰膝酸痛,疲倦乏力,面色萎黄,或浮肿,纳少便溏,夜尿频多;舌淡红,苔薄白,有齿痕,脉细弱。常规服用。

注意事项与禁忌

1. 本品宜饭前服用。

2. 久置后有少量沉淀,摇匀后服用。

3. 感冒发热病人不宜服用。

4. 高血压、心脏病、糖尿病、肝病、肾病等慢性病患者应在医师指导下服用。

5. 儿童、孕妇应在医师指导下服用。

第 11 节　糖尿病用药

糖尿病是一组常见的内分泌代谢紊乱病,由于胰岛素绝对或相对不足和靶细胞对胰岛素的敏感性降低,引起糖、脂肪、蛋白质、水及电质代谢紊乱。依其病因和发病机制不同,可分为胰岛素依赖型(1 型)和非胰岛素依赖型(2 型)两种。

该病属中医"消渴"范畴,认为是由多种原因导致的以肺、胃、肾等脏腑为主的脏腑功能失调,以阴虚火旺,水谷精微吸收输布代谢失常为主要病机,以口渴引饮,消谷善饥而多食、尿频量多、形体消瘦为主要临床表现的一种慢性疾病。

目前,糖尿病的西医治疗,以胰岛素、降血糖药物及饮食疗法为主。其特点是降血糖快,但需终生用药,且病人血糖虽降,多饮、多尿控制,伴随症状久不改善。

服用中药既可降血糖,又能有效地缓解伴随症状。对 1 型糖尿病,可减少胰岛素用量;对 2 型糖尿病,有相当部分患者可以获得临床治愈,进而停止服药(约占 5%~10%)。

中医将该病分为上消、中消、下消。多饮突出者为上消,多食突出者为中消,多尿突出者为下消。临床上三消常同时并见,治疗上既要强调重点,又要兼顾他脏。

上消可选用消渴丸、消渴灵片、糖维胶囊;中消可选用糖尿乐胶囊、消渴平;下消可选用玉泉胶囊、降糖舒丸、参芪降糖颗粒、渴乐宁胶囊等。

本病病程,初起以燥热为主,多伴口苦口臭,心烦,便干,舌红苔黄燥,脉滑数,可选用唐威胶囊、消渴平;中期多燥热、阴虚并重,有口苦口臭,心烦失眠,耳鸣目眩,遗精,盗汗,便干,舌红苔少,脉弦数,可选用玉泉胶囊、唐威胶囊、消渴平、消渴灵片;后期则无燥热,以阴虚火旺为主,多伴五心烦热,失眠耳鸣,目眩盗汗,遗精,乏力,舌红少苔,脉细数,可选用降糖舒丸、参芪降糖颗粒、渴乐宁胶囊、糖尿乐胶囊等。

还应注意有无变证,若有头痛面黯,肢体麻痛,舌紫黯或有瘀斑,脉细涩,并有瘀血,可选用唐威胶囊。若伴有自汗,气短乏力,腹胀便溏,五心烦热,潮热盗汗,头晕耳鸣,失眠心悸,舌淡胖,脉沉细,为气阴两虚,可选用参芪降糖颗粒、糖维胶囊、渴乐宁胶囊等。

若出现各种急性并发症,如酮症、高渗性昏迷,应中西医结合治疗。

玉泉胶囊(颗粒)典

药物组成　人参、黄芪、地黄、麦冬、天花粉、葛根、茯苓、乌梅、五味子、甘草。

功能主治　养阴益气,生津止渴,清热除烦。用于气阴不足,口渴多饮,消食善饥;糖尿病属上述证候者。

剂型规格与用法用量　胶囊剂:每粒0.6克,口服,每次5粒,每日4次;颗粒剂:每袋5克,开水冲服,每次1袋,每日4次。

家庭医疗　应用本品的基本指征:口干口渴,多食多尿,手足心热。

治疗消渴:证属气阴不足。症见烦渴多饮,口干舌燥,尿频量多;舌红少津,苔薄黄,脉洪数。用于治疗2型糖尿病,本品可降低肾上腺素及四氧嘧啶引起的高血糖,有抑制脂肪代谢紊乱和糖尿病血脂升高作用。常规服用。

注意事项与禁忌

1. 偶见腹泻、腹胀、稀便。

2. 避免长期精神紧张,适当进行体育活动。

3. 对重症病例,应合用其他降糖药物治疗,以防病情加重。

4. 在治疗过程中,尤其是与西药降糖药联合用药时,要及时监测血糖,避免低血糖反应发生。

5. 注意早期防治各种并发症,如糖尿病脑病、糖尿病心病、糖尿病肾病等,以防止病情恶化。

6. 孕妇忌服。

降糖舒丸(片、胶囊)

药物组成　生地黄、熟地黄、山药、五味子、麦冬、枸杞子、黄精、牡蛎、益智仁、知母、人参、刺五加、黄芪、荔枝核、丹参、生石膏、玄参、葛根、芡实、天花粉、乌药、枳壳。

功能主治　滋阴补肾,生津止渴。用于糖尿病及其引起的全身综合征。

剂型规格与用法用量　丸剂:每 20 丸重 1 克,口服,每次 48~72 丸,每日 3 次;片剂:每片 0.3 克,口服,每次 4~6 片,每日 3 次;胶囊剂:每粒 0.3 克,口服,每次 4~6 粒,每日 3 次。

家庭医疗　应用本品的基本指征:多饮,多食,多尿,口干等。

治疗消渴症(糖尿病):证属肾阴亏虚。症见尿频量多,混浊如脂膏,或尿甜,腰膝酸软,乏力,头晕耳鸣,口干唇燥,皮肤干燥,瘙痒;舌红苔,脉细数。常规服用。

参芪降糖颗粒(片、胶囊)

药物组成　人参、黄芪、地黄、麦冬、天花粉、枸杞子、山药、五味子、覆盆子、泽泻、茯苓。

功能主治　益气养阴,滋脾补肾。用于 2 型糖尿病。对应激性高血糖、胰岛损伤性高血糖、糖代谢异常后的脂质过氧化物及细胞受体有调节代谢等作用。

剂型规格与用法用量　颗粒剂:每袋 3 克,开水冲服,每次 1~3 袋,每日 3 次;片剂:每片 0.36 克,0.35 克,口服,每次 3 片,每日 3 次;胶囊剂:每粒 0.35 克,口服,每次 3 粒,每日 3 次。效果不显著或治疗前症状较重者,每次可用至 8 片(粒),1 个月为一个疗程。

家庭医疗　应用本品的基本指征:口干多饮,多食易饥,尿频多尿,尿如膏脂。

治疗消渴:证属气阴两虚。症见尿频量多,混浊如脂膏,尿甜,口干,头晕,腰腿酸痛。乏力,五心烦热,盗汗;舌红少津,脉细无力或数。用于治疗 2 型糖尿病,本品具有对抗胰岛素抵抗,促进胰岛细胞修复,增强胰岛细胞生物活性作用,明显改善胰岛素敏感性。与格列喹酮合用,颗粒剂,开水冲服,每次 1 袋,每日 3 次。

药物新用　治疗初期糖尿病肾病:本品能降低尿蛋白排泄量,能在短期内降低糖尿病肾病异常升高的肾小球滤过率,对初期糖尿病肾病有保护作用。颗粒剂,开水冲服,每次 1 袋,每日 3 次。

注意事项与禁忌　有实热证者忌用。

糖维胶囊

药物组成　黄芪、西洋参、葛根、黄连、丹参、黄精、天花粉、格列本脲。

功能主治　益气养阴,化瘀降糖。用于气阴两虚夹瘀型消渴病(2 型糖尿病),症见倦怠乏力,自汗,口渴喜饮,心烦,溲赤,舌黯或有瘀斑,舌干少津,苔薄或花剥,脉细数。

剂型规格与用法用量　胶囊剂:每粒 0.5 克(含格列本脲 0.5 毫克),饭前半小时口服,每次 3~5 粒,每日 3 次。血糖 16.0mmol/L(毫摩尔/升,下同)左右,尿糖(++++)时,服 5 粒;血糖 13.0mmol/L 左右,尿糖(+++)时,服 4~5 粒;血糖 10.0mmol/L 左右,尿糖(++)时,服 3~4 粒;血糖 8.0mmol/L 左右,尿糖(+)时,服 3 粒。

服药期间须定期查血糖、尿糖,根据检验结果调整服量。当尿糖维持在(±)间约 1 个月左右,空腹血糖在 6.4mmol/L 左右,且无明显波动情况下,注意控制饮食,可服维持量每次 2 粒,或试着停药。

家庭医疗　应用本品的基本指征:倦怠乏力,自汗,口渴喜饮,心烦,溲赤。

治疗消渴:证属气阴两虚夹瘀。症见倦怠乏力,自汗,口渴喜饮,心烦,溲赤;舌黯或有瘀斑,舌干少津,苔薄或花剥,脉细数。用于治疗 2 型糖尿病,本品降低血糖、尿糖,消除多食、多饮、多尿、倦怠乏力、五心烦热等临床症状。改善葡萄糖耐量,从而控制高血糖。改善血胰岛素抵抗,增加胰岛素的敏感性,提高胰岛素的作用。改善血液流变学各项指标,降低血液黏稠度,降低胆固醇、低密度脂蛋白、甘油三酯,升高高密度脂蛋白,改善微循环,防止和延缓心脑血管、周围神经、眼及肾脏等脏器并发症的发生。提高机体免疫功能,消除疲劳,提高整体素质。常规服用。

注意事项与禁忌

1. 严格控制饮食。

2. 使用本品时应停用其他降糖药物。

3. 偶有轻微胃肠不适。

4. 用药期间应注意监测血糖,并根据血糖调整用量。

5. 服药疗效不明显时,每次可试增服 1~3 粒。

6. 本品每粒含格列本脲 0.5 毫克,大剂量服用,应在医生指导下进行。

7. 胰岛素依赖型、糖尿病酮症酸中毒、或严重肝、肾功能不全、昏迷者禁用。

8. 孕妇禁用。

消渴丸^典

药物组成　地黄、葛根、黄芪、天花粉、南五味子、山药、玉米须、格列本脲。

功能主治　滋肾养阴,益气生津。用于气阴两虚所致的消渴病,症见多饮,多尿,多食,消瘦,体倦乏力,眠差,腰痛;2 型糖尿病见上述证候者。

剂型规格与用法用量　浓缩水丸;每 10 丸重 2.5 克(含格列本脲 2.5 毫克),饭前温开水送服,每次 5~10 丸,每日 2~3 次。

家庭医疗　应用本品的基本指征:多饮,多尿,多食,消瘦,体倦无力,眠差腰痛。

治疗消渴:证属气阴两虚。症见多饮,多尿,多食,消瘦,体倦无力,眠差腰痛;舌淡红苔薄,脉细数。用于治疗 2 型糖尿病,本品除降糖外,还有改善循环,胰岛素抵抗,调节免疫和对抗磺脲类降糖药物继发失效作用。常规服用。

注意事项与禁忌

1. 本品含格列本脲,应严格按要求服用。服用量应根据病情从每次 5 丸起逐渐递增。每次服用量不超过 10 丸,每日不超过 30 丸;至疗效满意时,可逐渐减少每次服用量或减少服用次数至每日 2 次的维持剂量。每日服用 2 次时,应在早餐及午餐前各服用 1 次,晚餐前尽量不服用。

2. 因进餐延迟、剧烈体力活动,或药物剂量过大,以及合用可增加低血糖发生的药物等,可诱发低血糖。肝肾功能不全,年老、体弱者,若剂量偏大(对成年患者的一般剂量对年老、体弱者即可能过量),则可引起严重低血糖。

3. 服本品期间严禁加服其他降糖制剂。本品与下列药物合用,可增加低血糖的发生:

(1) 抑制磺脲类药物由尿中排泄,如治疗痛风的丙磺舒、别嘌醇;

(2) 延迟磺脲类药物的代谢,如酒精,H_2 受体阻滞剂(西米替丁、雷尼替丁)、氯霉素,抗真菌药咪康唑,抗凝药。磺脲类与酒精同服可引起腹痛、恶心、呕吐、头痛以及面部潮红(尤以使用氯磺丙脲时),与香豆素类抗凝剂合用时,开始二者血浆浓度皆升高,以后二者血浆浓度皆减少,故应按情况调整两药的用量;

(3) 促使与血浆白蛋白结合的磺脲类药物分离出来,如水杨酸盐、贝特类降血脂药;

(4) 药物本身具有致低血糖作用:酒精、水杨酸类、胍乙啶、单胺氧化酶抑制剂、奎尼丁;

(5) 合用其他降血糖药物:胰岛素、二甲双胍、优降糖、阿卡波糖、胰岛素增敏剂;

(6) β 肾上腺受体阻滞剂可干扰低血糖时机体的升血糖反应,阻碍肝糖酵解,同时又可掩盖低血糖的警觉症状。

4. 年龄超过 65 岁的糖尿病患者对低血糖耐受差,对此类糖尿病患者用药时应密切注意避免低血糖反应。其血糖控制标准略宽于一般人,空腹血糖 < 7.8mmol/L(140mg/dl),餐后 2 小时血糖 <11.1mmol/L(200mg/dl)即可。

5. 本品与下列药物合用,可增加高血糖的发生:

(1) 糖皮质激素、雌激素、噻嗪类利尿剂、苯妥英钠、利福平;

(2) β 肾上腺受体阻滞剂可拮抗磺脲类药物的促胰岛素分泌作用,故也可致高血糖。

6. 出现低血糖症状时,可采用以下措施:

（1）补充葡萄糖：轻者立即口服葡萄糖，如无葡萄糖，可予口服甜果汁、糖水；重者静脉注射葡萄糖。要观察到患者意识恢复。

（2）胰升糖素治疗：胰升糖素皮下、肌肉或静脉注射，由于其作用时间较短，且会再次出现低血糖，因此在注射后仍要补充葡萄糖或进食，需继续观察，以保证患者完全脱离危险期。

7. 用药期间应定期监测血糖、尿糖、尿酮体、尿蛋白和肝肾功能、血象，并进行眼科检查。

8. 体质虚弱、高热、恶心和呕吐、肾上腺皮质功能减退或垂体前叶功能减退者慎用。

9. 肝炎、少年糖尿病、酮体糖尿、妊娠期糖尿、糖尿性昏迷等不宜应用；肝、肾功能不全者，对磺胺类药物过敏者，白细胞减少者禁用；1型糖尿病、2型糖尿病患者，伴有酮症酸中毒、昏迷、严重烧伤、感染、严重外伤和重大手术者禁用。

10. 偶见药疹。

11. 偶见轻度恶心、呕吐等消化道反应。

12. 孕妇、哺乳期妇女不宜服用。

消渴平片^典（胶囊）

药物组成 黄芪、天花粉、人参、葛根、天冬、黄连、知母、枸杞子、沙苑子、五味子、五倍子、丹参。

功能主治 益气养阴，清热泻火。用于阴虚燥热，气阴两虚所致的消渴病，症见口渴喜饮，多食，多尿，消瘦，气短，乏力，手足心热；2型糖尿病见上述证候者。

剂型规格与用法用量 片剂：每片0.3克、0.55克，口服，每次6~8片，每日3次；胶囊剂：每粒0.4克，口服，每次6~8粒，每日3次。

家庭医疗 应用本品的基本指征：烦渴多饮，口干舌燥，尿频量多；或小便频数，混浊如膏，甚至饮一溲一，面容憔悴，耳轮干枯，腰膝酸软，四肢欠温，畏寒肢冷，阳痿或月经不调。

治疗消渴（2型糖尿病）：气虚阴亏消渴：症见多饮，多尿，多食，消瘦，体倦无力，腰痛，眠差；舌淡红苔薄，脉细数。阴阳两虚消渴：症见小便频数，混浊如膏，甚至饮一溲一，面容憔悴，耳轮干枯，腰膝酸软，四肢欠温，畏寒肢冷，阳痿或月经不调；舌苔淡白而干，脉沉细无力。肺热津伤消渴：症见烦渴多饮，口干舌燥，尿频量多；舌边尖红，苔薄黄，脉洪数。常规服用。

注意事项与禁忌

1. 脾胃虚寒者少数可引起腹泻，用干姜煎水送服可缓解。

2. 糖尿病患者易出现胃肠功能紊乱,如出现水样便应停药。

3. 服药期间忌食生冷食物,否则药效降低且易产生腹部不适,腹胀,腹泻。

4. 服药期间尽量避免精神紧张,适当控制饮食,以清淡为宜,忌烟酒。

5. 忌与藜芦、五灵脂及其制剂同服。

6. 偶见皮疹,一般服药 1~2 周后可消失。

消渴灵片^典(胶囊、颗粒)

药物组成　红参、地黄、枸杞子、五味子、麦冬、天花粉、黄芪、茯苓、黄连、牡丹皮、石膏。

功能主治　益气养阴,清热泻火,生津止渴。用于气阴两虚所致的消渴病,症见多饮,多食,多尿,消瘦,气短乏力;2 型轻型、中型糖尿病见上述症候者。

剂型规格与用法用量　片剂:每片 0.36 克、0.45 克,口服,每次 8 片,每日 3 次;胶囊剂:每粒 0.35 克,口服,每次 8 粒,每日 3 次;颗粒剂:每袋 4 克,开水冲服,每次 1 袋,每日 3 次。

家庭医疗　应用本品的基本指征:多饮,多食,多尿,消瘦,气短乏力。

治疗消渴:证属气阴两虚。症见多饮,多食,多尿,消瘦,气短乏力,腰膝酸软,乏力,头晕耳鸣,口干唇燥,皮肤干燥,瘙痒;舌红苔薄,脉细无力或细数。用于治疗 2 型糖尿病,本品有降血糖,降血脂,保护胰岛细胞等作用。常规服用。

注意事项与禁忌　孕妇忌服。

渴乐宁胶囊^典

药物组成　黄芪、黄精(酒炙)、地黄、太子参、天花粉。

功能主治　益气养阴,生津止渴。用于气阴两虚所致的消渴病,症见口渴多饮,五心烦热,乏力多汗,心慌气短;2 型糖尿病见上述证候者。多食,多尿,疲消瘦,

剂型规格与用法用量　胶囊剂:每粒 0.45 克,口服,每次 4 粒,每日 3 次,3 个月为一个疗程。

家庭医疗　应用本品的基本指征:口渴多饮,五心烦热,乏力多汗,心慌气短。

治疗消渴:证属阴两虚型。症见口渴多饮,五心烦热,乏力多汗,心慌气短;舌红苔薄,脉细数。用于治疗 2 型糖尿病:本品具有降糖作用,并可提高血中胰岛素和 C 肽水平,可直接作用于胰岛 β 细胞。常规服用。

注意事项与禁忌　个别患者有轻度消化道不适,一般在用药过程中可自行消失。

糖尿乐胶囊^典

药物组成　生地、天花粉、红参、知母、天冬、枸杞子、葛根、黄芪、茯苓、山茱萸、五味子、炒鸡内金、山药。

功能主治　益气养阴,生津止渴。用于气阴两虚所致的消渴病,症见多食,多饮,多尿,消瘦,四肢乏力。

剂型规格与用法用量　胶囊剂:每粒0.3克,口服,每次3~4粒,每日3次。

家庭医疗　应用本品的基本指征:多食,多饮,多尿,四肢无力等。

治疗消渴:证属气阴两虚。症见多饮,多尿,多食,消瘦,体倦无力,眠差腰痛;舌淡红苔薄,脉细数。用于治疗2型糖尿病:本品修复受损胰岛的胰B细胞,促进胰岛素分泌;清除受体表面有害酸肽,激活休眠受体,使胰岛素与受体充分结合;改善微循环,预防并发症。常规服用。

注意事项与禁忌　忌含糖食物、烟酒。

第12节　泌尿系统病用药

泌尿系疾病主要指泌尿系感染、泌尿系结石、肾炎等。

泌尿系感染是指病原体在机体内尿中生长繁殖,并侵犯泌尿道黏膜或组织而引起的炎症,临床表现有尿频、尿急、尿痛,或伴发热,腰痛等。

中医将本病归为"淋证"范畴。多由湿热蕴结下焦,膀胱气化失司所致,治疗宜清热,利尿,通淋,可选用三金片、清热通淋胶囊等。

若湿热下注,煎熬尿液,结为砂石,临证可见尿中时夹砂石,小便艰涩,或排尿时突然中断,尿道窘迫疼痛,腰腹绞痛,B超检查可见结石,中医称为"石淋"。

治疗以清热利湿,通淋排石为原则,可选用双金颗粒、石淋通片、肾石通颗粒、结石通片、排石颗粒等。

肾炎属中医"水肿"范畴。中医认为,本病涉及多脏腑,是由外邪侵袭,饮食起居失常,或劳倦内伤,导致肺不通调,脾失转输,肾失开合,络至膀胱气化无权,三焦水道失畅,水液停聚,泛滥肌肤,而成水肿。病程短者以祛邪为主,病程长者以扶正祛邪为主,可选用肾炎四味丸等。

三金片^{典OTC}

药物组成　金樱根、菝葜、羊开口、金沙藤、积雪草。

功能主治　清热解毒,利湿通淋,益肾。用于下焦湿热所致的热淋,小便短赤,淋沥涩痛,尿急频数;急慢性肾盂肾炎、膀胱炎、尿路感染见上述证候者。

剂型规格与用法用量　片剂:每片0.35克,口服,每次3片,每日3~4次。

症状消失后,急性患者继续服药 7 天,慢性患者继续服药 10 天。慢性非细菌性前列腺炎,每次 3 片,每日 3 次。

家庭医疗　应用本品的基本指征:尿频、尿涩痛、尿急、尿短淋沥、尿赤黄、腰痛、腹胀痛等。

1. 治疗淋证:证属热淋。症见小便频急短涩,尿道灼热刺痛,尿色黄赤,少腹拘急胀痛,或有寒热,口苦,呕恶,或腰痛拒按,或有大便秘结;舌苔黄腻,脉滑数。常规服用。

2. 治疗癃闭:证属膀胱湿热。症见小便点滴不通,或量少而短赤灼热,小腹胀满,口苦口黏,或口渴不欲饮,或大便不畅;舌红苔黄腻,脉数。常规服用。

药物新用

1. 治疗急、慢性肾盂肾炎,急性膀胱炎及尿路感染:本品抗菌谱广,抗菌作用强,利尿消炎抗菌,快速排出体内毒素;抗氧自由基,提高机体免疫力。常规服用。

2. 治疗非淋球菌性尿道炎:本品与阿奇霉素合用,抗菌消炎,抗菌谱广。常规服用。

3. 治疗慢性前列腺炎:本品具有抗炎和增强免疫功能。常规服用。

4. 治疗良性前列腺增生:本品抗炎、杀菌、镇静、解痉、利尿、抑制细菌黏附,提高机体免疫力,抗自由基。常规服用。

5. 治疗急性膀胱炎:本品能杀死病原菌、提高免疫力、抑制细菌黏附。常规服用。

6. 治疗慢性盆腔炎:本品抗炎、杀菌、提高免疫、利尿、镇痛。常规服用。

7. 治疗滴虫性阴道炎:本品对金黄色葡萄球菌、绿脓杆菌、福氏痢疾杆菌、伤寒杆菌有抑制作用。常规服用。

双金颗粒

药物组成　金钱草、海金沙、石燕、硝石、虎杖、牛膝、蒲黄。

功能主治　清热利湿,活血,散瘀,通淋排石。用于湿热下注型及血瘀气滞型石淋、砂淋,症见局部压痛,叩击痛,小腹痛,腰痛,恶心呕吐;舌质红绛,苔少或黄腻,脉濡涩。治疗泌尿系结石及体外震波碎石后排石。

剂型规格与用法用量　颗粒剂:每袋 20 克,开水冲服,每次 1 袋,每日 3 次,小儿酌减。

家庭医疗　应用本品的基本指征:局部压痛、叩击痛,小腹痛,腰痛,恶心呕吐等。

治疗淋证、石淋:证属血瘀气滞。症见尿中时夹砂石,小便艰涩,或排尿时突然中断,尿道窘迫疼痛,少腹拘急,叩击痛,局部压痛,或腰腹绞痛难忍,痛引少腹,连及外阴,尿中带血,可有恶心呕吐;舌红绛,苔薄黄,脉濡涩。若病久砂石不去,可伴见面色少华,精神萎顿,少气乏力;舌淡边有齿印,脉细而弱。或腰腹隐痛,手足心热;舌红少苔,脉细带数。常规服用。

注意事项与禁忌

1. 服药期间应多饮水,多活动,肾下盏结石患者宜做倒立活动。

2. 应连续服用,不宜中断。

3. 本品含糖,糖尿病患者慎用。

4. 孕妇忌用。

石淋通片^典

药物组成 广金钱草。

功能主治 清热利尿,通淋排石。用于湿热下注所致的热淋,石淋,症见尿频,尿急,尿痛,或尿有砂石;尿路结石、肾盂肾炎见上述证候者。

剂型规格与用法用量 片剂(糖衣):每片0.12克,口服,每次5片,每日3次。

家庭医疗 应用本品的基本指征:右上腹疼痛,发热,或腰痛,尿有沙石。

1. 治疗石淋(尿路结石、胆囊结石):症见尿中时夹砂石,小便艰涩,或排尿时突然中断,尿道窘迫疼痛,少腹拘急,或腰腹绞痛难忍,痛引少腹,连及外阴,尿中带血;舌红苔薄黄。脉数。常规服用。

2. 治疗热淋:症见小便频急短涩,尿道灼热刺痛,尿色黄赤,少腹拘急胀痛,或有寒热,口苦,呕恶,或腰痛拒按,或有大便秘结;舌苔黄腻,脉滑数。常规服用。

3. 治疗胁痛:证属湿热蕴结。症见胁肋胀痛,触痛明显而拒按,或引及肩背,伴有脘闷纳呆,恶心呕吐,厌食油腻,口干口苦,腹胀尿少,或有黄疸;舌苔黄腻,脉弦滑。常规服用。

药物新用 治疗胆囊炎:本品具有利胆和抗炎作用。常规服用。

注意事项与禁忌

1. 服药期间饮食宜清淡。

2. 忌烟酒及辛辣油腻食品。

3. 根据尿石成分调整饮食结构。

4. 尿酸结石者,避免摄入肉类、鱼类、菌类、带壳的豆类等高嘌呤食物。

5. 草酸钙结石者,避免摄入萝卜、菠菜、芹菜、土豆、豆制品、草莓、巧克力、可可、茶等草酸含量高的食物。

6. 磷酸钙结石者,应采用低钙、低磷饮食。

7. 尽量避免使用尿路器械。

8. 注意外阴清洁,不憋尿,多饮水以增加尿量,促进排石。

9. 注意休息,避免过度劳累。

10. 多活动,如散步、慢跑、做体操等,原地跳跃有利于排石和预防结石复发。

复方石淋通片(胶囊)

药物组成 广金钱草、石韦、海金沙、滑石粉、忍冬藤。

功能主治 清热利湿,通淋排石。用于膀胱湿热,石淋涩痛,尿路结石,泌尿系感染属肝胆膀胱湿热者。

剂型规格与用法用量 片剂(薄膜衣片):每片 0.25 克、0.45 克,口服,每次 6 片,每日 3 次;胶囊剂:每粒 0.25 克、0.32 克,口服,每次 6 片,每日 3 次。

家庭医疗 应用本品的基本指征:右上腹疼痛,发热,或腰痛,尿有沙石。

1. 治疗石淋(尿路结石、胆囊结石):症见尿中时夹砂石,小便艰涩,或排尿时突然中断,尿道窘迫疼痛,少腹拘急,或腰腹绞痛难忍,痛引少腹,连及外阴,尿中带血;舌红苔薄黄。脉数。常规服用。

2. 治疗热淋:症见小便频急短涩,尿道灼热刺痛,尿色黄赤,少腹拘急胀痛,或有寒热,口苦,呕恶,或腰痛拒按,或有大便秘结;舌苔黄腻,脉滑数。常规服用。

3. 治疗胁痛:证属湿热蕴结。症见胁肋胀痛,触痛明显而拒按,或引及肩背,伴有脘闷纳呆,恶心呕吐,厌食油腻,口干口苦,腹胀尿少,或有黄疸;舌苔黄腻,脉弦滑。如胆囊炎等。常规服用。

注意事项与禁忌

1. 服药期间饮食宜清淡。

2. 忌烟酒及辛辣油腻食品。

3. 孕妇禁用。

肾石通颗粒

药物组成 金钱草、海金沙、萹蓄、瞿麦、鸡内金(烫)、王不留行(炒)、牛膝、丹参、延胡索(醋制)、木香。

功能主治 清热利湿,活血止痛,化石排石。用于肾结石、输尿管结石、膀胱结石、肾盂结石。

剂型规格与用法用量 颗粒剂:每袋 15 克、4 克(无糖型),开水冲服,每次 1 袋,每日 2 次。

家庭医疗 应用本品的基本指征:腰腹剧痛,痛引少腹,连及外阴,尿中带血,小便艰涩,尿中砂石。

治疗淋证(泌尿系结石):证属石淋。症见尿中时夹砂石,小便艰涩,或排尿时突然中断,尿道窘迫疼痛,少腹拘急,或腰腹绞痛难忍,痛引少腹,连及外阴,尿中带血;舌红苔薄黄。若病久砂石不去,可伴见面色少华,精神萎顿,少气乏力;舌淡边有齿印,脉细而弱。或腰腹隐痛,手足心热;舌红少苔,脉细带数。常规服用。

注意事项与禁忌

1. 忌服辛辣刺激性食物。

2. 孕妇慎用。

肾炎四味片^典(丸、胶囊)

药物组成 细梗胡枝子、黄芪、黄芩、石韦。

功能主治 清热解毒,补气健脾。用于湿热内蕴兼气虚所致的水肿,症见浮肿,腰痛,乏力,小便不利;慢性肾炎见上述证候者。

剂型规格与用法用量 浓缩丸:每袋5克,口服,每次1袋,每日3次;片剂:每片0.36克,口服,每次8片,每日3次,3个月为一个疗程;胶囊剂:每粒0.5克,口服,每次6~8粒,每日3次。

家庭医疗 应用本品的基本指征:腰痛,腰酸,乏力,浮肿,蛋白尿。

治疗水肿:证属湿热内蕴兼气虚。症见浮肿、腰痛、乏力、小便不利;舌淡苔腻,脉滑弱。如慢性肾炎等。常规服用。

注意事项与禁忌

1. 服用期间忌用激素、环磷酸胺、氮芥等药物。

2. 忌食公鸡、牛肉。

结石通片(胶囊)

药物组成 金钱草、石韦、海金沙、玉米须、车前草、茯苓、白茅根、鸡骨草。

功能主治 清热利水,通淋排石,镇痛止血。用于泌尿系统感染,膀胱炎,肾炎水肿,尿路结石,血尿,淋沥混浊,尿道灼痛,水肿。

剂型规格与用法用量 片剂:每片0.3克,口服,每次5片,每日3次;胶囊剂:每粒0.35克,口服,每次4粒,每日3次。

家庭医疗 应用本品的基本指征:腰腹疼痛,尿有砂石,水肿,尿频,尿急,尿痛。

1. 治疗石淋(尿路结石):症见尿中时夹砂石,小便艰涩,或排尿时突然中断,尿道窘迫疼痛,少腹拘急,或腰腹绞痛难忍,痛引少腹,连及外阴,尿中带血;舌红苔薄黄。常规服用。

2. 治疗热淋:症见小便频急短涩,尿道灼热刺痛,尿色黄赤,少腹拘急胀痛,或有寒热,口苦,呕恶,或腰痛拒按,或有大便秘结;舌苔黄腻,脉滑数。如尿路感染等。常规服用。

注意事项与禁忌

1. 忌辛辣食品。
2. 肾阴虚忌服。
3. 孕妇忌服。

排石颗粒^典

药物组成　连钱草、石韦、瞿麦、盐车前子、木通、徐长卿、苘麻子、滑石、忍冬藤、甘草。

功能主治　清热利水,通淋排石。用于下焦湿热所致的石淋,症见腰腹疼痛,排尿不畅或伴有血尿;泌尿系结石见学上述证候者。

剂型规格与用法用量　颗粒剂:每袋 20 克、5 克(无糖型),开水冲服,每次 1 袋,每日 3 次。

家庭医疗　应用本品的基本指征:小便淋漓涩痛,尿血等症,尿频尿急。

治疗石淋(肾结石、输尿管结石、膀胱结石):症见尿中时夹砂石,小便艰涩,或排尿时突然中断,尿道窘迫疼痛,少腹拘急,或腰腹绞痛难忍,痛引少腹,连及外阴,尿中带血;舌红苔薄黄。常规服用。

注意事项与禁忌

1. 忌油腻食物。
2. 服药期间应多饮水并适当活动。
3. 脾虚便溏慎用。
4. 孕妇慎用。

清热通淋胶囊(片、丸)

药物组成　爵床、苦参、白茅根、硼砂。

功能主治　清热,利湿,通淋。用于下焦湿热所致热淋。症见小便频急,尿道刺痛,尿液混浊,口干口苦,以及急性下尿路泌尿系统感染见于上述症状者。

剂型规格与用法用量　胶囊剂:每粒 0.37 克,口服,每次 4 粒,每日 3 次,或遵医嘱,2 周为一个疗程;片剂:每片 0.38 克,口服,每次 4 片,每日 3 次,2 周为一个疗程;浓缩丸:每袋0.16 克,口服,每次 10 丸,每日 3 次,2 周为一个疗程。

家庭医疗　应用本品的基本指征:小便频急,尿道刺痛,尿液混浊,口干口苦等。

治疗淋证:证属热淋。症见小便频急短涩,尿道灼热刺痛,尿色黄赤,少腹拘急胀痛,或有寒热,口苦,呕恶,或腰痛拒按,或有大便秘结;舌苔黄腻,脉滑数。如尿路感染、急性肾盂肾炎、膀胱炎等。常规服用。

注意事项与禁忌

1. 偶见消化道不适,可饭后服用,一般能自行缓解。

2. 肾功能不良者,注意定期复查。

3. 虚证者慎用。

4. 孕妇忌服。

缩泉丸^{典OTC}(胶囊^典)

药物组成 益智仁(盐炒)、乌药、山药。

功能主治 补肾缩尿。用于肾阳虚所致的小便频数,夜间遗尿。

剂型规格与用法用量 水丸:每袋6克,口服,每次3~6克,每日3次;胶囊剂:每粒0.3克,口服,成人每次6粒,5岁以上儿童每次3粒,每日3次。

家庭医疗 应用本品的基本指征:小便频数,尿失禁等。

1. 治疗虚劳:证属肾气虚弱。症见神疲乏力,腰膝酸软,小便频数而清,白带清稀;舌淡,脉弱。常规服用。

2. 治疗消渴:证属下消。症见小便频数,混浊如膏,甚至饮一溲一,面容憔悴,耳轮干枯,腰膝酸软,四肢欠温,畏寒肢冷,阳痿或月经不调;舌苔淡白而干,脉沉细无力。或尿频量多,混浊如脂膏,或尿甜,腰膝酸软,乏力,头晕耳鸣,口干唇燥,皮肤干燥、瘙痒;舌红苔,脉细数。常规服用。

药物新用

1. 治疗尿崩症:本品温肾消尿,与六味地黄丸合用,固肾益精。常规服用。

2. 治疗变态反应性鼻炎:本品益气摄涕,补肺益肾,宣通鼻窍。常规服用。

3. 治疗膀胱过度活动症:本品有效治疗不稳定膀胱和逼尿肌反射亢进所致的尿频、尿急和急迫性尿失禁。常规服用。

4. 治疗遗尿症、尿失禁症、尿晕厥症:本品益肾缩尿。常规服用。

5. 治疗绝经后妇女张力性尿失禁:本品通过调节肾素—血管紧张素—醛固酮系统功能,发挥调节人体水液代谢作用。常规服用。

6. 治疗逆行射精:本品治疗神经损伤、先天性膀胱内括约肌收缩功能失调和尿道外伤及炎症性狭窄。常规服用。

7. 治疗老年性迎风流泪:本品固肾补元,温摄泪泉。常规服用。

注意事项与禁忌

1. 忌辛辣、生冷、油腻食物。

2. 感冒发热病人不宜服用。

癃清片^典（胶囊）

药物组成　泽泻、车前子、败酱草、金银花、牡丹皮、白花蛇舌草、赤芍、仙鹤草、黄连、黄柏。

功能主治　清热解毒，凉血通淋。用于热在下焦湿热所致的热淋，症见尿频、尿急、尿痛、腰痛、小腹坠胀；亦用于慢性前列腺炎湿热蕴结兼瘀血证，症见小便频急，尿后余沥不尽，尿道灼热，会阴少腹腰骶部疼痛或不适等。

剂型规格与用法用量　片剂：每片 0.6 克口服，每次 6 片，每日 2 次，重症每次 8 片，每日 3 次；胶囊剂：每粒 0.4 克，口服，每次 6 粒，每日 2 次，重症每次 8 粒，每日 3 次，每粒 0.5 克，口服，每次 4 粒，重症每次 5~6 粒，每日 3 次。

家庭医疗　应用本品的基本指征：尿频，尿急，尿短，尿痛，腰痛，小腹坠胀。

1. 治疗淋证：证属热淋。症见小便频急短涩，尿道灼热刺痛，尿色黄赤，少腹拘急胀痛，或有寒热，口苦，呕恶，或腰痛拒按，或有大便秘结；舌苔黄腻，脉滑数。常规服用。

2. 治疗癃闭：证属膀胱湿热。症见小便点滴不通，或量少而短赤灼热，小腹胀满，口苦口黏，或口渴不欲饮，或大便不畅；舌红苔黄腻，脉数。常规服用。

药物新用　治疗膀胱炎、急性肾盂肾炎、慢性肾盂肾炎急性发作、前列腺炎及其他原因所致的泌尿系统感染：本品具较强的抗非特异性炎症作用，可增强吞噬细胞的吞噬功能，促进 T 淋巴细胞数量的增多，提高机体的免疫功能；可抗乙型链球菌、金黄色葡萄球菌、致病大肠杆菌感染。常规服用。

注意事项与禁忌　体虚胃寒者不宜服用。

第 13 节　生殖病用药

生殖系疾病主要指前列腺炎或前列腺增生等。

前列腺炎是指前列腺的细菌性或非细菌性炎症性疾病。临床表现为尿道流白，尿后滴沥，尿频，尿痛，尿血等。属中医之"淋证""白浊"范畴，为湿热下注，气化不利，脂液失于约束所致。治疗以清利湿热，分清泄浊为原则，可选用前列通片、野菊花栓、癃清片（第 12 节泌尿系统病用药）等。

若病久，可致前列腺增生，引起尿路不畅，尿潴留。中医称为"癃闭"，认为是因膀胱湿热阻滞，导致气化不利，小便不通所致。治疗以清热利湿，泄浊，活血散瘀为原则，可选用前列通片等。

前列通片^典（胶囊、栓）

药物组成　广东王不留行、蒲公英、关黄柏、车前子、两头尖、泽兰、琥珀、八角茴香油、肉桂油、黄芪。

功能主治 清利湿浊,化瘀散结。用于热瘀蕴结下焦所致的轻、中度癃闭,症见排尿不畅,尿流变细,小便频数,可伴尿急、尿痛或腰痛;前列腺炎和前列腺增生见上述证候者。

剂型规格与用法用量 片剂:每片0.34克,口服,每次4片,每日3次,30~45天为一个疗程;胶囊剂:每粒0.38克、0.4克,口服,每次4粒,每日3次,30~45天为一个疗程;栓剂:每枚2.5克,睡前和晨起后由肛门塞入,每次1枚,每日2次,1个月为一个疗程。

家庭医疗 应用本品的基本指征:尿频尿急、尿痛、尿后余沥、尿短赤、排尿困难、淋沥不畅、小腹胀满、会阴疼痛。

1. 治疗精浊(慢性前列腺炎):证属湿热蕴结。症见尿频,尿急,尿痛,灼热感,排尿困难;少腹坠胀疼痛,下腰部、腰骶、睾丸、会阴部疼痛不适;性欲减退,射精过早,射精痛,尿道口有白浊溢出;乏力、头晕、失眠;舌苔黄腻,脉滑数。常规服(应)用。

2. 治疗癃闭:证属膀胱湿热。症见小便点滴不通,或量少而短赤灼热,小腹胀满,口苦口黏,或口渴不欲饮,或大便不畅;舌红苔黄腻,脉数。常规服(应)用。

3. 治疗淋证:证属湿热瘀阻。症见小便频急短涩,尿道灼热刺痛,尿色黄赤,少腹拘急胀痛,或有寒热,口苦,呕恶,或腰痛拒按,或有大便秘结;舌苔黄腻,脉滑数。如尿路感染等。常规服(应)用。

注意事项与禁忌

1. 忌辛辣油腻生冷食物,忌烟酒。

2. 极少数使用栓剂后有轻度肛周瘙痒及肛周水肿,多在用药后第一周内出现,个别稍有腹泻感觉。

3. 用药期间注意监测肝肾功能。

4. 肾阳虚衰证者忌用。

5. 对本品过敏者慎用。

野菊花栓^典

药物组成 野菊花。

功能主治 抗菌消炎。用于前列腺炎及慢性盆腔炎等疾病。

剂型规格与用法用量 栓剂:每枚2.4克,直肠给药,每次1枚,每日1~2次,15~30天为一个疗程,可连用3个疗程。

家庭医疗 应用本品的基本指征:男性见排尿时尿路有烧灼感,尿急,尿频,排尿疼痛;女性见月经紊乱,白带增多,腰腹疼痛及不孕等。

1. 治疗精浊(慢性前列腺炎):证属湿热蕴结。症见尿频,尿急,尿痛,灼热感,排尿困难;少腹坠胀疼痛,下腰部、腰骶、睾丸、会阴部疼痛不适;性欲减退,射精过早,射精痛,尿道口有白浊溢出;乏力、头晕、失眠;舌苔黄腻,脉滑数。常规直肠给药。

2. 治疗妇科带下(慢性盆腔炎):证属湿热蕴毒。症见带下量多,黄绿如脓,或赤白相兼,或五色杂下,状如米泔,臭秽难闻,小腹疼痛,腰骶酸痛,口苦咽干,小便短赤;舌红苔黄腻,脉滑数。常规直肠给药。

注意事项与禁忌

1. 若栓剂变软,可将原包装放置在 20℃以下环境中,待变硬后再用,不影响疗效及药品质量。

2. 哺乳期妇女及孕妇遵医嘱。

第 14 节　抗肿瘤用药

恶性肿瘤的特征为异常细胞的失控生长,并由原部位向他处播散,这种播散无法控制,会侵犯要害器官并引起衰竭,最后导致死亡。

中医认为该病内由正气亏虚,气血运行失常,脏腑功能失调,外由邪毒内侵,致气血凝滞,痰浊内生,郁久不散,致使邪毒瘀血,痰浊交互为患,化热化火,凝结成块,留滞于经络脏腑而成。因此,治疗以清热解毒,止痛散结,活血化瘀,扶正祛邪为原则。可选用平消片、复方天仙胶囊、博尔宁胶囊等。对肿瘤放疗或化疗后出现的综合征可选用强力康胶囊等。

平消片(胶囊)典

药物组成　郁金、仙鹤草、五灵脂、白矾、硝石、干漆(制)、麸炒枳壳、马钱子粉。

功能主治　活血化瘀,散结消肿,清热止痛。用于毒瘀内结所致的肿瘤具有缓解症状,缩小瘤体,提高免疫力,延长患者生存时间的作用。

剂型规格与用法用量　片剂:每片 0.23 克,口服,每次 4~8 片,每日 3 次。

家庭医疗　应用本品的基本指征:身体局部包块,质软或硬,疼痛,全身消瘦乏力,伴恶病质。或检查发现肿瘤细胞。

1. 治疗肺癌:证属气滞血瘀。症见咳嗽不畅,胸闷气憋,胸痛有定处,如锥如刺,或痰血黯红,口唇紫黯;舌黯或有瘀斑,苔薄,脉细弦或细涩。常规服用。

2. 治疗胃癌:证属瘀血内结。症见胃脘刺痛而拒按,痛有定处,或可扪及腹内积块,腹满不食,或呕吐物如赤豆汁样,或黑便如柏油样,或左颈窝有痰核,形体日渐消瘦;舌紫黯或有瘀点,脉涩。常规服用。

3. 治疗食管癌:症见胸骨后闷胀不适,食管内异样和紧迫感,咽下梗噎感和食物滞留感,频频反酸,咽喉部干燥和紧缩感。常规服用。

4. 治疗肝癌:证属气滞瘀血。症见右胁疼痛较剧,如锥如刺,入夜更甚,甚至痛引肩背,右胁下结块较大,质硬拒按,或同时见左胁下肿块,面色萎黄而黯,倦怠乏力,脘腹胀满,甚至腹胀大,皮色苍黄,脉络暴露,食欲不振,大便溏结不调,月经紊乱;舌紫黯有瘀点瘀斑,脉弦涩。常规服用。

5. 治疗大肠癌:证属瘀毒内阻。症见腹部拒按,或腹内结块,里急后重,大便脓血,色紫黯,量多,烦热口渴,面色晦黯,或有肌肤甲错;舌紫黯或有瘀点、瘀斑,脉涩。常规服用。

6. 治疗子宫颈癌:早期可见白带增多,阴道排白色或血性液,阴道流血,晚期可见尿频、尿急、便秘、下肢肿痛,压迫疼痛,可继输尿管梗阻、肾盂积水及尿毒症,并出现消瘦、贫血、发热、全身衰竭、恶病体质。常规服用。

药物新用

1. 治疗寻常型银屑病:本品提高免疫力,有抗炎和抗肿瘤作用。口服,每次5片,每日3次。

2. 治疗乳腺增生:本品可调节内分泌,改善病灶区血液循环,促进肿块的消散和吸收。口服,每次3~5片,每日3次。

注意事项与禁忌

1. 不宜久服。

2. 孕妇禁用。

复方天仙胶囊

药物组成 天花粉、威灵仙、白花蛇舌草、莪术、乳香(制)、没药、麝香、黄芪、人参、白术、人工牛黄、龙葵、冰片、急性子、猪苓、女贞子、蜈蚣、蟾酥、胆南星、珍珠(制)、蛇蜕、甘草等30味。

功能主治 清热解毒,散结止痛,补气养血。用于食道癌、胃癌,有一定抑制作用,配合化疗、放疗可提高疗效。

剂型规格与用法用量 胶囊剂:每粒0.25克,饭后半小时用蜂蜜水或温开水送服,每次2~6粒,每日3次,1个月为一个疗程,停服3~7天,再继续服用。

家庭医疗 应用本品的基本指征:食道癌可见胸骨后灼热,吞咽困难,伴有呕吐,上腹痛,体重减轻等,营养不良,消瘦,恶病质;胃癌可见中上腹疼痛,时伴有嗳气,反酸,呕吐,食欲减退,消瘦乏力,消化道出血等。

1. 治疗食道癌(噎膈):证属痰气交阻。症见吞咽梗阻,胸膈痞满,疼痛,嗳气,呃逆或呕吐痰涎,口燥咽干,形瘦神疲,大便坚涩或便如羊粪;舌红苔薄腻或薄黄,脉弦细而滑。常规服用。

2. 治疗胃癌:证属痰湿蕴结。症见胃脘满闷,面黄虚胖,呕吐痰涎,腹胀便溏,痰核累累;舌淡滑,苔滑腻。常规服用。

药物新用

1. 治疗肺癌:本品抗癌,调节免疫力,提高生存质量。口服,每次 4 粒,每日 3 次。

2. 治疗胃溃疡:本品抗胃溃疡。口服,每次 3~4 粒,每日 3 次。

3. 治疗高血压:本品强心,降血压。常规服用。

注意事项与禁忌　孕妇忌服。

博尔宁胶囊

药物组成　炙黄芪、女贞子(酒制)、光慈菇、马齿苋、重楼、龙葵、紫苏子(炒)、鸡内金(炒)、大黄、冰片、僵蚕(炒)。

功能主治　扶正祛邪,益气活血,软坚散结,消肿止痛。用于肝、胃、肺、食道、乳腺、膀胱、脑、子宫颈等恶性肿瘤的辅助治疗,可配合化疗使用,有一定减毒、增效作用。

剂型规格与用法用量　胶囊剂:每粒 0.15 克,口服,每次 4 粒,每日 3 次。口服不便者,可拨开胶囊,服用药粉。2 个月为一个疗程。

家庭医疗　应用本品的基本指征:局部疼痛,有肿块,恶心,呕吐,腹胀,消瘦乏力。

治疗癌症:证属气虚阳虚。症见精神萎顿,倦怠乏力,气短,眩晕,自汗,易于感冒,面白;舌淡苔薄白,脉虚无力。或神倦嗜卧,少气懒言,形寒肢冷,心悸自汗,纳差,四肢水肿,面色苍白或萎黄,腰膝冷痛,阳痿遗精,大便溏泄,小便清长;舌淡胖,有齿痕,苔白,脉沉迟。常规服用。

药物新用　治疗肝、胃、肺、食道、乳腺、膀胱、脑、子宫颈等恶性肿瘤:本品具有杀灭和抑制癌细胞的作用。常规服用。

注意事项与禁忌

1. 个别患者用药后可有轻度恶心、腹泻。

2. 孕妇、哺乳期妇女忌用。

强力康颗粒

药物组成　猴头菌浸膏、银耳菌浸膏、灵芝菌浸膏、维生素 E。

功能主治　扶正固本,滋补强壮。用于提高机体免疫功能,抑制肿瘤,升高白细胞,减轻放、化疗损伤,防治肝硬化。适用于各种肿瘤、肝病、白细胞低下及神经官能症。

剂型规格与用法用量 颗粒剂:每袋 5 克(含蛋白多糖 35 毫克),开水冲服,每次 1~2 袋,每日 3 次。

家庭医疗 应用本品的基本指征:白细胞减低,肿瘤放化疗后乏力体倦等。

1. 治疗癌症:证属气虚。症见精神萎顿,倦怠乏力,气短,眩晕,自汗,易于感冒,面白;舌淡苔薄白,脉虚无力。常规服用。

2. 治疗胁痛:证属肝阴不足。症见胁肋隐痛,绵绵不已,遇劳加重,口干咽燥,两目干涩,心中烦热,头晕目眩;舌红少苔,脉弦细数。常规服用。

药物新用

1. 治疗白细胞减少症:可增强机体免疫,刺激造血系统,增加造血功能,还有镇静安神,增加食欲,消胀止痛,减轻化疗损伤,抑制肿瘤细胞生长,保护肝细胞。常规服用。

2. 抗衰老:本品调节免疫能力,提高机体对环境的适应能力。常规服用。

第 15 节 精神病用药

中医认为精神病是因脾肾两虚,肝失濡养,而致肝风内动,引起抽搐,风、火、痰相结,上扰心窍,故意识丧失。

精神病多属痰蒙心窍,治疗以豁痰开窍为原则。常选用痫症镇心丸、礞石滚痰丸等。

若兼有狂躁易怒,舌红苔黄,干脉滑数,则属实热。治疗以清热化痰为原则。可选用清心滚痰丸、礞石滚痰丸等。

癫痫是由于脑部神经元突然过度重复放电,引起暂时性突发性大脑功能失常的一组临床综合征。治疗可选用白金丸、癫痫平片、竹沥达痰丸等。

白金丸

药物组成 郁金、白矾、薄荷。

功能主治 清心解郁,豁痰开窍。用于痰阻心窍引起的癫痫发狂,猝然昏倒,口吐涎沫,神志不清,烦躁不安,以及胸胁胀满,喉风,乳蛾。

剂型规格与用法用量 水丸:口服,每次 3~6 克,每日 1~2 次,用石菖蒲汤或温开水送服。3~7 岁儿童服成人量 1/3,7 岁以上服成人量 1/2。

家庭医疗 应用本品的基本指征:癫痫发狂,烦躁不安,神志不清;胸胁胀满,喉风,乳蛾。

1. 治疗癫痫:证属痰郁化热。症见不寐易惊,烦躁不安;舌红苔黄,脉滑数。常规服用。

2. 治疗乳蛾(扁桃体炎):证属痰瘀互结,瘀阻喉核。症见乳蛾反复发作,或日久不愈,病久则瘀阻脉络,痰浊凝聚发为本病,喉核肥大,触之石硬。常规服用。

药物新用

1. 治疗高脂血症:高脂血症是冠心病形成和发展的重要因素之一,本品有明显降低血清胆固醇、甘油三酯及 β- 脂蛋白作用,对伴随的高血压、冠心病也有明显治疗作用。同时对肥胖者有一定的减肥作用。饭后服用,每次 6 克,每日 3 次,20 天为一个疗程,连服 2~3 个疗程。

2. 治疗肝炎:用于无黄疸型肝炎、慢性迁延型肝炎、湿热型慢性活动性肝炎。口服,每次 10 克,每日 3 次。有黄疸或血清谷氨酸丙酮酸转氨酶长期偏高及乙肝表面抗原阳性者,可加大剂量至每次 15 克,每日 4 次,连服 7 天后,改为每日总量 40 克分服,15 天为一个疗程。

3. 治疗脱发:皮脂溢出性皮炎所致脂溢性脱发,中医认为其病机为痰湿气滞,故用白金丸治疗。口服,每次 4.5 克,每日 2 次。

注意事项与禁忌

1. 脾胃虚弱,溃疡病患者忌用。

2. 孕妇忌服。

竹沥达痰丸^典

药物组成　竹沥、姜汁、青礞石(煅)、硝石(煅)、黄芩、半夏(制)、大黄(酒制)、沉香、橘红、甘草。

功能主治　豁除顽痰,清火顺气。用于痰热上壅,顽痰胶结,喘咳痰多,大便干结,烦闷癫狂。

剂型规格与用法用量　水丸:每袋 6 克,口服,每次 6~9 克,每日 2 次。

家庭医疗　应用本品的基本指征:咳嗽,痰多质黏色黄,眩晕,癫痫。

1. 治疗痫证:证属痰火扰心。症见急躁易怒,心烦失眠,咯痰不爽,口苦咽干,便秘溲黄;病发后,症情加重,甚则彻夜难眠,目赤;舌红苔黄腻,脉多沉弦滑而数。常规服用。

2. 治疗狂证:证属痰火扰神。症见素有性急易怒,头痛失眠,两目怒视,面红目赤,烦躁,遇较大精神刺激,突然狂乱无知,骂詈号叫,不避亲疏,逾垣上屋,或毁物伤人,气力逾常,不食不眠,小便黄,大便干;舌红绛,苔多黄燥而垢,脉弦大或滑数。常规服用。

3. 治疗癫痫:证属痰气郁结。症见精神抑郁,表情淡漠,沉默痴呆,出言无序,或喃喃自语,喜怒无常,秽洁不分,不思饮食;舌红苔腻而白,脉弦滑。常规服用。

4. 治疗痴呆:证属痰蒙神窍。症见表情呆钝,智力衰退,或哭笑无常,喃喃自语,或终日无语,伴不思饮食,脘腹、胀痛,痞满不适,口多涎沫,头重如裹;舌淡苔白腻,脉滑。常规服用。

药物新用

1. 治疗咳嗽:本品有化痰止咳作用。常规服用。

2. 治疗高血压:本品有镇静降压作用。常规服用。

注意事项与禁忌 孕妇慎服。

清心滚痰丸

药物组成 人工牛黄、水牛角浓缩粉、羚羊角粉、冰片、黄芩、金礞石(煅)、大黄、甘遂(醋炙)、牵牛子、猪牙皂、沉香、朱砂粉、珍珠粉、金钱白花蛇(去头晒实)、马舌子、肉桂、人参。

功能主治 清心涤痰,泻火通便。用于顽痰蒙蔽心窍引起的神志错乱,语无伦次,哭笑无常,疯狂打闹,羊痫风症。

剂型规格与用法用量 大蜜丸:每丸 3 克,口服,每次 1~2 丸,每日 2 次。

家庭医疗 应用本品的基本指征:神志错乱,语无伦次,哭笑无常,疯狂打闹,羊痫风等。

1. 治疗狂证:证属痰火扰心。症见素有性急易怒,头痛失眠,两目怒视,面红目赤,烦躁,遇较大精神刺激,突然狂乱无知,骂詈号叫,不避亲疏,逾垣上屋,或毁物伤人,气力逾常,不食不眠,小便黄,大便干;舌红绛,苔多黄燥而垢,脉弦大或滑数。常规服用。

2. 治疗痫症:证属阳痫。症见突然昏仆,口吐涎沫,四肢抽搐,角弓反张,两目上吊,或精神抑郁、痴呆或神识昏乱,狂躁易怒,狂言乱言等。常规服用。

药物新用 治疗精神分裂症:改善精神分裂症状,与氯丙嗪合用,可提高氯丙嗪疗效。常规服用。

注意事项与禁忌

1. 本品性猛,体虚、非实热顽痰者忌用。

2. 孕妇忌用。

痫症镇心丸

药物组成 牛黄、水牛角浓缩粉、胆南星、石菖蒲、远志(制)、朱砂、珍珠、黄连、酸枣仁(炒)、麦冬(炒)、茯苓、甘草。

功能主治 镇心安神,豁痰开窍。用于痰迷心窍,癫痫痴呆,神昏,癫痫,抽搐。

剂型规格与用法用量 水蜜丸:每丸 0.9 克,口服,每次 1~2 丸,每日 1~2 次。小儿酌减。

家庭医疗　应用本品的基本指征:神昏,癫痫,抽搐。

1. 治疗痫证:证属痰热扰心。症见神志昏乱,痰声辘辘,眩晕跌仆,癫痫多痰,四肢抽搐,心烦躁扰,大便干燥;舌红苔腻,脉弦滑数。常规服用。

2. 治疗狂证:证属痰火扰神。症见素有性急易怒,头痛失眠,两目怒视,面红目赤,烦躁,遇较大精神刺激,突然狂乱无知,骂詈号叫,不避亲疏,逾垣上屋,或毁物伤人,气力逾常,不食不眠,小便黄,大便干;舌红绛,苔多黄燥而垢,脉弦大或滑数。常规服用。

3. 治疗眩晕:证属痰浊上蒙。症见眩晕,头重如蒙,视物旋转,胸闷作恶,呕吐痰涎,食少多寐;舌苔白腻,脉弦滑。常规服用。

药物新用　治疗感染:本品有降低体温和广谱抗菌作用,对多种致病菌有抑杀作用,对甲、乙型流感病毒、乙脑病毒具有抑杀作用。主要用于高血压脑病、肺性脑病、一氧化碳中毒及各种高热、传染病所致神昏抽搐等。常规服用。

注意事项与禁忌　孕妇慎用。

礞石滚痰丸^典(片)

药物组成　金礞石(煅)、黄芩、熟大黄、沉香。

功能主治　逐痰降火。用于痰火扰心所致的癫狂惊悸,或喘咳痰稠,大便秘结。

剂型规格与用法用量　水丸:每袋 6 克,温开水送服,每次 6~12 克,每日 1 次;片剂:每片 0.32 克,口服,每次 8 片,每日 1 次。

家庭医疗　应用本品的基本指征:精神抑郁,表情淡漠,沉默痴呆,语无伦次,静而少动,喃喃自喜,不知秽洁,不知羞耻。

1. 治疗痫症:证属痰火扰心。症见急躁易怒,心烦失眠,咯痰不爽,口苦咽干,便秘溲黄。病发后,症情加重,甚则彻夜难眠,目赤;舌红苔黄腻,脉多沉弦滑而数。常规服用。

2. 治疗狂证:证属痰火扰神。症见素有性急易怒,头痛失眠,两目怒视,面红目赤,烦躁,遇较大精神刺激,突然狂乱无知,骂詈号叫,不避亲疏,逾垣上屋,或毁物伤人,气力逾常,不食不眠,小便黄,大便干;舌红绛,苔多黄燥而垢,脉弦大或滑数。常规服用。

药物新用

1. 治疗脑外伤并发躁狂型精神障碍:本品有减轻脑充血及水肿,改善脑组织缺氧,调节脑内胆碱能系统的功能,增加脑组织 γ- 氨基丁酸含量,抑制兴奋性氨基酸大量释放,减轻脑损伤继发脑水肿,清除自由基,保护脑神经细胞。口服,每次 9 克,每日 3 次。

2. 治疗惊惕不安症:用于痰火内结实证之全身惊惕不安。口服,每次 3

克,每日 3 次。

3. 治疗眩晕:常规服用。

4. 治疗不寐:常规服用。

5. 治疗更年期抑郁症:本品清热化痰,宁心安神。常规服用。

6. 治疗小儿急惊风:高热抽搐惊厥期,适用于实热急惊。虚寒成惊勿用。9 克研末,温开水灌服。

7. 治疗中风:常规服用。

8. 治疗头痛:常规服用。

9. 治疗偏头痛:每次 4 克,每日 5 次(昼 3 夜 2)。

10. 治疗肺性脑病:每次 3 克,每日 3 次,温开水送服。

11. 治疗夜游症:每次 10 克,每日 2 次,淡盐水送服。

12. 促进排石:配合治疗胆道结石,尿路结石。中医从痰瘀论治,认为郁痰化热,故用本品。口服,每次 12 克,每日 2 次,同时可服用排石汤剂。

13. 治疗久泻:从痰论治,通因通用。温开水送服,每次 3 克,每日 3 次,一般服致 60 克可愈。

注意事项与禁忌

1. 非痰热实证、体虚及小儿虚寒成惊者忌用。

2. 癫狂重症患者,需在专业医生指导下配合其他治疗方法。

3. 药性峻猛,易耗损气血,须病除即止,切勿久服过量。

4. 本品含礞石、熟大黄,重坠泻下之品,孕妇禁用。

癫痫平片^典

药物组成　石菖蒲、僵蚕、全蝎、蜈蚣、石膏、白芍、煅磁石、煅牡蛎、猪牙皂、柴胡、硼砂。

功能主治　豁痰开窍,平肝清热。用于风痰闭阻所致的癫痫。

剂型规格与用法用量　片剂:每片 0.3 克,口服,每次 5~7 片,每日 2 次。

家庭医疗　应用本品的基本指征:突然意识丧失,发则仆倒,不省人事,两目上视,口吐涎沫,四肢抽搐,或口中怪叫,移时苏醒,醒后一如常人。

1. 治疗痫症:证属风痰上扰。症见发作时突然昏倒,不省人事,四肢抽搐,喉中痰鸣,口吐涎沫或眼目上视,少倾清醒等。常规服用。

2. 治疗失眠:证属痰热内扰。症见不寐,胸闷心烦,泛恶,嗳气,伴有头重目眩,口苦;舌红苔黄腻,脉滑数。常规服用。

药物新用　治疗癔症:本品镇静安神,对中枢神经有镇静作用,对部分中枢神经递质代谢有良好调节作用。常规服用。

注意事项与禁忌　孕妇忌服。

第 16 节　更年期综合征用药

更年期综合征,是指妇女绝经前后出现性激素波动或减少所致的一系列以自主神经系统功能紊乱为主,伴有神经心理症状的一组症候群。更年期妇女,由于卵巢功能减退,垂体功能亢进,分泌过多的促性腺激素,引起自主神经功能紊乱,从而出现一系列程度不同的症状,如月经变化,面色潮红,心悸,失眠,乏力,抑郁,多虑,情绪不稳定,易激动,肢厥冷,性欲减退,注意力难于集中等,称为"更年期综合征"。大多数妇女由于卵巢功能减退比较缓慢,机体自身调节和代偿足以适应这种变化,或仅有轻微症状。

中医认为这些表现是阴虚火旺所致,故治疗以滋阴潜阳,宁心安神为原则,常选更年乐、更年安等。若伴食欲不振,则为心脾两虚所致,治疗以健脾养血,宁心安神为原则,可选用宁心安神胶囊等。

更年安丸（片、胶囊）典OTC

药物组成　地黄、熟地黄、泽泻、麦冬、玄参、茯苓、仙茅、磁石、牡丹皮、珍珠母、首乌藤、五味子、制何首乌、钩藤、浮小麦。

功能主治　滋阴清热,除烦安神。用于阴虚所致的绝经前后诸证,症见烦热出汗,眩晕耳鸣,手足心热,烦躁不安;更年期综合征见上述证候者。

剂型规格与用法用量　浓缩水丸:每袋 1 克,每次 5~8 丸,每日 2~3 次;片剂:每片 0.3 克,口服,每次 6 片,每日 2~3 次;胶囊剂:每粒 0.3 克,口服,每次 3 粒,每日 3 次。

家庭医疗　应用本品的基本指征:潮热汗出,眩晕,耳鸣,失眠,烦躁不安,血压不稳等。

治疗绝经前后诸证:症见肝肾阴虚,头晕耳鸣,心烦易怒,阵阵烘热,汗出,兼有心悸少寐,健忘,五心烦热,腰膝酸软,月经周期紊乱,经量或多或少或淋漓不断,色鲜红;舌红苔少,脉弦细数。常规服用。

更年乐片OTC（胶囊）

药物组成　熟地黄、人参、首乌(制)、淫羊藿、鹿茸、补骨脂、续断、知母、金樱子、黄柏、车前子、白芍、牡蛎、牛膝、桑椹、当归、核桃仁、首乌藤、甘草。

功能主治　养心补肾,调补冲任。用于绝经前后出现的夜寐不安,心悸,耳鸣,多疑善感,烘热汗出,烦躁易怒,腰背酸痛。

剂型规格与用法用量　片剂:每片 0.35 克,口服,每次 4 片,每日 3 次;胶囊剂:每粒 0.3 克,口服,每次 4 粒,每日 3 次。

家庭医疗 应用本品的基本指征:月经不调,经期或先或后,经量或多或少,心烦意乱,失眠多梦,心悸健忘,情绪改变,耳鸣多疑等。

1. 治疗绝经前后诸证:证属肾阳虚。症见绝经前后,头晕耳鸣,腰痛如折,腹冷阴坠,形寒肢冷,小便频数或失禁,带下量多,月经不调,量多或少,色淡质稀,精神萎靡,面色晦黯;舌淡苔白滑,脉沉细而迟。如更年期综合征、围绝经期综合征等。常规服用。

2. 治疗心悸:证属心阳不振。症见心悸不宁,背冷汗出,心烦意乱,动则尤甚。常规服用。

3. 治疗不寐:证属肾阴虚。症见夜寐不安,入睡困难,多梦易醒,冷汗频出。常规服用。

4. 治疗健忘:证属肾精亏耗:症见心情不舒,性格改变,记忆力下降明显。常规服用。

5. 治疗郁证:症见精神抑郁,神情疲惫,情绪不稳,少言少语,性格改变。常规服用。

6. 治疗头痛:证属肾虚。症见头痛头胀,头晕头昏,失眠健忘,懒言少语。常规服用。

7. 治疗耳鸣:证属肾阴虚。症见耳鸣腰酸,头沉头昏,腰酸背痛,颈项僵。常规服用。

8. 治疗腰痛:证属肾虚。症见腰酸腰痛,痛势隐隐,活动后可减轻,伴有心烦。常规服用。

注意事项与禁忌

1. 不宜喝茶、吃萝卜。

2. 不宜同服藜芦、五灵脂,皂荚及其制剂。

3. 感冒时不宜服用。

更年灵胶囊 ^{OTC}

药物组成 淫羊藿、女贞子、维生素 B_1、维生素 B_6、谷维素。

功能主治 温肾益阴,调补阴阳。本品用于妇女更年期综合征,属阴阳两虚者。

剂型规格与用法用量 胶囊剂:每粒 0.3 克,口服,每次 1~2 粒,每日 3 次。

家庭医疗 应用本品的基本指征:更年期眩晕耳鸣,健忘失眠,多梦不寐,烦躁不安等。

治疗更年期综合征:症见肝肾阴虚头晕耳鸣,心烦易怒,心悸少寐,健忘失眠,五心烦热,腰膝酸软,月经紊乱。常规服用。

注意事项与禁忌 感冒时不宜服用。

更年宁^OTC

药物组成　人参、党参、白术(麸炒)、柴胡、郁金、香附(醋炙)、陈皮、石菖蒲、薄荷、川芎、丹参、牡丹皮、王不留行(炒)、当归、白芍、黄芩、玄参、茯苓、法半夏、干姜、墨旱莲、女贞子(酒炙)。

功能主治　疏肝解郁，益气养血，健脾安神。用于绝经前后引起的心悸气短，烦躁易怒，眩晕失眠，阵热汗出，胸乳胀痛，月经紊乱。

剂型规格与用法用量　水蜜丸:每袋 8 克，口服，每次 4~8 克，每日 2~3 次。

家庭医疗　应用本品的基本指征:绝经前后引起的心悸气短，烦躁易怒，眩晕失眠，阵热汗出，胸乳胀痛，月经紊乱。

治疗绝经前后诸证:症见肝肾阴虚头晕耳鸣，心烦易怒，阵阵烘热，汗出，兼有心悸少寐，健忘，五心烦热，腰膝酸软，月经周期紊乱，经量或多或少或淋漓不断，色鲜红;舌红苔少，脉弦细数。常规服用。

注意事项与禁忌

1. 不宜喝茶，吃萝卜，以免影响药效。
2. 不宜同服藜芦、五灵脂、皂荚及其制剂。
3. 感冒时不宜服用。

更年宁心胶囊^OTC

药物组成　熟地黄，阿胶，黄连，黄芩，白芍，茯苓。

功能主治　滋阴清热、安神除烦。用于妇女更年期综合征阴虚火旺证，症见潮热面红，自汗盗汗，心烦不宁，失眠多梦，头晕耳鸣，腰膝酸软，手足心热。

剂型规格与用法用量　胶囊剂:每粒 0.5 克，口服，每次 4 粒，日 3 次，4 周为一个疗程，或遵医嘱。

家庭医疗　应用本品的基本指征:潮热面红，自汗盗汗，心烦不宁，失眠多梦，头晕耳鸣，腰膝酸软，手足心热等。

治疗妇女更年期综合征:证属阴虚火旺。症见潮热面红，自汗盗汗，心烦不宁，失眠多梦，头晕耳鸣，腰膝酸软，手足心热等。常规服用。

药物新用　本品有补血养阴，益肝肾，解郁化痰，清热，开滞，宁心除烦等功效。能较好地改善更年期失眠多梦，潮热面红，心烦不宁，自汗盗汗，头晕等，并具有激素样作用。是目前治疗更年期综合征较为理想的中成药。

1. 治疗无排卵性不孕症:用本品治疗无排卵性不孕，口服，每次 6 粒，每日 3 次，经期之间加服四物汤，3 个月为一个疗程，共治疗 1~2 个疗程。

2. 治疗阳痿:本品具有良好的滋阴补肾，舒畅情志，宁心安神之效。口服，每次 4~6 粒，每日 3 次。

3. 治疗脑梗死后抑郁症 本品具有抗抑郁、镇静、催眠作用,能改善失眠多梦,面红潮热,心烦不宁的症状以及调整中枢神经系统兴奋与抑制作用。改善脑缺血区域及两半球的脑血流量,为后期康复创造条件。口服,每次8粒,每日3次,30天为一个疗程。

4. 治疗格瑞尔病 本病是甲状腺功能亢进中最常见的一种类型,一旦罹患,常持续多年,并经常反复。以中青年女性为常见,多与阴虚火旺有关。用本品治疗能通过改善细胞的通透性,使细胞内外钠浓度梯度降低,促进钠离子的主动转运,从而改善能量代谢。以本品为主,口服,每次4粒,每日3次,同时服用小剂量他巴唑(以后逐渐减少至维持量),并于治疗开始后1个月左右加服甲状腺片,总疗程1年。

5. 抗衰老 本品能够改善卵巢功能,调节雌激素水平,从而发挥抗衰老作用。

注意事项与禁忌
1. 偶见服药后腹胀,胃痛,可改为饭后服药或停药。
2. 不宜与感冒药同时服用。
3. 阳虚体质者忌用。

更年舒片 OTC

药物组成 熟地黄、淫羊藿、龟甲(炒)、山药、鹿角霜、五味子、牡丹皮、益母草、艾叶、阿胶、当归、茯苓、泽泻、砂仁、谷维素、维生素 B_6。

功能主治 滋补肝肾,养阴补血,化瘀调经,调气温肾,营养神经,调节代谢。用于绝经期前后引起的月经不调,头昏,心悸,失眠。

剂型规格与用法用量 片剂:每片0.38克,口服,每次5片,每日3次。

家庭医疗 应用本品的基本指征:腰酸腿痛,月经先后无定期,月经量多少不定,更年期崩漏,经色淡,头昏头沉,心悸不宁,失眠多梦。

1. 治疗月经不调 绝经前期月经先后无定期,月经量多少不定,伴心烦心悸,腰酸腿软。常规服用。

2. 治疗头晕 证属阴虚头痛。症见头晕头昏,头沉头痛,心情烦乱,腰腿酸软。常规服用。

3. 治疗心悸 症见心悸易惊,心烦失眠,五心烦热,口干,盗汗,思虑劳心则症状加重,伴有耳鸣,腰酸,头晕目眩;舌红少津,苔薄黄或少苔,脉细数。常规服用。

4. 治疗不寐 证属阴虚火旺。症见失眠多梦,耳沉耳鸣,夜汗频出,健忘心烦。常规服用。

5. 治疗腰痛 证属肾虚。腰痛腰酸,背冷汗出,腿痛腿软,伴头昏失眠。

常规服用。

药物新用

治疗围绝经期综合征:本品对大脑皮质及下丘脑—垂体—性腺轴各个环节都有调节作用,从整体调节妇女机体功能状态,并能提高妇女的免疫功能。常规服用。

注意事项与禁忌

1. 感冒者禁服。

2. 月经淋漓不净者,应去医院就诊。

3. 心悸严重者,应去医院就诊。

宁心安神胶囊(颗粒) OTC

药物组成　丹参、远志(制)、茯苓、石菖蒲、琥珀、珍珠母、磁石(煅)、黄连、小麦、红枣、甘草。

功能主治　镇惊安神,宽胸宁心。用于更年期综合征,神经衰弱。症见妇女情志不畅所致心悸,胸闷,烦躁,失眠多梦,头昏目眩,潮热自汗。

剂型规格与用法用量　胶囊剂:每粒 0.5 克,口服,每次 4 粒,每日 3 次;颗粒剂:每袋 2 克,口服,每次 2 克,每日 3 次。

家庭医疗　应用本品的基本指征:妇女情志不畅所致心悸,胸闷,烦躁,失眠多梦,头昏目眩,潮热自汗等。

1. 治疗更年期综合征:症见妇女情志不畅所致心悸,胸闷,烦躁,失眠多梦,头昏目眩,潮热自汗等。常规服用。

2. 治疗神经衰弱:症见头昏目眩,失眠多梦,烦躁不安等。常规服用。

注意事项与禁忌

1. 服药期间保持情绪乐观,切忌生气恼怒。

2. 外感发热患者禁服。

3. 孕妇、哺乳期妇女禁用。

第 17 节　滋补强壮用药

滋补强壮药是具有补益人体气、血、阴、阳不足,用以治疗各种虚证的一类药物。

人体虚损不足诸证,类别较多,但归纳起来不外乎气虚、血虚、阴虚、阳虚四类。其病因病机主要是禀赋不足,体质虚弱;烦劳过度,损及五脏;饮食不节,损伤脾胃;大病久病,失于调理。在病变过程中,往往首先出现某脏的气、血、阴、阳等的亏损。但由于五脏相关,气血同源,阴阳互根,所以由各种原因所致的虚损会互相影响,一脏受病,可以累及他脏;气虚不能生血,血虚无以生气;气虚者,阳亦渐衰,血虚者,阴亦不足;阳损日久,累及于阴;阴虚日久,累及于阳。因此,在治疗时常常气血双补,阴阳双调。正如《景岳全书》中所言"善补阳者,必于阴中求阳,善补阴者,必于阳中求阴"。因脾为后天之本,气血生化之源,故补气补血着重在于健脾;肾为先天之本,内寓元阴元阳,故补阴补阳应着重于补肾。

临床上虚损病证较多,常见于以下几种类型:

1. 气血虚弱:少气懒言,头晕出汗,体倦乏力,面色萎黄或苍白,心悸失眠多梦;舌淡,脉细弱。

治疗以气血双补为原则。常选用十全大补丸、人参归脾丸等;气虚自汗者宜选黄芪颗粒等;病后元气不足,体虚欲脱者应益气固脱,宜选用归参补血片等。

2. 肾精虚弱:腰背酸软,尿频而清或尿有余沥,婚后不育,阳痿早泄,滑精;舌淡,脉沉细弱。

治疗以补肾益精为原则。常选用五子衍宗丸、补肾丸等;梦遗滑精者宜选用金锁固精丸等。

3. 肾阴亏虚:头晕耳鸣,腰膝酸软,少寐健忘,口干少津,或潮热盗汗,五心烦热;舌红少苔,脉沉细数。

治疗以滋肾养阴或滋阴降火为原则。常选用六味地黄丸;兼头目不清者宜选用杞菊地黄丸;阴虚火旺者宜选用大补阴丸、知柏地黄丸等。

4. 肝肾不足:头晕眼干,腰膝酸软,须发早白,男子遗精,女子月经不调,脉沉细。

治疗以滋补肝肾,养血乌发为原则。宜选用七宝美髯丸(颗粒)、乌发丸、生发丸、首乌片、养血生发胶囊等。

5. 肺肾气虚:咳喘日久,动则尤甚,头晕耳鸣,腰膝酸软,性功能低下,舌淡,脉沉弱。

治疗以补肺益肾为原则。宜选用百令胶囊等。

十全大补丸^典(片、膏、颗粒、口服液、糖浆、酒) OTC

药物组成 党参、炙黄芪、炒白术、茯苓、炙甘草、肉桂、当归、酒白芍、川芎、熟地黄。

功能主治 温补气血。用于气血两虚,面色苍白,气短心悸,头晕自汗,体倦乏力,四肢不温,月经量多。

剂型规格与用法用量 大蜜丸:每丸9克,口服,每次1丸,每日2~3次;水蜜丸:每袋6克,口服,每次1袋,每日2次,每瓶120克或360丸(每100粒重 20 克),口服,每次 30 丸(6 克),每日 2 次;浓缩丸:每瓶 200 丸(每 8 丸相当于原药 3 克),口服,每次 8~10 丸,每日 3 次;片剂:每瓶 180 片(每片相当于原药材 1 克),口服,每次 6 片,每日 2 次;煎膏剂:温开水化服,每次 10~15 克,每日 2 次;颗粒剂:每袋 15 克,3.5 克(无蔗糖),每次 1 袋,每日 2 次,或 2 袋加入酒 250 毫升化服,每次 10~20 毫升,每日 2 次;口服液:每支 10 毫升,口服,每次 1 支,每日 2~3 次;糖浆剂:每瓶 100 毫升,口服,每次 10 毫升,每日 2 次;酒剂:每瓶 250 毫升、500 毫升,口服,每次 15~30 毫升,每日 2 次。宜饭前服,亦可在进食时同服。

家庭医疗 应用本品的基本指征:面色苍白,四肢不温,气短心悸,食欲不振,头晕自汗,体倦乏力;舌淡苔薄白,脉缓。

1. 治疗虚劳:证属气血两亏。症见面色苍白,气短乏力,头晕自汗,食少体倦,四肢不温,咳嗽乏力,腰膝酸软;舌淡苔薄白,脉细弱。常规服用。

2. 治疗男子不育:证属气虚。症见婚久不育,性欲淡漠,精液稀薄,面色萎黄,形体衰弱,倦怠少气懒言,头昏目眩,心悸,失眠;舌淡苔薄白,脉沉细无力。常规服用。

3. 治疗月经后期:证属血虚。症见经期错后,量少,色淡质稀,小腹空痛,头晕眼花,心悸失眠,皮肤不润,面色苍白或萎黄;舌淡苔薄,脉细无力。常规服用。

药物新用

1. 治疗胃下垂:蜜丸,饭后口服,每次 9~15 克,每日 3 次。

2. 治疗慢性萎缩性胃炎:蜜丸,常规服用。

3. 治疗原发性血小板增多:颗粒剂,开水冲服,每日 7.5 克。

4. 治疗白细胞减少症:蜜丸,常规服用。

5. 治疗慢性浅表脓肿:脓肿日久不愈,四肢不温,少气懒言,肢倦神疲。常规服用。

6. 治疗运动神经元病:本病多发于中年之后,先天不足,脾肾两虚,湿热浸淫,致筋脉失于濡养,肌萎肉削,难于收擎。治以健脾益肾,养肝柔筋。常规服用。

7. 治疗缺铁性贫血:气血两虚,面色萎黄,口唇淡白,倦怠无力,头晕心悸,少气懒言,舌淡胖,苔薄白,脉濡细。常规服用。

8. 辅助治疗瘘管:颗粒剂,开水冲服,每日 2.5~7.5 克(根据体重)。

9. 辅助治疗骨疳:蜜丸,常规服用。

10. 防止术中出血:颗粒剂,饭前开水冲服,每日 7.5 克,给予至术前一天,时间为 19~76 天。

11. 治疗褥疮:日久不愈,疮面流水,色黯,气短,乏力等。常规服用。

12. 抗癌辅助治疗或防止放、化疗毒、副作用:大蜜丸,每次 2 丸,每日 3 次,40 天为一个疗程;颗粒剂,开水冲服,每次 2.5 克,每日 3 次。

13. 治疗席汉综合征:蜜丸,常规服用。(席汉综合征是一种常见的垂体疾病,好发于生育期妇女,且多有产后大出血史及休克史。席汉综合征时,性腺功能减退,女性卵巢明显缩小,子宫、乳腺萎缩。主要临床表现是发生于产后大出血休克后产褥期,见长期衰弱乏力,最早为无乳汁分泌,然后继发闭经,不孕,性欲减退,阴道干燥,阴毛、腋毛脱落,头发、眉毛稀疏,乳房、生殖器萎缩,皮肤干燥粗糙,精神淡漠,嗜睡,不喜活动,反应迟钝,畏寒,无汗,食欲不振,食少,便秘,体温偏低,脉搏缓慢,血压降低,面色苍白,贫血。多数有水肿、体重下降,少数有消瘦恶病质。)

14. 治疗功能失调性子宫出血:出血不止,面色苍白,头晕乏力。常规服用。

15. 治疗子宫癌:蜜丸,常规服用。

注意事项与禁忌

1. 外感风寒、风热,实热内盛者不宜服用。

2. 不宜与感冒类药同服。

3. 不宜同服藜芦、赤石脂及其制剂。

4. 本品含有肉桂等温热药,内有实热及阴虚火旺者忌用。

5. 身体壮实不虚者忌服。

6. 孕妇忌服。

七宝美髯丸（颗粒[典]、胶囊、口服液）OTC

药物组成　制何首乌、补骨脂(黑芝麻炒)、当归、枸杞子(酒蒸)、菟丝子(炒)、牛膝(酒蒸)、茯苓。

功能主治　滋补肝肾。用于肝肾不足,须发早白,遗精早泄,头眩耳鸣,腰酸背痛。

剂型规格与用法用量　大蜜丸:每丸 9 克,开水或淡盐水送服,每次 1 丸,每日 2~3 次;水蜜丸:每袋 6 克,淡盐汤或温开水冲服,每次 6 克(60 粒),每日 2 次;颗粒剂:每袋 8 克,开水冲服,每次 1 袋,每日 2 次;胶囊剂:每粒 0.32 克,口服,每次 3 粒,每日 2 次;口服液:每支 10 毫升,口服,每次 1 支,每日 2 次。宜饭前或进食时同服。

家庭医疗　应用本品的基本指征:身体消瘦,筋骨无力,头晕眼花,梦遗滑泄,牙齿过早松动,须发早白。

1. 治疗须发早白:证属肾虚。症见肾精不足,发失所养,须发早白,脱发,腰酸背痛,耳鸣耳聋,体倦乏力等。常规服用。

2. 治疗遗精早泄:证属肝肾阴亏。症见腰膝酸软,阳痿遗精,早泄,目眩耳鸣等。常规服用。

药物新用

神经衰弱、病后体虚、副睾炎、肺结核、慢性宫颈炎等见有身体消瘦,筋骨无力,头晕目花,梦遗滑精等肝肾虚弱,气血不足之表现者,可用本品增强体质。常规服用。

注意事项与禁忌

1. 凡脾胃虚弱,食入难化,呕吐泄泻,腹胀便溏,咳嗽痰多者忌服。
2. 感冒、糖尿病、肝功能异常者慎用。
3. 儿童、孕妇禁用。

大补阴丸^{典 OTC}

药物组成 熟地黄、盐知母、盐黄柏、醋龟板、猪脊髓。

功能主治 滋阴降火。用于阴虚火旺,潮热盗汗,咳嗽咯血,耳鸣遗精。

剂型规格与用法用量 水蜜丸:每袋6克,口服,每次6克,每日2~3次。淡盐水送服,饭前或进食时同服。

家庭医疗 应用本品的基本指征:潮热盗汗,足膝疼热;舌红少苔,尺脉沉数无力。

1. 治疗盗汗:证属阴虚火旺。症见肝肾不足,虚火上炎,口干舌燥,骨蒸潮热,夜间盗汗;舌红,脉细数。常规服用。

2. 治疗咳血:证属阴虚肺热。症见咳嗽咯血或痰中带血或反复咳血,血色鲜红,口干咽燥,颧红,心胸烦热,潮热盗汗;舌红,脉细数。常规服用。

药物新用

1. 治疗心悸:心悸不安,心烦少寐,目眩耳鸣,腰酸,梦遗者,系心肾阴虚,水不济火,发为心悸。治当滋阴降火,养心安神,诸恙可平。常规服用。

2. 治疗中老年失眠:"年至四十阴气自半",中老年人失眠大多表现为阴虚火旺。失眠患者的肾阴更易亏损,而呈现肝肾阴虚火旺的各种临床表现。近年来的研究表明,中老年的各种病症以虚证为多,其中又以肾虚为最,肾之精气亏虚则失眠,眩晕,耳鸣,腰痛。本品滋阴降火,对中老年失眠,治其肝肾阴虚,固其根本,如辨证加入潜阳镇静,养心安神药,疗效会更加巩固。常规服用。

3. 治疗顽固性失眠:阴虚火旺,心肾不交而致顽固性失眠,久病及肾,阴亏火旺,津液亏耗,水不济火,心阳独亢,上扰神明,故不寐。常规服用。

4. 治疗糖尿病:该病病因主要在于阴津亏损,燥热偏盛,而以阴虚为本,燥热为标,本病主要与肝、脾(胃)、肾三脏有关,但与肾关系最为密切。古人朱丹溪说:"惟肾水一虚,则无以制火,火旺不能扑灭,煎熬脏腑,火因水竭而益烈,水因火烈而益干,阳盛阴衰构成此症。"本品滋肾水,降虚火,故用其治疗糖尿病有效。常规服用。

5. 治疗血栓闭塞性脉管炎:在症状消失,足背动脉尚未恢复时,用本品。常规服用。

6. 治疗阳痿:适用于真阴亏虚、阴虚火旺之阳痿。常规服用。

7. 治疗带下崩漏:操劳过度,肾阴不足,阴虚失守,封藏失司,虚火妄动,以致任脉不固,带脉失约,阴液滑脱而下,故见带下量多不止。本品有滋阴降火作用,应用于带下患者能发挥其滋阴补肾、泻火止带之功效。用于阴虚火旺,冲任不固之崩漏能使虚火平,血海宁,冲任固而崩漏愈。常规服用。

注意事项与禁忌

1. 不宜与感冒类药同服。

2. 不适用虚寒性患者。表现为怕冷,手足凉,喜热饮。

六味地黄丸^典(片、胶囊^典、软胶囊^典、颗粒^典、口服液、膏) ⓞⓣⓒ

药物组成 熟地黄、酒萸肉、牡丹皮、山药、茯苓、泽泻。

功能主治 滋阴补肾。用于肾阴亏损,头晕耳鸣,腰膝酸软,骨蒸潮热,盗汗遗精,消渴。

剂型规格与用法用量 大蜜丸:每丸9克,口服,每次1丸,每日2次;小蜜丸:口服,每次9克,每日2次;水蜜丸:每100粒重20克,口服,每次6克,每日2次;水丸:每袋5克,口服,每次1袋,每日2次;浓缩丸:每5丸重1克,每8丸相当于原药材3克,口服,每次8丸,每日3次;片剂:每片0.25克、0.31克、0.35克、0.36克(每片相当于原药材0.55克),口服,每次8片,每日2次;硬胶囊剂:每粒0.3克,口服,每次1粒,每日2次;软胶囊剂:每粒0.38克,口服,每次3粒,每日2次;颗粒剂:每袋5克(无糖),开水冲服,每次1袋,每日2次;口服液:每支10毫升,口服,每次1支,每日2次;膏剂:温开水冲服,每次10~15克,每日2次。

家庭医疗 应用本品的基本指征:头晕目眩,耳鸣耳聋,腰膝酸软,盗汗遗精,骨蒸潮热,手足心热;舌红少苔,脉细数。

1. 治疗眩晕:证属肝肾阴虚。症见头晕目眩,颈项板硬,耳鸣口渴,腰酸腿软;舌红少苔,脉弦细数等。常规服用。

2. 治疗阴虚潮热:症见午后身热,甚则五心烦热,发热盗汗,周身乏力,体重下降,咳嗽或咯血。常规服用。

3. 治疗消渴:证属下消。症见咽干口渴,夜间为甚,自觉身热,小便频数。常规服用。

4. 治疗小儿发育不良:症见行迟齿迟,鸡胸龟背等。常规服用。

5. 治疗腰痛:证属肾阴虚。症见腰酸腿软,劳则加剧,手足心热,晨起眼睑浮肿,小便略频或少。常规服用。

药物新用

1. 治疗内科疾病

(1) 治疗冠心病:蜜丸,常规服用,连服 28 天为一个疗程。

(2) 治疗顽固性室性早搏:蜜丸,常规服用,连服 15 天为一个疗程。服用 2 个月,患者病情可得到明显改善。

(3) 治疗脑溢血后遗症:偏瘫,语言障碍,四肢无力,口角歪斜。常规服用。

(4) 治疗头痛:蜜丸,常规服用。

(5) 治疗老年痴呆症:本品具有抗衰老及抗氧化作用,对老年痴呆症有一定疗效,且有助增强记忆力。给药时间愈长,药效愈明显。常规服用。

(6) 治疗血管性痴呆:常规服用。

(7) 治疗失眠:蜜丸,常规服用。

(8) 治疗顽固性咳嗽:蜜丸,常规服用。

(9) 治疗血液病:用于因服用氨基比林所致的粒细胞减少症,可明显提高白细胞数量,改善乏力,纳差等症状。常规服用,连服 1 个月。

(10) 治疗白细胞减少症:常规服用。

(11) 治疗甲脂蛋白(AFP)低浓度持续阳性:AFP 低浓度持续阳性是一组肝癌高发人群。其中部分人员很可能已是癌症前期或是无症状、无体征的早期肝癌患者。对 AFP 低持阳者及时采取预防性治疗,能有效地阻断、逆转和延缓肝细胞的癌变过程,从而显著降低肝癌发病率。蜜丸,常规服用,同时加服维生素 C 每次 200 毫克,每日 3 次。转阴后可停药,一般服药时间 6 个月至 1 年。

(12) 治疗慢性食管炎:常规服用,1 个月为一个疗程。

(13) 治疗胃溃疡:蜜丸,常规服用,连服 4~6 个月。

(14) 治疗慢性肠炎:浓缩丸,常规服用。

(15) 治疗糖尿病:可刺激胰岛素自行分泌,减少胰岛素产生的耐受性。糖尿病患者除合理调节饮食外,加用本品可降低血糖、尿糖指标,有效改善各种症状。常规服用。

(16) 治疗糖尿病性脑梗死:胶囊剂,常规服用。

(17) 治疗肾盂肾炎:本品可调节机体免疫功能,增强全身及肾脏局部的防御功能,适用于慢性肾盂肾炎的治疗。在抗生素治疗的基础上,加服本品,效果明显。常规服用。

(18) 治疗慢性肾炎:常规服用。

（19）治疗肾炎蛋白尿：常规服用，可连服1个月。

（20）治疗泌尿系结石：蜜丸，常规服用。

（21）治疗氯氮平所致遗尿：常规服用，一般15~30天内治愈。

（22）治疗尿道综合征：常规服用。

（23）治疗肿瘤：各类癌症患者放疗、化疗时，可有阴虚症状，服用本品可增强体力，有效减轻放化疗的毒副作用。常规服用。

（24）预防食管癌：本品含有较多的微量元素硒，能抑制诱发各种癌症的过氧化酶和自由基的生成，对食管癌前期病变上皮重度增生，效果良好。常规服用。

（25）治疗食管上皮细胞重度增生：大蜜丸口服，前3个月，每次2丸，每日1次；以后每日1丸。连服2年后停药半年，继服半年。

（26）治疗五更泄泻：蜜丸，每次9克，每日3次，可连服1个月。

（27）治疗老年功能性便秘：大蜜丸口服，每次1丸，每日3次，15天为一个疗程。

（28）治疗中老年口干症：蜜丸，每次9克，每日3次，1个月为一个疗程。

（29）治疗慢性疲劳综合征：蜜丸，每次6~9克，每日2次，10天为一个疗程。

（30）治疗更年期综合征：潮热，出汗，心悸，焦虑，失眠。蜜丸，常规服用，连服3个月，症状可得到明显改善，共服1年。

（31）治疗绝经性骨质疏松：浓缩丸，常规服用。

（32）治疗男子不育症：本品可作用于下丘脑—垂体—肾上腺轴而改善性激素分泌，促进正常精子的生成，提高受孕率。常规服用。

（33）治疗性早熟：常规服用。

（34）治疗阳痿、遗精：常规服用。

（35）用于优生优育：因父母先天精血不足，致胎儿造化生机受阻、畸形、遗传病、智力低下、夭亡，可用本品补先天肾气，补精填髓，扶正祛邪，调整阴阳，强先天，补后天，有病治病，无病强身，以达优生优育之目的。可连服3~6个月。

（36）治疗抽动—秽语综合征：蜜丸，每次2克，每日3次，1个月为一个疗程。

（37）治疗前列腺增生：常规服用。

（38）治疗系统性红斑狼疮：常规服用。

（39）治疗神经衰弱、甲状腺功能亢进、血栓性脉管炎、慢性肾性高血压、慢性尿路感染、慢性前列腺炎、结核、男子乳房发育：常规服用。

2. 治疗外科疾病

（1）治疗腰椎肥大性关节炎：蜜丸，常规服用。

（2）治疗胸腰椎体结核：与灭痨丹合用，每次 2 粒，每日 2 次。

（3）治疗骨折延期愈合：常规服用，10 天为一个疗程。

（4）治疗足跟痛症：常规服用。

（5）治疗麻风性结节性红斑反应：蜜丸，常规服用。

（6）治疗老年性皮肤瘙痒：常规服用，10 天为一个疗程。

（7）治疗带状疱疹后遗神经痛：浓缩丸，常规服用。

（8）治疗斑秃：蜜丸，一般患者常规服用，严重者每次 9 克，每日 3 次，1 个月为一个疗程。

（9）治疗妇人面部色斑、黄褐斑：蜜丸，常规服用，连服 3 个月。

（10）治疗银屑病：小蜜丸，常规服用。

3. 治疗五官科疾病

（1）治疗过敏性鼻炎：本品可增强细胞免疫功能，促进免疫球蛋白的合成，并抑制过敏反应及抗体的生成，具双向调节作用。本品配合色甘酸钠治疗过敏性鼻炎，停药后疗效维持时间长，复发少。常规服用。

（2）治疗鼻渊、变应性鼻炎：蜜丸，常规服用；胶囊剂：每次 3 粒，每日 3 次，坚持服药 2~3 个月。

（3）治疗慢性喉炎：蜜丸，常规服用，饭前温淡盐水送服。

（4）治疗慢性咽炎：将胖大海、薄荷、桔梗、甘草、山楂、麦冬各 10 克及柴胡 3 克用开水泡，于早饭前及午饭前、临睡前送服本品蜜丸 1 丸。

（5）治疗牙周脓肿、慢性牙周炎：蜜丸口服，每次 9 克，每日 2~3 次。

（6）治疗齿衄、齿痛：蜜丸口服，每次 9 克，每日 2 次。用盐黄柏、知母、怀牛膝、墨旱莲、侧柏叶、仙鹤草，水煎送服。

（7）治疗复发性口疮：常规服用本品 1~2 天，疼痛症状消失，3~5 天疮面可愈合。

4. 治疗眼科疾病

（1）治疗老年性白内障：本品可明显提高视力，改善视物昏花、晶状体混浊等症状。对外伤性角膜溃疡、慢性葡萄膜炎、青光眼也有一定的疗效。常规服用。

（2）治疗玻璃体积血、中浆病、老年性黄斑盘状变性、中心性视网膜脉络膜炎、外伤性角膜溃疡、睫状体炎、青光眼综合征、慢性葡萄膜炎、视盘脉管炎等：常规服用。

5. 治疗妇科疾病

（1）治疗经间期出血：月经干净后淡盐水送服蜜丸，每日 2 丸。

（2）治疗功能失调性子宫出血：蜜丸，常规服用。

（3）治疗经行鼻衄：蜜丸，常规服用。

（4）治疗闭经:蜜丸,常规服用。

（5）治疗盆腔炎:蜜丸,常规服用。

6. 治疗小儿科疾病　治疗小儿呼吸道反复感染:蜜丸,常规服用。

注意事项与禁忌　不宜同服感冒药。

五子衍宗丸^典（片^典、口服液）^{OTC}

药物组成　枸杞子、菟丝子(炒)、覆盆子、五味子(蒸)、车前子(盐炒)。

功能主治　补肾益精。用于肾虚精亏所致的阳痿不育,遗精早泄,腰痛,尿后余沥。

剂型规格与用法用量　大蜜丸:每丸9克,口服,每次1丸,每日2次;小蜜丸:每袋9克,口服,每次9克,每日2次;水蜜丸:每袋6克,口服,每次6克,每日2次;片剂:每片0.25克或0.3克,口服,每次6片,每日3次;口服液:每支10毫升,口服,每次5~10毫升,每日2次。

家庭医疗　应用本品的基本指征:头晕目眩,腰膝酸软,精神疲倦,遗精早泄,阳痿不育,小便清长,频数,或遗尿,小便失禁;舌淡苔白,脉细弱。

1. 治疗男子不育:证属肾阳虚。症见婚后不育,遗精早泄,精液稀少,腰酸腿软,头晕耳鸣,手足心热,口干,少寐健忘;舌红少苔,脉细数。常规服用。

2. 治疗阳痿:证属肾阳虚。症见头晕目眩,腰膝酸软,精神疲倦,遗精早泄,阳痿不举,小便清长,频数;舌淡苔薄白,脉沉细。常规服用。

3. 治疗遗尿:症见腰膝疲酸,小便清长,两足无力,尿自遗或失禁,头昏目眩;舌淡苔薄,脉沉细无力。常规服用。

4. 治疗痛经:证属肝肾亏损。症见经期少腹疼痛。常规服用。

药物新用

1. 治疗不孕症:肾虚不孕。常规服用。

2. 治疗习惯性流产:气血虚弱,肾气不固,内热伤胎,多从补虚论治,尤以补肾为核心。本品对男女的性腺功能失调,具有良好的调节作用,尤能调经种子,预防先兆流产及习惯性流产。常规服用。

3. 治疗精子缺少症:本品能生精,提高精子质量,增加精子数量。常规服用。

4. 治疗慢性间质性肾炎:脾肾气虚。常规服用。

5. 另外可治疗遗尿、老年性夜尿增多、老年性癃闭、慢性肾炎、乳糜尿、闭经、中心性浆液性视网膜脉络膜炎等。常规服用。

注意事项与禁忌

1. 不宜与感冒类药同服。

2. 口服液含糖,糖尿病患者不宜服用。

3. 孕妇慎服。

乌发丸 OTC

药物组成　何首乌(制)、生地、旱莲草、女贞子(酒蒸)、黑豆、黑芝麻。

功能主治　滋阴健脑,凉血乌发。用于青少年白发,遗传所致的白发;长期用脑过度,营养不良引起的白发;血热偏胜,肝旺血燥所引起的白发;肝肾不足,气血亏虚所致的须发早白;精神紧张、情思忧郁、免疫功能下降所引起的白发;早衰引起的白发、脱发。

剂型规格与用法用量　大蜜丸:每丸6克,口服,每次1丸,每日2次;小蜜丸:每袋9克,口服,每次9克,每日2~3次。连服3个月为一个疗程。

家庭医疗　应用本品的基本指征:青少年白发。

1. 治疗少年白发:证属肝肾阴虚,气血不足。症见少年白发,兼少气懒言,面色苍白,腰膝酸软,神疲乏力,自汗盗汗等;舌红苔少或无苔,脉细数。常规服用。

2. 治疗腰痛:证属肾虚。症见腰痛以酸软为主,喜按喜揉,腿膝无力,遇劳则甚,卧则减轻,常反复发作。偏阳虚者,则少腹拘急,面色㿠白,手足不温,少气乏力;舌淡脉沉细。偏阴虚者,则心烦失眠,口燥咽干,面色潮红,手足心热。

药物新用　治疗腰肌劳损:本品滋肾补肝,治疗肝肾不足之腰痛。每次1丸,每日3次。

注意事项与禁忌

1. 避免精神过度紧张。

2. 感冒病人不宜服用。

归脾丸典(片、胶囊、颗粒典、合剂典) OTC

药物组成　党参、炙黄芪、炒白术、炙甘草、茯苓、制远志、当归、龙眼肉、炒酸枣仁、木香、大枣(去核)。

功能主治　益气健脾,养血安神。用于心脾两虚,气短心悸,失眠多梦,头昏头晕,肢倦乏力,食欲不振,崩漏便血。

剂型规格与用法用量　大蜜丸:每丸9克,温开水或生姜汤送服,每次1丸,每日3次;水蜜丸:每袋6克,口服,每次1袋,每日3次;浓缩丸:口服,每次8~10丸,每日3次;片剂:每片0.45克,口服,每次4~5片,每日3次;胶囊剂:每粒0.3克,口服,每次4粒,每日3次,4周为一个疗程;颗粒剂:每袋3克,开水冲服,每次1袋,每日3次;合剂:每支10毫升,口服,每次1~2支,每日3次。宜饭前或进食时同服。

家庭医疗 应用本品的基本指征:气短心悸,失眠多梦,头昏头晕,肢倦乏力,食欲不振,崩漏便血。

1. 治疗眩晕:证属心脾气虚,气血不足,血不上荣。症见头晕头昏,倦怠乏力,食欲不振,纳呆便溏。常规服用。

2. 治疗失眠:证属心脾两虚,营血亏少。症见心悸怔忡,失眠多梦,健忘等。常规服用。

3. 治疗出血症:证属营养不足,脾不摄血。症见面色萎黄,便血,崩漏,月经淋漓不止等。常规服用。

药物新用

1. 治疗冠心病:可使冠心病的胸闷,下肢浮肿,心慌等症状明显缓解,改善心衰、阳虚水肿等状态。常规服用。

2. 治疗高血压:本品治疗心血不足,气血两虚所致的高血压,有较好疗效。常规服用。

3. 治疗心肌炎:本品为临床治疗心悸的常用方,效果较佳。常规服用。

4. 治疗粒细胞缺乏症、白细胞减少症:蜜丸,常规服用。

5. 治疗血小板减少性紫癜:脾不统血,血溢脉外,治应健脾益气摄血。应用本品可获明显疗效。常规服用。

6. 治疗慢性苯中毒:苯中毒主要损害造血系统,开始外周血象白细胞减少,继而血小板减少,随后全血细胞均减少,甚至出现再生障碍性贫血。本品可以明显改善症状,恢复血象。常规服用3~6个月。

7. 治疗神经衰弱:可有效改善耳鸣、失眠及倦怠等症状。疗效病程较短者优于长者。常规服用。

8. 治疗月经不调:证属气血亏虚。常规服用。

9. 治疗更年期综合征:本品常规服用,可明显改善更年期烦躁,心悸,心慌,心情抑郁或失眠多梦等症状。

10. 治疗中心性视网膜脉络膜炎:眼底局部体征虽反映出"湿浊上泛"的病理变化,如黄斑区水肿,有渗出物等,但全身症状如心悸,烦躁,倦怠思睡及舌脉仍属心脾两虚,气血不足证。治宜正本清源,用本品治疗,有较好疗效。常规服用。

11. 治疗暴盲(视网膜中央静脉阻塞):蜜丸,常规服用。

12. 治疗慢性荨麻疹:分风寒型及气血两虚型。本品益气补血,健脾养心,抑制 IgE 抗体产生,增强细胞免疫功能及调整肠道菌群比例,建立黏膜屏障,防止致敏因子进入血液等,故有较好疗效。常规服用,10天为一个疗程,共用5~6个疗程。

注意事项与禁忌

1. 外感风寒、风热,实热内盛者不宜服用。

2. 不宜与感冒类药同服。

3. 不宜同服藜芦及其制剂。

百令胶囊典

药物组成　发酵冬虫夏草菌丝体干燥粉。

功能主治　补肺肾,益精气。用于肺肾两虚引起的咳嗽、气喘、咯血、腰背酸痛,面目虚浮,夜尿清长;慢性支气管炎、慢性肾功能不全的辅助治疗。

剂型规格与用法用量　胶囊剂:每粒0.2克,口服,每次5~15粒;慢性肾功能不全,每次10粒,每日3次,8周为一个疗程;每片0.5克,口服,每次2~6粒;每日3次,慢性肾功能不全,每次4粒,每日3次,8周为一个疗程。宜饭前或进食时同服。

家庭医疗　应用本品的基本指征:腰酸腿软,乏力短气,咳嗽咯血。

1. 治疗肝炎:治疗慢性乙型肝炎和肝硬化,常规服用3~6个月。

2. 治疗肾炎:能明显改善肾小球肾炎病人的肾气虚、肾阳虚及脾肾两虚症候,改善肾小球肾炎的临床症状,降低蛋白尿,维护肾脏功能。常规服用。

3. 治疗性功能低下:用于性功能低下,性欲降低以及疲劳综合征,免疫功能异常等。常规服用。

药物新用

1. 治疗肾移植:可代替或减少硫唑嘌呤用量,避免抑制骨髓造血功能,减少急性排斥的严重程度,对移植肾起保护作用。常规服用。

2. 治疗银屑病:常规服用,1个月为一个疗程。

注意事项与禁忌

1. 感冒发热不宜服用。

2. 阴虚火旺,血分有热,胃火炽盛,肺有痰热者,不宜单独使用。

3. 高血压、心脏病、肝病、糖尿病、肾病等慢性病严重者应在医师指导下服用。

4. 儿童、孕妇、哺乳期妇女应在医师指导下服用。

壮腰健肾丸(片)

药物组成　菟丝子(盐水制)、狗脊、女贞子(蒸)、桑寄生(蒸)、金樱子、鸡血藤、黑老虎、牛蒡子、千斤拔。

功能主治　壮腰健肾,养血,祛风湿。用于肾亏腰痛,膝软无力,小便频数,风湿骨痛,神经衰弱,遗精梦泄等。

剂型规格与用法用量 大蜜丸:每丸5.6克,口服,每次1丸,每日2~3次;水蜜丸:每袋3.5克,口服,每次3.5克,每日2~3次;浓缩丸:口服,每次3.6克,每日2~3次;片剂:每片0.3克,口服,每次4片,每日2~3次。

家庭医疗 应用本品的基本指征:肾亏腰痛,膝软无力,小便频数,遗精梦泄;舌苔薄白,脉沉细无力。

1. 治疗腰痛:证属肾虚腰痛。症见腰脊疼痛,双下肢无力,怕冷,伴头晕耳鸣,烦躁健忘,小便频数;舌苔薄白,脉沉细。常规服用。

2. 治疗遗精:证属肾虚不固。症见遗精梦泄,腰痛膝软,头晕耳鸣,小便频数;舌苔薄白,脉沉细无力。常规服用。

药物新用 本品对慢性肾炎、类风湿脊椎炎、神经官能症等有效。常规服用。

注意事项与禁忌

1. 感冒发烧者忌服。

2. 高血压、糖尿病患者慎用。

3. 儿童忌用。

4. 孕妇忌服。

杞菊地黄丸^典(浓缩丸^典、片^典、胶囊^典、口服液) OTC

药物组成 枸杞子、菊花、熟地黄、酒萸肉、牡丹皮、山药、茯苓、泽泻。

功能主治 滋肾养肝。用于肝肾阴亏,眩晕耳鸣,羞明畏光,迎风流泪,视物昏花。

剂型规格与用法用量 大蜜丸:每丸9克,口服,每次1丸,每日2次;小蜜丸:口服,每次9克,每日2次;水蜜丸:每袋6克,口服,每次6克,每日2次;浓缩丸:口服,每次8丸,每日3次;片剂:每片0.3克,口服,每次3~4片,每日3次;胶囊剂:每粒0.3克,每次5~6粒,每日3次;口服液:每支10毫升,每次1支,每日2次。

家庭医疗 应用本品的基本指征:两目昏花,视物模糊,或眼睛干涩,迎风流泪等。

1. 治疗眼花复视:证属肝阴虚。症见视物昏花不清,或视黄或视绿或视物成双,伴有头目昏眩,腰酸腿软;舌红少苔,脉细数。常规服用。

2. 治疗眩晕:证属肝肾阴亏。症见头目眩晕,摇摆不稳,或如踩棉絮,或如坐舟船,耳鸣口干,腰膝酸软;舌红少苔,脉细数。常规服用。

药物新用

1. 治疗老年性白内障:视物模糊不清,如隔薄纱,逐渐加重,伴有头晕耳鸣,腰腿酸软,夜间盗汗;舌红少苔,脉细数。常规服用。

2. 治疗玻璃体积血:视物不清或视物不能,检查可见玻璃体内积血。常规服用。

3. 治疗中心性视网膜炎:肝肾阴亏之视物不清,头晕,目眩,耳鸣。常规服用。

4. 治疗脑震荡后遗症:口服液,每次 10 毫升,每日 2~3 次。

5. 治疗高血压:与美托洛尔合用,浓缩丸,常规服用。

6. 治疗慢性病毒性肝炎:蜜丸,常规服用。

7. 治疗 2 型糖尿病(肝肾阴虚型):浓缩丸,常规服用。

8. 治疗慢性结肠炎:蜜丸,常规服用。

9. 治疗甲剥离症:浓缩丸,常规服用。连服 2 个月。

10. 治疗围绝经期综合征:蜜丸,每次 9 克,每日 3 次。

注意事项与禁忌

1. 儿童及青年患者应排除近视、远视后再进行治疗。

2. 脾胃虚寒,大便稀溏者慎用。

龟龄集

药物组成　鹿茸、海马、肉苁蓉、补骨脂、锁阳、淫羊藿、麻雀脑、蚕娥、石燕、蜻蜓、硫黄、细辛、生黑附子、熟地、生地、天门冬、枸杞子、菟丝子、杜仲、怀牛膝、人参、急性子、穿山甲、朱砂、丁香、砂仁、甘草、大青盐、地骨皮。

功能主治　添精补髓,补肾壮阳。用于肾阳虚弱所致的阳事不举,阳虚遗精,头昏耳鸣,畏寒肢冷,腰膝冷痛,筋骨无力,行步艰难,五更溏泄,妇女子宫寒冷,月经不调,赤白带下,崩漏。

剂型规格与用法用量　胶囊剂:每粒 0.3 克,口服,每次 0.6 克,每日 1 次,早饭前 2 小时用淡盐水送服。

家庭医疗　应用本品的基本指征:下元不足,肾阳虚衰引起的腰膝冷痛,头晕耳鸣,记忆力减退,动则气急,性欲低下,阳痿早泄,夜尿增多等。

1. 治疗阳痿:证属命门火衰。症见阳痿,兼见面色苍白,无红润和光泽或黧黑,头晕耳鸣,精神萎靡,腰膝酸软或疼痛,畏寒肢冷,以下肢为甚,大便久泻不止,完谷不化,或五更泄泻。浮肿以腰以下为甚,按之不起;舌淡胖苔白,脉沉细。常规服用。

2. 治疗不孕:证属肾阳虚。症见婚久不孕,月经后期,量少色淡,甚则闭经,平时白带量多,腰痛如折,腹冷肢寒,性欲淡漠,小便频数或失禁,面色晦黯;舌淡苔白滑,脉沉细而迟或沉迟无力。常规服用。

3. 治疗眩晕:证属肾精不足。症见眩晕伴耳鸣,遗精,腰膝酸软,精神萎靡;舌嫩红,少苔或无苔,脉细弱。常规服用。

4. 治疗泄泻:证属肾虚。症见黎明之前脐腹作痛,肠鸣即泻,泻下完谷,泻后即安,小腹冷痛,形寒肢冷,腰膝酸软;舌淡苔白,脉细弱。常规服用。

药物新用

1. 治疗肾病综合征:肾病综合征多属脾肾阳虚的范畴,用激素配合本品治疗,可获速效。常规服用,同时口服地塞米松 1.5 毫克,每日 3 次。

2. 治疗特发性水肿:胶囊剂,每次 0.6 克,每日 2 次,1 个月为一个疗程。

3. 治疗遗尿:散剂,温开水送服,3~4 岁每次 0.4 克,5~7 岁每次 0.6 克,8 岁以上每次 1 克,每日 2 次。

4. 治疗骨折延迟愈合:有较显著的补肾健骨,促进愈合之功。胶囊剂,每次 0.6 克,每日 2 次。

5. 治疗老年性贫血:有较显著的补肾生血之功。胶囊剂,常规服用。

6. 治疗老年肾虚便秘、泄泻:散剂,用淡盐汤送服,每次 0.4 克,早晚各 1 次。

7. 治疗慢性呼吸道疾病:可提高机体对外界环境的适应能力,增强机体的非特异性和特异性免疫功能。胶囊剂,常规服用。

8. 治疗神经衰弱:本方增强记忆,镇静安神,抗御疲劳,提高机体对外界环境的适应能力。常规服用。

9. 治疗性功能障碍:本品有促性激素样作用,能提高性功能。常规服用。

10. 治疗滑胎:胶囊剂,常规服用。

11. 治疗崩漏:胶囊剂,常规服用。

12. 治疗白带异常:胶囊剂,每次 0.6 克,每日 2 次。

13. 治疗不孕不育:胶囊剂,常规服用。

注意事项与禁忌

1. 忌生冷、刺激性食物。

2. 适宜于长期服用。

3. 阴虚火旺者慎用。

4. 伤风感冒时停服。

5. 孕妇禁用。

沙棘颗粒(片、丸、糖浆) OTC

药物组成　沙棘果实。

功能主治　止咳化痰,消食化滞,活血散瘀。用于咳嗽痰多,消化不良,食积腹痛,跌扑瘀血,瘀血经闭。

剂型规格与用法用量　颗粒剂:每袋 10 克、15 克,开水冲服,每次 1 袋,每日 3 次;片剂:每片 0.5 克,口服,每次 5 片,每日 3 次;大蜜丸:每丸 3 克,口服,每次 1~3 丸,每日 3 次;糖浆剂:口服,每次 10~15 毫升,每日 3 次。

家庭医疗　应用本品的基本指征:咳嗽痰多,消化不良,食积腹痛,跌扑瘀血,瘀血经闭等。

1. 治疗咳嗽:证属痰湿蕴肺。症见咳嗽反复发作,尤以晨起咳甚,咳声重浊,痰多,痰黏腻或稠厚成块,色白或带灰色,胸闷气憋,痰出则咳缓、憋闷减轻。常伴体倦,脘痞,腹胀,大便时溏;舌苔白腻,脉濡滑。常规服用。

2. 治疗胃痛:证属饮食积滞。症见暴饮暴食后胃脘疼痛,胀满不消,疼痛拒按,得食更甚,嗳腐吞酸,或呕吐不消化食物,其味腐臭,吐后痛减,不思饮食或厌食,大便不爽,得矢气及便后稍舒;舌苔厚腻,脉滑有力。常规服用。

3. 治疗腹痛:证属饮食停滞。症见脘腹胀痛,疼痛拒按,嗳腐吞酸,厌食,痛而欲泻,泻后痛减,粪便奇臭,或大便秘结;舌苔厚腻,脉滑。多有伤食史。常规服用。

4. 治疗痞满:证属饮食停滞。症见胃脘痞满,按之尤甚,嗳腐吞酸,恶心呕吐,厌食,大便不调;舌苔厚腻,脉弦滑。常规服用。

5. 治疗经闭:证属气滞血瘀。症见月经停闭数月,小腹胀痛拒按;精神抑郁,烦躁易怒,胸胁胀满,嗳气叹息;舌紫黯或有瘀点,脉沉弦或涩而有力。常规服用。

药物新用

1. 治疗气管炎、肺气肿、肺心病:本品能增强机体免疫能力,止咳化痰。常规服用。

2. 治疗胃及十二指肠溃疡:沙棘黄酮及微量元素、维生素等活性成分具有明显的抗溃疡作用。常规服用。

3. 治疗神经衰弱:能明显改善睡眠状况。常规服用。

4. 治疗动脉粥样硬化、高脂血症、冠心病:沙棘总黄酮能降血脂、防治动脉粥样硬化、改善心肌性能,降低心肌耗氧量,抗心衰。常规服用。

5. 抗心律失常:能显著对抗异常自发性心律搏动,使其转为正常节律。常规服用。

6. 防治急慢性肝炎、肝硬化,以及各种原因引起的肝脏损害:常规服用。

7. 治疗皮肤黄褐斑:常规服用。

8. 抗癌:能提高机体免疫力,防止化疗、放疗引起的红细胞、白细胞减少。常规服用。

注意事项与禁忌

1. 忌烟、酒及辛辣、香燥、生冷、油腻食物。

2. 本品呈酸性,胃酸过多者慎服。

3. 不宜同服滋补性中药。

4. 糖浆剂含糖,糖尿病患者禁服。

5. 孕妇禁用。

金匮肾气丸(片)

药物组成 地黄、山药、山茱萸(酒炙)、茯苓、牡丹皮、泽泻、桂枝、附子(炙)、牛膝(去头)、车前子(盐炙)。

功能主治 温补肾阳,化气行水。用于肾阳不足,腰膝酸软,肾虚作喘,耳鸣目眩,小便频数,肢冷浮肿,畏寒肢冷,阴囊潮湿。

剂型规格与用法用量 大蜜丸:每丸6克,口服,每次1丸,每日2次;小蜜丸:口服,每次20~25粒(4~5克),每日2次;水蜜丸:每丸0.2克,口服,每次4~5克(20~25粒),每日2次;每片0.27克,口服,每次4片,每日2次。

家庭医疗 应用本品的基本指征:腰膝冷痛,形寒肢冷,肢体浮肿,四肢厥冷,小便清长,阳痿遗精,大便稀溏;舌淡苔白,脉沉细。

1. 治疗腰痛:证属肾阳虚。证见腰痛以酸软为主,喜按喜揉,腿膝无力,遇劳则甚,卧则减轻,常反复发作;偏阳虚者,则少腹拘急,面色㿠白,手足不温,少气乏力;舌淡脉沉细。常规服用。

2. 治疗虚劳:证属肾阳虚。证见腰背酸痛,遗精,阳痿,多尿或不禁,面色苍白,畏寒肢冷,下利清谷或五更腹泻;舌淡胖,有齿痕,苔白,脉沉迟。常规服用。

3. 治疗癃闭:证属肾阳衰惫。证见小便不通或点滴不爽,排出无力,面色㿠白,神气怯弱,畏寒怕冷,腰膝冷而酸软无力;舌淡苔薄白,脉沉细而弱。常规服用。

4. 治疗水肿:证属肾阳衰惫。证见面浮身肿,腰以下为甚,按之凹陷不起,心悸,气促,腰部冷痛酸重,尿量减少,四肢厥冷,怯寒神疲,面色㿠白或晦黯;舌淡胖苔白,脉沉细或沉迟无力。常规服用,与真武汤合用效果更佳。

药物新用

1. 治疗内科疾病

(1)治疗慢性气管炎:常规服用,15天为一个疗程。

(2)治疗心绞痛:在服心痛定和硫氮䓬酮等的基础上,加本品常规服用。

(3)治疗缓慢性心律失常、冠心病心动过缓:常规服用。

(4)治疗高血压:常规服用。

(5)治疗中风后遗症、慢性肾炎蛋白尿、肾功能不全、糖尿病、荨麻疹、潜水病等:常规服用。

(6)治疗失眠:常规服用。

(7)治疗口咸症:常规服用。

(8)治疗唾涎症:常规服用。

（9）治疗便秘：常规服用，15 天为一个疗程。

（10）治疗胃及十二指肠溃疡：常规服用。

（11）治疗胃癌：常规服用。

（12）治疗晚期血吸虫病腹水：常规服用。

（13）治疗泼尼松（强的松）引起的并发症：常规服用。

（14）预防骨质疏松：与雌激素、维生素 D 等配合，常规服用。

（15）治疗不育症：常规服用，连续 3 个月以上。

（16）治疗更年期嗜酒癖：常规服用。

2. 治疗外科疾病

（1）治疗静脉血栓形成：常规服用。

（2）治疗腰椎间突出：常规服用。

（3）治疗骨痨（骨结核）：常规服用。

（4）治疗足跟痛：常规服用，15 天为一个疗程。

3. 治疗五官科疾病

（1）治疗口疮（口腔黏膜溃疡）：常规服用。

（2）治疗过敏性鼻炎：常规服用，1 个月为一个疗程。

（3）治疗耳漏：常规服用。

4. 治疗眼科疾病

治疗老年性白内障：常规服用，可长期服。

5. 治疗妇科疾病

（1）治疗痛经：常规服用。

（2）治疗放环术后腰痛：常规服用，合用云南白药每次 0.5 克，每日 3 次。

（3）治疗席汉综合征：常规服用。（席汉综合征描述见十全大补丸项下）

6. 治疗小儿科疾病

治疗小儿遗尿症：常规服用。

注意事项与禁忌

1. 消化功能弱可引起食欲减退或呕吐、腹泻，有的出现荨麻疹。

2. 肾阴不足，虚火上炎者忌服。

3. 忌气恼、房事。

4. 孕妇忌服。

金锁固精丸

药物组成　沙苑子（炒）、芡实（蒸）、莲子、莲须、龙骨（煅）、牡蛎（煅）。

功能主治　固肾涩精。用于遗精滑精，自汗盗汗，神疲乏力，四肢酸软，目眩耳鸣，失眠多梦，四肢无力，腰膝酸痛。

剂型规格与用法用量　水丸:每袋9克,每次6~9克,每日2次;浓缩丸:每粒0.2克,空腹淡盐水或温开水送服,每次15粒,每日3次。

家庭医疗　应用本品的基本指征:精关不固,梦遗滑泄,目眩耳鸣,腰膝酸痛,四肢无力,烦躁盗汗,失眠多梦,蛋白尿,白带过多,尿失禁,骨折愈合迟缓等。

1. 治疗腰痛:证属肾虚。症见腰痛以酸软为主,喜按喜揉,腿膝无力,遇劳则甚,卧则减轻,常反复发作。偏阳虚者,则少腹拘急,面色㿠白,手足不温,少气乏力;舌淡脉沉细。偏阴虚者,则心烦失眠,口燥咽干,面色潮红,手足心热;舌红少苔,脉弦细数。常规服用。

2. 治疗遗精:证属肾虚不固。症见梦遗频作,甚至滑精,腰酸膝软,咽干,心烦,眩晕耳鸣,健忘失眠,低热颧赤,形瘦盗汗,发落齿摇;舌红少苔,脉细数。遗精滑精者,可兼见形寒肢冷,阳痿早泄,精冷,夜尿多或尿少浮肿,尿色清,或余沥不尽,面色㿠白或枯槁无华;舌淡嫩有齿痕,苔白滑,脉沉细。常规服用。

3. 治疗泄泻:证属肾虚。症见黎明前脐腹作痛,肠鸣即泻,泻下完谷,泻后即安,小腹冷痛,形寒肢冷,腰膝酸软;舌淡苔白,脉细弱。常规服用。

药物新用　本品有降脂、降酶、抗炎、收敛、止泻等作用。现代主要用于性神经衰弱,男子不育,神经官能症之遗精、滑泄属于肾虚精关不固者,亦可用于慢性前列腺炎、乳糜尿、重症肌无力等属肾虚精气不固之证者。常规服用。

注意事项与禁忌

1. 感冒发烧勿用。

2. 相火偏旺,下焦湿热之遗精不宜服用。

知柏地黄丸^典^{OTC}(片^{OTC}、颗粒^{OTC}、胶囊)

药物组成　知母、黄柏、熟地黄、山茱萸(制)、山药、牡丹皮、茯苓、泽泻。

功能主治　滋阴降火。用于阴虚火旺,潮热盗汗,口干咽痛,耳鸣遗精,小便短赤。

剂型规格与用法用量　大蜜丸:每丸9克,口服,每次1丸,每日2次;小蜜丸:口服,每次9克,每日2次;水蜜丸:每袋6克,口服,每次6克(30粒),每日2次;浓缩丸:每10丸重1.7克,口服,每次8丸,每日3次;片剂:每片0.37克,口服,每次5片,每日3~4次;颗粒剂:每袋8克,开水冲服,每次8克,每日2次;胶囊剂:每粒0.4克,口服,每次4粒,每日2次。

家庭医疗　应用本品的基本指征:骨蒸劳热,虚烦盗汗,腰脊酸痛,耳鸣遗精,口干咽燥,小便短赤;舌红少苔,脉细数。

1. 治疗潮热盗汗:证属阴虚火旺。症见骨蒸劳热,虚烦盗汗,颧红咽干,耳鸣遗精,小便短赤;舌红少苔,脉细数。常规服用。

2. 治疗遗精:证属肾虚不固。症见梦遗失精,夜寐不安,头目昏晕,心悸,神疲,潮热盗汗,腰膝酸软,早泄耳鸣,小便短赤;舌红少苔,脉细数。常规服用。

3. 治疗癃闭:证属肾阴虚。症见小便黄浊、短赤,甚或小便不通,伴潮热盗汗,手足心热,颧红咽干,腰膝疲软;舌红少苔,脉细数。常规服用。

4. 治疗痹证:证属气血虚。症见肌肉酸楚,疼痛乏力,皮肤红肿,红斑,低热盗汗,心烦热,咽干,便燥,小便短赤;舌红苔薄,脉细数。常规服用。

5. 治疗耳鸣:证属肾精亏虚。症见耳中鸣响,声如蝉鸣,腰膝酸软,头晕,伴有手足心热,心烦失眠,口干;舌红少苔,脉沉细数。常规服用。

药物新用

1. 治疗口腔溃疡:易复发、缠绵难愈者,肾虚火旺,头晕耳鸣,阴虚盗汗,烦躁口渴。常规服用。

2. 治疗慢性咽炎:常规服用。

3. 治疗高血压:证属阴虚阳亢。头晕头痛,耳鸣目眩,失眠多梦,肢体麻木。常规服用。

4. 治疗氨基苷类药物引起耳毒性症状:常规服用。

5. 治疗糖尿病:常规服用。

6. 治疗肺心病:常规服用。

7. 治疗慢性尿路感染:尿痛,尿频,尿急,头昏,腰酸,低热。常规服用。

8. 治疗慢性肾炎:阴虚火旺,盗汗颧红。常规服用。

9. 治疗慢性肾盂肾炎:常规服用。

10. 治疗肾结石:常规服用。

11. 治疗成人重症遗尿:常规服用。

12. 治疗更年期综合征:肝肾阴虚生内热者。常规服用。

13. 治疗儿童型早熟:常规服用。

14. 治疗阳痿:常规服用。

15. 治疗女性尿道综合征:常规服用。

16. 治疗带下病:常规服用。

注意事项与禁忌

1. 宜空腹或饭前,用淡盐水送服。

2. 不宜与感冒类药同服。

3. 虚寒性病证不宜服用。表现为怕冷,手足凉,喜热饮。

4. 脾虚便溏不宜。

5. 孕妇慎服。

参茸鞭丸

药物组成 鹿茸、海马、巴戟天、补骨脂(盐炒)、锁阳、淫羊藿(炙)、干家雀、石燕(煅)、黑顺片、肉桂、硫黄(制)、阳起石(煅)、韭菜子、驴鞭、狗鞭(烫制)、牛鞭(烫制)、貂鞭(烫制)、熟地黄、天冬、枸杞子、菟丝子(炒)、地骨皮、杜仲(炭)、川牛膝、红参、公丁香、砂仁、大青盐、甘草。

功能主治 补肾壮阳,强精增髓。用于性欲衰退,肾虚气弱,阳痿早泄,滑精遗精。

剂型规格与用法用量 水丸:每丸 0.23 克,淡盐水或温开水送服,每次 10 粒,每日 2 次;久病者连服 15 天为一个疗程,停药 2 天,再继续服第二个疗程,疗效随疗程时间而提高。

家庭医疗 应用本品的基本指征:性欲低下,阳痿早泄,滑精遗精,不孕不育等。

1. 治疗阳痿:证属命门火衰。症见阳事不举,精薄清冷,阴囊阴茎冰凉冷缩,或局部冷湿,腰酸膝软,头晕耳鸣,畏寒肢冷,精神萎靡,面色㿠白;舌淡苔薄白,脉沉细,右尺尤甚。常规服用。

2. 治疗遗精:证属肾虚不固。症见梦遗频作,甚至滑精,腰酸膝软,咽干,心烦,眩晕耳鸣,健忘失眠,低热颧赤,形瘦盗汗,发落齿摇,舌红少苔,脉细数。遗精滑精者,可兼见形寒肢冷,阳痿早泄,精冷,夜尿多或尿少浮肿,尿色清,或余沥不尽,面色㿠白或枯槁无华;舌淡嫩有齿痕,苔白滑,脉沉细。常规服用。

3. 治疗早泄:证属肾气不固。症见性欲减退,早泄,遗精,甚至阳痿,腰膝酸软,小便清长或不利,面白;舌淡苔薄白,脉沉弱。常规服用。

药物新用

1. 治疗前列腺炎:本品对肾虚型前列腺炎可改善症状。常规服用。

2. 治疗性功能障碍:本品有类性激素作用。常规服用。

注意事项与禁忌 有实热者不宜服用。

首乌丸^典(片) OTC

药物组成 制何首乌、黑芝麻、熟地、桑椹子、酒女贞子、墨旱莲、菟丝子(酒蒸)、桑叶(制)、金银花(制)、豨莶草(制)、酒牛膝、盐补骨脂、金樱子。

功能主治 补肝肾,强筋骨,乌须发。用于肝肾两虚,头晕目花,耳鸣,腰膝酸软,须发早白;亦可用于高脂血症。

剂型规格与用法用量 水蜜丸:每袋 6 克,口服,每次 6 克,每日 2 次;片剂:每片 0.37 克,口服,每次 5 片,每日 3 次。宜饭前或进食时同服。

家庭医疗 应用本品的基本指征:头晕目花,耳鸣,腰膝酸软;舌红少津,脉沉细等。

1. 治疗须发早白:兼见头晕目眩,耳鸣,腰膝酸软;舌红少津,脉沉细等。常规服用。

2. 治疗肾虚腰痛:症见腰膝酸软,兼见精神疲惫,面色憔悴,或有盗汗烦热,舌红少津,脉沉细等。常规服用。

药物新用

1. 治疗脂溢性皮炎及脂溢性脱发:尤其适用于头部干性脂溢性皮炎,服药 1 周后,鳞屑可显著减少,瘙痒减轻,若为油脂性脂溢性皮炎则配合龙胆泻肝丸。常规服用,连服 3 个月。

2. 治疗高脂血症:可明显降低血脂,改善微循环。常规服用,连服 3 个月。

3. 治疗老年性皮肤瘙痒症:老年体弱,精乏血少,肌肤失润,干燥脱屑。偏于肾阴虚者配合知柏地黄丸,偏于肾阳虚者配合金匮肾气丸,肾阴阳偏虚不明者单用本品。常规服用。

4. 治疗神经性皮炎:初起阵发性剧痒,以后出现多角形扁平丘疹,丘疹逐渐增多扩大,形成大小不等粗糙肥厚的斑片。病症轻者单用本品,若皮肤浸润肥厚,苔癣样变明显,则以本品配合复方丹参片或磁朱丸。常规服用。

5. 治疗皮肤赘疣:青年扁平疣、寻常疣等。常规服用,需连服 1 月以上,切忌间断服药或半途而废。

注意事项与禁忌

1. 不宜与感冒类药同服。

2. 严格按用法用量服用,不超剂量,不长期连续服用。

3. 服药期间应注意监测肝生化指标,如发现肝生化指标异常或出现全身乏力、食欲不振、厌油、恶心、尿黄、目黄、皮肤黄染等可能与肝损伤有关的临床表现时应立即停药并就医。

4. 本品及组方中的药物对肝脏有损伤史者、肝功能不全者不宜使用,肝生化检查异常、肝损伤临床症状加重者,应立即停药并就医。

5. 避免与其他有肝毒性的药物联合使用。

6. 目前尚无系统的儿童用药安全性研究资料,儿童应慎用。

7. 哺乳期妇女可选择不用本品或服药期间停止哺乳。

8. 孕妇禁用。

蛤蚧大补丸(胶囊)

药物组成　蛤蚧、巴戟天(盐制)、党参、黄芪、枸杞子、当归、茯苓、狗脊、白术、黄精、杜仲、续断(盐制)、熟地黄、女贞子、山药、骨碎补(炒)、木瓜、甘草。

功能主治　补肾壮阳,健脾益气,益阴养血,强筋壮骨。用于男女体弱,气喘乏力,头晕耳鸣,心悸健忘,失眠多梦,腰膝酸软,遗精阳痿。

剂型规格与用法用量 胶囊剂:每粒 0.5 克,温水冲服,每次 3~5 粒,每日 2 次。

家庭医疗 应用本品的基本指征:身体虚弱,气喘乏力,头晕耳鸣,心悸健忘,失眠多梦,腰膝酸软,遗精阳痿。

1. 治疗虚劳:证属气血亏虚。症见神疲乏力,腰膝酸软,心悸,气短,劳则尤甚,神疲体倦,自汗,大便稀薄;舌淡苔薄白,脉细弱。常规服用。

2. 治疗喘证:证属肾气虚。症见喘促日久,气息短促,呼多吸少,动则喘甚,气不得续,小便常因咳甚而失禁,或尿后余沥,形瘦神疲,面青肢冷,或有跗肿;舌淡苔薄,脉微细或沉弱。

3. 治疗阳痿:证属心脾受损。症见阳事不举,精神不振,夜寐不安,健忘,胃纳不佳,面色少华;舌淡苔薄白,脉细。常规服用。

4. 治疗遗精:证属肾虚不固。症见梦遗频作,甚至滑精,腰酸膝软,咽干,心烦,眩晕耳鸣,健忘失眠,低热颧赤,形瘦盗汗,发落齿摇;舌红少苔,脉细数。遗精滑精者,可兼见形寒肢冷,阳痿早泄,精冷,夜尿多或尿少浮肿,尿色清,或余沥不尽,面色㿠白或枯槁无华;舌淡嫩有齿痕,苔白滑,脉沉细。

药物新用 治疗慢性疲劳综合征;本品增强人体正气,调节七情,消除各种外邪入侵和湿热内伤的有关因素。常规服用。

注意事项与禁忌 感冒发烧忌服。

人参归脾丸 ^{OTC}

药物组成 人参、黄芪(蜜炙)、白术(麸炒)、甘草(蜜炙)、当归、茯苓、龙眼肉、酸枣仁(炒)、远志(去心,甘草炙)、木香。

功能主治 益气补血,健脾养心。用于心脾两虚,气血不足所致的心悸、怔忡,失眠健忘,食少体倦,面色萎黄以及脾不统血所致的便血、崩漏、带下。

剂型规格与用法用量 大蜜丸:每丸 9 克,口服,每次 1 丸,每日 2 次;小蜜丸:口服,每次 9 克(约 45 粒),每日 2 次;水蜜丸:口服,每次 60 粒,每日 2 次。宜饭前或进食时同服。

家庭医疗 应用本品的基本指征:心悸怔忡,失眠健忘,食少乏力,盗汗虚热,面色萎黄;舌淡苔薄白,脉细缓。

1. 治疗心悸:症见心悸怔忡,胸闷头昏,食少乏力,失眠,面色不华,大便稀溏;舌淡苔薄白,脉细缓。常规服用。

2. 治疗不寐:症见不易入睡或睡中多梦,易醒,醒后难以入睡,或兼有心悸、心慌,神疲乏力,健忘头晕,口淡无味,食少纳呆,大便稀溏,面色萎黄;舌淡苔薄白,脉细弱。

3. 治疗虚劳:症见心悸易惊,失眠多梦,健忘遗精,头晕眼花,面色苍白,唇甲色淡;舌淡嫩,脉细弱。常规服用。

4. 治疗血证:症见吐血、便血,胃痛隐隐,时作时止,腹胀腹痛,喜暖喜按,劳则更甚,血色黯淡,气短神疲;舌淡苔薄,脉虚弱。常规服用。

5. 治疗耳鸣:症见耳中鸣响,时作时止,伴头晕目眩,神疲乏力,面色无华,纳少,便溏;脉细缓。常规服用。

药物新用

1. 治疗高血压:头晕目眩,失眠,胸闷心悸等。常规服用。

2. 治疗心律不齐:心悸失眠,胸闷头昏,食少乏力。常规服用。

3. 治疗脑动脉硬化症、内耳性眩晕:头晕目眩,恶心等。常规服用。

4. 治疗缺铁性贫血:脾气虚弱,面色萎黄,神疲乏力,纳少便溏;舌淡苔薄腻,脉细。常规服用。

5. 治疗崩漏:气虚不摄,忧思过度,饮食劳倦,损伤脾气,气虚下陷,统血无权,冲任失固,不能制约经血而成崩漏。常规服用。

注意事项与禁忌

1. 不宜喝茶、吃萝卜。

2. 不宜与感冒类药同服。

3. 不宜同服藜芦、五灵脂、皂荚及其制剂。

4. 身体壮实不虚者忌服。

人参养荣丸典(膏) OTC

药物组成 人参、黄芪(蜜炙)、肉桂、熟地黄、当归、白芍(麸炒)、五味子(酒蒸)、白术(土炒)、茯苓、甘草(蜜炙)、陈皮、远志(制)。

功能主治 温补气血。用于心脾不足,气血两亏,形瘦神疲,食少便溏,病后虚弱。

剂型规格与用法用量 大蜜丸:每丸9克,口服,每次1丸,每日1~2次;水蜜丸:每袋6克,口服,每次1袋,每日1~2次;煎膏剂:口服,每次10克,每日2次。宜饭前或进食时同服。

家庭医疗 应用本品的基本指征:形瘦神疲,呼吸少气,行动喘息,心虚惊悸,咽干唇燥,食少便溏;舌淡苔薄白,脉虚细。

1. 治疗劳积虚损虚劳:证属气血两亏,心脾不足。症见呼吸少气,行动喘息,心虚惊悸,咽干舌燥,神经官能症、神经衰弱、低血糖、低血压、重症肌无力、褥疮及病后、产后虚弱。常规服用。

2. 治疗月经后期:证属血虚。症见经期错后,量少,色淡质稀,小腹空痛,头晕眼花,心悸失眠,皮肤不润,面色苍白或萎黄;舌淡苔薄,脉细无力。常规服用。

3. 治疗闭经:证属血虚。症见气血虚弱,月经逐渐延后,量少色淡而质薄,渐至停闭,头晕心悸,气短懒言,神疲肢软,或纳少便溏,面色苍白或萎黄;舌淡苔薄,脉细弱。常规服用。

药物新用

1. 治疗低血压、低血糖病:常规服用。

2. 治疗胃下垂:气血两虚,食欲不振,饭后脘腹胀闷、喜卧思睡,嗳气,胃部沉坠不适,倦怠无力,眩晕头痛,心悸气短,睡眠不宁,精神不振,便秘或便溏。治宜益气养血,常规服用。

3. 治疗病毒性心肌炎:恢复期及迁延期,气阴两虚,心悸怔忡,气短乏力或见低热不退,午后为甚,自汗,胸闷或痛,心烦失眠;脉细数或结代。常规服用。

4. 治疗肝硬化:大蜜丸,饭前或饭中口服,每次 1 丸,每日 3 次。

5. 治疗肿瘤:缓解放、化疗毒副作用。放、化疗的毒副作用主要表现在两个方面,一是血液检查白细胞明显减少;二是一些自觉不良症状,如食欲不振、倦怠、腹泻、恶心、呕吐等。本品能减轻这些毒副作用,可促进多能干细胞的分化、增殖,对外周血单核细胞可增加 IL-6 与粒 - 巨噬细胞集落刺激因子(GM-CSF),故可用于各种贫血及白细胞减少症。常规服用。

6. 治疗视神经炎:属气血两亏者。常规服用。

7. 治疗褥疮:疮口腐黑蔓延不止,肿势继续发展,溃出脓液稀薄臭秽,形成粉浆污水。伴有萎靡不振,不思饮食。常规服用。

8. 治疗透析患者皮肤瘙痒:常规服用。

9. 治疗产后斑秃:常规服用。

10. 治疗血精症:气血两虚。常规服用。

注意事项与禁忌

1. 不宜喝茶、吃萝卜。

2. 不宜同服藜芦、五灵脂、皂荚及其制剂。

3. 不宜与感冒类药同服。

4. 本品含有肉桂等温热药,出血者忌用。

5. 心火亢盛,灼伤阴液之心悸、失眠者忌用。

6. 孕妇及身体壮实不虚者忌服。

八珍丸^典(颗粒^典、胶囊^典、膏)^{OTC}

药物组成　党参、白术(炒)、茯苓、甘草、当归、白芍、熟地黄、川芎。

功能主治　补益气血。用于气血两虚,面色萎黄,食欲不振,四肢乏力,月经过多。

剂型规格与用法用量　大蜜丸:每丸 9 克,口服,每次 1 丸,每日 2 次;水蜜丸:每袋 6 克,口服,每次 6 克,每日 2 次;浓缩丸:每粒 0.1 克,口服,每次 8 丸,每日 3 次;颗粒剂:每袋 8 克(含糖型)、3.5 克(无糖型),开水冲服,每次 1 袋,每日 2 次;胶囊剂:每粒 0.4 克,口服,每次 3 粒,每日 2 次;膏煎剂:口服,每次 15 克,每日 2 次。

家庭医疗　应用本品的基本指征:头晕眼花,面色苍白或萎黄,四肢倦怠,气短懒言,心悸怔忡,食欲减退,口淡无味;舌淡苔薄白,脉细弱。

1. 治疗闭经:证属气血亏虚。症见补气养血。常规服用。

2. 治疗月经过少:证属血虚。症见经来量少,不日即净,或点滴即止,经色淡红,质稀,头晕眼花,心悸失眠,皮肤不润,面色萎黄;舌淡苔薄,脉细无力。常规服用。

3. 治疗月经后期:证属血虚。症见经期错后,量少,色淡质稀,小腹空痛,头晕眼花,心悸失眠,皮肤不润,面色苍白或萎黄,舌淡苔薄,脉细无力。常规服用。

4. 治疗经间期出血:证属脾气虚。症见经间期出血,量少,色淡,质稀,神疲体倦,气短懒言,食少腹胀;舌淡苔薄,脉缓弱。常规服用。

5. 治疗经行头痛:证属气血虚弱。症见经期或经后头痛,心悸气短,神疲体倦,月经量少,色淡质稀,面色苍白;舌淡苔薄,脉细弱。常规服用。

6. 治疗鼻衄:证属气血亏虚。症见鼻衄,或兼齿衄、肌衄,神疲乏力,面色苍白,头晕,耳鸣,心悸,夜寐不宁;舌淡,脉细无力。常规服用。

7. 治疗吐血:证属气虚血溢。症见吐血缠绵不止,时轻时重,血色黯淡,神疲乏力,心悸气短,面色苍白;舌淡,脉细弱。常规服用。

8. 治疗便血:证属气不摄血。症见便血色红或紫黯,食少,体倦,面色萎黄,心悸,少寐;舌淡,脉细。常规服用。

9. 治疗紫癜:证属气血不足。症见反复发生肌衄,久病不愈,神疲乏力,头晕目眩,面色苍白或萎黄,食欲不振;舌淡,脉细弱。常规服用。

10. 治疗头痛:证属气血虚。症见头痛而晕,遇劳加重,面色少华,心悸不宁,自汗,气短,畏风,神疲乏力;舌淡苔薄白,脉沉细而弱。常规服用。

11. 治疗失眠:证属气血亏虚。症见多梦易醒,心悸健忘,神疲食少,头晕目眩,伴有四肢倦怠,面色少华;舌淡苔薄,脉细无力。常规服用。

12. 治疗眩晕:证属气血亏虚。症见头晕目眩,动则加剧,遇劳则发,面色㿠白,爪甲不荣,神疲乏力,心悸少寐,纳差食少,便溏;舌淡苔薄白,脉细弱。常规服用。

13. 治疗郁证:证属心脾两虚。症见多思善疑,头晕神疲,心悸胆怯,失眠,健忘,纳差,面色不华;舌淡苔薄白,脉细。常规服用。

14. 治疗汗证:证属心血不足。症见自汗或盗汗,心悸少寐,神疲气短,面色不华;舌淡,脉细。常规服用。

15. 治疗虚劳:证属脾血虚。症见体倦乏力,纳差食少,心悸气短,健忘,失眠,面色萎黄;舌淡苔白薄,脉细缓。常规服用。

药物新用

1. 治疗各种贫血,术后、产后失血过多:常规服用。

2. 治疗慢性消耗性疾病:面色苍白或萎黄,头晕眼花,四肢倦怠,纳差食少。常规服用。

3. 治疗习惯性流产:本品配五子衍宗丸,对气血不足,脾肾两亏的习惯性流产患者的黄体功能,具有明显的促进作用。常规服用。

4. 治疗风湿性心瓣膜病:心脾两虚型,心悸,气短,头晕耳鸣,面色少华,神疲乏力,食少便溏,健忘失眠;舌淡,脉细弱。常规服用。

注意事项与禁忌

1. 不宜与感冒类药同服。

2. 不宜同服藜芦及其制剂。

3. 体虚有热者忌用。

4. 本品性质较黏腻,有碍消化,故咳痰较多,脘腹胀痛,纳食不消,腹胀便溏者忌服。

5. 忌过劳、寒凉;慎房事。

玉屏风颗粒^{典OTC}(胶囊^{典OTC}、口服液^{典OTC}、丸、滴丸)

药物组成 黄芪、白术(炒)、防风。

功能主治 益气,固表,止汗。用于表虚不固,自汗恶风,面色苍白,无红润和光泽,或体虚易感风邪者。

剂型规格与用法用量 颗粒剂:每袋5克,开水冲服,每次5克,每日3次;或每袋15克,开水冲服,每次15~30克,每日2次;胶囊剂:每粒0.5克,口服,每次2粒,每日3次;软胶囊剂:每粒1克,口服,每次4粒,每日3次;口服液:每支10毫升,口服,每次1支,每日3次;水丸:每袋6克,口服,每次6克,每日3次;滴丸剂:每袋2.4克,口服,每次1袋,每日3次。

家庭医疗 应用本品的基本指征:表虚不固,自汗恶风,面色㿠白,易患感冒。

1. 治疗表虚自汗:体虚,面色苍白,无红润和光泽,自汗盗汗,活动则气喘乏力,易感冒;舌淡红,苔薄白,脉虚弱。常规服用。

2. 治疗体虚感冒:卫表气虚,经常感冒,咳嗽,头痛,出汗。常规服用。

3. 预防感冒:反复感冒,身倦乏力,易出汗。常规服用。

药物新用

1. 治疗风疹:本病临床多以疏风为其治疗常法,但亦有气血亏虚者,由于风邪久羁,顽固不退,一味以疏风治理,往往表不固而气更虚,效不如愿。如以本品益气和血,祛风,扶正祛邪,可获效。常规服用。

2. 治疗面肌痉挛:本品研末,每次 6 克,每日 3 次,开水冲服。

3. 治疗小儿慢性扁桃体炎:本品研末,每次 5 克,每日 2 次,早、晚空腹服用,15 天为一个疗程,共计 2~3 个疗程。

4. 治疗慢性鼻炎:卫气虚弱,风邪袭表,气机阻遏以致窍道不利。常规服用。

5. 治疗慢性支气管炎:肺气不足,兼有外感者。常规服用。

6. 治疗哮喘:本品配合射干麻黄汤治疗哮喘有较好疗效。本病乃素有痰湿,复感外邪而引发。本着急则治标,缓则治本的原则,先温肺化痰,止咳平喘,选用射干麻黄汤治疗,待咳减喘平后,继用本品益气固表以防复发,达到根治的目的。具体用法:先用射干麻黄汤水煎服,每日 1 剂,待症状缓解后再用本品水丸内服,每次 6 克,每日 2 次。

7. 治疗慢性阻塞性肺病:本品能显著提高血清 IgG、IgM、C_3 含量,提高体液免疫功能,对慢性阻塞性肺病有较好疗效。常规服用。

8. 治疗二尖瓣脱垂综合征:身倦乏力,胸闷心悸,头晕,易出汗。常规服用。

9. 治疗胃黏膜脱垂征:证属中气下陷。症见胃脘胀痛,少气懒言,乏力,面色㿠白;舌淡,脉细弱。常规服用。

10. 治疗慢性肠炎:脾胃虚弱,中气不足,升提无力,清气不升,久泄不愈。常规服用。

11. 治疗隐匿性肾炎:本病迄今缺少满意的治疗方法。病机主要为中气虚弱,脾肾内固无力,故用本品强卫固表,配合服用维生素 E。常规服用。

12. 治疗过敏性紫癜性肾炎:本病为过敏性紫癜产生的变态反应,属免疫反应介导性疾病。因泌尿道黏膜毛细血管通透性增加,在原发病的 2~3 周后出现血尿及蛋白尿。1/3~1/2 的紫癜患者发生本病。预防本病的发生,除早期治疗过敏性紫癜及各种感染外,应用本品可取得满意效果。本品口服,7~10 岁每次 5 克,11 岁以上每次 10 克,每日 2 次。

13. 治疗慢性肾衰竭合并感染:本品的抗感染机制与促进机体对锌的重新分布,纠正低锌血症,改善免疫功能有关。配合纠酸、利尿、降压,常规服用。

14. 治疗原发性血小板减少性紫癜:脾主肌肉统血,为气血生化之源,脾气虚则统摄无权而血溢脉外,肺主皮毛,主一身之气而卫外。本品能宣肺脾之

283

气而卫外祛邪,故能取得较好效果。常规服用。

15. 治疗肢端发绀症:卫阳不固,邪乘虚入,寒凝经脉,气血阻滞之肢端发绀,手指麻木,活动不利。常规服用。

16. 治疗带下:脾虚、肝郁、肾亏及六淫侵袭致形寒肢冷,肢节疼痛;舌苔薄白,脉浮。常规服用。

注意事项与禁忌 颗粒剂含糖,糖尿病患者慎用。

四君子丸^典(颗粒^典、合剂)OTC

药物组成 党参、炒白术、茯苓、炙甘草。

功能主治 益气健脾。用于脾胃气虚,胃纳不佳,食少便溏。

剂型规格与用法用量 水丸:每袋6克,口服,每次3~6克,每日3次;颗粒剂:每袋15克,开水冲服,每次1袋,每日3次;合剂:口服,每次15~20毫升,每日3次,用时摇匀。宜饭前或进食时同服。

家庭医疗 应用本品的基本指征:四肢无力,面色㿠白,食少便溏;舌淡苔白,脉虚弱。

1. 治疗胃肠功能虚弱:症见面色萎黄,言语轻微,食少便溏,四肢无力;舌淡苔白,脉缓弱无力。常规服用。

2. 治疗小儿消化不良:症见素体气虚,饮食不佳,形体消瘦,面色萎黄,稍有不适则泄泻,少气懒言;脉虚无力。常规服用。

3. 治疗泄泻:证属脾胃运化失常。症见大便时溏时泄,迁延反复,泄下有不化食谷,饮食减少,脘闷不舒,面色萎黄,神疲倦怠;舌淡苔白,脉细弱。如慢性肠炎、肠功能紊乱、过敏性结肠炎等。常规服用。

4. 治疗便秘:症见大便并不干硬,虽有便意而临厕努挣乏力,难以排出,短气倦怠,便后疲乏更甚,面色萎黄,肢倦懒言;舌淡嫩苔白,脉弱。常规服用。

药物新用

1. 治疗小儿腹痛:受寒或饮食不当以及原因不明而热象不明显的腹痛。根据年龄减量服用。

2. 治疗复合性口腔溃疡:丸剂口服,每次6克,每日2次,7天为一个疗程,最多2个疗程。

3. 治疗虚人汗闭证:常规服用。

4. 治疗中晚期消化道恶性肿瘤:可使患者的生存期及生存质量明显高于同期单纯放、化疗的患者。常规服用。

5. 治疗男性不育症:本品配合六味地黄丸治疗男子精子数少、活动力弱而导致的男性不育症有较好疗效。丸剂口服,每次6克,同服六味地黄丸,每次9克,每日2次,早晚淡盐水空腹送服。

注意事项与禁忌

1. 不宜与感冒类药同服。

2. 不宜同服藜芦及其制剂。

3. 外感风寒、风热,实热内盛者不宜服用。

左归丸 OTC

药物组成　熟地黄、山药、枸杞、菟丝子、山茱萸、牛膝、龟板胶、鹿角胶。

功能主治　滋肾补阴。用于真阴肾水不足,头晕目眩,耳鸣耳聋,腰膝酸软,神疲乏力,遗精盗汗,骨蒸潮热,口燥咽干。

剂型规格与用法用量　水蜜丸:每袋 9 克,口服,每次 9 克,每日 2 次。

家庭医疗　应用本品的基本指征:头目眩晕,腰膝酸软,自汗盗汗。

1. 治疗头晕:症见头晕耳鸣,记忆减退,视物不清,腰膝酸软,遗精阳痿,精神萎靡;舌淡红,脉沉细,尺部细弱。常规服用。

2. 治疗耳鸣耳聋:证属肾精亏虚。症见耳鸣耳聋,兼见眩晕,腰膝酸软,颧赤口干,手足心热,遗精;舌红,脉细弱或迟脉虚大。常规服用。

3. 治疗腰痛:症见腰痛绵绵,遇劳则疼痛加重,伴头晕耳鸣、目眩、盗汗遗精,骨蒸潮热,颧红,口干舌燥,手足心热;舌红,脉细数。妇女可见月经不调等。常规服用。

4. 治疗遗精:证属肾虚不固。症见梦遗频作,甚至滑精,腰酸膝软,咽干,心烦,眩晕耳鸣,健忘失眠,低热颧赤,形瘦盗汗,发落齿摇;舌红少苔,脉细数。遗精滑精者,可兼见形寒肢冷,阳痿早泄,精冷,夜尿多或尿少浮肿,尿色清,或余沥不尽,面色㿠白或枯槁无华;舌淡嫩有齿痕,苔白滑,脉沉细。常规服用。

药物新用

1. 治疗牙周病:配合螺旋霉素、灭滴灵可获较好效果。常规服用。

2. 治疗神经衰弱:头痛头晕,耳鸣目眩,腰膝酸软,记忆力减退,遗精盗汗,口燥咽干,手足心热等肾阴虚证者。常规服用。

3. 治疗慢性肾炎:用激素治疗肾病综合征时配合本品,可有效抵消激素的副作用,巩固疗效,减少复发。常规服用。

4. 治疗腰肌劳损:肾阴虚之腰痛绵绵不休,休息后暂时减轻,劳累后疼痛加重。常规服用。

5. 治疗男性性功能障碍:头晕耳鸣,腰膝酸软,口干便秘等有肾阴虚症候的男性性功能障碍。常规服用。

6. 治疗功能失调性子宫出血:肾阴虚型及阴阳两虚型患者。常规服用。

注意事项与禁忌

1. 不宜与感冒类药同服。

2. 感冒病人不宜服用。

3. 儿童禁用,孕妇忌服。

归芍地黄丸典OTC

药物组成 当归、酒白芍、熟地黄、酒萸肉、牡丹皮、山药、茯苓、泽泻。

功能主治 滋肝肾,补阴血,清虚热。用于肝肾两亏,阴虚血少,头晕目眩,耳鸣咽干,午后潮热,腰腿酸痛,足跟疼痛。

剂型规格与用法用量 大蜜丸:每丸9克,口服,每次1丸,每日2~3次;水蜜丸:口服,每次6克(30丸),每日2~3次。

家庭医疗 应用本品的基本指征:头晕目眩,耳鸣咽干,午后潮热,腰腿酸痛,脚跟疼痛。

1. 治疗眩晕:症见头晕耳鸣,目眩口干,心悸心慌,腰膝酸软,午后低热。常规服用。

2. 治疗内伤发热、阴虚发热。症见午后潮热,或夜间发热,不欲近衣,手足心热,烦躁,少寐多梦,盗汗,口干咽燥;舌红,或有裂纹,苔少甚至无苔,脉细数。常规服用。

3. 治疗胁肋痛:症见两胁疼痛,头晕耳鸣,手足心热,虚汗身疲,口舌干燥。常规服用。

4. 治疗崩漏:症见月经量多,手足心热,腰膝酸软,劳累则腰痛。常规服用。

药物新用

1. 治疗高血压、慢性肾炎:头晕目眩,耳鸣口干,心慌,午后潮热。常规服用。

2. 治疗慢性肝炎:头晕口干,手足心热,虚汗身疲,口舌干燥,耳鸣及两胁作痛。常规服用。

3. 治疗功能失调性子宫出血:产后、病后身体虚弱,劳累则腰痛,手足心热,腰膝酸软,月经量多。常规服用。

注意事项与禁忌 不宜与感冒类药同服。

归参补血片OTC

药物组成 当归、红参、枸杞子、龙眼肉、何首乌(制)、黄芪、三七、牛鞭胶粉、羊睾丸浸膏、猪肝脏粉、猪脾脏浸膏粉、牛骨髓提取物。

功能主治 温补脾肾,益气荣血。用于脾肾两虚引起的虚劳贫血(缺铁性贫血),症见气虚血少,虚劳,贫血,面色苍白,体弱肢冷,心悸气短,头晕耳鸣,腰膝酸软,发斑(原发性血小板减少性紫癜),月经量少质稀。

剂型规格与用法用量　片剂:口服,每次 5~7 片,每日 2~3 次。宜饭前或进食时同服。

家庭医疗　应用本品的基本指征:面色苍白,体弱肢冷,心悸气短,头晕耳鸣,腰膝酸软,月经量少质稀。

1. 治疗萎黄病:症见面色萎黄,唇色无华,心悸气短,疲倦乏力,头晕耳鸣,记忆力减退,食欲不振,小便频数;舌淡苔白,脉细。常规服用。

2. 治疗紫斑:症见皮肤有紫色瘀斑,面色苍白,疲倦乏力,头晕耳鸣,心悸失眠,腰膝酸软;舌黯或有瘀斑,苔薄,脉细。常规服用。

3. 治疗月经不调:症见面色㿠白或萎黄,月经时先时后,量少色淡,带下清稀,精神不振,食欲减退,头晕耳鸣,腰膝酸软;舌淡苔白,脉细。常规服用。

药物新用

1. 提高免疫力:本品能加强大脑皮质的兴奋和抑制过程,增强机体对各种有害刺激的防御能力,强心降压,抗疲劳,增强人体免疫功能,有类似肾上腺皮质激素样作用。常规服用。

2. 治疗血液病、缺铁性贫血、再生障碍性贫血:本品温补脾肾,益气生血,对白血病、再生障碍性贫血均有一定辅助治疗作用。常规服用。

注意事项与禁忌

1. 不宜与感冒类药同服。

2. 不宜同服藜芦及其制剂。

3. 外感风寒、风热,实热内盛者,不宜服用。

4. 身体壮实不虚者忌服。

5. 孕妇忌用。

当归补血丸^{OTC}(颗粒^{OTC}、胶囊、口服液^{典OTC})

药物组成　当归、黄芪。

功能主治　补养气血。用于气血两虚证,症见身体虚弱,劳倦内伤,神疲乏力,低热,面赤或大失血后面色萎黄,脉虚无力。

剂型规格与用法用量　大蜜丸:每丸 9 克,口服,每次 1 丸,每日 2 次;水蜜丸:每袋 6 克,口服,每次 1 袋,每日 2 次;颗粒剂:每袋 6 克,开水冲服,每次 1 袋,每日 3 次;或每袋 10 克,开水冲服,每次 1 袋,每日 2~3 次;胶囊剂:每粒 0.4 克,口服,每次 5 粒,每日 2 次,或每粒 0.5 克,口服,每次 3 粒,每日 3 次,4 周为一个疗程,用于痛经,疗程 15 天,于经前 7 天给药,连用两个月经周期,用于产后气血亏虚,疗程 30 天,用于月经不调,疗程 15 天,连用两个月经周期,第一疗程从诊断后开始用药,第二疗程于月经周期第 5 天开始用药;口服液:每支 10 毫升,口服,每次 1 支,每日 2 次,宜空腹、饭前或进食时同服。

家庭医疗 应用本品的基本指征:神疲乏力,面色萎黄,脉虚无力;舌苔薄白,脉细弱。

1. 治疗月经不调:症见月经失调,月经量多质稀。常规服用。

2. 治疗崩漏:症见阴道流血不止,西医之功能失调性子宫出血。常规服用。

3. 治疗痛经:症见经期小腹疼痛。常规服用。

4. 治疗病后、产后血虚:症见气血两亏,身体虚弱。常规服用。

5. 治疗产后非感染性发热:症见产后无感染,但持续低热不退,气不摄血,血虚生热,或产后失血之气虚血亏症。常规服用。

6. 治疗贫血:症见血虚,头晕眼花,面色苍白,体倦乏力。常规服用。

药物新用

1. 治疗血液病:症见白细胞减少、血小板减少性紫癜;面色萎黄,倦怠乏力,肌肉消瘦,头晕目眩;舌淡苔薄白,脉细弱。常规服用。

2. 改善血液流变学:通过抑制血小板的聚集,预防血栓的形成;通过降低血液黏度,加快血流,改善血液对全身组织器官的供应。常规服用。

3. 治疗心肌损伤:通过稳定心肌细胞膜、减少 LDH 的漏出,保护线粒体及溶酶体,增加抗缺氧能力,从而减轻心肌细胞损伤程度。常规服用。

4. 治疗肝损伤:促进损伤的肝细胞中的 RNA 和蛋白质合成,因而有利于肝脏功能的恢复。常规服用。

5. 增强肿瘤患者免疫功能:通过调节机体免疫能力等作用协同化疗药物杀灭肿瘤细胞,对 CTX 抗移植瘤生长具有一定增效作用。常规服用。

注意事项与禁忌

1. 感冒时不宜服用。

2. 高血压患者慎用。

3. 颗粒剂、口服液含糖,糖尿病患者慎用。

4. 月经提前量多、色深红,或经前、经期腹痛拒按,乳房胀痛者不宜服用。

生发丸(片) ^{OTC}

药物组成 何首乌(制)、菟丝子(盐制)、桑寄生、黑芝麻、骨碎补、女贞子、墨旱莲、核桃仁、枸杞子、当归、桑椹、灵芝、熟地黄、补骨脂(盐炒)、蛇床子、黄芪、紫河车、黄精(制)、五味子、沙苑子、牛膝、地黄、侧柏叶、苦参、茯苓、山楂。

功能主治 填精补血,补肝滋肾,乌须黑发。用于肝肾不足,精血虚衰所致须发早白,头发稀疏、干枯,斑秃脱发。

剂型规格与用法用量 大蜜丸:每丸9克,口服,每次1丸,每日3次;水蜜丸:每袋6克,淡盐开水送服,每次6克,每日3次;片剂:每片0.35克,口服,每次 6 片,每日 3 次。宜饭前或进食时同服。

家庭医疗　应用本品的基本指征:须发早白,头发稀疏、干枯,斑秃脱发。

1. 治疗脱发、青壮年白发:证属肝肾阴虚,气血不足。症见少年白发、脱发,兼少气懒言,面色苍白,腰膝酸软,神疲乏力,自汗盗汗等;舌红苔少或无苔,脉细数。常规服用。

2. 治疗腰痛:腰痛以酸软为主,喜按喜揉,腿膝无力,遇劳则甚,卧则减轻,常反复发作。偏阳虚者,则少腹拘急,面色㿠白,手足不温,少气乏力,舌淡脉沉细;偏阴虚者,则心烦失眠,口燥咽干,面色潮红,手足心热;舌红少苔,脉弦细数。

药物新用

1. 增强肾上腺皮质功能:肾上腺皮质功能,是中医“正气”的重要组成部分。何首乌、生地黄增强肾上腺皮质功能。何首乌含有肾上腺皮质激素类似物。肾虚和肾虚脱发与肾上腺皮质功能减退,血清蛋白尤其是免疫球蛋白异常有关系。何首乌能使可的松、柴胡所致小鼠血清 γ- 球蛋白下降有所升高。常规服用。

2. 降血脂、抗动脉硬化:何首乌可减少胆固醇在肠道内的吸收,减少脂质在动脉壁的沉积,促进胆固醇的代谢。常规服用。

3. 延缓衰老:何首乌养血补肝,改善肝功能。护肝机制在于抑制过氧化脂质的产生及对肝细胞的破坏,稳定肝细胞膜,并有助于脂肪肝的防治。何首乌能延长二倍体细胞的生长周期,使细胞发育旺盛,加速体内超氧化物的清除。常规服用。

注意事项与禁忌

1. 外感风寒、风热,实热内盛者不宜服用。

2. 不宜与感冒类药同服。

3. 孕妇慎用。

养血生发胶囊^{典OTC}

药物组成　制何首乌、熟地黄、菟丝子、当归、川芎、羌活、木瓜、白芍、天麻。

功能主治　养血祛风,益肾填精。用于血虚风盛,肾精不足所致的脱发,症见毛发松动或呈稀疏状脱落,毛发干燥或油腻,头皮瘙痒;斑秃,全秃,脂溢性脱发及病后、产后脱发见上述证候者。

剂型规格与用法用量　胶囊剂:每粒 0.5 克,口服,每次 4 粒,每日 2 次,2~3 个月为一个疗程。

家庭医疗　应用本品的基本指征:腰膝酸软,头昏头重,用于斑秃、全秃、脂溢性脱发、头发痒、头屑多、油脂多及病后产后脱发等。

1. 治疗斑秃、全秃：证属肝肾不足。症见病程日久，平素头发焦黄或花白，发病时呈大片均匀脱落，甚或全身毛发脱落；伴头昏，耳鸣，目眩，腰膝酸软；舌淡苔薄，脉细。常规服用。

2. 治疗头皮痒、头屑多：症见头皮屑多，头皮发痒等。常规服用。

3. 治疗产后脱发：常规服用。

药物新用

治疗皮肤瘙痒：本品养血，祛风，胜湿，用于血虚，风盛，湿盛导致的皮肤瘙痒。常规服用，2~3 个月为一个疗程。

注意事项与禁忌

1. 感冒发热病人不宜服用。

2. 肝功能不全者禁用。

生脉饮^典（胶囊^典、颗粒、片）^{OTC}

药物组成　红参、麦冬、五味子。

功能主治　益气复脉，养阴生津。用于气阴两亏，心悸气短，脉微自汗。

剂型规格与用法用量　口服液：每支 10 毫升，口服，每次 1 支，每日 3 次；胶囊剂：每粒 0.3 克、0.35 克，口服，每次 3 粒，每日 3 次；颗粒剂：每袋 10 克，开水冲服，每次 1 袋，每日 3 次；片剂：口服，每次 8 片，每日 3 次。宜饭前或进食时同服。

家庭医疗　应用本品的基本指征：神疲乏力，心悸气短，口渴虚汗，脉微虚弱。

1. 治疗心力衰竭、休克：心力衰竭表现为呼吸困难，气短，有干咳、肺部啰音及哮鸣音，颈静脉怒张，心率快而弱，脉搏细弱甚至摸不到，皮肤苍白，多汗，四肢冷，重者有青紫、疲劳、肝脏进行性增大，有压痛，出现肝脏肿大，全身肿。休克时意识异常，严重时呈昏迷状态，四肢湿冷，皮肤花纹，黏膜苍白或发绀，胸骨部位皮肤指压阳性（压后再充盈时间大于 2 秒），脉搏快超过 100 次/分钟，细或不能触及；脉压小于 2.66kPa（20mmHg）；收缩压小于 10.64kPa（80mmHg）；尿量小于 30 毫升/小时或无尿。急救缓解后常规服用。

2. 治疗肺虚久咳，气阴两虚证：症见干咳少痰，短气自汗，口干舌燥；脉虚细。常规服用。

3. 治疗中暑、小儿夏季热、功能性低热及其他发热性疾病：症见气阴两伤，气短懒言，肢体倦怠，汗多口渴，咽干舌燥，久咳肺虚，干咳少痰等。常规服用。

药物新用　现代常用于治疗心律失常、神经衰弱、慢性支气管炎等。

1. 治疗冠心病心绞痛：对于冠心病心绞痛有较好疗效。口服液，每次 20

毫升,每日 3 次,3 周为一个疗程。

2. 治疗病态窦房结综合征:头晕、胸闷、气短可有不同程度的改善。口服液,每次 30 毫升,每日 3 次。

3. 治疗克山病:本病是一种原因不明的心肌病,有人试用本品治疗,取得较好效果。常规服用。

4. 治疗流行性出血热休克:在采用纠酸、扩容、抗凝、免疫抑制、激素、双氧水和能量合剂等治疗基础上,加用本品。常规服用,不能口服者则鼻饲,直至血压稳定。

5. 治疗偏头痛:头为诸阳之会,五脏六腑之气血皆汇聚于此,凡外感、内伤均可发生头痛。本品适应于阴亏火旺,耗损津液的头痛。以本品敛阴益气,阴生足以制阳亢,气足生化敷布有源,辅以行气化瘀,通络止痛药物,标本兼治,共奏益气敛阴,通络止痛之功。常规服用。

6. 治疗缺铁性贫血:失血过多,新血不能及时补充,可导致血虚,而血为气之母,血虚往往气亦不足,可同时呈现面白气短、乏力、头晕、目花、心悸等气血两虚症候。津血同源,血液是津液的主要组成部分,所以失血过多可出现口渴、尿少、皮肤干燥等津液不足的症候。常规服用,1 周为一个疗程,连服 2~3 个疗程。

7. 治疗消化道出血所致继发性贫血:出血停止后,口服液,常规服用,1 周为一个疗程。

8. 治疗老年习惯性便秘:口服液,每次 10 毫升,每日 2~3 次,7 天为一个疗程。

9. 治疗妊娠心烦:常规服用。

10. 治疗无排卵性不孕:本品治疗气阴两虚型及无明显自觉症状的无排卵性不孕,有较好的促排卵作用。常规服用,自月经第 6 日开始,连服 6~12 天。

11. 用于催产:产妇临产时绝大多数有精神紧张,常致失眠,饮食不足,体力耗竭,本品益气固脱,养阴生津。本品虽非为催产而设,但对临产气阴两伤症候是相符的。可于临产前给予大剂量(每次 100 毫升)内服,每日 1~2 次。

注意事项与禁忌

1. 不宜与感冒类药同服。

2. 不宜同服藜芦及其制剂。

3. 脾胃虚弱,食入难化,呕吐泄泻,腹胀便溏,咳嗽痰多者忌服。

至宝三鞭丸(胶囊、酒) OTC

药物组成 鹿鞭、海狗鞭、广狗鞭、海马、鹿茸、肉桂、阳起石、补骨脂、桑螵蛸、淫羊藿、蛇床子、肉苁蓉、巴戟天、小茴香、人参、白术、黄芪、蛤蚧、覆盆子、芡实、山药、菟丝子、杜仲炭、何首乌、狗脊、沉香、川椒、龙骨、远志、牛膝、甘松、九节菖蒲、白芍、当归、熟地黄、云苓、泽泻、生地黄、丹皮、黄柏、甘草。

功能主治　补血生精，健脑补肾。用于肾虚精亏之体质虚弱，阳痿遗精，贫血头晕，心气虚弱，未老先衰，腰背酸痛，惊悸健忘，自汗虚汗，畏寒失眠，面色苍白，气虚食减。

剂型规格与用法用量　小蜜丸：每小盒 6.25 克，早饭前或临睡前温开水送服，每次 1 小盒，每日 1 次；浓缩丸：每粒 0.2 克，早饭前或临睡前温开水送服，每次 8 粒，每日 1 次；胶囊剂：每粒 0.4 克，早饭前或临睡前温开水送服，每次 2 粒，每日 2 次；酒剂：口服，每次 50 毫升，每日 1~2 次。

家庭医疗　应用本品的基本指征：阳痿遗精，体质虚弱，神经衰弱，贫血头晕，惊悸健忘，畏寒失眠，气虚食减，腰膝酸痛。

1. 治疗阳痿遗精：症见腰膝酸软，阳痿，勃起不坚，神经衰弱。常规服用。

2. 治疗眩晕：证属气血虚。症见头晕目眩，动则加剧，遇劳则发，面色㿠白，爪甲不荣，神疲乏力，心悸少寐，纳差食少，便溏；舌淡苔薄白，脉细弱。常规服用。

3. 治疗体质虚弱：症见未老先衰，体质虚弱，头晕贫血，腰脊酸痛，心悸健忘，自汗虚汗，气虚食减。常规服用。

4. 治疗汗证：证属阴虚火旺。症见夜寐盗汗或自汗，五心烦热，或兼午后潮热，两颧色红，口渴；舌红少苔，脉细数。常规服用。

药物新用　本品调节垂体激素分泌，促进性腺功能，改善体脑的代谢功能，并能促进脑内蛋白质合成。

1. 治疗性功能减退：本品能明显改善性腺功能，对糖尿病合并阳痿也有较好疗效，服用后精子活力明显增强。常规服用。

2. 治疗脑功能减退：前 10 天每次 1 丸，每日 2 次，以后每日 1 丸，持续 7 周。对记忆力、视力、听力等均有很好改善作用。

3. 治疗哮喘：本品对虚证哮喘有较好疗效，能延缓哮喘发作时间。可于每年秋季天气转冷时开始，常规服用浓缩丸或大蜜丸，每日饭前或临睡前用温开水送服。

注意事项与禁忌

1. 应从小剂量开始服用，缓缓增量，不宜骤用大量，以免阳升风动，头晕目赤，伤阴动血。

2. 忌吃萝卜。

3. 不宜与感冒类药同服。

4. 阴虚阳亢，血分有热，胃火炽盛，肺有痰热，外感热病者慎服。

5. 孕妇忌用。

补中益气丸^典（片、颗粒^典、口服液、膏）^{OTC}

药物组成　炙黄芪、党参、炙甘草、炒白术、当归、升麻、柴胡、陈皮、生姜、大枣。

功能主治　补中益气,升阳举陷。用于脾胃虚弱,中气下陷所致的泄泻、脱肛、阴挺,症见体倦乏力、食少、腹胀、便溏久泻、肛门下坠或脱肛、子宫脱垂。

剂型规格与用法用量　大蜜丸:每丸 9 克,口服,每次 1 丸,每日 2 次;水丸:每袋 6 克,口服,每次 6 克,每日 2~3 次;浓缩丸:口服,每次 8~10 丸,每日 3 次;片剂:每片 0.46 克,口服,每次 4~5 片,每日 3 次;颗粒剂:每袋 3 克,开水冲服,每次 1 袋,每日 2~3 次;口服液:每支 10 毫升,口服,每次 1 支,每日 3 次;煎膏剂(膏滋):温开水冲服,每次 10 克,每日 2 次。宜空腹或饭前服,亦可在进食时同服。

家庭医疗　应用本品的基本指征:发热自汗,渴喜温饮,少气懒言,体倦肢软,面色㿠白,大便稀溏,脉洪而虚;舌淡苔薄白。

1. 治疗气虚发热:发热常在劳累后发作或加重,热势或高或低,倦怠乏力,短气懒言,食少便溏,自汗,易感冒;舌淡苔薄白,脉细弱。常规服用。

2. 治疗多寐:多寐,倦怠嗜卧,食后为甚,脘腹胀满,少气懒言,面色萎黄,自汗乏力,便溏食少;舌淡苔薄白,脉沉弱无力。常规服用。

3. 治疗久泻脱肛:久泻不止,完谷不化,腹胀纳差,肢倦乏力,脱肛;舌淡苔白,脉细弱。常规服用。

4. 治疗子宫下垂:子宫脱垂,甚或脱出阴道口外,卧床后可自行收入,遇劳则加剧;小腹、阴道口及会阴下坠;带下量多,质稀色白;少气懒言,或心悸气短,面色少华,四肢无力,小便频数;舌淡苔薄白,脉虚细。常规服用。

药物新用　本品能提高机体免疫功能,用于结核病的免疫疗法;抗过敏,用于面部毛细血管扩张症等。

1. 治疗气虚感冒:身体虚,抵抗力低,平时易出汗,不耐风寒,身倦乏力,食欲不振,轻度发烧,鼻流清涕,日久不愈,或反复感冒。口服液,常规服用。

2. 治疗长期低热、慢性功能性低热:餐前常规服用,1 周为一个疗程。

3. 治疗慢性疲劳综合征:常规服用,10 天为一个疗程。

4. 治疗重症肌无力、肌肉萎缩:肾主先天,先天不足则肾精亏。精血同源,肝藏血,肝肾同源。精血不足则肌肉筋脉失养而出现肌肉软弱无力;肾中元气不足,则活动缺乏耐力,劳则肌肉更加无力;脾为气血生化之源,脾主肌肉,脾气虚则肌肉失养。肝之阴血不足则肌肉活动缺乏耐力,活动后更加无力。因此肌无力与脾、肝、肾有关,配合本品效果甚佳。常规服用。

5. 治疗神经衰弱:常规服用。

6. 治疗早搏:虚人感冒以及脾胃气虚导致心火偏亢的早搏,肝火上冲的头痛、目疾,胃火上泛的口腔疾患,肾火升腾的耳鸣耳聋等。常规服用。

7. 治疗冠心病心绞痛:心气不足,气短乏力等。常规服用。

8. 治疗原发性低血压。常规服用。

9. 治疗肺心病、肺纤维化:气喘,气短,乏力,神疲,纳少。常规服用。

10. 治疗慢性阻塞性肺病缓解期:常规服用,30天为一个疗程,间隔7天,连用10个疗程。

11. 治疗消化性溃疡:常规服用。

12. 治疗胃下垂、胃轻瘫综合征:腹胀,纳少,食后腹痛,肢倦神疲。常规服用,10天为一个疗程。

13. 治疗慢性肝炎:常规服用。

14. 治疗慢性肾炎:常规服用。

15. 治疗原发性肾病综合征:先服泼尼松,再服知柏地黄丸,再常规服用本品丸剂。

16. 治疗肥胖:肥胖病多痰多湿,痰湿阻遏阳气,中气亦虚,故用本品治疗。常规服用。

17. 治疗慢性鼻窦炎:属中气不足者,常规服用。

18. 治疗梅核气:常规服用,10天为一个疗程。

19. 治疗耳鸣:丸剂,常规服用。

20. 治疗肌性视疲劳:先服补中益气汤,再常规服用本品。

21. 治疗早期白内障:证属脾虚气弱者。常规服用。

22. 治疗慢性非特异性结肠炎:腹泻,身倦无力。常规服用。

23. 治疗泻药性肠病:常规服用,15天为一个疗程。

24. 治疗放射性直肠炎:常规服用。

25. 治疗乳糜尿:常规服用。

26. 治疗尿潴留:小便不出,滴沥不尽。常规服用。

27. 治疗老年性内痔:常规服用,1个月为一个疗程。

28. 治疗混合痔术后顽固性疼痛:术后48小时,疼痛评分3~6分的患者,予以本品浓缩丸16丸,口服。

29. 治疗坐骨神经痛:口服液,每次10毫升,每天3次,7~10天有效。

30. 治疗慢性盆腔炎:常规服用。

31. 治疗功能失调性子宫出血:经血不断,色淡量多,身倦等。常规服用。

32. 治疗子宫脱垂、胃下垂、脱肛、尿失禁、便秘、久泻等。本品升清降浊。常规服用。

33. 治疗男性不育症:常规服用。

注意事项与禁忌

1. 不宜与感冒类药同服。

2. 不宜同服藜芦及其制剂。

3. 不适用于恶寒发热表证者,暴饮暴食脘腹胀满实证者。

4. 高血压患者慎用。

5. 肾虚患者忌用。

6. 病后气津两伤者,不宜单独应用本品。

补肾丸 ^{OTC}

药物组成 锁阳、龟板、熟地黄、枸杞子、天冬(烫)、白芍、知母、黄柏、五味子、干姜。

功能主治 锁阳固精,滋阴补肾。用于肾水不足,头晕目眩,咳嗽,耳鸣耳聋,神疲乏力,腰膝酸痛,梦遗滑精,小便频数或余沥不尽。

剂型规格与用法用量 大蜜丸:每丸6克、9克,空腹淡盐水送服,每次1丸,每日1~2次。

家庭医疗 应用本品的基本指征:头晕目眩,耳鸣耳聋,神疲乏力,腰膝酸痛,阳痿遗精,小便频数或余沥不尽。

1. 治疗眩晕:头晕头昏,耳鸣目眩,体倦乏力,健忘失眠。常规服用。

2. 治疗腰痛:腰背酸痛,腰膝酸软,神疲乏力。常规服用。

3. 治疗阳痿、遗精:过劳或久病体衰,肾精亏虚,致阳痿早泄,遗精。常规服用。

药物新用

1. 治疗性功能减退:先天禀赋不足,或后天劳伤过度所致性欲下降,勃起不坚,阴冷。常规服用。

2. 治疗精液异常:精子量低,或合并前列腺炎、精索静脉曲张,证属肾阳亏虚者。常规服用。

注意事项与禁忌

1. 阴虚阳亢,虚火上炎者忌用或慎用。

2. 感冒发热病人不宜服用。

3. 高血压患者禁用。

4. 儿童、孕妇忌服。

补脑丸 ^{OTC}

药物组成 酸枣仁(炒)、柏子仁(炒)、益智仁(盐炒)、当归、枸杞子、五味子(酒炖)、胡桃仁、肉苁蓉(蒸)、龙齿(煅)、琥珀、石菖蒲、远志(制)、胆南星、天竺黄、天麻。

功能主治　滋补精血,健脑益智,安神镇惊,化痰息风。用于经血不足,髓海空虚,痰火扰心所致头晕耳鸣,健忘失眠,心烦迷惑,心悸不宁,烦闷癫痫。

剂型规格与用法用量　水丸:每袋 6 克(每 10 丸重 1.5 克),口服,每次 2~3 克,每日 2~3 次;浓缩丸:每袋 6 克,口服,每次 2~3 克,每日 2~3 次。宜饭前或进食时同服。

家庭医疗　应用本品的基本指征:健忘迷惑,心悸失眠,神疲乏力,头晕目眩,癫痫烦闷。

1. 治疗健忘:迷惑健忘,记忆减退,腰膝酸痛;舌红苔黄腻,脉细数或弦滑。常规服用。

2. 治疗失眠:心烦失眠,心悸不宁,头晕耳鸣,口干津少,五心烦热;舌红,脉细数。常规服用。

3. 治疗癫痫:眩晕头痛,神烦胸闷,突然扑倒,不省人事,口吐白沫,两目上视,四肢抽搐;舌红苔黄腻,脉弦滑数。常规服用。

药物新用　本品具有镇静、安眠、强心、止痛作用,能降低大脑中枢神经的兴奋性,降低血管壁的通透性,降低血压,舒张血管,增强机体对非特异性刺激的防御能力,并能缓解肠管平滑肌的痉挛。临床常用于阵发性心动过速、神经衰弱、自主神经紊乱、各种贫血等。常规服用。

注意事项与禁忌

1. 不宜与感冒类药同服。

2. 脾胃虚弱,食入难化,呕吐泄泻,腹胀便溏,咳嗽痰多者忌服。

阿胶补血膏^典(颗粒、口服液^典) ⓄⓉⒸ

药物组成　阿胶、熟地黄、党参、黄芪、枸杞子、白术。

功能主治　补益气血,滋阴润肺。用于气血两虚所致的久病体弱,目昏,虚劳咳嗽。

剂型规格与用法用量　煎膏剂:开水化服,每次 20 克,早晚各 1 次;颗粒剂:每袋 4 克,开水冲服,每次 1 袋,每日 2 次;口服液:每支 20 毫升,口服,每次 2 支,早晚各 1 次。宜饭前或进食时同服。

家庭医疗　应用本品的基本指征:面色不华,心悸眩晕,气短无力,体虚疲乏,指甲色淡,月经不调,失眠多梦,经后腹痛;舌淡苔薄白,脉细弱。

1. 治疗贫血:面白,身体瘦弱,乏力等。常规服用。

2. 治疗产后、术后失血过多:证属气虚血亏。常规服用。

3. 治疗神经官能症:证属气虚血亏。常规服用。

4. 治疗月经不调:证属气虚血亏。常规服用。

5. 治疗肿瘤放、化疗后白细胞下降:证属气虚血亏。常规服用。

药物新用

1. 治疗手足皲裂:手掌足底的皮肤变厚、变干、变脆,失去弹性,表皮发生裂口,裂口深者出血疼痛,如有感染则可化脓溃烂。治疗时每天用温水(40℃)浸泡 20 分钟左右,将过厚的角质层修剪掉,然后涂上护肤油膏。忌用碱性较重的肥皂,以及接触砖瓦、水泥、石灰、碱面等物质。本品膏剂口服,每次 1 汤匙,每日 2 次。

2. 治疗痔疮:证属血虚,宜补血止血。常规服用。

注意事项与禁忌

1. 不宜与感冒类药同服。

2. 不宜同服藜芦及其制剂。

3. 咳痰较多,脘腹胀痛,纳食不消,腹胀便溏忌服。

麦味地黄丸^典(片、胶囊、口服液) OTC

药物组成　麦冬、五味子、熟地黄、酒萸肉、牡丹皮、山药、茯苓、泽泻。

功能主治　滋补养肺。用于肺肾阴亏,潮热盗汗,咽干咯血,眩晕耳鸣,腰膝酸软,消渴。

剂型规格与用法用量　大蜜丸:每丸 9 克,口服,每次 1 丸,每日 2 次;小蜜丸:每袋 9 克,口服,每次 1 袋,每日 2 次;水蜜丸:每袋 6 克,口服,每次 1 袋,每日 2 次;浓缩丸:口服,每次 8 丸,每日 3 次;片剂:每片 0.25 克,口服,每次 3~4 片,每日 3 次;胶囊剂:每粒 0.35 克,口服,每次 3~4 粒,每日 3 次;口服液:每支 10 毫升,口服,每次 1 支,每日 2 次。

家庭医疗　应用本品的基本指征:眩晕潮热,咳嗽咯血,腰膝酸软,体倦乏力,五心烦热,咽干口渴;舌红少苔,脉细数。

1. 治疗眩晕潮热:肺肾不足,肺阴亏虚之头晕目眩,潮热盗汗,腰膝酸软,五心烦热,咽干口渴等。常规服用。

2. 治疗咳嗽咯血:肺肾不足之咳嗽,咽干无痰或少痰,骨蒸潮热,体倦乏力,痰中带血丝,口渴欲饮,胸部 X 线透视无恶性肿瘤征象;舌红少苔,脉细数。常规服用。

药物新用

1. 治疗小儿哮喘:本品配合气管炎菌苗治疗肺肾阴虚型小儿哮喘病,可明显缓解咳嗽、气喘等症状,长期服药,可有效降低复发率。常规服用。

2. 治疗糖尿病:本品适用于早期糖尿病,能缓解症状,降低血糖。但对严重糖尿病不能取代胰岛素等其他治疗。常规服用。

3. 治疗脑神经病:本品对于脑神经疾病所致的头晕眼花,头痛失眠等有一定的改善作用。常规服用。

4. 治疗高脂血症:本品可降低血中甘油三酯的含量,但对胆固醇的影响不明显。常规服用。

注意事项与禁忌 感冒病人不宜服用。

参麦颗粒^{OTC}

药物组成 红参、麦冬、南沙参、黄精、山药、枸杞子。

功能主治 养阴生津。用于面黄肌瘦,津少口渴,腰膝酸软,食欲不振,头晕眼花,心悸气短,神经衰弱。

剂型规格与用法用量 颗粒剂:每袋25克,开水冲服,每次1袋,每日3次。宜饭前或进食时同服。

家庭医疗 应用本品的基本指征:头晕眼花,心悸气短,津少口渴,神经衰弱。

1. 治疗体虚眩晕:体虚懒言,乏力,头眩目晕,气虚欲脱;脉微弱。常规服用。

2. 治疗心悸自汗:面色不华,心慌气短,心悸怔忡,自汗,动则气喘汗多;脉沉细弱。常规服用。

3. 治疗津亏口渴:口渴乏力,体液亏少,精神萎靡,面色无华;舌红,脉细弱或细数。常规服用。

药物新用

1. 治疗高血压:常规服用,10~15天为一个疗程。

2. 治疗小儿肺炎:本品治疗小儿肺炎具有缩短疗程,促进肺部啰音吸收,减少并发症的明显疗效。还具有明显的抗内毒素作用,并可激活机体的细胞免疫功能,增强机体抗病能力,有良好的非特异性抗感染作用。常规服用。

3. 治疗肝硬化:本品改善肝细胞功能,提高血清蛋白水平,利于腹水消退。促进清除内毒素及血氨,改善脑组织功能,促进肝细胞功能正常发挥,从而纠正肝性脑病。对改善肝硬化患者的症状,恢复肝功,肝性脑病及消退腹水,均有较好疗效。常规服用。

4. 治疗2型糖尿病:证属气阴两虚,阴阳失衡。常规服用。

5. 增强对恶性肿瘤化疗后的减毒增效作用:本品对晚期肺、胃和大肠癌具有较好的治疗作用。同时对心血管和胃肠系统化疗的毒副反应有一定的预防和消除作用,对全身功能具有一定保护作用,使化疗计划更易于完成。常规服用。

注意事项与禁忌

1. 不宜喝茶、吃萝卜。

2. 不宜与感冒类药同服。

3. 不宜同服藜芦、五灵脂、皂荚及其制剂。

4. 脾胃虚弱,食入难化,呕吐泄泻,腹胀便溏,咳嗽痰多者慎服。

参茸保胎丸 ^{OTC}

药物组成　党参、阿胶、鹿茸、菟丝子(盐水制)、续断、杜仲、黄芩、桑寄生、砂仁、龙眼肉、香附(醋制)、艾叶(醋制)、川芎(酒制)、当归、羌活、川贝、化橘红、白术(炒)、茯苓、山药、白芍、熟地黄、炙甘草。

功能主治　滋养肝肾,补血安胎。用于肝肾不足,营血亏虚,身体虚弱,腰膝酸痛,胎动胎漏。

剂型规格与用法用量　水蜜丸:每袋15克,温开水送服,每次1袋,每日2次。宜饭前或进食时同服。

家庭医疗　应用本品的基本指征:腰膝酸软,神疲乏力,头晕耳鸣,胎动不安,小腹胀坠;舌淡苔白薄,脉细弱。

1. 治疗胎动不安,胎痛:腰膝酸软,头晕耳鸣,胎动不安,小腹胀坠,下血量少色淡;舌淡苔白薄,脉细弱。常规服用。

2. 治疗贫血:面色㿠白,神疲乏力,营血亏虚等。常规服用。

药物新用

治疗先兆流产:腰膝酸软,神疲乏力。常规服用。

注意事项与禁忌

1. 不宜喝茶、吃萝卜。

2. 不宜与感冒类药同服。

3. 不宜同服藜芦、五灵脂、皂荚及其制剂。

4. 外感风寒、风热,实热内盛者不宜服用。

5. 实热者及身体壮实不虚者忌服。

参桂鹿茸丸 ^{OTC}

药物组成　人参、鹿茸(去毛)、续断、龟甲(炒烫醋淬)、鳖甲(沙烫醋淬)、山茱萸(酒炙)、白术(麸炒)、甘草、天冬、砂仁、茯苓、泽泻、熟地黄、杜仲(炒炭)、艾叶(炒炭)、阿胶、肉桂、红花、西红花、乳香(醋炙)、没药(醋炙)、当归、川芎、川牛膝(去头)、怀牛膝(去头)、延胡索(醋炙)、香附(醋炙)、木香、白芍、陈皮、沉香、鸡冠花、酸枣仁(炒)、琥珀、生地黄、赤石脂、秦艽、黄芩。

功能主治　补气益肾,养血调经。用于气虚血亏,肝肾不足引起的体质虚弱,腰膝酸软,头晕耳鸣,自汗盗汗,失眠多梦,肾寒精冷,宫寒带下,月经不调。

剂型规格与用法用量　大蜜丸:每丸9克,空腹或进食时用淡盐汤或温开水送服,每次 1 丸,每日 2~3 次;小蜜丸:每袋 9 克,口服,每次 9 克,每日 2 次;水蜜丸:每袋 6 克,口服,每次 1 袋,每日 2 次。

家庭医疗 应用本品的基本指征:腰膝酸软,头晕耳鸣,自汗盗汗,失眠多梦,肾寒精冷,宫寒带下,月经不调。

1. 治疗阳痿:阳事不举,劳则遗精,精神不振,夜寐不安,面色不华,四肢困倦,食少便溏;舌淡苔薄白,脉细弱。常规服用。

2. 治疗崩漏:证属气血两虚。症见月经失调,月经量多,淋漓不尽,色淡质稀,腹部隐痛,头晕;舌淡苔白,脉沉细。常规服用。

3. 治疗贫血:面色苍白,气短乏力,头晕心悸,夜寐不安;舌淡,脉细。常规服用。

药物新用

1. 治疗再生障碍性贫血:证属脾肾阳虚。症见面色不华或萎黄,头晕眼花,心慌气短,疲乏无力,自汗,腰脊酸软,月经不调;舌淡胖苔薄白,脉沉细。常规服用。

2. 治疗甲状腺功能减退症:证属心肾阳虚。常规服用。

注意事项与禁忌

1. 不宜喝茶、吃萝卜。

2. 不宜与感冒类药同服。

3. 不宜同服藜芦、五灵脂、皂荚及其制剂。

4. 忌气恼。

5. 外感风寒、风热,实热内盛者不宜服用。

6. 实热者及身体壮实不虚者忌服。

7. 孕妇忌服。

河车大造丸(胶囊) OTC

药物组成 紫河车、熟地黄、龟板(制)、黄柏(盐炒)、天冬、麦冬、杜仲(盐炒)、牛膝(盐炒)。

功能主治 滋阴清热,补肾益肺。用于肺肾两亏,气血衰少,虚劳咳嗽,骨蒸潮热,盗汗遗精,腰膝酸软。

剂型规格与用法用量 大蜜丸:每丸 9 克,口服,每次 1 丸,每日 2 次;小蜜丸:口服,每次 9 克,每日 2 次;水蜜丸:每次 6 克,每日 2 次;胶囊剂:每粒 0.35 克,口服,每次 3 粒,每日 3 次。宜饭前或进食时同服。

家庭医疗 应用本品的基本指征:干咳或咳血,潮热盗汗,五心烦热,梦遗滑精,头晕耳鸣,腰膝酸软无力;舌红苔少,脉细数。

1. 治疗虚劳咳嗽:证属肺肾亏虚,气血不足。症见咳嗽气喘,遇劳则剧,体倦乏力,骨蒸潮热,腰膝酸软等。常规服用。

2. 治疗遗精:证属肾阴不足。症见潮热盗汗,遗精频作,腰酸乏力,健忘失眠;舌红苔少,脉沉细。常规服用。

药物新用

1. 治疗男性不育:可明显改善无精、少精、精子活力差、精液少等。常规服用,4 个月为一个疗程。

2. 治疗高血压、更年期综合征:症见眩晕、耳鸣等。常规服用。

3. 治疗宿痰:肺肾不足之宿痰。常规服用,10 天为一个疗程。

4. 治疗再生障碍性贫血:常规治疗的同时加用本品,可提高机体免疫力,促进骨髓造血,明显改善症状,血象恢复正常。常规服用。

注意事项与禁忌

1. 不宜与感冒类药同服。

2. 感冒发热病人不宜服用。

3. 不宜同服藜芦及其制剂。

4. 阳虚证忌服。

5. 脾胃虚弱,食入难化,呕吐泄泻,腹胀便溏,咳嗽痰多者忌服。

6. 孕妇慎用。

肾宝合剂^典(片、胶囊、糖浆^典)🅾🆃🅲

药物组成　淫羊藿、补骨脂、蛇床子、肉苁蓉、胡芦巴、菟丝子、小茴香、制何首乌、红参、熟地黄、黄芪、白术、山药、枸杞子、五味子、金樱子、覆盆子、茯苓、当归、川芎、车前子、炙甘草。

功能主治　温补肾阳,固精益气。用于肾阳亏虚,精气不足所致的阳痿遗精,腰腿酸痛,精神不振,夜尿频多,畏寒怕冷,妇女月经过多,白带清稀。

剂型规格与用法用量　合剂:口服,每次 10~20 毫升,每日 3 次;片剂:每片 0.7 克,口服,每次 3 片,每日 3 次;胶囊剂:每粒 0.5 克,口服,每次 2~4 粒,每 2 日 1 次;颗粒剂:每袋 5 克,开水冲服,每次 3~6 克,每日 3 次。宜饭前或进食时同服。糖浆剂:每支 10 毫升,口服,每次 10~20 毫升,每日 3 次。

家庭医疗　应用本品的基本指征:阳痿,遗精,腰腿酸痛,精神不振,夜尿频多,畏寒怕冷,妇女月经过多,白带清稀。

1. 治疗阳痿遗精:肾精不足,肾阳虚衰之阳痿,遗精,精神不振,腰膝酸软,畏寒怕冷,夜尿频多。常规服用。

2. 治疗月经过多:肾阳不足之腰膝酸软,月经量多,白带清稀,畏寒怕冷。常规服用。

药物新用　本品有激素样作用,可以改善记忆,增强免疫功能。用于肾阳不足之男女不孕不育,性神经衰弱,慢性肾炎等。常规服用。

注意事项与禁忌

1. 不宜喝茶、吃萝卜。

2. 不宜同服藜芦,五灵脂,皂荚及其制剂。

3. 不宜与感冒类药同服。

4. 感冒病人不宜服用。

5. 脾胃虚弱,食入难化,呕吐泄泻,腹胀便溏,咳嗽痰多者忌服。

6. 小儿忌服。

7. 孕妇忌服。

复方阿胶浆^典(胶囊、颗粒) ^{OTC}

药物组成 阿胶、熟地黄、红参、党参、山楂。

功能主治 补气养血。用于气血两虚,头晕目眩,心悸失眠,食欲不振及白细胞减少症和贫血。

剂型规格与用法用量 糖浆剂:每支20毫升,口服,每次1支,每日3次;胶囊剂:每粒0.45克,口服,每次6粒,每日3次;颗粒剂:每袋4克,开水冲服,每次1袋,每日3次。

家庭医疗 应用本品的基本指征:头晕心慌,健忘失眠,疲倦乏力,短气懒言。

1. 治疗虚劳:症见面色萎黄或苍白,头晕目眩,倦怠乏力,心悸气短,失眠健忘,自汗,盗汗;舌淡,脉细弱无力。常规服用。

2. 治疗眩晕,不寐:症见头目眩晕,面色苍白,唇甲无华,发失润泽,体倦懒言,多梦易醒,心悸健忘,体乏神疲;舌淡脉细。常规服用。

3. 治疗崩漏、月经量少:症见面色无华,形体枯槁,头晕目眩,倦怠乏力,心悸气短,失眠健忘,月经量多,色淡质稀,迁延不已,淋漓难尽,或月经量少;舌淡,脉细无力。常规服用。

药物新用

1. 治疗血液病:慢性再生障碍性贫血、缺铁性贫血、营养性巨幼细胞贫血、溶血性贫血、骨髓增生异常综合征的难治性贫血、白细胞减少症、原发性血小板减少性紫癜、肿瘤放化疗后的白细胞减少(或血小板减少)等。症见面色苍白,倦怠乏力,少气懒言者。常规服用。

2. 治疗神经衰弱、自主神经功能紊乱:神经衰弱、自主神经功能紊乱而表现为精血不足,元气亏虚者,以及心脾血虚,小儿贫血等。常规服用。

注意事项与禁忌

1. 不宜与感冒类药同服。

2. 不宜同服藜芦及其制剂。

3. 脾胃虚弱,食入难化,呕吐泄泻,腹胀便溏,咳嗽痰多者忌服。

健脾生血颗粒(片)典OTC

药物组成　党参、黄芪、炒白术、山药、茯苓、山麦冬、龙骨、煅牡蛎、醋龟甲、醋南五味子、炒鸡内金、大枣、甘草、硫酸亚铁、维生素 C。

功能主治　健脾和胃,养血安神,补血造血。用于小儿脾胃虚弱及心脾两虚型缺铁性贫血;成人气血两虚型缺铁性贫血。症见面色萎黄或苍白,无红润和光泽,食少纳呆,腹胀脘闷,大便不调,烦躁多汗,倦怠乏力,舌胖色淡,苔薄白,脉细弱。

剂型规格与用法用量　颗粒剂:每袋 5 克,饭后开水冲服,每次,1 岁以内 2.5 克(半袋),1~3 岁 5 克(1 袋),3~5 岁 7.5 克(1.5 袋),5~12 岁 10 克(2 袋),成人 15 克(3 袋),每日 3 次,4 周为一个疗程;片剂:每片 0.6 克,饭后口服,每次,1 岁以内半片,1~3 岁 1 片,3~5 岁 1.5 片,5~12 岁 2 片,成人 3 片,每日 3 次,4 周为一个疗程。

家庭医疗　应用本品的基本指征:面色萎黄或㿠白,食少纳呆,腹胀脘闷,大便不调,烦躁多汗,倦怠乏力;舌胖色淡,苔薄白,脉细弱。

治疗贫血:小儿脾胃虚弱、心脾两虚型缺铁性贫血,成人气血两虚型缺铁性贫血等:本品健脾和胃,补肾益心,合用适量硫酸亚铁和维生素 C,用于缺铁性贫血,具有标本兼治,又兼补铁作用。对缺铁性贫血所致的面色萎黄,纳差腹胀,大便不调,睡眠不佳,心慌气短,心神不宁,烦躁多汗等,具有明显改善作用。常规服用。

药物新用

1. 治疗癌性贫血:本品与促红细胞生成素合用,可治疗因肿瘤所致的贫血。常规服用。

2. 治疗慢性特发性血小板减少性紫癜:本品抗菌、降低血管脆性,保护血小板。常规服用。

3. 治疗小儿厌食症:联合甘草锌,促进食欲。常规服用。

4. 治疗艾滋病合并贫血:本品可增强巨噬细胞吞噬能力,提高机体免疫功能,并对 HIV 感染的抵抗能力,骨髓红系造血祖细胞(CFU-E)生成有刺激作用。常规服用。

注意事项与禁忌

1. 不宜与感冒类药同服。

2. 不宜同服藜芦及其制剂。

3. 忌茶,勿与含鞣酸类药物合用。

4. 服药期间,部分患儿可出现牙齿颜色变黑,停药后可逐渐消失。少数患儿服药后,可见短暂性食欲下降,恶心呕吐,轻度腹泻,多可自行缓解。

5. 脾胃虚弱,食入难化,呕吐泄泻,腹胀便溏,咳嗽痰多者忌服。

6. 本品含硫酸亚铁,酒精中毒、肝炎、急性感染、肠道炎症、胰腺炎、胃与十二指肠溃疡、溃疡性肠炎慎用。

7. 不适用于非缺铁性贫血(如地中海贫血)。

益血生胶囊典(片)OTC

药物组成 阿胶、龟甲胶、鹿角胶、鹿血、牛髓、紫河车、鹿茸、党参、黄芪(蜜制)、茯苓、白术(麸炒)、熟地黄、制何首乌、当归、白芍、炒山楂、炒麦芽、炒鸡内金、知母(盐制)、大黄(酒制)、花生衣、大枣。

功能主治 健脾补肾,生血填精。用于脾肾两虚,精血不足所致的面色无华,眩晕气短,体倦乏力,腰膝酸软;缺铁性贫血、慢性再生障碍性贫血见上述证候者。心悸怔忡,手足麻木,

剂型规格与用法用量 胶囊剂:每粒 0.25 克,口服,每次 4 粒,每日 3 次;片剂:每片 0.35 克,口服,每次 4 粒,每日 3 次。宜饭前或进食时同服,儿童酌减。

家庭医疗 应用本品的基本指征:面色苍白,唇甲色淡无华,头晕目眩,心悸怔忡,疲倦乏力,手足麻木。

治疗各种类型的贫血、血小板减少、慢性再生障碍性贫血:常规服用。

药物新用 恶性肿瘤放、化疗后白细胞降低,严重时甚至影响继续治疗。本品具有益气健脾,滋肾填精等功效,能增强免疫功能和骨髓造血功能,可使患者白细胞明显升高。常规服用,连服 7~28 天。

注意事项与禁忌

1. 不宜与感冒类药同服。

2. 虚热者不宜服用。

3. 脾胃虚弱,食入难化,呕吐泄泻,腹胀便溏,咳嗽痰多者忌服。

4. 哺乳期妇女慎用。

黄芪颗粒典(片、口服液、精)OTC

药物组成 黄芪。

功能主治 补气固表,利尿,托毒排脓,生肌。用于气短心悸,虚脱,自汗,体虚浮肿,久泄,脱肛,子宫脱垂,痈疽难溃,疮口久不愈合。

血亏虚,表虚四肢乏力,精神不足,病衰弱,脾胃不壮。

剂型规格与用法用量 颗粒剂:每袋 4 克(无糖型),开水冲服,每次 1 袋,

每日 2 次;片剂:每片 0.55 克,口服,每次 4 片,每日 2 次;口服液(精):每支 10 毫升,口服,每次 1 支,每日 2 次,早晚服用。宜空腹、饭前或进食时同服。

家庭医疗　应用本品的基本指征:疲倦乏力,少气懒言,自汗便溏。

1. 治疗气虚自汗:气血亏虚,卫外不固,自汗,动则汗多,体倦乏力;舌淡红苔薄白,脉虚无力。常规服用。

2. 治疗脾胃虚弱:久病衰弱,纳呆,体弱乏力,心慌气短,脾胃不壮。常规服用。

药物新用

1. 治疗上呼吸道感染:可以增强抗病能力,有效防止感冒,明显降低慢性支气管炎、支气管哮喘、过敏性鼻炎的发病率。常规服用。

2. 治疗病毒性心肌炎:应用本品后干扰素效价明显高于治疗前,天然杀伤细胞活性也明显提高,心功能明显改善。常规服用 3~6 个月。

3. 治疗病毒性肝炎:大多数患者用药后精神、饮食好转,肝功能改善。常规长期服用。

4. 治疗慢性肾炎:本品对慢性肾炎、肾病综合征的尿蛋白有很好的治疗作用,能益气健脾,强身固肾,改善肾脏微循环,有效防止蛋白尿的发生。常规服用。

5. 治疗溃疡性结肠炎:本病临床诊断较易,但病因不明,病程较长,反复发作,不易根治。近年来许多学者认为本病与免疫异常有关,并发现多数患者的血清中含有一种自身免疫抗体——结肠上皮细胞抗体。本品能有效增强人体免疫功能,配合疏肝健脾药物取得较好疗效。常规服用。

6. 治疗癌症:本品对晚期癌症免疫功能低下者,可明显改善神疲乏力,胸闷气短,头晕心悸,失眠,纳呆,心肝脑功能不全等症状。常规服用,连服 6 周。

注意事项与禁忌

1. 感冒病人不宜服用。
2. 高血压患者慎用。

滋补健身丸 ^{OTC}

药物组成　菟丝子(清炒)、楮实子、茼麻子、肉桂、化橘红、葶苈子、车前子、大枣、甘草。

功能主治　补肾,理脾,祛湿,消胀。用于脾胃虚弱,水运不化引起的精神倦怠,胸胀喘咳,腰膝酸软,腹胀浮肿,肢体沉重。

剂型规格与用法用量　大蜜丸:每丸 9 克,口服,每次 1 丸,每日 2 次。

家庭医疗　应用本品的基本指征:精神倦怠,胸胀喘咳,腰膝酸软,腹胀浮肿,肢体沉重。

1. 治疗脾肾两虚,水湿不化:症见精神倦怠,腰膝酸软,腹胀纳呆,大便溏化,肢体沉重,下肢浮肿,小便短小。常规服用。

2. 治疗鼓胀:证属脾肾阳虚。症见腹大胀满,形如蛙腹,撑胀不甚,朝宽暮急,面色苍黄,胸脘满闷,食少便溏,畏寒肢冷,尿少腿肿;舌淡胖边有齿痕,苔厚腻水滑,脉沉弱。常规服用。

3. 治疗喘证:证属肾气虚。症见喘促日久,气息短促,呼多吸少,动则喘甚,气不得续,小便常因咳甚而失禁,或尿后余沥,形瘦神疲,面青肢冷,或有跗肿;舌淡苔薄,脉微细或沉弱。常规服用。

药物新用　治疗慢性肾小球肾炎:证属肝肾阴虚。症见头晕头痛,耳鸣,视物模糊,两目干涩,午后两颧发红,五心烦热,口干咽燥,腰膝酸软,或遗精,月经不调;舌红少苔,脉弦细或数。常规服用。

注意事项与禁忌

1. 不宜与感冒类药同服。

2. 外感风寒、风热,实热内盛者不宜服用。

3. 实热及身体壮实不虚者忌服。

4. 孕妇慎用。

锁阳固精丸(胶囊) ^{OTC}

药物组成　锁阳、肉苁蓉、菟丝子、山萸肉、熟地、巴戟天、八角茴香、补骨脂、杜仲、韭菜子、鹿角霜、牡蛎(煅)、龙骨(煅)、莲须、莲子、山药、芡实、茯苓、泽泻、知母、丹皮、黄柏、牛膝、大青盐。

功能主治　温肾阳,益肾精,固精止遗。用于肾阴亏虚,肾阳不足所致的阳痿遗精,腰膝酸软,眩晕耳鸣,四肢无力,舌淡,脉沉细。

剂型规格与用法用量　大蜜丸:每丸9克,温开水送服,每次1丸,每日2次;水蜜丸:每袋6克,每次1袋,每日2次。宜饭前或进食时同服;胶囊剂:每粒12粒,口服,每次1粒,每日2次。

家庭医疗　应用本品的基本指征:阳痿遗精,腰膝酸软,眩晕耳鸣,四肢无力。

1. 治疗遗精:遗精早泄,精神倦怠,腰膝酸软,四肢乏力,头昏耳鸣;舌淡苔薄白,脉沉细。常规服用。

2. 治疗阳痿:阳事不举,或举而不坚,面色㿠白,缺少光泽,精神萎靡,头晕目眩,腰膝酸软;舌淡,脉沉细。对妇女性欲淡漠,不孕也有一定疗效。常规服用。

3. 治疗眩晕:眩晕久发不已,视力减退,两目干色恩涩,少寐健忘,心烦口干,耳鸣,神疲乏力,腰酸膝软,遗精;舌红苔薄,脉弦细。常规服用。

药物新用

1. 治疗不孕症:本品滋补肾阴,温补肾阳。常规服用。

2. 治疗子宫脱垂:本品有温补肾气,调摄中气,举宫固脱作用。常规服用。

3. 治疗更年期综合征:本品能调节下丘脑—垂体—卵巢轴的功能。常规服用。

注意事项与禁忌

1. 从小剂量开始服用,缓缓加量,不宜骤用大量,以免阳升风动,头晕目赤,伤阴动血。

2. 不宜与感冒类药同服。

3. 不适用于口干舌燥,烦躁气急,便干尿黄,出血等的糖尿病、慢性肾炎、高血压、心脏病患者。

4. 阴虚阳亢,血分有热,胃火炽盛,肺有痰热,外感热病者慎服。

5. 孕妇忌服。

第2章 外科用药

第18节 疮疡肿毒用药

中医认为疮疡多由外感邪毒,内郁湿热,致使营卫不和,邪热壅聚,经脉不通,气血凝滞而成。主要表现为局部红、肿、热、痛,溃后流脓。化验检查白细胞、中性粒细胞常明显增高。

治疗以活血化瘀,散结,消肿,止痛为原则。常选用小金丸、片仔癀、拔毒膏等。病情严重者,配合抗生素治疗,脓成应及时切开引流。

小金丸(片、胶囊)典

药物组成 麝香、木鳖子(去壳去油)、制草乌、枫香脂、醋乳香、醋没药、五灵脂(醋炒)、酒当归、地龙、香墨。

功能主治 散结消肿,化瘀止痛。丸剂用于痰气凝滞所致的瘰疬,瘿瘤,乳岩,乳癖,症见肌肤或肌肤下肿块一处或数处,推之能动,或骨及骨关节肿大,皮色不变,肿块作痛;片剂、胶囊剂用于阴疽初起,皮色不变,肿硬作痛,多发性脓肿,瘰疬,瘿瘤,乳岩,乳癖。

剂型规格与用法用量 糊丸:每丸0.6克,打碎,以温黄酒或温开水送服,成人每次1丸,重症可服2丸,每日2次,7岁以下小儿每次0.15~0.2克,7岁以上每次0.3克,流注破溃及久溃者,取6克,5天服完;或每50丸重3克,打碎后口服,每次20~50丸,每日2次,小儿酌减;片剂:每片0.36克,口服,每次2~3片,每日2次,小儿酌减;胶囊剂:每粒0.35克,口服,每次3~7粒,每日2次,小儿酌减,或每粒0.3克,口服,每次4~10粒,每日2次,小儿酌减。

家庭医疗 应用本品的基本指征:局部肿胀钝痛,皮色不变,日久不愈。

1. 治疗阴疽初起:证属寒邪郁结,气血凝滞。症见漫肿无头,肤色不变,边界不清,无热少痛。常规服用。

2. 治疗瘿瘤:证属气滞痰凝。症见喉正中附近单个瘿肿,圆形或卵圆形,随吞咽上下移动,伴胸闷不舒,咽部发憋;舌淡,苔薄微腻,脉弦细。常规服用。

3. 治疗瘰疬:证属气滞痰凝。症见结块肿大如豆粒,一个或数个不等,皮色不变,按之坚实,推之能动,不热不痛,无明显全身症状;舌苔腻,脉弦滑。常规服用。

4. 治疗乳癖(乳腺增生):证属肝郁痰凝。症见乳房胀痛或刺痛,乳房肿块随喜怒消长,伴胸闷胁胀,善郁易怒,失眠多梦;舌淡红苔薄白,脉弦和细涩。常规服用。

5. 治疗乳岩(乳腺癌):证属肝郁气滞。症见乳房肿块,皮色不变,质地坚硬,边界不清,伴性情急躁,胸闷胁胀;舌黯苔薄,脉弦。常规服用。

药物新用

1. 治疗聚合性痤疮:本品有行气活血,消痰消肿,化痰辟秽功效。常规服用,连服 1 个月为一个疗程。

2. 治疗甲状腺肿:本品能有效缓解甲状腺及结节的肿大程度。常规服用。

3. 治疗结节性筋膜炎:本品有消痰化坚,消结散毒,活血止痛的作用。常规服用。

4. 治疗乙型肝炎肝纤维化:本品改善肝内瘀血状态,从而改善肝脏血液循环,达到营养保肝的目的,具有抗肝纤维化的作用。口服治疗,每次 1.2 克,每日 2 次。疗程均为 6 个月。

5. 治疗带状疱疹后遗神经痛:本品活血化瘀止痛有较好效果。常规服用。

6. 治疗多种良性、恶性肿瘤:本品对金黄葡萄球菌、大肠杆菌、溶血性链球菌、奈瑟氏菌有抑菌作用,故现常用于治疗多种良性、恶性肿瘤,如淋巴结核、慢性淋巴结炎、慢性腮腺炎以及肌肉深部脓肿等。常规服用。

7. 治疗慢性非细菌性前列腺炎:有较好的缓解前列腺疼痛症状的功能。每次 1.2 克,每日 2 次。

8. 治疗良性前列腺增生:本品散结消肿,化瘀止痛。常规服用。

9. 治疗慢性盆腔炎包块:本品抗炎镇痛,对多种细菌有抑制作用。常规服用。

注意事项与禁忌 孕妇禁用。

千里光片

药物组成 千里光。

功能主治 清热解毒,杀虫明目。用于菌痢、肠炎、急性阑尾炎、结膜炎、急性扁桃体炎、上呼吸道感染、大叶性肺炎、丹毒、滴虫性阴道炎。

剂型规格与用法用量 片剂:每片 0.35 克,口服,每次 4 片,每日 3 次。

家庭医疗 应用本品的基本指征:风热感冒,目赤肿痛,泄泻痢疾,皮肤湿疹、疮疖等。

1. 治疗风热感冒:症见发热,微恶风寒,或有汗,鼻塞喷嚏,流稠涕,头痛,咽喉疼痛,咳嗽,咳嗽痰稠;舌苔薄黄,脉浮数。常规服用。

2. 治疗痢疾:证属湿热。症见腹痛阵阵,痛而拒按,便后腹痛暂缓,痢下赤白脓血,黏稠如胶冻,腥臭,肛门灼热,小便短赤;舌苔黄腻,脉滑数。常规服用。

3. 治疗肠痈:症见发热,腹痛加剧,拒按,口干欲饮,唇红,大便秘结,小便黄短;舌红绛苔黄腻,脉滑数。常规服用。

4. 治疗白涩病(结膜炎):证属热邪留恋。症见暴风客热或天行赤眼治疗不彻底,以致白睛遗留少许赤丝细脉,迟迟不退,睑内亦轻度红赤,可有少量眼眵,干涩不爽,畏光流泪等。常规服用。

5. 治疗乳蛾(急性扁桃体炎):症见咽喉干燥,灼热,疼痛,吞咽时加剧,可兼见头痛,发热,微恶风,咳嗽;舌红苔薄黄,脉浮数。常规服用。

6. 治疗咳嗽:证属痰热壅肺。症见气息急促,或喉中有痰声,痰多稠黏或为黄痰,咳吐不爽,或痰有热腥味,或咳吐血痰,胸胁胀满,或咳引胸痛,面赤,或有身热,口干欲饮;舌苔薄黄腻,舌红,脉滑数。如上呼吸道感染、大叶性肺炎等。常规服用。

7. 治疗丹毒:湿热毒蕴,发于下肢。症见局部红赤肿胀、灼热疼痛,或见水疱、紫斑,甚至结毒化脓或皮肤坏死,可伴轻度发热,胃纳不香;舌红苔黄腻,脉滑数。反复发作,可形成象皮腿。常规服用。

药物新用

1. 治疗各种眼科疾患:本品明目退翳,治疗风火赤眼,目翳等眼疾。常规服用。

2. 治疗流行性角结膜炎:本品解毒散邪,抗菌消炎。常规服用。

3. 治疗各种炎症性疾病:千里光有广谱抗生素作用,对金黄色葡萄球菌、伤寒杆菌、甲型副伤寒杆菌、乙型副伤寒杆菌、志贺、鲍氏、宋内痢疾杆菌均有较强的抑制作用。常规服用。

4. 治疗钩端螺旋体病:本品有抗螺旋体作用。常规服用。

5. 治疗滴虫性阴道炎:本品有抗滴虫作用。常规服用。

注意事项与禁忌

1. 偶见恶心、食欲减退、多便、药疹等。

2. 体弱泻泄者忌服。

3. 孕妇忌服。

片仔癀典OTC(胶囊)典

药物组成 国家保密处方。据资料显示可能有牛黄、麝香、三七、蛇胆等。

功能主治 清热解毒,凉血化瘀,消肿止痛。用于热毒血瘀所致急慢性病毒性肝炎,痈疽疔疮,无名肿毒,跌打损伤及各种炎症。

齿龈肿痛,咽喉肿痛,疮疖;炎症所致疼痛、发热、急性肺炎、耳炎、眼炎;挫伤、扭伤、兽类蜂蛇咬伤、烫伤、灼伤、金疮伤痛;小儿急惊风、出斑、周身胎毒。

剂型规格与用法用量　丸剂:每丸 3 克,口服,1~8 岁每次 0.15~0.3 克,8 岁以上每次 0.6 克,每日 2~3 次;胶囊剂:每粒 0.3 克,口服,每次 1 粒,每日 1~2 次,外用,冷开水或醋调化,涂敷患处,保持湿润,每日数次。

家庭医疗　应用本品的基本指征:各种热证。

1. 治疗风热上壅证:症见发热,头痛,牙龈肿痛,咽喉疼痛,面红目赤,心烦口渴;舌红苔黄,脉浮数或洪数。常规服用。

2. 治疗疔疮,痈疽疮毒,疖病热毒蕴结:证属热邪。症见疮形如粟粒,或痒或麻,可见红肿热痛,肿胀范围 3~6 厘米,顶高根深坚硬,伴恶寒发热;舌红苔黄,脉数。常规服用。

3. 治疗无名肿毒:本品具有清热解毒,活血化瘀,消肿止痛的显著功效,对无名肿毒具有显著效果。常规服用。

4. 治疗无名高热:对其他疗法效果不明显的无名高热,具有显著的效果。常规服用。

5. 治疗丹毒:证属胎火蕴毒。好发于新生儿,多见于臀部,局部红肿灼热,常呈游走性,或伴壮热烦躁,甚则神昏谵语,恶心呕吐。常规服用。

6. 治疗急惊风:证属气营两燔。症见起病急骤,高热烦躁,口渴欲饮,神昏惊厥;舌深红或绛,舌苔黄糙,脉数有力。常规服用。

药物新用

1. 治疗口腔溃疡:本品抗炎消肿、镇痛,调节机体免疫功能。切取 1/3 粒(1 克)碾成粉末,调成糊状,用无菌棉棒蘸少许食用醋混合粉末,均匀涂抹于溃疡表面,每日用药 3 次以上,切后剩余部分(2 克)分 4 次口服,每次 0.5 克,2天内服完。

2. 用于止痛:对慢性胃炎、手术后病人及软组织损伤病人具有消炎止痛作用。常规服用。

3. 治疗急性胆囊炎:本品抗炎,镇痛,利胆,保肝,增强免疫功能。常规服用。

4. 治疗褥疮:本品清热解毒,凉血化瘀,消肿止痛。切取 1/3 粒(1 克)碾成粉末,用少许灭菌注射用水将其混合粉末,调成糊状,均匀涂抹于褥疮表面。Ⅰ度褥疮每日换药 1 次,Ⅱ、Ⅲ度褥疮每日换药 2 次。

5. 治疗病毒性肝炎:本品有利胆,退黄,降酶,抗乙肝病毒作用,可防止肝细胞坏死,改善肝功能。常规服用。

6. 治疗食道癌、肺癌、胃癌、肝癌晚期:本品抗肿瘤,增强免疫力,镇痛作用显著,可改善癌症症状,抑制肿瘤引起的疼痛,减轻痛苦,提高存活率。常规服用。

注意事项与禁忌 孕妇忌服。

拔毒膏^典

药物组成 金银花、连翘、大黄、栀子、黄柏、黄芩、赤芍、地黄、玄参、木鳖子、川芎、当归、穿山甲、血竭、蜈蚣、乳香、没药、白芷、白蔹、苍术、桔梗、儿茶、红粉、轻粉、蓖麻子、樟脑。

功能主治 清热解毒,活血消肿。用于热毒瘀滞肌肤所致的疮疡,症见肌肤红、肿、热、痛,或已成脓。

剂型规格与用法用量 黑膏药:每帖0.3克、0.5克、0.6克、0.9克、1克、1.2克、1.5克、2.5克、5克、10克等。加热软化后贴于患处,1~3天换药1次,溃脓时每日换药1次。

家庭医疗 应用本品的基本指征:疔疖痈发,有头疽之初期或化脓期,肿块初起或肉腐成脓,红肿疼痛,一个或多个脓头。

1. 治疗疔疮:证属热毒蕴结。症见疮形如粟粒,或痒或麻,或红肿热痛,肿胀范围3~6厘米,顶高根深坚硬,伴恶寒发热;舌红苔黄,脉数。或证属火毒炽盛。症见疔肿增大,四周浸润明显,疼痛加剧,出现脓头,伴发热口渴,便秘溲赤;舌红苔黄,脉数。常规应用。

2. 治疗痈疖:证属风热痰毒。症见颈侧或耳下、缺盆处白肿、热、痛,疼痛牵引肩部及上臂,肿块形如鸡卵,活动度差,伴恶寒发热,头痛,咳嗽;舌淡红苔黄,脉浮数。常规应用。

3. 治疗毒疖:证属热毒蕴结,多发于气实火盛者。症见轻者疖肿只有1~2个,也可散发全身,或簇集一处,或此愈彼起,伴发热,口渴,溲赤,便秘;舌红苔黄,脉数。常规应用。

4. 治疗急性扁桃体炎:证属毒聚结结。症见喉处红肿绕喉,坚硬灼热疼痛,肿势蔓延,壮热,口渴,头痛颈强,吞咽困难;舌红绛苔黄腻,脉弦滑数或洪数。常规应用。

5. 治疗瘿痈(甲状腺炎):证属风热痰凝。症见颈部结块,疼痛,色红灼热,伴寒战高热,头痛,咽干;舌苔薄黄,脉浮数或滑数。常规应用。

6. 治疗乳发:证属热毒蕴结。症见发病迅速,乳房皮肤掀红、漫肿、疼痛难忍,毛孔深陷,伴形寒发热,便秘溲赤;舌红苔黄,脉数。是乳房红肿痛热,溃后大片皮肉糜烂坏死,甚至热毒内攻为主要表现的急性化脓性疾病。好发于哺乳期妇女。相当于西医的乳房蜂窝织炎和乳房坏死性蜂窝织炎。常规应用。

7. 治疗乳痈(乳腺炎):证属热毒炽盛。症见肿块逐渐增大,皮肤焮红,灼热,疼痛如鸡啄,肿块中央渐软,有应指感,可伴壮热,口渴饮冷,面红目赤,烦躁不宁,大便秘结,小便短赤;舌红苔黄干,脉数或滑数。多发于产后哺乳期产妇,尤其初产妇更为多见。发病多在产后 2 到 4 周。常规应用。

8. 治疗烫伤:证属火热伤津。症见发热,口干欲饮,大便秘结,小便短赤;舌红苔黄,脉数。常规应用。

9. 治疗冻疮:证属瘀滞化热。症见患处黯红肿胀,甚则灼茹腐溃,脓水淋漓,恶寒,发热,口干;舌红苔黄,脉弦数。常规应用。

药物新用

1. 治疗外科疮疡:本品能使红肿快速消散,或脓肿破溃,出脓通畅,或溃疡长肉迅速,疮面快速修复而痊愈。按照疮面大小,将膏药加热摊匀,厚约 2 毫米,贴于疮面,成形期 2 天换药 1 次,成脓期 1 天换药 1 次,溃疡期 1~2 天(渗出多者 1 天,渗出少者 2 天)换药 1 次。

2. 治疗手术切口感染:本品能使局部红肿迅速消散,脓肿破溃,出脓通畅,溃疡新肉生长迅速。外敷,温热化开贴于患处,初起每天换 1 次,脓液消失后 1~3 天换药 1 次。

3. 治疗肛瘘切口:本品联合电磁波治疗,可有效控制清除切口处细菌,有效防止切口感染,减少渗出及切口红肿,促进切口愈合。常规应用。

4. 治疗带状疱疹:本品清热解毒,拔毒生肌,消除红肿。加温软化摊开。患处局部外敷。

注意事项与禁忌 贴膏药后如局部皮肤出现丘疹、水疱、自觉瘙痒剧烈,说明对此膏药过敏,应立即停止贴敷,并进行抗过敏治疗。

消肿片

药物组成 马钱子(炒,去毛)、地龙(炙)、草乌(制)、五灵脂、当归、乳香(制)、没药(制)、枫香脂(制)、香墨。

功能主治 拔毒。用于瘰疬痰核,乳房肿块,阴疽肿毒。

剂型规格与用法用量 片剂:每片 0.325 克,饭前黄酒或开水送服。每次 2~4 片,每日 3 次。

家庭医疗 应用本品的基本指征:颈部肿块如豆,串生,溃后流脓清稀,夹有败絮样物质;或乳房肿块,疼痛,与月经周期相关;或漫肿色白,疼痛彻骨,难消、难溃、难敛,或形成瘘管。

1. 治疗瘰疬:证属气滞痰凝。症见结块肿大如豆粒,一个或数个不等,皮色不变,按之坚实,推之能动,不热不痛,无明显全身症状;舌苔腻,脉弦滑。常规服用。

2. 治疗乳癖：证属肝郁痰凝。多见于青壮年妇女,症见乳房胀痛或刺痛,乳房肿块随喜怒消长,伴胸闷胁胀,善郁易怒,失眠多梦;舌淡红苔薄白,脉弦和细涩。常规服用。

3. 治疗无头疽：证属湿热邪滞。症见起病急骤,患肢疼痛彻骨,胖肿骨胀,皮肤微红微热,按之灼热,寒战高热,头痛纳差,口干,溲赤;舌红苔黄腻,脉滑数。常规服用。

药物新用

1. 治疗乳腺囊性增生(乳核)、乳房纤维瘤、子宫肌瘤等：本品抗肿瘤,消癌肿,调整内分泌,改善微循环作用控制乳房肿块、子宫瘤体的生长,使其软化、缩小和消失。内服每次 3 片,每日 3 次,同时外敷以消核散结。

2. 治疗男性、儿童乳房发育异常：本品疏肝散结,破瘀通络,祛痰化湿,消肿止痛。12 岁以下每次 2~3 片,12 岁以上每次 4 片,每日 3 次,20 天为一个疗程。

3. 治疗颈部淋巴结炎：本品抗炎镇痛消肿,可增强自然杀伤细胞的杀伤活性和巨噬细胞的吞噬功能,具有良好的改善血瘀状态和抑制肿瘤生长的作用。口服,每次 3 片,每日 1 次,连用 15 天为一个疗程。

梅花点舌丸^典

药物组成 牛黄、珍珠、人工麝香、蟾酥(制)、熊胆粉、雄黄、硼砂、葶苈子、乳香(制)、没药(制)、血竭、沉香、冰片、朱砂。

功能主治 清热解毒,消肿止痛。用于火毒内盛所致的疔疮痈肿初起,咽喉牙龈肿痛,口舌生疮。

剂型规格与用法用量 水丸(朱红色包衣):每 10 粒重 1 克,早晚饭前先饮温开水一口,将药放于舌上,以口麻为度,再用温开水或温黄酒送下,每次 3 粒,每日 2 次。外用,以醋化开,敷于患处。

家庭医疗 应用本品的基本指征:疔毒恶疮,痈疽发背,坚硬红肿,已溃未溃,无名肿毒等。

1. 治疗疔疮：证属火毒炽盛。症见疔肿增大,四周浸润明显,疼痛加剧,出现脓头,伴发热口渴,便秘溲赤;舌红苔黄,脉数。常规服用。

2. 治疗痈肿：证属热毒聚结。症见局部光软无头,红肿疼痛(少数初起皮色不变),肿胀范围多在 6~9 厘米,发病迅速,易肿、易脓、易溃、易敛,多伴有恶寒,发热,口渴等全身症状;舌红苔黄,脉数。常规服用。

3. 治疗喉痈：证属热毒聚结。症见结喉处红肿绕喉,坚硬灼热疼痛,肿势蔓延;壮热,口渴,头痛颈强,吞咽困难;舌红绛苔黄腻,脉弦滑数或洪数。常规服用。

药物新用

1. 治疗放射性口腔黏膜炎:本品具有清热解毒,抗炎消肿,止痛生肌,促进溃疡愈合,加速损伤黏膜修复,止痛、止血。取本品 2 粒,碾碎后加入 5 毫升凉开水中摇匀,含于口腔 2~3 分钟后慢慢下咽,含药后不要漱口,每日 3 次;并于睡前喷涂 1 次。

2. 治疗声带小结:口服,每次 2~4 粒,同时服用金宏声颗粒 20 克,均每日 3 次,并配服抗生素,辅助雾化吸入、半导体激光理疗以及休声等。

3. 治疗慢性扁桃体炎:本品可促进机体免疫,促进抗体的形成,是一种较强的免疫促进剂。常规服用,配合艾条温和灸,取穴风门、身柱。

4. 治疗儿童痄腮(流行性腮腺炎):本品能促进免疫,清热解毒,清散郁火,化瘀消肿,止痛。用食醋调敷。

5. 治疗齿龈肿痛:口服,每次 1 丸,每日 2 次;外用,1 丸研碎,用棉签先蘸茶水再蘸药末,直接涂于齿龈红肿处。

6. 治疗牙周病:饭后服,每次 2 粒,每日 3 次,6 天为一个疗程。并补充维生素类药物,视病情配用适量抗生素。

7. 治疗手足口病:口服,每次 1 丸,每日 3 次。

8. 治疗麦粒肿:口服,每次 2 粒,每日 2 次,不用任何西药。忌酒,忌挤压。

9. 治疗疖肿:吞服,每次 1 粒,每日 3 次。

10. 治疗蜂窝织炎:吞服,每次 3 粒,每日 2 次。

11. 治疗丹毒:吞服,每次 1 丸,每 4 小时 1 次。

12. 治疗寻常痤疮:口服,每次 2 丸,每日 3 次,同时将本品研碎,用凉开水调呈糊状,外涂于患处,每日 2 次。

13. 治疗儿童慢性淋巴结炎:以酒调和,局部调涂,促使局部血液循环加快,促进抗体形成,加快炎症消失,达到清热解毒,软坚散结之效。

14. 治疗皮肤黏膜淋巴结综合征(川崎病,MCLS):本病为一种以全身血管炎变为主要病理的急性发热性出疹性小儿疾病。口服,每次 1 粒,每日 2 次。

15. 治疗炎症:对面部疮疖、手部感染、急性淋巴管炎、急性乳腺炎、急性化脓性腮腺炎、全身性化脓性感染等,均有较好疗效。常规应用。

16. 治疗带状疱疹:温开水送服,每次 1 粒,每日 2 次,同时取 1~2 粒研碎,清茶调涂患部。

17. 治疗银屑病:本品 5 克研细粉,用 75% 酒精 50 毫升浸泡 2 小时后,加入羊肠线浸泡 24 小时,制成药物羊肠线,将 1 厘米长药物肠线,植入穴位。20 天 1 次,3 次为一个疗程。

18. 治疗急性乳腺炎;本品理气散结,活血除积,祛瘀通络,清热解毒,消肿止痛。取本品数粒,碾碎,用食醋调成糊状,涂敷患处,待其干后再继续湿敷后涂敷,每日2~3次。

19. 治疗子宫肌瘤:促进纤维化组织软化和吸收,对子宫平滑肌起到扩张和调整作用,促进机体免疫,提高巨噬细胞吞噬功能,促进抗体(溶血素)形成,以利肌瘤消散。口服,每次2粒,每日3次。

20. 治疗子宫腺肌病(伴腺肌瘤、左侧附件囊肿):能化瘀散结止痛,通腑泻热,腑气通畅,有利于改善盆腔气血瘀滞。口服,每次2粒,每日3次。

21. 治疗前庭大腺脓肿:本品清热解毒,化瘀排脓。用2粒研末醋调涂患处,另口服2粒,每日3次。

22. 治疗大阴唇内侧赘生物:本品抗炎抑菌,消肿散结,活血化瘀。口服,每次2粒,每日3次,另1粒研粉水调涂患处。连用2天赘生物可消失。

23. 治疗慢性前列腺炎:本品具有清热解毒,活血化瘀,消肿止痛功能。取本品10粒,碾碎,加白醋适量,调成糊状,分摊于无菌纱布上,贴敷脐部,外用胶布固定,1天后取下,隔日治疗1次,4周为一个疗程。

24. 治疗溃疡性结肠炎:用本品6粒研成粉末,加开水100毫升混匀,冷却到37℃左右,每晚睡前保留灌肠,30次为一个疗程,共治疗2~3个疗程,疗程间休息5~7天。

25. 治疗慢性乙型病毒性肝炎:口服,每次2粒,每日3次。

26. 治疗化疗所致的静脉炎:本品消肿镇痛,软化硬化组织,增进损伤皮肤血管的恢复,尤其对中重度静脉炎有效。使用时注意抬高患肢。局部皮肤清洁后外敷。

27. 治疗白血病:用本品18~36粒,分3次温开水送服,连续用药10~60天,至白细胞下降到正常后停药。

28. 治疗脑膜瘤:饭后服,每次1粒,每日1次。

29. 治疗舌癌:口服,每次1粒,每日2次,可同时服用龙蛇汤。

30. 治疗原发性支气管肺癌:口服,每次2粒,每日3次,连用2~4个月。

31. 用于癌症疼痛:对中等程度疼痛有较好的效果。常规服用。

注意事项与禁忌　孕妇忌用。

紫金锭^典

药物组成　千金子霜、山慈菇、红大戟、五倍子、人工麝香、雄黄、朱砂。

功能主治　避瘟解毒,消肿止痛。用于中暑,脘腹胀痛,恶心呕吐,痢疾泄泻,小儿痰厥;外治疔疮疖肿,痄腮,丹毒,喉风。

剂型规格与用法用量　锭剂:每锭0.25克(或0.3克),温开水磨服或捣碎冲服,每次0.6~1.5克,每日1~2次。外用,醋磨调敷患处。

家庭医疗　应用本品的基本指征:中暑,脘腹胀闷疼痛,呕吐泄泻,小儿痰厥,以及疔疮疖肿等。

1. 治疗暑厥:多发于暑热夏季,症见面红身热,突然昏仆,甚至谵妄,眩晕头痛;舌红干,脉洪数。常规应用。

2. 治疗痰厥:症见素有咳喘宿痰,多湿多痰,恼怒或剧烈咳嗽后突然昏厥,喉有痰声,或呕吐涎沫,呼吸气粗;舌苔白腻,脉沉滑。常规应用。

3. 治疗腹痛:症见腹部胀痛,痞满拒按,得热痛增,遇冷则减,胸闷不舒,烦渴喜冷饮,大便秘结,或溏滞不爽,身热自汗,小便短赤;舌苔黄燥或黄腻,脉滑数。常规应用。

4. 治疗泄泻:证属湿热。症见泄泻腹痛,泻下急迫,或泻而不爽,粪色黄褐,气味臭秽,肛门灼热,或身热口渴,小便短黄;舌苔黄腻,脉滑数或濡数。常规应用。

5. 治疗疔疮疖肿:证属脓毒蕴结。症见患处肿势增大,红肿显著,疼痛剧烈如鸡啄,患部中软而应指,功能受限,伴恶寒发热,食少纳呆,大便秘结,小便黄;舌红苔黄,脉数。常规应用。

药物新用

1. 治疗小儿高热:1 岁以内 0.15 克,1~5 岁 0.3 克,6~10 岁 0.6 克,11~14 岁 0.9 克,分早晚 2 次温开水送服。

2. 治疗小儿温毒、白喉、麻疹、食物中毒:1 岁内 0.15 克,1~5 岁 0.3 克,6~10 岁 0.6 克,11~14 岁 0.9 克,分早晚 2 次温开水送服。

3. 治疗小儿喉部红肿腐烂,颈部漫肿:1 岁内 0.15 克,1~5 岁 0.3 克,6~10 岁 0.6 克,11~14 岁 0.9 克,分早晚 2 次温开水送服。

4. 治急、慢性咽炎:急性咽炎,研粉,徐徐咽下,每次 1 克,每日 3 次,重者药量加倍,儿童减半;慢性咽炎,本品 10 克、参三七 5 克研粉,用食醋调成糊状,敷于喉结上方凹陷处,并用纱布覆盖,胶布固定,一天换药 1 次,连续治疗 5~7 天即可见效。

5. 治疗复发性口腔溃疡:本品与鸡蛋清各适量,调成糊状,涂于患处,每天涂药 2~3 次。一般连续治疗 2~3 天可见效。

6. 治疗流行性腮腺炎:本品外用具有消肿散结,行气止痛功劳。口服,每日 2~3 次,每次 2~3 锭;同时外用,用醋调成糊状,敷于患处,每日 2 次。

7. 治疗丹毒:本品 30~40 粒,研粉,用开水调成糊状,敷于患处,用纱布覆盖,胶布固定。每天换药 1 次。一般连续治疗 4~5 天可见效。

8. 治疗皮肤及软组织急性化脓性感染:外敷与内服相结合,常规应用。

9. 治疗淋巴结炎:本品适量,研粉,用开水调成糊状,敷于患处,用纱布覆盖,胶布固定。每天换药 2 次。一般连续治疗 5~7 天可见效。

10. 治疗毛囊炎:本品加食醋调成糊状,外搽;或内服,每次 1 克,每日 3

次,温开水送服。

11. 治疗接触性皮炎:食醋调本品外搽患处,每日4次。

12. 治疗静脉炎:本品具有抗菌消炎,镇痛消肿,收敛止血等功效,外加食醋,共奏清热解毒化湿,消肿散结通脉之功,从而抑制受损静脉的炎性渗出和促进渗出的纤维蛋白溶解与吸收。常规应用。

13. 治疗药源性静脉炎:本品适量研末,食醋调成糊状,均匀涂在病变部位表面,早晚各1次,3天为一个疗程。

14. 治疗带状疱疹:口服,每次0.6克,每日3次;外用,本品适量研末,用香油(或米醋)调成糊状,敷于患处,纱布覆盖,并用胶布固定,每天换药2~3次。用药至疼痛完全消失后3天,痂皮开始脱落,一般用药5~8天。

15. 治疗麻疹:口服,每次0.3克,每日3次。

16. 治疗虫咬皮炎:本品适量,用米醋调成糊状,敷于患处,用纱布覆盖,胶布固定。每天换药2次。一般连续治疗2~3天可见效。

17. 治疗蜘蛛尿毒感染:好醋研磨本品,涂于皮肤患处,每日2次。

18. 治疗手、足癣:本品20锭,加食醋500毫升,溶后浸泡患手、足,每次20~30分钟,每天3~5次,并外搽,一般3~5天可见效。

19. 治疗急性乳腺炎:本品40粒,研粉,用凡士林调成糊状,敷于乳房红肿处,用纱布覆盖,胶布固定。每天换药2次。一般连续治疗3~5天可见效。

20. 治疗呃逆:本品除秽毒,清药毒,消酒毒,胃复和降,呃逆乃止。口服,每次1锭,每日1次。

21. 治疗小儿蛔虫症:成人每日3锭,儿童每日0.3克,空腹顿服或分2次服,一般用药1~2次即可驱除蛔虫。

22. 治疗小儿菌痢:1~3岁0.3克,3~7岁0.6克,7~10岁0.9克,10~14岁1.2克,每日分3次温开水送服。

23. 用于冠状动脉造影和介入术后穿刺部位皮下瘀血:本品具有抗菌消炎,镇痛消肿,收敛止血等功效。用本品18锭,研磨后加温水混合,调配成50毫升,外敷患处。

24. 治疗嗜酸性粒细胞增多症:全干蟾粉,成人每次1克,小儿每次0.5克,每日3次;本品成人每次2克,小儿每次0.5~1克,每日2~3次;强的松,成人每次10~15毫克,小儿每次5~10毫克,每日3次。口服。

25. 流行性脑脊髓膜炎:研细温水送服,每次1.5克,每日2~3次,连服3天。

26. 治疗重度萎缩性胃炎:捣碎冲服,每次1.5克,早晚各1次,15天为一个疗程。

27. 治疗流行性出血热:在对症综合治疗的基础上,加服本品,每次1克,每日2次。

28. 治疗急性痛风性关节炎:本品有驱湿解毒,行瘀,消肿散结,止痛等作用。用食醋调用,食醋性酸、苦、温、无毒,可散瘀,止血,解毒,两者合用能起到协同作用。常规应用。

29. 治疗癫痫病:口服,每次 1/2~1 锭,每日 2 次。

30. 治疗尿道阻塞:每次 1~2 克,每日 2~3 次。

31. 治疗癃闭(老年性前列腺肥大合并感染):以白茅根 60 克,煎水化服本品,每次 2 克,每日 2 次。

32. 治疗急性睾丸炎:本品适量,用米醋调成糊状,敷于患处,用纱布覆盖,胶布固定。每天换药 2 次。一般连续治疗 5~6 天可见效。

33. 治疗痛经:每次 2 锭,每日 2 次。

34. 治疗宫颈糜烂:研末涂于糜烂处,每次 6 锭,每日 1 次,10 次为一个疗程。

35. 治疗食道癌、贲门癌:本品与精制紫硇砂研粉,等量混合,温开水送服,每次 1 克,每日 3 次。

注意事项与禁忌　孕妇忌用。

西黄丸^典

药物组成　牛黄(或体外培育牛黄)、麝香(或人工麝香)、醋乳香、醋没药。

功能主治　清热解毒,消肿散结。用于热毒壅结所致的痈疽疔毒,瘰疬,流注,癌肿。

疮疡,多发性脓肿,淋巴结炎,寒性脓疡。

剂型规格与用法用量　糊丸:每 20 丸重 1 克,口服,每次 3 克,每日 2 次。

家庭医疗　应用本品的基本指征:发热,局部肿块,疼痛,化脓等。

1. 治疗痈疽疮疡:症见局部光软无头,红肿疼痛(少数初起皮色不变),肿胀范围多在 6~9 厘米,发病迅速,易肿,易脓,易溃,易敛,多伴有恶寒,发热,口渴等全身症状;舌红苔黄,脉洪数。常规服用。

2. 治疗有头疽:症见局部初起皮肤上即有粟粒样脓头,焮热红肿疼痛,易向深部及周围发生扩散,脓头亦相继增多,溃烂之后状如蜂窝;舌红苔黄,脉弦数。常规服用。

3. 治疗流注:证属热毒壅结。症见发病前有疔疮、痈、疖等病史。四肢或躯干有一处或数处肌肉疼痛,肿胀焮热,肿块色白或微红,伴高热,口渴,甚则神昏谵语,大便秘结,小便黄赤;舌红苔黄,脉洪数。常规服用。

4. 治疗颈痈:证属风热痰毒。症见颈侧或耳下、缺盆处白肿、热、痛,疼痛牵引肩部及上臂,肿块形如鸡卵,活动度差,伴恶寒发热,头痛,咳嗽;舌淡红苔黄,脉浮数。常规服用。

药物新用

1. 治疗感染性疾病:下肢丹毒、肛周脓肿、耳疖、带状疱疹、肿脓疡。常规服用。

2. 治疗乳癖、乳岩、淋巴结核、淋巴结炎、菌血症、败血症及全身化脓性感染、骨髓炎等:常规服用。

3. 治疗胃溃疡、溃疡性结肠炎、疣状胃炎等:常规服用。

4. 治疗恶性肿瘤:肺癌、消化道恶性肿瘤(食道癌、结肠癌等)、血液系统恶性肿瘤、乳腺癌等。本品抗肿瘤,调节免疫。口服,每次6~12克,每日1~3次。

注意事项与禁忌 孕妇禁服。

新癀片^典

药物组成 肿节风、三七、人工牛黄、猪胆粉、肖梵天花、珍珠层粉、红曲、水牛角浓缩粉、吲哚美辛。

功能主治 清热解毒,活血化瘀,消肿止痛。用于热毒瘀血所致的咽喉肿痛、牙痛、痹痛、胁痛、黄疸、无名肿毒。

剂型规格与用法用量 片剂:每片0.32克,饭后口服,每次2~4片,每日3次,小儿酌减。外用,用冷开水调化,敷患处。

家庭医疗 应用本品的基本指征:咽喉肿痛,牙痛,痹痛,胁痛,黄疸,无名肿毒等。

1. 治疗热痹:症见肢体关节疼痛,痛处焮红灼热,肿胀疼痛剧烈,得冷则舒,筋脉拘急,日轻夜重,多兼有发热,口渴,烦闷不安;舌红,苔黄腻或黄燥,脉滑数。常规应用。

2. 治疗胁痛:证属湿热蕴结。症见胁肋胀痛,触痛明显而拒按,或引及肩背,伴有脘闷纳呆,恶心呕吐,厌食油腻,口干口苦,腹胀尿少,或有黄疸;舌苔黄腻,脉弦滑。常规应用。

3. 治疗黄疸:证属疫黄,本证又称急黄。症见起病急骤,黄疸迅速加深,身目呈深黄色,胁痛,脘腹胀满,疼痛拒按,壮热烦渴,呕吐频作,尿少便结,烦躁不安,或神昏谵语,或衄血尿血,皮下紫斑,或有腹水,继之嗜睡昏迷;舌红绛,苔黄褐干燥,脉弦大或洪大。常规应用。

4. 治疗胃癌:证属胃热伤阴。症见胃脘部灼热,口干欲饮,胃脘嘈杂,食后剧痛,进食时可有吞咽梗噎难下,甚至食后即吐,纳差,五心烦热,大便干燥,形体消瘦;舌红少苔,或舌黄少津,脉细数。常规应用。

药物新用

1. 治疗急性咽炎:本品能调节机体免疫功能,有清热解毒,消炎止痛,散瘀消肿及消除无菌性炎症作用。常规服用,共7天。

2. 治疗鼻咽炎:本品能改善微循环,抗炎,调节机体免疫,可增强局部血液循环。常规服用。

3. 治疗小儿疱疹性咽峡炎:口服,1 岁以下每次 1/2 片,1~3 岁每次 2/3 片,大于 3 岁每次 1 片,每日 3 次;局部用药,将 1/3 片药物研末,用干净的饮料管吹敷于咽部疱疹表面,每日 2 次。

4. 治疗流性行腮腺炎:本品清热解毒,消炎止痛,活血化瘀。饭后含服,每次 4~8 片,每日 3 次;同时外用,取适量研为细末,用食醋调为稀糊状外敷患处,每日换药 1 次,连续 3~7 天。

5. 治疗酒渣鼻:常规服用,并于每晚睡前将本品用凉开水调成糊状,覆盖于病变处。

6. 用于鼻腔手术后止痛:于术后 4 小时开始,口服,每次 3 片,每天 3 次。

7. 缓解甲型 H1N1 流感引起的发热、咽痛、乏力及肌肉酸痛等症状:口服,成人每次 2 片,每日 3 次;儿童按 20~30 毫克/(体重千克·天),每日 3 次。

8. 治疗复发性阿弗他溃疡:本品清热解毒,活血化瘀,消肿止痛,消除无菌性炎症作用。饭后含服,每次 3 片,每日 3 次,7 天为一个疗程。

9. 治疗寻常痤疮:本品能调节机体免疫功能,抗菌消炎,改善微循环。内服,每次 3 片,每日 3 次,连服 10 日;外用,每日早晚用复方硫黄洗剂清洗后涂抹本品,药物直接作用于局部皮肤,通过皮肤吸收,使药物直达病灶。

10. 治疗带状疱疹:本品有清热解毒,活血化瘀,消肿止痛。常规服用,同时外用,按照患处面积取适量研成细粉与醋调成糊状外敷,每日 1~2 次,若水疱已破,则将药粉直接撒于创面处。

11. 治疗肋软骨炎:本品清热镇痛,抗炎消肿散瘀,同时能促进血液循环,联合食醋具有很强的渗透力。取本品适量(视面积大小而定),研末,加入陈醋适量,调敷患处,每天换药 1 次,若皮肤不适可间隔休息 2 天。

12. 治疗软组织损伤:常规服用,疗程 10 天;同时用白酒调涂外敷伤处,每日 2 次。

13. 治疗静脉炎:本品抗菌消炎作用,增加局部血液循环,提高机体的免疫力,改善微循环,具有镇静、镇痛、抗炎及抗氧化作用。取本品适量碾碎,醋调外敷。

14. 治疗急性乳腺炎:本品消炎止痛,清热解毒,散瘀消肿。常规服用。

15. 治疗虫咬皮炎:用盐水洗净皮损部位,取本品适量,压成粉末,以食醋或开塞露调成稀糊状外搽,面积稍大者,覆盖消毒纱布,每日 1~2 次,并可酌情口服,每次 2 片,每日 2~3 次。

16. 治疗类风湿关节炎:本品具有抗炎、镇痛作用,调节免疫作用。每次 3 粒,每日 3 次。

17. 治疗骨科疾病：包括骨性关节炎、强直性脊柱炎、痛风性关节炎、类风湿关节炎等。本品抗炎消肿,缓解痉挛,镇痛。内服配合外敷,常规应用。

18. 治疗慢性盆腔炎：本品能促进局部组织的血液循环,改善组织的营养状况,提高新陈代谢以利炎症的消退。每次3片,每日3次,10天为一个疗程。

19. 治疗血栓性外痔：本品能改善微循环,外敷能较好地发挥清热,抗菌,消肿止痛的作用。有抗组胺性过敏作用,能调节免疫功能,具有更好的促进痔核瘀血、肿胀吸收,去除疼痛的作用。将本品3~4片用冷开水浸泡2小时,调制成糊状后敷于患处,并轻轻按摩3~5分钟,每日2次。

20. 治疗中小面积浅Ⅱ度烧伤：将本品24片、冰片1克研末,用鸡蛋清3个、生蜂蜜30毫升调糊,均匀涂抹于用0.1%新洁尔灭清洗后的创面上。

21. 治疗细菌性阴道病：本品抗菌消炎、改善血液循环、调节免疫。取本品2片研碎,置入阴道内,每日1次,7天为一个疗程,放药前用3%硼酸水溶液100毫升冲洗阴道。

22. 治疗慢性宫颈炎症：本品能调节机体免疫功能,增强机体消炎,抗菌,抗病毒能力。口服,每日3次,每次3片,总疗程14天。

23. 治疗外阴、阴道、宫颈湿疣：微波治疗后,将本品研末调成糊状涂抹患处,每日2次,同时口服每次3片,每日3次,14天为一个疗程。

24. 治疗癌性发热：本品清热解毒,活血化瘀,抗菌消肿,调节免疫。口服,中、低热者每次2~3片,每日2次,高温者每次4片,每日3次。

25. 治疗癌痛：起始剂量每次2片,每天3次,温开水送服,如止痛不理想,加服1片,至止痛满意,一般24小时服至10片时可获满意效果。

注意事项与禁忌

1. 对本品或阿司匹林、非甾体抗炎药过敏者禁用。

2. 活动性胃及十二指肠溃疡、消化道出血、溃疡学性结肠炎及病史者禁用。

3. 癫痫、帕金森病、精神病患者禁用。

4. 支气管哮喘、血管神经性水肿者,肝肾功能不全者禁用。

5. 孕妇、哺乳期妇女禁用。

野菊花颗粒 OTC

药物组成 野菊花。

功能主治 清热解毒。本品用于疔疮肿痛,目赤肿痛,头痛眩晕。

剂型规格与用法用量 颗粒剂:每袋15克,开水冲服,每次1袋,每日3次。

家庭医疗 应用本品的基本指征:疔疮肿痛,目赤肿痛,头痛眩晕等。

1. 治疗疔疮疖肿：疔疮疖肿,局部红肿疼痛,或有发热。常规服用。

2. 治疗目赤肿痛:目赤红肿,疼痛。常规服用。

注意事项与禁忌

1. 本品含糖,糖尿病患者禁服。

2. 不宜同服滋补性中药。

三黄片^典(丸、胶囊) ^{OTC}

药物组成　大黄(制)、盐酸小檗碱(黄连)、黄芩浸膏(黄芩)。

功能主治　清热解毒,泻火通便。用于三焦热盛所致的目赤肿痛,口鼻生疮,咽喉肿痛,牙龈肿痛,心烦舌渴,尿黄,便秘;亦可用于急性胃肠炎、痢疾。

剂型规格与用法用量　片剂:每片 0.25 克,口服,每次 4 片,每日 2 次;水丸:每袋 6 克,口服,每次 6~9 克,每日 3 次;胶囊剂:每粒 0.4 克,口服,每次 2 粒,每天 2 次。

家庭医疗　应用本品的基本指征:腹痛,里急后重,下痢赤白;或面红目赤,口舌生疮,小便黄赤,大便秘结;或吐、衄、咯血;或痈疖初起,红肿热痛;舌红苔黄,脉数。

1. 治疗痈、疖、疔疮:症见局部红肿热痛,或面红目赤,或大便秘结,小便短赤;舌红苔黄,脉滑数。常规服用。

2. 治疗吐血:证属胃中积热,逆乘于胃,脉络损伤。症见脘腹胀闷,甚则作痛,吐血鲜红或紫黯,或夹有食物残渣,便秘或大便色黑;舌红苔黄腻,脉滑数。常规服用。

3. 治疗便秘:证属热结。症见大便干结,面赤身热,口臭唇疮,小便短赤;舌苔黄燥,脉滑实。常规服用。

4. 治疗痢疾:证属湿热。症见腹痛,里急后重,下痢赤白,肛门灼热,小便黄赤;舌苔腻微黄,脉滑数。常规服用。

药物新用　本品有抑菌、抗炎、止血、降血脂、导泻作用。

1. 治疗寻常痤疮:常规服用。

2. 治疗衄血、咯血:常规服用。

3. 治疗急性胃肠炎:腹痛腹泻,纳差,口干。常规服用。

4. 治疗阴道炎:本品制为散剂,局部外用。

5. 治疗宫颈糜烂:本品制为散剂,局部外用。

注意事项与禁忌

1. 偶见便溏、胃部不适。

2. 服药后大便每日 2~3 次者,应减量,每日 3 次以上者,应停用或就诊。

3. 小儿、年老体弱及脾胃虚寒者慎用,或在医生指导下使用。

4. 孕妇慎用。

小败毒膏^{OTC}

药物组成 蒲公英、金银花、天花粉、黄柏、大黄、白芷、陈皮、乳香(醋炙)、当归、赤芍、木鳖子、甘草。

功能主治 清热解毒,消肿止痛。用于疮疡初起,红肿热痛。

剂型规格与用法用量 煎膏剂:每袋10克,口服,每次10~20克,每日2次。

家庭医疗 应用本品的基本指征:皮肤局部红肿,发热疼痛。

1. 治疗疮疡初起:红肿热痛。常规服用。

2. 治疗痄腮:以耳垂为中心,红肿疼痛,身热。常规服用。

3. 治疗冻疮:冻疮发生时可出现局部发痒、发胀和灼热等症状。常规服用。

药物新用

1. 治疗毛囊炎:气虚邪实,素体虚弱,面色㿠白,疮色淡红,间有脓头,疼痛不著,反复发作;或见小疮硬结,疮色黯红,舌黯有瘀斑。治宜益气解毒,兼以活血通络。补中益气丸合本品,常规服用。

2. 治疗足癣:由真菌引起的接触传染病,症状为脚趾间起水疱,脱皮或皮肤发白湿软,也可能是糜烂或皮肤增厚、粗糙、开裂,可蔓延至足底及足首边缘,剧痒,常为止痒而抓破。常规服用。

注意事项与禁忌

1. 体质虚弱,脾胃虚寒,大便溏者慎用。

2. 3岁以下儿童慎用。

3. 孕妇忌用。

风油精^{OTC}

药物组成 薄荷、樟脑、桉叶油、丁香粉、叶绿素、水杨酸甲酯、氯仿。

功能主治 消炎镇痛,清凉止痒,祛风。用于伤风感冒引起的头痛,头晕,以及关节痛,牙痛,腹部胀痛,蚊虫叮咬,晕车。

剂型规格与用法用量 搽剂:外用,涂擦患处;口服,每次4~6滴。

家庭医疗 应用本品的基本指征:头晕,头痛,鼻塞,牙痛,蚊虫叮咬。

1. 治疗伤风感冒:症见头痛,头晕,关节痛,牙痛,腹痛等。常规应用。

2. 治疗蚊虫叮咬:局部瘙痒,红肿高起皮肤。适量外涂患处。

3. 治疗晕车:乘车乘船时,取本品适量涂抹太阳穴。

药物新用

1. 治疗伤风头痛:取本品涂抹按摩相应穴位,并内服4~6滴,每天3次。

2. 治疗牙痛:以消毒棉球蘸本品少许填塞疼痛齿龈,亦可内服4~6滴。

3. 治疗咽喉疼痛、喉痒干咳:口服风油精2~3滴,慢慢吞下,不用水送,每日 5 次。有咽喉红肿者,加服消炎药物。连服 5 次即可当日痊愈。

4. 治疗口角溃疡:刷牙漱口后,在患处涂本品,每日 2 次,若临睡前再涂一次,则效果更佳。

5. 治疗腹痛:将本品数滴滴在肚脐上,外用伤湿止痛膏或普通胶布覆盖,可起祛寒止痛作用。

6. 治疗烫伤:将本品直接滴敷在轻度烫伤部位,每隔 3~4 小时滴 1 次,止痛效果良好,且不易发生感染,无结痂,愈后不留瘢痕。

7. 治疗冻疮:冻疮未破时,将本品均匀地涂于患处,有止痛消肿作用,每日 2~3 次,一般 2~3 天可痊愈。

8. 治疗足癣:每晚睡觉前先用温热水将双脚浸泡 15~20 分钟,揩干后用棉签或棉球蘸满本品药液,均匀涂擦脚趾间瘙痒处,每日 1 次,连擦 3~4 天即可见到良效,且没有任何毒副作用。

9. 治疗烂脚丫:睡前用温开水烫洗患足,凉干后用风油精搽患处,每日 1 次,一般连用 3~5 晚即愈。

10. 治疗肛门瘙痒:痔疮、肛裂等引起肛门瘙痒,先用温水洗净患处,再用药棉蘸本品少许,局部涂擦,效果明显。

注意事项与禁忌

1. 皮肤有烫伤、损伤及溃疡者忌用。

2. 3 岁以下儿童慎用。

3. 孕妇慎用。

如意金黄散^{典OTC}

药物组成　姜黄、大黄、黄柏、苍术、厚朴、陈皮、生天南星、白芷、天花粉、甘草。

功能主治　清热解毒,消肿止痛。用于热毒瘀滞肌肤所致的疮疡肿痛,丹毒流注,症见肌肤红、肿、热、痛,亦可用于跌打损伤。

剂型规格与用法用量　散剂:每袋 12 克,外用,红肿,烦热,疼痛用清茶调敷;漫肿无头,用醋或葱酒调敷,亦可用植物油或蜂蜜调敷。每日数次。

家庭医疗　应用本品的基本指征:疮疡红肿疼痛,疮面溃破流脓,黏膜破损。

1. 治疗丹毒:多先由皮肤、黏膜破损,外受火毒与血热搏结,蕴阻肌肤,不得外泄,致患部鲜红灼热,色如涂丹为特征的急性感染性疾病。适量外敷,平均用药 3 天后开始消退,9 天左右完全消肿。

2. 治疗疮毒:疮疡红肿疼痛,或疮面溃破流脓。适量外敷。

3. 治疗脓肿:局部红肿,溃脓。适量外敷。

4. 治疗乳痈:乳房红肿疼痛,身热不退,口渴喜饮。适量外敷。或以葱汤和蜜调本品如糊外敷,兼内服清热解毒通乳中药。

药物新用

1. 治疗流行性腮腺炎:有较好的消肿散结止痛功效。外敷,每6~12小时换药1次。

2. 治疗颌面间隙感染:用葱酒将本品调成糊状敷于患处,并用冷茶水经常湿敷,每日1次,一般3~4日即可消肿。

3. 治疗耳疖:用本品纱条治疗耳疖,成脓者切开引流,共换药1~3次。愈而复发者仍用本品治疗有效。

4. 治疗麦粒肿:将患眼局部清洁后,先于结膜囊内涂入抗生素眼膏以保护角膜不受刺激,再将本品摊于敷料上,外贴患眼,用胶布固定。

5. 治疗脓性指甲炎、甲沟炎:切开引流或拔甲术后,外敷本品。

6. 治疗下肢丹毒:醋调本品局部外敷,每日2次,并内服龙胆泻肝汤,每日1剂。

7. 治疗眩晕、偏头痛:空腹口服,每次15克,每日2~3次。

8. 治疗血管炎、急性阑尾炎、化脓性关节炎、褥疮、毛囊炎、蜂窝织炎等:本品与凡士林按2:8比例制成膏剂,外敷,若已溃烂,脓性分泌物多者,伤口清洗干净后,撒上少许本品粉剂,周围再敷本品,有较好疗效。

9. 治疗血栓性静脉炎:以食醋将本品调成糊状,均匀涂于患处,厚约3毫米,用塑料薄膜覆盖,胶布包扎固定,再外敷温度为40~50℃的热毛巾,每次30分钟,每日1次,严重者2次。

10. 治疗毒蛇咬伤肢肿:首先常规清创排毒,并静滴抗蛇毒血清,然后外敷本品凡士林软膏,厚2~3毫米,每2日换药1次,3次为一个疗程。若有创面,可先用0.02%呋喃西林纱布覆盖后再敷药。

11. 治疗阑尾周围脓肿:本品加蜜调成膏状外敷患处,每日换药1次,同时内服清热解毒,通里攻下,行气活血中药;重症患者配合补液及抗生素治疗。

12. 治疗疥疮:用本品1袋、硫黄粉10克、猪油适量调匀,涂擦于疥疮上,每日2~3次,如用米泔水洗澡待干后擦药则效果更好。

13. 治疗重度褥疮:本品10克、猪胆汁100毫升,混匀后涂于创面,厚约0.4毫米,表面以消毒纱布覆盖。

14. 治疗炎性外痔:用本品2袋、生肌散1.5克、冰片粉1.5克、凡士林250克,混合调成软膏。治疗前先用热水坐浴,然后根据病变大小将药膏涂敷患处,敷料固定,每日换药1次,疗效显著。

15. 治疗内痔便血:本品加入热开水150毫升,调成糊状,待微温,以灌肠器抽取10毫升灌肠,每日1次。

16. 治疗急性软组织损伤:本品与万花油调成糊状,敷于受伤部位,每日或隔日换药 1 次,6 天为一个疗程。

17. 治疗跌打骨折、扭挫伤:用鲜猪胆汁,加入如意金黄散调成糊状,摊于纱布上贴敷患处。

18. 治疗风湿、类风湿关节炎:本品外敷。

19. 治疗胃溃疡、十二指肠溃疡:口服本品效果较好,疗效比口服甲氰咪胍显著。

20. 治疗会阴切口硬结:用食醋将本品调成糊并涂在凡士林纱布上,敷于患处,6~12 小时更换 1 次,1 周为一个疗程。

21. 治疗原发性肝癌疼痛:将本品用水调后外敷疼痛部位,厚约 5 毫米,周径略大于肿块,隔日 1 次。

注意事项与禁忌　可根据疮疡的不同表现,用不同汁液调制后外敷。

冻疮消酊 OTC

药物组成　桂皮油、红花、冰片、樟脑。

功能主治　活血祛瘀,止痒止痛,消肿。用于冻疮,褥疮。

剂型规格与用法用量　酊剂:外用,擦患处,每日数次。

家庭医疗　应用本品的基本指征:皮肤局部因受寒红肿,瘙痒,疼痛,或褥疮初起,皮肤红肿僵硬。

1. 治疗冻疮未溃:取本品适量,涂擦患处,涂擦面积应稍大于患处面积。

2. 治疗褥疮未溃:褥疮初起,皮肤红肿僵硬者,取本品适量,涂于患处,同时给予适当按摩。

药物新用　治疗皮肤局部感染初期,尚未化脓阶段,取本品适量,涂于患处,每日数次。

注意事项与禁忌

1. 本品为外用药,禁止内服。

2. 用于褥疮时应积极治疗原发病证。

3. 冻疮已溃者不宜使用。

泻毒散 OTC

药物组成　大黄、黄连、黄芩。

功能主治　清热解毒。外用于疮疡初起,红肿热痛。

剂型规格与用法用量　散剂:外用适量,用蜂蜜或醋调敷患处。

家庭医疗　应用本品的基本指征:疮疡初起,局部皮肤红肿,发热疼痛。

1. 治疗疖肿:疖肿初起,疼痛,红肿,化脓。常规应用。

2. 治疗梅毒:患处出现粟米样丘疹或小硬块,四周焮红,皮色黯紫;舌红苔薄,脉滑数。常规应用。

药物新用 治疗痔疮:疼痛,排便时加重,或有出血等。常规应用。

注意事项与禁忌 本品外用,禁止内服。

第19节 创 伤 用 药

人体受外来暴力,撞击挫压,筋脉肌肉或损或断,经脉随之受伤,血不循经,气血互阻,出现瘀肿疼痛,功能障碍。这类病证均由创伤所致。

治疗以活血化瘀,消肿止痛为原则。常选用云南白药、三七伤药片、伤科接骨片、跌打丸等。蛇虫咬伤宜选用清热解毒,消肿止痛中成药季德胜蛇药片等。

三七伤药片（胶囊、颗粒）典

药物组成 三七、制草乌、雪上一枝蒿、骨碎补、红花、接骨木、赤芍、冰片。

功能主治 舒筋活血,散瘀止痛。用于跌打损伤,风湿瘀阻,关节痹痛;急慢性扭挫伤、神经痛见上述证候者。

剂型规格与用法用量 片剂:每片0.33克,口服,每次3片,每日3次;胶囊剂:每粒0.25克,口服,每次3粒,每日2~3次,软组织损伤,9天为一个疗程,骨折15天为一个疗程,连续两个疗程;颗粒剂:每袋1克,口服,每次1袋,每日3次。

家庭医疗 应用本品的基本指征:跌打损伤,风湿瘀阻,关节痹痛;急慢性扭挫伤。

1. 治疗各种急性、慢性扭伤:有明确受伤史,局部红肿、疼痛、青紫,发热,活动受限;舌红或紫黯,苔白或黄,脉涩。常规服用。

2. 治疗痹证:证属痰瘀痹阻。症见痹证日久,肌肉关节刺痛,固定不移,或关节肌肤紫黯、肿胀、按之较硬,肢体顽麻或重着,或关节僵硬变形,屈伸不利,有硬结、瘀斑、面色晦黯,眼睑浮肿;舌紫黯或有瘀斑,舌苔白腻,脉弦涩。常规服用。

3. 治疗腰椎间盘突出症:有腰部外伤史,腰痛,一侧下肢放射痛,活动受限;舌黯苔白,脉弦涩。常规服用。

药物新用

1. 治疗软组织挫伤:本品镇痛、抗炎、止血。常规服用。

2. 治疗脊髓型颈椎病:本品活血化瘀,益督健肾。温开水送服,每次4片,每日3次,并配合常规服用痛风灵。

3. 用于骨折手术准备、辅助治疗:本品能减轻患者的肢体肿胀,促进瘀血吸收,有利于手术及早进行,能抑制血小板聚集,促进纤溶,使全血黏度下降,增强纤维蛋白溶解的活性,对凝血系统功能有双向调节作用,增强抗凝功能,缩短出血时间,增加止血作用。常规服用。

注意事项与禁忌

1. 本品药性强烈,应按规定量服用。

2. 有心血管疾病患者慎用。

3. 孕妇忌用。

三花接骨散

药物组成 三七、西红花、川断、白芷、血竭、冰片、自然铜。

功能主治 活血化瘀,消肿止痛,接骨续筋。用于骨折筋伤,瘀血肿痛。

剂型规格与用法用量 散剂:每袋 5 克,用蜂蜜水、温开水或黄酒冲服,每次 1 袋,每日 2 次。

家庭医疗 应用本品的基本指征:外伤骨折筋伤,局部红肿疼痛。

1. 治疗骨折:症见有明确外伤史,局部红肿或青紫,疼痛,固定不移,或受伤肢体活动受限;舌黯,有瘀斑瘀点,脉弦涩。常规服用,3~4 周为一个疗程。

2. 治疗软组织挫伤:症见有明确外伤史,局部红肿,或有出血、青紫,疼痛;舌黯苔薄白,脉弦涩。

注意事项与禁忌 孕妇禁服。

云南白药^典(胶囊^典、气雾剂、酊、膏、创可贴)

药物组成 国家保密处方。据资料显示可能有三七、白及、蒲黄、苦良姜、草乌、散瘀草、白牛胆、穿山龙、重楼、老鹳草、怀山药、冰片等。

功能主治 化瘀止血,活血止痛,解毒消肿。用于跌打损伤,瘀血肿痛,吐血、咳血、便血、痔血、崩漏下血,手术出血,疮疡肿毒及软组织扭挫伤,闭合性骨折,支气管扩张及肺结核咳血,溃疡病出血,以及皮肤感染性疾病。

剂型规格与用法用量 散剂:每瓶 4 克及保险子 1 粒。胶囊剂:每粒 0.25 克,每板另有红色保险子 1 粒。刀枪、跌打诸伤,无论轻重,出血者用温水送服,瘀血肿痛与未流血者用酒送服;妇科各症用酒送服,但经血过多,红崩,用温开水送服。毒疮初起,服散剂 0.25 克或胶囊 1 粒,另取药粉用酒调匀涂敷患处,如已化脓只需内服。其他内出血各症均可内服。内服,散剂,成人每次 0.25~0.5 克,每日 4 次,胶囊剂,成人每次 1~2 粒,每日 4 次。小儿 2~5 岁服成人量 1/4,6~12 岁服成人量 1/2。凡遇较重的跌打损伤,可先服保险子 1 粒,轻伤及其他疾病不必服。气雾剂:一套含两瓶,白色是气雾剂,红色是保险液(保险子液化物)。每套 50 克(气雾剂)+60 克(保险液)、85 克(气雾剂)+30 克或 60 克(保险液)。外用,喷于患处,每日喷 3~5 次。遇有较重闭合性跌打损伤,先喷保险液,3 分钟后再喷气雾剂。疼痛剧烈仍不缓解,可间隔 1~2 分钟再喷 1 次,每天最多 3 次。酊剂:外用,取适量擦患处,每次 3 分钟左右,每日 3~5 次,口服,每次 3~5 毫升,每日 3 次,极量每次 10 毫升。橡皮膏剂:外用,贴于患处。贴剂:清洁创面,将创可贴揭下,贴于患处。

家庭医疗　应用本品的基本指征:局部红肿,青紫,疼痛,出血。

1. 治疗创伤、刀伤、枪伤出血:常规应用。

2. 治疗吐血、衄血、咳血:常规应用。

3. 治疗妇科血症:如月经不调、经闭、经血过多、血崩、产后出血等。

4. 治疗跌打损伤,闪腰岔气,筋骨疼痛:症见有外伤史,局部青紫,瘀血,疼痛,活动受限;舌黯红、苔白,脉弦涩。常规应用。

5. 治疗慢性胃病及十二指肠溃疡等上消化道出血:常规应用。

6. 治疗红肿毒疮:常规应用。

7. 治疗咽喉肿痛:常规应用。

8. 治疗疼痛:证属风寒湿痹。症见肢体关节疼痛较剧,甚至关节不可屈伸,遇冷痛甚,得热则减,痛处多固定,亦可游走,皮色不红,触之不热;舌苔薄白,脉弦紧。常规应用。

9. 治疗蚊虫叮咬:局部红肿,其中间处有虫咬痕迹,瘙痒剧烈。酊剂常规应用。

临床新用

1. 治疗内科疾病

(1) 治疗出血性脑血管病:包括脑出血、蛛网膜下腔出血等。根据病情轻重,一般前 3 天每次 0.5 克,每日 3~4 次,3 天后改为 0.3 克,每日 3 次,7~14 天为一个疗程。

(2) 治疗支气管扩张症咯血:口服,每次 0.3~0.5 克,每日 3 次。

(3) 治疗下消化道出血:用于乙状结肠和直肠出血,按每公斤体重 0.05 克剂量溶于 20 毫升蒸馏水中,保留灌肠 30 分钟至 1 小时。轻者隔日 1 次,重者每日 1 次,5~7 次为一个疗程。

(4) 治疗血吸虫病的鼻衄,脓血便:温开水吞服,每次 0.2 克,每日 3 次。大便脓血严重者,可加用鸦胆子。

(5) 治疗鼻出血:服用本品 0.5 克或保险子 1 粒,每日 2 次,可以止血、止痛。

(6) 治疗鼻中隔黏膜糜烂:以消毒湿棉球蘸本品药粉贴患处,每日 1 次,连续用药 5~7 天;伴活动后出血者,口服本品胶囊,每次 2 粒,每日 3 次。

（7）治疗复发性口疮，口腔溃疡：将本品直接吹敷溃疡面或直接涂撒于口腔溃疡面上，每日 2~3 次。一般用药 1 天症状即明显减轻，3 天后口腔溃疡可愈合。

（8）治疗梅核气：每次 0.5 克，每日 4 次，6 天为一个疗程。

（9）治疗浸润型肺结核：常规服用。

（10）治疗过敏性紫癜：甘草 100 克加水 400 毫升，煎开去渣，浓缩为 150 毫升，以甘草汁 10 毫升冲服本品 0.2 克，每日 3 次，小儿酌减。连服 5 天为一个疗程。服药期间限制食盐；严重心脏病、肾脏疾患及高血压者忌用。

（11）治疗小儿急性肾小球肾炎性血尿：口服，每次 0.5 克，每日 2 次，7~10 天为一个疗程。

（12）治疗急性胃肠炎：口服，每次 0.2 克，每日 3 次。

（13）治疗慢性胃炎：成人体重 50~60 千克者，每次 0.2 克，每日 6 次。1 个月为一个疗程。

（14）治疗溃疡性肠炎：本品、锡类散、生肌散各 1 克混匀。清洁肠道后取膝胸位，插入乙状结肠镜，用喷粉器将上药喷入肠道，每日 1 次，每次 0.6~1.0 克。10 次后可改用灌肠法，上述药粉 3 克溶于 100 毫升灭菌温水中灌肠，静卧 10~20 分钟，每日 1 次。灌肠 10~25 次为一个疗程。同时可配合内服清热化湿剂或健脾益肾，补气养血中药。

（15）治疗霉菌性、真菌性肠炎：本品与苦参粉按照 1∶2 比例，调配成散剂，温开水送服，每次 3 克，每天 2 次。

（16）治疗秋季腹泻：本品 1 克，加 60%~70% 酒精，调成糊状，敷于脐窝。

（17）治疗前房积血：口服，每次 1~2 克，每日 2~3 次。

（18）治疗癌病：配合肝癌、肺癌、胃癌、白血病等癌症的治疗。常规应用。

2. 治疗外科疾病

（1）治疗烧伤、烫伤伤口久治不愈：取本品适量加保险子数粒，共研为极细末，用消毒凡士林调为糊状，外敷于烧、烫伤创面，每天或隔天换药 1 次，直至痊愈。一般用药后 5~10 天内可获痊愈。

（2）治疗伤口延缓愈合：创面涂敷本品，纱布覆盖，胶布固定，每日换药 1 次。

（3）治疗术后出血或水肿：尽量吸净胃内容物，然后将本品溶解药液自胃管内注入，适量盐水冲洗胃管，使药液全部进入胃中，夹管 30~60 分钟。每次用药 0.5~4 克，或首先用保险子 1 粒。

（4）治疗痈疖：本品药粉适量，用皮炎平霜调匀，均匀涂抹于患处。

（5）治疗黄水疮：用生理盐水洗净患处，擦干后以本品涂抹，病情较重者早晚各 1 次，同时内服。

（6）治疗下肢溃疡：按本品 10 克、保险子 5 粒、凡士林 100 克比例配制，装入消毒瓶内备用。用时，将上述药膏外涂敷外，每天换药 1 次。病情明显好转后，隔天或隔 2 天换药 1 次。一般用药 10~15 天可愈。

（7）治疗输液后静脉炎：本品药粉酒调外敷，每日 1 次，以酒保持湿润。

（8）治疗褥疮：将本品加米醋调成糊状，均匀涂于创面，暴露，每日换药 1 次，或将本品与等量西瓜霜润喉片共研末外敷。

（9）治疗痔疮、肛裂出血：本品 4 克，用酒调为糊状，外涂患处，睡前用。同时，可服保险子 1 粒，连服 2 天，疗效更佳。

（10）治疗荨麻疹：成人温开水送服，每次 0.5 克，第一次加服保险子 1 粒，9 岁以下每次口服 0.25 克，10~15 岁每次口服 0.33 克，每日 3 次，若服用 2 瓶无效者不必再服。

（11）治疗带状疱疹：本品调成糊状，涂敷患处，每日 3~5 次，同时口服白药 0.3 克，每日 4 次，连用 1~3 天开始结痂，疼痛减轻，一般 3~8 天即可痊愈。

（12）治疗带状疱疹后遗神经痛：本品适量，白酒调敷患处，纱布覆盖，每日换药 1 次，6 天为一个疗程。同时内服血府逐瘀汤，每日 1 剂。

（13）治疗糖尿病足部溃疡：清创、扩创、减张、减压，逐渐清除坏死及失活组织，无菌盐水冲洗后，吹干，用本品 1 克，生蜂蜜 10 毫升，搅匀，涂抹患处，外敷纱布。

（14）治疗过敏性紫癜：本品 2 克，溶于 30 毫升生理盐水中，保留灌肠，每日 1 次。或用甘草煎液 10 毫升，冲服本品 0.2 克，每日 2 次，连用 5 天。

（15）治疗冻疮（Ⅰ、Ⅱ度）：局部青紫、瘙痒或疼痛，或有溃破，发热。未溃者可用酒调外敷，或用酊剂涂抹患处，每日 3~4 次，然后慢慢按揉数分钟。若已破溃，则将药粉撒在溃破处，以溃疡面全部盖上药粉为度，再用消毒纱布包扎，面积较大者可多撒些药末，以免结痂粘连纱布。治疗期间宜保暖。一般用药 2~3 次愈合。

（16）治疗隐翅虫皮炎：用醋将本品调成糊状，外敷皮疹区，范围略大于皮疹，每日 3~4 次。

（17）治疗肋软骨炎：本品药粉 2~4 克，用白酒或酒精调成糊状，外敷患处并包扎固定。2~3 天换药 1 次，4 次为一个疗程。

（18）治疗甲状腺结节：先用米酒或白开水冲服保险子 1 粒。随后以米酒调本品粉末成糊状，均匀涂于肿物上，然后用纱布、塑料薄膜覆盖，胶布固定。药粉干涸时用米酒湿润。1~2 天换药 1 次，2 周为一个疗程。一般 1~3 个疗程症状全部消失。

（19）治疗骨折：口服本品或保险子，每日 1 粒，可促进骨痂生长，加快骨折愈合。

（20）治疗鸡眼：保险子 1 粒，内服，每日 1 次，隔数日热水浸泡足部 1 次。

3. 治疗儿科疾病

（1）治疗新生儿出血症：口服或鼻饲，每次 0.4 克，1~2 次可愈。

（41 治疗新生儿头皮血肿：本品 4~8 克，用 75% 酒精 10~20 毫升调成糊状，涂于血肿至边缘外 0.5 厘米处，绷带包扎，24 小时后取下，必要时再敷 1 次。

（2）治疗婴儿脐炎：先用生理盐水或新洁尔灭清洗局部分泌物，然后于患处撒上白药粉 1 克，再用消毒纱布覆盖，包扎即可。

（3）治疗婴幼儿秋季冬季腹泻：本品适量，以 70% 酒精调成糊状，覆盖于酒精消毒的肚脐上，以无菌纱布覆盖，胶布固定。12 小时更换 1 次，并用酒精保持湿润。若伴有脱水、酸中毒、电解质紊乱则应予以纠正，体温超过 39℃时应予退热。

4. 治疗妇科疾病

（1）抢救产科弥散性血管内凝血：以本品与明胶海绵混合做宫腔内填塞，并灌服保险子 2~3 粒，同时给予输血。

（2）治疗急性乳腺炎：将本品与保险子共研细末，用凡士林适量调为糊状，外敷于乳房肿胀处，敷料覆盖，胶布固定，每天换药 1 次，直到痊愈。一般 3~4 天肿块消散。恶寒明显者，可服阿司匹林等退烧药，取微汗。

（3）治疗宫颈糜烂：月经净后 5 天，消毒外阴、阴道、宫颈，用本品 4~6 片（Ⅲ度或接触性出血用 8 片）、西瓜霜 1 支，制成混合剂，喷涂患处，隔日 1 次，10 天为一个疗程，疗程间隔 10 天。

（4）治疗宫颈炎：取白药粉、氯霉素等量，加凡士林调敷成膏，外敷局部，每天治疗 1 次。

注意事项与禁忌

1. 服药 1 日内忌食蚕豆、鱼类及酸冷食物。

2. 贴剂使用前务必清洁创面，拆封后请勿接触中间带药处，使用中避免长时间与水接触。

3. 气雾剂每天使用次数不得超 3 次。

4. 皮肤破损处不宜使用；皮肤过敏者停用；酒精过敏者忌用。

5. 严重心律失常患者忌服。

6. 孕妇忌用。

7. 每次口服剂量不宜超过 0.5 克，以防中毒。中毒解救方法：红糖 10 克、甘草 20 克、绿豆 150 克煎汤服。

伤科接骨片^典

药物组成　三七、红花、土鳖虫、煅自然铜、甜瓜子、炙乳香、炙没药、炙鸡骨、马钱子粉、海星、朱砂、冰片。

功能主治 活血化瘀，消肿止痛，舒筋壮骨。用于跌打损伤，闪腰岔气，伤筋动骨，瘀血肿痛。骨折需经复位后使用。

剂型规格与用法用量 片剂：每片0.33克，以温开水或黄酒送服，每次4片，每日3次，10~14岁儿童每次3片。外用，将药片压碎用黄酒调成糊状，敷于患处。

家庭医疗 应用本品的基本指征：一切跌打损伤，患部青紫肿痛，肢体运动受限，有瘀血。

1. 治疗骨折：本品活血化瘀，抗炎消肿及镇痛，能使骨折愈合时间提前，提高骨痂愈合程度和质量，促进骨折愈合；可显著提高骨痂抗扭转的生物力学性能，显著降低全血黏度及血浆黏度，改善血液流变性，使骨折部位的血供得到明显改善，加速血肿吸收、机化，促使纤维组织增生，纤维骨痂形成加快，成骨细胞再生活跃，缩短纤维骨痂转变为骨性骨痂的过程。常规服用。

2. 治疗扭挫伤：症见局部红肿疼痛，或有青紫瘀斑，活动受限；舌黯，脉弦涩。常规服用。

药物新用

1. 治疗骨质疏松性骨折：本品对骨折和软组织挫裂伤的消肿止痛，促进愈合作用明显。可促进骨形成的标志酶——骨ALP同工酶的活性，使骨密度增高。

2. 治疗膝关节外伤性滑膜炎：本品研末直接外敷患处。

3. 治疗腰椎间盘突出症：本品除具有活血化瘀，消肿止痛功效外，还具有明显的舒筋壮骨功能。常规服用，10天为一个疗程。

4. 辅助治疗中老年人带状疱疹神经痛：本品能降低局部毛细血管的通透性，减少炎性渗出，促进血管重建，使局部血运障碍很快恢复；同时还能降低全血黏稠度，促进血液循环。本品口服以驱毒败火为主，外敷以疏通营养神经为主。内服外贴结合，里外同治，可使气血流畅，脉络畅通，修复疏通被破坏的神经，减轻解除疼痛而痊愈。口服，每次3~4片，每日3次；外敷，将本品研成粉末，用水调匀，外敷皮损及神经痛部位，每日1次。

5. 治疗脑外伤后综合征：本品活血化瘀，抗炎消肿及镇痛，可改善脑外伤后综合征所表现的头痛，肢体麻木拘挛，活动不利等。常规服用，10天为一个疗程，可以连用2~3个疗程。外用，将药物用适当食醋液调成糊状，均匀涂一薄层药物于患处或大椎穴部位，每日1次，10天为一个疗程。孕妇及妇女经期忌用。

6. 治疗妇科疾病：凡主证为气滞血瘀积聚而致妇科疾病者，均可用本品进行治疗。妇科中"癥瘕""崩漏""痛经"等病，用本品施治，为中医异病同治。本品活血化瘀，可促进子宫内膜剥离，达到物理性诊断刮宫及孕激素药物性诊断刮宫或手术切除效果,减少患者的痛苦和消除对激素药物的戒备心理,尤其对未婚女患者更为适用。每次 4~8 片,每日 3 次。

注意事项与禁忌

1. 不可随意增加服量,增加时,须遵医嘱。

2. 10 岁以下儿童禁服。

3. 孕妇忌服。

沈阳红药(片、胶囊^典**OTC**、气雾剂、贴膏)

药物组成 三七、川芎、白芷、当归、土鳖虫、红花、延胡索。

功能主治 活血止痛,祛瘀生新。用于跌打损伤,筋骨肿痛,亦可用于血瘀络阻的风湿麻木。

剂型规格与用法用量 片剂:每片 0.26 克,口服,每次 2 片,每日 2 次;胶囊剂:每粒 0.25 克,口服,每次 2 粒,每日 3 次;气雾剂:外用,喷于患处,每日 4~6 次;贴膏剂:外用,贴敷患处,1~2 日更换 1 次。

家庭医疗 应用本品的基本指征:筋骨肿痛,肢体麻木,或关节疼痛,肢体酸胀沉重,怕风冷,阴雨天易加重。

1. 治疗跌打损伤:筋骨肿痛系因外力直接作用机体,导致肢体关节局部疼痛,刺痛,可有肿胀、出血或骨折、脱臼等。常规应用。

2. 治疗表皮、肌肉、筋膜、关节囊损伤:因跌、打、扭、挤、压、撞等原因引起。如挫伤、扭伤、拉伤、单纯闭合性骨折。贴膏剂贴敷患处。

3. 治疗慢性劳损性疾病:如肩周炎、滑囊炎、腱鞘炎、腰肌劳损、落枕以及颈椎病、腰椎病引起的疼痛、眩晕、肢体麻木等。贴膏剂贴敷患处。

4. 治疗骨痹:证属风寒湿痹。症见四肢关节疼痛,或有肿胀,疼痛固定,痛如刀割,屈伸不利,昼轻夜重,怕风冷,阴雨天易加重,肢体酸胀沉重;舌淡红,苔薄白或白腻,脉弦紧。常规应用。

5. 治疗风湿痹痛:表现为肢体酸楚、麻木、重着、屈伸不利,如风湿性关节炎、类风湿关节炎、骨关节炎等。贴膏剂贴敷患处。

注意事项与禁忌

1. 气雾剂创面溃破者慎用。

2. 偶见过敏反应、胃脘不适。

3. 经期停服。

4. 孕妇禁用。

季德胜蛇药片

药物组成 七叶一枝花、半枝莲、蜈蚣、蟾蜍皮、地锦草等。

功能主治 清热解毒，消肿止痛。用于毒蛇、毒虫咬伤。

剂型规格与用法用量 片剂：每片 0.4 克，毒蛇咬伤，立即取 20 片捣碎，以温开水或加入少量酒服下；以后每隔 6 小时服 10 片，至蛇毒症状明显消失；已有中毒症状者，每次内服量可加 1 倍，并缩短服药时间，不能口服药者，可行鼻饲法给药；伤口应配合外科处理，如挑破伤口、引流排毒等。毒虫咬伤，一般不需内服，可和水外搽。

家庭医疗 应用本品的基本指征：蛇虫咬伤，局部红肿，麻木，溃破等。

治疗毒蛇咬伤：证属风火毒证。症见局部红肿明显，伤口剧痛，或有水疱、血疱、瘀斑，局部溃烂，头晕眼花，视物模糊；恶寒发热，大便干，小便短赤；严重者烦躁抽搐，神志模糊；舌红苔黄，脉弦数。常规应用。

药物新用 本品有抗蛇毒，抗破伤风毒素，抗炎，镇静等作用。

1. 治疗蜂螫伤：口服每次 10 片，首剂加倍，每日 3 次，并用本品研末，醋调外敷患处。

2. 治疗皮及皮下感染：将药片研细，用蓖麻油或凡士林调成糊状外敷，纱布固定，每 2~3 天换药 1 次。

3. 治疗丹毒：内服，每次 6 片，每日 3 次；外用，药片适量，温水调成糊状外敷，每日换药 1 次。

4. 治疗丘疹性荨麻疹：用白酒或 75% 酒精调成糊状，外涂，每日数次，连用 1~2 日。

5. 治疗带状疱疹：取 6~10 片用 50%~60% 白酒融散，调成稀糊状外搽，每日 4~8 次；同时口服，每次 5 片，每日 3 次。

6. 治疗隐翅虫皮炎：口服每次 4 片，每日 3 次；同时取 15~20 片研细，温开水适量调成稀糊状，频频外搽。

7. 治疗疖疮：本品研粉加入适量茶油或凡士林调成糊状，搽于患处，每日 1~2 次。

8. 治疗顽癣：本品研碎为末，冷开水调敷患处。

9. 治疗盘状红斑狼疮：成人开始 2 日，每次 3~5 片，每日 1~2 次，2 天后每次 10 片，每日 2 次，儿童酌减，30 天为一个疗程，疗程间停药 1 周，3~6 个疗程后减量维持或停药。

10. 治疗蚕豆黄病：口服，首次剂量周岁 2 片，2~3 岁 4 片，4~5 岁 6 片，6~8 岁 8 片，9~10 岁 10 片，11~15 岁 12 片，16 岁以上 15~20 片。以后每隔 4 小时服 1 次，剂量减半。连服 3~5 天，直至尿色转为茶色或清为止。服药后多饮茶及糖盐水。

11. 治疗耳郭软骨膜炎：用药前常规消毒局部，将渗液抽净。将药片研细，用 75% 酒精调成糊状，涂于纱布上外敷患处，隔日换药 1 次。

12. 治疗甘露醇外渗:本品研碎,加呋喃西林(1∶5000)调成糊状,敷患处,厚约 3 厘米,上覆塑料薄膜,每 4 小时换药 1 次。

13. 治疗过敏性阴茎包皮水肿:内服,成人每次 8 片,小儿按年龄折算,取最小量,每 6 小时 1 次;外用,取药片 5~10 片,温水调成糊状,外敷患处及阴茎根部,注意不要涂于尿道口上,每日换药 3 次。

14. 治疗复发性口疮:常规剂量口服半月,溃疡处涂抹药粉,每日 2~4 次。

15. 治疗咽喉肿痛:口服,每次 5~10 片(重症加倍),每日 2~3 次。

16. 化脓性扁桃体炎:内服,每次 10 片,每日 3 次;同时将本品用水化开慢慢咽饮,连服 2~3 日。

17. 治疗流行性腮腺炎:小儿 0.2~0.3 克/(体重千克·天),成人每日 4.8 克,研粉分 3 次内服;并以本品研粉调醋外涂患处,每 2 小时 1 次。

18. 治疗散发性脑炎:口服,每次 10 片,每日 3 次。3~6 天出现疗效,7~18 天治愈。

19. 治疗急性球结膜炎:内服,每次 5 片,每日 4 次。

20. 治疗慢性活动型乙型肝炎:口服,每次 10 片,每日 2 次,40 天为一个疗程。

21. 治疗肾病综合征:口服,每次 2~5 片,每日 3 次,连服 2 个月。同时合用泼尼松。

22. 治疗细菌性痢疾:内服,每次 10 片,每日 3~4 次。

23. 治疗癌症疼痛:内服及穴位敷贴。

注意事项与禁忌

1. 毒蛇咬伤治疗过迟,已有心力衰竭时,应予以强心剂。

2. 如有其他并发症,应采取对症处理措施。

跌打丸^{典OTC}

药物组成　三七、当归、白芍、赤芍、桃仁、红花、血竭、北刘寄奴、烫骨碎补、续断、苏木、牡丹皮、乳香(制)、没药(制)、姜黄、醋三棱、甜瓜子、防风、枳实(炒)、桔梗、木通、甘草、煅自然铜、土鳖虫。

功能主治　活血散瘀,消肿止痛。用于跌打损伤,筋断骨折,瘀血肿痛,闪腰岔气。

剂型规格与用法用量　大蜜丸:每丸 3 克,口服,每次 1 丸,每日 2 次。

家庭医疗　应用本品的基本指征:有明确外伤史,局部青紫、红肿、疼痛,或有骨折。

1. 治疗跌打损伤:外伤后局部肿胀,青紫瘀血,红肿疼痛。常规服用。

2. 治疗骨折:外伤后局部疼痛、肿胀、青紫、功能障碍、畸形或有骨擦音。

常规服用。

3. 治疗岔气:胸部闷胀作痛,痛无定处,疼痛面积较大,尤其是在深呼吸、咳嗽以及转侧活动时,因牵制胸部而痛或窜痛,并有呼吸急促,烦闷不安,胸背部牵引作痛,胸部会有针扎感觉或顶压感。常规服用。

4. 治疗急、慢性伤筋:局部疼痛、瘀肿和肢体功能(活动与负重)障碍。筋断裂时可发生关节的异常活动(如关节的一侧副韧带断裂,则关节远端的肢体向健侧活动度增大)或畸形。急性损伤,疼痛较剧烈,慢性损伤,则疼痛多与活动牵扯有关,或仅有轻微疼痛。往往有明确的压痛点。常规服用。

5. 治疗急性腰扭伤:证属气滞血瘀。症见闪挫及强力负重后腰部剧烈疼痛,腰肌痉挛,腰部不能挺直,俯仰屈伸转侧困难;舌黯红或有斑点,苔薄,脉弦紧。常规服用,同时外用,取本品 2 粒,加白酒适量研化成膏状,洗净患处,将药膏摊于纱布上外敷患处。12 小时换药 1 次。

药物新用

1. 治疗急性软组织损伤:以本品 1 粒加 75% 酒精 30 毫升浸泡调制成膏,用小火煎至 150 毫克时,加入 2% 利多卡因 10 毫升,将药糊装于纱布口袋中,外敷患处,为防止药物蒸发,保持药物的渗透性,可外盖薄型料纸,包扎固定。可贴敷 24~48 小时,指关节可贴敷 6~12 小时,贴敷时需适当让皮肤透气。一般贴敷 1~2 次即可。

2. 治疗颌面部外伤:以本品 1 粒加 75% 酒精 30 毫升浸泡调制成膏,取适量置纱布上敷患处,时时换药防止糊剂干燥。

3. 治疗眼外伤:口服每次 2 丸,每日 2 次。

4. 治疗暴盲:口服每次 2 丸,每日 3 次,连服 1~3 月。

5. 治疗腮腺炎:取本品 2 粒,六神丸 10 粒,共研为细末,加米醋适量调为稀糊状,置于黑膏药上,外敷患处,每日换药 1 次,3~5 天可退热消肿。

6. 治疗药物性静脉炎:根据患处大小,取本品 3~7 粒,加白酒适量研化成膏状,洗净患处,将药膏摊于纱布上外敷患处,不断洒酒保护药物湿润,每日换药 1 次。一般用药 2~3 次即可治愈。

7. 治疗肋软骨炎:取本品 2~3 粒,加白酒或 75% 酒精适量,加热成不流动的糊状,外敷患处,并用胶布固定,每日换药 1 次,连续 1~2 周。

8. 治疗胫骨结节骨软骨炎:樟脑 20 克,跌打丸 2 丸,研末与 95% 酒精 50 毫升混匀,外涂患处,并用手指按摩,每日 4~6 次。

9. 治疗冻疮:根据患处大小,取本品 5~7 粒,研细,加白酒适量调为稀糊状外敷患处,并包扎固定,每日换药 1 次,连续 3~7 天。适用于青紫瘀斑型冻疮,冻疮破溃者不宜。

10. 治疗足跟痛:取本品 1~2 粒,加白酒适量研化成膏状,将药膏摊于纱布上外敷洗净的患处。12 小时换药 1 次。

11. 治疗落枕:取本品 2 粒,加白酒适量研化成膏状,将药膏摊于纱布上外敷洗净的患处,并以热水袋定时加热,12 小时换药 1 次,连续 2~3 天。

12. 治疗急性乳腺炎:取本品 3~5 粒研细,加白酒适量调为稀糊状,将药糊均匀冷敷于患处,直径以超过肿块 3~5 厘米为宜,然后覆盖消毒纱布,每日换药 2 次,每次维持 4~6 小时,两次敷药间隔 2~3 小时。

13. 治疗血栓性外痔:本品 1 丸,加适量白酒、凡士林少许调成糊状,敷于患处,覆盖敷料,胶布固定,药物干燥后换药。一般每日 2 次。

14. 治疗遗精,甚至顽固性遗精:常规服用。

注意事项与禁忌

1. 肝肾功能异常者忌用。

2. 儿童慎用。

3. 孕妇忌用。

跌打损伤丸 OTC

药物组成　马钱子、麻黄、当归、土鳖虫、红花、自然铜。

功能主治　活血祛瘀,消肿止痛。用于跌打损伤,闪腰岔气,伤筋动骨,瘀血肿痛。

剂型规格与用法用量　小蜜丸:每袋 9 克,口服,每次 6~9 克,每日 2 次。

家庭医疗　应用本品的基本指征:局部青紫肿胀,疼痛,功能障碍。

1. 治疗跌打损伤:筋骨疼痛,瘀血肿胀,关节活动不利。常规服用。

2. 治疗闪腰岔气:突然腰痛,不能转侧。常规服用。

3. 治疗外伤骨裂:外伤骨裂骨折,肿胀疼痛。常规服用。

注意事项与禁忌

1. 儿童慎用。

2. 月经期停服。

3. 孕妇忌用。

跌打活血散典OTC（胶囊）

药物组成　红花、当归、血竭、儿茶、三七、续断、烫骨碎补、乳香(炒)、没药(炒)、大黄、冰片、土鳖虫。

功能主治　舒筋活血,散瘀止痛。用于跌打损伤,瘀血肿痛,闪腰岔气。

剂型规格与用法用量　散剂:每袋 3 克,口服,温开水或黄酒送服每次 3 克,每日 2 次,外用,以黄酒或醋调敷患处;胶囊剂:每粒 0.5 克,温开水或黄酒送服,每次 6 粒,每日 2 次,外用,以黄酒或醋调敷患处。

家庭医疗　应用本品的基本指征:软组织损伤,局部疼痛,瘀血,闪腰岔气,疼痛剧烈。

1. 治疗跌打损伤:肿胀,瘀血,疼痛。常规服用。

2. 治疗急、慢性软组织扭挫伤:外伤引起局部疼痛,软组织损伤,瘀血等,慢性者时久不愈。常规服用。

3. 治疗闪腰岔气:突然疼痛,痛势剧烈。常规服用。

4. 治疗瘀血疼痛:瘀血不退,疼痛不适。常规服用。

注意事项与禁忌

1. 肝肾功能异常者禁内服。

2. 皮肤破损处不宜外敷。

3. 儿童慎用。

4. 孕妇忌用。

麝香接骨丹(胶囊)

药物组成　麝香、血竭、三七、乳香(炙)、没药、土鳖虫、红花、当归、苏木、赤芍、牛膝、川芎、马钱子(炙)、续断、儿茶、黄瓜子、骨碎补(烫)、自然铜(煅)、朱砂、麻黄(蜜制)、桂枝、硼砂。

功能主治　散瘀止痛,续筋接骨。用于跌打损伤,筋伤骨折,瘀血凝结,闪腰岔气。

剂型规格与用法用量　胶囊剂:每粒0.3克,口服,每次5粒,每日3次。

家庭医疗　应用本品的基本指征:跌打损伤,筋骨疼痛,或有骨折,局部青紫或出血。

1. 治疗跌打损伤:有明确外伤史,局部疼痛明显,伴肿胀、青紫、红肿和功能障碍。常规服用。

2. 治疗骨折:外伤后局部疼痛、肿胀、青紫、功能障碍、畸形及骨擦音。外敷经穿透、释放及吸收,进入血液循环而发挥全身作用。具有调节血液流变特性,扩张外周血管,改善微循环,促进骨再生,提高骨机械强度的作用,促进骨折愈合。常规服用,同时可外敷。

3. 治疗岔气:胸部闷胀作痛,痛无定处,疼痛面积较大,尤其在深呼吸、咳嗽以及转侧活动时,因牵制胸部而痛或窜痛,并有呼吸急促、烦闷不安、胸背部牵引作痛,胸部有针扎感觉或顶压感。常规服用。

4. 治疗急、慢性伤筋:局部疼痛、瘀肿,肢体功能(活动与负重)障碍;筋断裂时可发生关节异常活动(如关节的一侧副韧带断裂,则关节远端的肢体向健侧活动度增大)或畸形;急性损伤疼痛较剧烈,慢性损伤则疼痛多与活动牵扯有关,或仅有轻微疼痛;往往有明确压痛点。常规服用。

5. 治疗急性腰扭伤:证属气滞血瘀。症见闪挫及强力负重后,腰部剧烈疼痛,腰肌痉挛,腰部不能挺直,俯仰屈伸转侧困难;舌黯红或有斑点,苔薄,脉弦紧。常规服用。

药物新用

1. 治疗骶椎裂:本品续筋接骨,散瘀止痛。常规服用。

2. 治疗脂肪瘤:常规服用,10 天为一个疗程。

注意事项与禁忌　孕妇忌服。

风痛灵^{OTC}

药物组成　乳香、没药、血竭、樟脑、冰片、丁香、麝香、薄荷脑、罗勒油、香脑。

功能主治　活血散瘀,消肿止痛。用于扭挫伤痛,风湿痹痛,冻疮红肿。

剂型规格与用法用量　溶液剂:外用,适量涂擦患处,每日数次,必要时用湿毛巾热敷后,随即涂擦。

家庭医疗　应用本品的基本指征:局部疼痛,固定不移,遇寒冷加重,或局部青紫瘀血等。

1. 治疗跌打损伤:局部红肿疼痛,瘀血。常规应用。

2. 治疗扭挫伤:有明确外伤史,局部红肿或青紫或出血,伴疼痛,肢体功能受限;舌红或紫黯,苔薄白,脉涩或弦。常规应用。

3. 治疗痹证:肢体关节疼痛,屈伸不利,关节肿大、僵硬、变形,甚则肌肉萎缩,筋脉拘急,肘膝不得伸;舌黯红,脉细涩。常规应用。

4. 治疗冻伤:寒冷侵袭人体,局部血脉凝滞,皮肤肌肉受伤。常规应用。

药物新用

1. 治疗颈椎病:本品活血通络,消肿止痛。常规应用。

2. 治疗肩周炎:本品止痛消炎,洗净患处,毛巾擦干,以本品涂抹后,外敷保鲜膜。

注意事项与禁忌

1. 本品为外用药,不可内服。

2. 使用时皮肤出现皮疹,瘙痒应停用。

3. 3 岁以下儿童慎用。

4. 孕妇忌用。

关节止痛膏^{典OTC}

药物组成　辣椒流浸膏、颠茄流浸膏、薄荷素油、水杨酸甲酯、樟脑、盐酸苯海拉明。

功能主治 活血散瘀,温经镇痛。用于寒湿瘀阻经络所致的风湿关节疼痛及关节扭伤。

剂型规格与用法用量 硬膏剂:外用,贴患处,每次1~2片,持续12小时,每日1次。

家庭医疗 应用本品的基本指征:各种扭挫伤所致的局部瘀血疼痛,肿胀,不能屈伸。

1. 治疗急性软组织扭挫伤、扭伤:外伤致局部肿胀疼痛,活动时疼痛加重。常规应用。

2. 治疗痹证疼痛:局部关节屈伸不利,肿胀疼痛,遇风寒湿加重;舌红苔白腻,脉滑。常规应用。

药物新用

1. 治疗晕车:可防止轻度晕车,晕船。用本品贴肚脐。

2. 治疗因化疗引起的恶心呕吐:本品温中止呕。贴肚脐。

3. 治疗早期疔肿:本品消炎、止痛、活血、祛瘀。将本品直接贴于未溃破之疔肿处。

4. 治疗扁平疣、寻常疣、传染性软疣:贴患处,36小时更换1次,共贴2~3天。

5. 治疗冻伤:本品与山莨菪碱合用,治疗Ⅰ期、Ⅱ期冻伤。根据冻伤面积大小,剪取本品外贴,每日1~2次。

注意事项与禁忌

1. 本品含刺激性药物,忌贴于破溃处。

2. 有皮肤病者慎用。

3. 皮肤过敏者停用。

4. 哺乳期妇女禁用。

红花油 OTC

药物组成 丁香罗勒油、姜樟油、肉桂油、桂皮醛、柠檬醛、冰片。

功能主治 祛风止痛。用于急性软组织扭挫伤。

剂型规格与用法用量 油剂:外用,涂擦患处,每日4~6次。

家庭医疗 应用本品的基本指征:皮肤局部红肿,疼痛,皮肤瘙痒等。

治疗跌打损伤:肌肉疼痛,局部青紫。适量外涂。

药物新用

1. 治疗外感头痛:本品活血祛风、胜湿止痛,抗菌,抗病毒。适量外涂。

2. 治疗皮肤瘙痒或荨麻疹:皮肤瘙痒,遇风尤甚。适量外涂。

3. 治疗风湿骨痛:症见肢体关节疼痛,红肿,肢体酸软沉重。适量外涂。

注意事项与禁忌

1. 本品为外用药,禁止内服。

2. 皮肤、黏膜破损处忌用。

3. 皮肤过敏者停用。

克伤痛搽剂^{典OTC}

药物组成 当归、川芎、红花、丁香、生姜、樟脑、松节油。

功能主治 活血化瘀,消肿止痛。用于急性软组织扭伤挫伤,症见皮肤青紫瘀斑,血肿疼痛。

剂型规格与用法用量 搽剂:适量外用,涂擦患处并按摩至局部发热,每日 2~3 次。

家庭医疗 应用本品的基本指征:活动失慎,筋肉扭伤,肌肤挫伤,暴邪侵肌,患部肿胀瘀血,皮色青紫,压之疼痛。

治疗急性软组织扭伤挫伤:局部皮肤青紫,肿胀疼痛等。常规应用。

药物新用

1. 治疗风湿痛:本品镇痛、消炎。外涂患处。

2. 治疗冻疮:冻疮初起未化脓时,以本品外涂。

注意事项与禁忌

1. 本品外用,忌入口、眼及皮肤破损处,小儿皮肤娇嫩慎用。

2. 对酒精过敏者忌用。

3. 使用时皮肤出现皮疹,瘙痒者应停用。

4. 孕妇忌用。

驱风油^{OTC}

药物组成 薄荷油、樟脑油、水杨酸甲酯。

功能主治 活血止痛。用于关节痛。

剂型规格与用法用量 油剂:外用,少许擦患处。

家庭医疗 本品为活血止痛剂,常用于关节疼痛。方中薄荷疏散风热,清利头目;樟脑除湿杀虫,温散止痛。诸药合用共奏活血止痛之功。

家庭医疗 应用本品的基本指征:关节肿胀、疼痛、屈伸不利。

治疗关节疼痛:关节疼痛,屈伸不利,肿胀不舒。常规应用。

药物新用 治疗外感头痛:本品祛风止痛。以少许涂抹太阳穴。

注意事项与禁忌

1. 本品外用,不可内服。

2. 孕妇忌用。

龙血竭胶囊（肠溶、片、散）OTC

药物组成　国产血竭。

功能主治　活血散瘀,定痛止血,敛疮生肌。用于跌打损伤,瘀血作痛,外伤出血,脓疮久不收口,妇女气血凝滞等;片剂还用于复发性口腔溃疡,慢性咽炎,以及慢性结肠炎所致的腹痛、腹泻等症。

剂型规格与用法用量　胶囊剂:每粒 0.3 克,口服,每次 4~6 粒,每日 3 次。外用,取胶囊内容物适量,敷患处或用酒调敷患处;胶囊剂(肠溶):每粒 0.4 克,口服,每次 4~6 粒,每日 3 次;片剂(肠溶薄膜包衣片):每片 0.4 克,每次 4~6 片,每日 3 次;散剂:每袋 1.2 克,用酒或温水送服,每次 1 袋,每日 2~3 次,外用适量,敷患处或用酒调敷患处。

家庭医疗　应用本品的基本指征:局部青紫、疼痛或麻木。

治疗急性软组织扭挫伤,跌打损伤,闪腰岔气,内伤疼痛,骨折筋伤等:受伤之腰腿、四肢、躯干血肿瘀阻疼痛,活动受限。常规应用。

药物新用

1. 治疗闭经:月经过期,经来腹痛,有血块。常规服用。
2. 治疗痛经:行经腹痛,色黑有块。常规服用。
3. 治疗产后瘀阻:常规服用。
4. 治疗盆腔炎:常规服用。
5. 治疗胃、十二指肠溃疡:证属血瘀。常规服用。
6. 治疗腰椎间盘突出症:证属瘀血内阻。常规服用。

注意事项与禁忌

1. 妇女经期应在医生指导下应用。
2. 孕妇忌服。

养血荣筋丸典OTC

药物组成　党参、当归、鸡血藤、盐补骨脂、何首乌(黑豆酒炙)、炒白术、铁丝威灵仙(酒炙)、续断、伸筋草、赤芍、赤小豆、陈皮、桑寄生、透骨草、木香、油松节。

功能主治　养血荣筋,祛风通络。用于陈旧性跌打损伤,症见筋骨疼痛,肢体麻木,肌肉萎缩,关节不利。

剂型规格与用法用量　大蜜丸:每丸 9 克,温开水送服,每次 1~2 丸,每日 2 次;小儿每次半丸。

家庭医疗　应用本品的基本指征:气血两虚,筋骨失养之慢性腰腿痛,小儿麻痹,肌肉萎缩,软组织损伤;筋骨疼痛,肢体麻木,肌肉萎缩,关节不利,跌打损伤,疼痛肿胀,瘀血不散。

1. 治疗跌打损伤:损伤日久,疼痛肿胀,瘀血不散。常规服用。

2. 治疗痹证疼痛:外伤或风湿日久导致筋骨疼痛,肢体麻木,肌肉萎缩,关节不利,肿胀。常规服用。

3. 治疗坐骨神经痛:下肢麻木疼痛。常规服用。

药物新用

1. 治疗软组织损伤:外伤所致局部瘀血,肿胀而痛。常规服用。

2. 治疗骨折:恢复期可加快骨痂生长,促进骨折愈合。常规服用。

3. 治疗小儿麻痹:筋肉萎缩,行动不利。常规服用。

4. 治疗肌肉萎缩:常规服用。

5. 治疗震颤麻痹:证属气血两虚。症见肢体颤振日久,程度较重,伴面色无华,精神倦怠,四肢乏力,头晕眼花;舌体胖,边有齿痕,舌淡黯,或夹有瘀点,脉细弱。常规服用。

6. 治疗腰椎间盘突出症:下腰部疼痛,并向下肢放射。常规服用。

注意事项与禁忌

1. 6 岁以下儿童慎用。

2. 孕妇忌服。

活血止痛胶囊(散)典OTC

药物组成　当归、三七、乳香(制)、土鳖虫、煅自然铜、冰片。

功能主治　活血散瘀,消肿止痛。用于跌打损伤,瘀血肿痛。

剂型规格与用法用量　胶囊剂:每粒 0.37 克,温黄酒或温开水送服,每次 4 粒,每日 3 次;散剂:每袋 1.5 克,用温黄酒或温开水冲服,每次 1.5 克,每日 2 次。

家庭医疗　应用本品的基本指征:外伤致肢体局部青紫、红肿、疼痛。

治疗跌打损伤:局部肿胀,瘀血,疼痛。常规服用。

药物新用

1. 治疗痛经:本品活血化瘀,治疗瘀血阻滞之痛经。常规服用。

2. 治疗腰椎间盘突出症:本品活血止痛。常规服用。

3. 治疗外伤骨折:本品活血、止痛、消肿。常规服用。

注意事项与禁忌

1. 本品宜于损伤的短期内服用,久服易伤胃,慢性胃病者慎用或忌用。

2. 肝肾功能异常者忌用。

3. 6 岁以下儿童忌用。

4. 孕妇忌服。

第20节　烧伤用药

烧伤是热力作用于人体而引起的损伤。常见的烧伤主要有沸水、油、火焰等引起的损伤。遇见烧伤需要正确估计伤情,一般要计算烧伤面积和深度。计算面积最简便的方法是:伤员五指并拢时手掌的面积为体表面积的1%。计算深度一般采用三度四分法,Ⅰ度(红斑),表现为红肿热痛,感觉过敏,表面干燥;Ⅱ度(水疱),分浅Ⅱ度、深Ⅱ度,浅Ⅱ度烧伤创面表现为剧痛,感觉过敏,有水疱,基底部呈均匀红色,潮湿,局部肿胀;深Ⅱ度表现为痛觉迟钝,有水疱,基底苍白,潮湿;Ⅲ度烧伤,创面痛觉消失,无弹性,如皮革样,焦黄或炭化,干燥。

治疗原则:面积在10%以内浅Ⅱ度以下属轻证,常选用湿润烧伤膏、京万红软膏等。烧伤面积在10%以上,深度在深Ⅲ度以上者应保护好创面,及时到专科医院就诊。特殊烧伤(如化学烧伤)应及时到专科医院诊治。

湿润烧伤膏

药物组成　黄连、黄柏、黄芩、地龙、罂粟壳、麻油。

功能主治　清热解毒,活血止痛,祛腐生肌。用于各种烧伤、烫伤、灼伤。

剂型规格与用法用量　软膏剂:为烧伤湿润暴露疗法的专用药物,须在烧伤湿润暴露疗法技术理论指导下使用。基本方法:涂于烧、烫、灼伤创面,厚度薄于1毫米,每4~6小时换药1次,直至创面愈合。换药前须将残留在创面上的药物及液化物拭去,暴露创面,然后用药。

家庭医疗　应用本品的基本指征:烧烫伤,局部灼热疼痛,红肿,或化脓,口干等。

1. 治疗烧烫伤:本品止痛、抗感染、促进创面愈合,减轻和预防瘢痕增生,为皮肤愈合创造必要条件。清洁创面,用本品涂敷创面,厚度1~1.5毫米,每2~4小时涂药1次,发现创面稍干即涂药膏,保持创面始终被药膜覆盖。

2. 治疗火毒内陷:症见壮热烦渴或高热神昏,躁动不安,口唇干燥,大便秘结,小便短赤;舌红绛,脉细数。常规应用。

药物新用

1. 治疗外科疾病

(1) 治疗皮肤挫擦伤:本品具有止痛、抗感染、促进皮肤愈合等功效,痛苦小,创面愈合快,缩短病程。外涂创面,涂药后创面疼痛均明显减轻,6~10天愈合,无感染,无瘢痕形成,无功能障碍。

(2) 治疗肌内注射后硬结:用本品按摩治疗肌内注射后硬结。操作简便,护理工作量小,可缩短治疗时间,疗效好。

（3）治疗褥疮：褥疮临床可分为 3 型：①窦道型。此型的突出特点是口小腔大，局部有一直径 1~2 厘米的外口，有少量分泌物，创缘鲜红，外口表面多为上皮组织覆盖，部分为肉芽组织；外口周围皮肤有明显色素沉着；触诊创面局部有明显悬空感，经外口用探针可及范围不等的皮下腔隙。多见股骨大转子和坐骨结节或骶尾部褥疮。②溃疡型。可见于体表任何部位，创面特点为创面与创基基本等大，多数为典型溃疡病灶。创面凹陷，表面凸凹不平，有少量恶臭分泌物，肉芽组织苍白老化，或为干性坏死，少数病例创面深及肌层或骨面。③混合型。特点为口大腔大，皮肤表面呈现溃疡病灶，创面凹陷，有较多脓性分泌物及液化坏死的组织，其创面类似溃疡型，但其创面自创缘皮下组织向创周扩展，形成范围不等的不规则潜在腔隙，或沿肌肉间隙扩展形成多个潜在腔隙。

创面的处理：①窦道型。常规消毒后，用探针探查囊腔范围及其长轴，并标记与皮肤表面。根据囊腔的部位和分布，设计以外口为中心，以囊腔长轴为轴线的梭形切口，切开皮肤、皮下组织，分别沿囊腔浅面及基底深面正常组织锐性分离，完整切除病灶。对于病灶波及骨面且囊壁与骨膜粘连者应一并切除，彻底止血，3% 过氧化氢液、盐水交替冲洗。然后用本品纱布填塞，加压包扎 24 小时，打开敷料，取出填塞物，重新换药。②溃疡型。沿创缘外侧切开皮肤，彻底切除病灶，若创基深达骨面，应凿除凸出的骨质，彻底止血。3% 过氧化氢液、盐水交替冲洗。③混合型。本型的病灶切除基本同溃疡型，不同点是深在的坏死组织形成范围不等、不规则的潜在腔隙，一次彻底切除不健康组织困难，需分次清除。

用法：清创后暴露的创面用无菌压舌板将本品涂于创面上，厚度 1.5~2 毫米，对皮下潜行区域，将本品制作成纱条填塞于腔隙内，外用无菌纱布覆盖，每日换药 2~3 次，每次换药前将原来残留药物或渗出液用无菌干敷料吸干擦净再涂药，直至创面愈合。

（4）治疗甲沟炎：拔甲术后采用甲床部分刮除，局部外用本品治疗，可减轻换药时的疼痛，促进创面早期愈合，减少复发率。

（5）治疗糖尿病足：本品消肿、活血、化瘀、止痒，有隔离创面作用，可以避免空气对暴露创面的刺激，明显改善局部微循环，促进肉芽组织生长和毛细血管的再生，继而促进创面修复。使皮肤疼痛、麻木症状消失，皮肤颜色恢复正常，有开放病灶者，病灶可愈合。将本品涂于患病足部。每日 1 次。同时应控制血糖、抗感染、服活血化瘀中药。

（6）治疗冻疮：常规应用。用药数分钟后痒感及痛感可减轻或消失，病变未破溃创面 2~7 天治愈，局部肿胀、水疱破溃伴感染创面 6~14 天治愈。治愈后局部无红肿和痒感，创面红润，无瘢痕。

2. 治疗皮肤科疾病

（1）治疗急性软组织损伤、皮肤擦伤：本品可保持皮肤湿润，不损伤新生组织，明显改善局部血循环，消肿止痛，促进创面愈合，愈合后不留瘢痕，特别用于膝关节伸面皮肤擦伤时，能使膝关节尽早恢复屈伸运动。视伤面大小，将本品摊于大小适宜，折叠成 4~8 层的绷带上，再将云南白药粉均匀地撒在本品上，然后直接贴在伤处，用绷带包扎，根据肿胀、疼痛的程度决定换药次数，一般隔 3 天换 1 次，2 周为一个疗程。

（2）治疗瘢痕疙瘩：本品可有效减少创面炎症反应，去除影响组织稳定的超氧化自由基，改变创面局部供氧环境，促进创面完整愈合，减少瘢痕形成。局麻下行瘢痕磨削，至低于正常皮肤 1~2 毫米。消毒后外用本品均匀涂布，厚度 1 毫米，每 4~6 小时涂药 1 次，或用本品纱布包扎，四肢和关节处可配合弹力绷带加压，每日换药 1 次，待创面愈合后（6~17 天），局部外用"美宝疤痕平"薄薄涂一层，每日 3~4 次，20 天后局部涂本品轻轻按摩 5~10 分钟，每 4 天用温水清洗术区一次，共治疗 1 年。

（3）治疗皮炎湿疹：①治疗难治性脐窝湿疹：应用本品配合频谱治疗。局部涂药。将本品涂于脐周皮肤及脐窝创面，用无菌棉签轻轻抹匀按揉，使药液融入脐窝深部，每日 2~3 次；频谱局部照射。用周林频谱仪局部照射，温度适宜，患者自觉温和即可，每日 2 次，每次 20~30 分钟；全身治疗。同时口服抗组胺药物（如氯苯那敏、氯雷他定、依巴斯汀等）抗过敏止痒。用药第 2~4 天糜烂面开始干燥，炎症明显减轻，4~8 天皮损创面恢复，疗程 5~12 天，平均 8 天。②治疗肛周湿疹：本品涂于皮损处，药膏厚度 1~2 毫米，早晚各 1 次，每次用药前用无菌生理盐水清洗局部皮肤后拭干。腹泻和尿频者，应在每次大、小便后立即用干净温开水清洗会阴部，拭干皮肤再涂药。1~3 天起效。

（4）治疗隐翅虫皮炎：在常规治疗的同时用本品外涂治疗。疗效优于常规疗法。

（5）治疗手足口病皮疹：有较强的抗感染、镇痛能力，有利于炎症消退，能增加创面局部营养，促进组织愈合。局部外涂。

（6）治疗颜面激素依赖性皮炎、银屑病、红皮病：外用柔润、无刺激、促进皮肤再生，可减轻疼痛，皮肤创面愈合快，无瘢痕或仅遗留少量瘢痕。本品外涂，每日数次。

（7）带状疱疹：中医称为"缠腰火龙""缠腰火丹"，俗称"蜘蛛疮""蛇胆疮"等。本品局部行湿敷具有向内渗透作用，可使蛋白质凝固变性，并有较强的杀灭病原微生物及良好的止痛生肌作用。先用无菌棉球蘸生理盐水清理局部，擦去残留在创面上的药物及液化物，然后将本品涂在带状疱疹处，并覆盖上凡士林油纱布，以减少本品挥发，每天 1~2 次。应注意结痂期间勿用力涂擦,以防结痂过早脱落,引起局部性渗出、继发感染和疼痛,湿敷后,带状疱疹部位应暴露,保持局部清洁干燥。带状疱疹在躯干部,如影响着装可用无菌纱布包扎局部,然后穿柔软衣服,腰部带状疱疹则不宜系裤带,以减少摩擦及继发感染。

(8) 唇疱疹:可迅速、有效缓解单纯疱疹病毒所引起的各种症状,明显缩短病程,且无不良反应。局部外涂。

(9) 治疗慢性皮肤溃疡:多发生于下肢,多有下肢静脉曲张,湿疹或外伤史。本品具有间接抗感染、改善微循环、消肿止痛、祛腐生肌、促进创面再生与修复,同时提供创面愈合所需的基质成分等作用。清理创面后,将本品均匀涂上。对于溃疡较大或渗出较多者,用包扎疗法,将本品均匀涂布于无菌纱布上,覆盖 3~4 层,外加轻压包扎。每日换药 2~4 次,创面渗出减少后相应减少换药次数。局部适当保暖、抬高患处以利于增加血流、减少渗出,促进溃疡愈合。治疗 3~5 天后可出现好转。还可用丹参注射液配合治疗。

(10) 治疗神经性溃疡:本品具有间接抗感染作用,能够改善血循环,祛腐生肌,促进创面再生、修复与愈合。将本品涂敷于溃疡面,每日 2 次,至创面愈合为止。

(11) 治疗静脉炎:①治疗静脉炎、甘露醇性静脉炎:局部表现为沿静脉走向出现条索状红线,局部组织发红,肿胀灼热,疼痛。本品具有清热解毒,消炎消肿,止痛,软化血管等作用,可扩张局部血管,促进血液循环,迅速消散炎性渗出,消除水肿,解除血管痉挛。本品外涂,药膏厚度 1 毫米,每天 2~3 次,7 天为一个疗程。②治疗化疗性静脉炎:本品与仙人掌合用外敷,具有抗感染、促进创面愈合,生理性再生皮肤,镇痛等功效。仙人掌捣成糊状,沿穿刺静脉走向均匀涂抹在静脉炎的部位,然后用保鲜膜包裹,胶布固定,2 小时后用同样方法换为湿润烧伤膏,如此每天交替使用 3 次,1 周为一个疗程。

3. 治疗肛肠科疾病

(1) 用于肛肠(内外痔、混合痔、结肠造瘘、肛周尖锐湿疣)术后:本品抗感染,促进组织修复,减少瘢痕形成。以温开水清洁患部周围皮肤,然后用碘伏棉球消毒,再涂本品,每日 1 次。平均愈合时间 15 天,创面无感染发生,无瘢痕形成,无肛门狭窄,排便正常。

(2) 治疗新鲜肛裂、陈旧性肛裂:可减轻肛门疼痛,促进创面再生、修复,疗程短。清洗局部后将本品涂于肛裂、肛门处,厚 2 毫米,每日 2 次。注意每次排便后用 1% 高锰酸钾清洗肛门,每日在涂药前进行肛门坐浴。新鲜肛裂 7 天左右愈合,陈旧性肛裂 16 天左右愈合,创面最终痊愈。

(3) 治疗肛管溃疡:用本品涂患处。用药 5 天脓性分泌物减少,创面红润,表面呈颗粒状,触之易出血;用药 10 天左右创面肉芽组织增生迅速,创面开始缩小;用药22天创面愈合,无瘢痕形成,肛门功能正常。

4. 治疗小儿科疾病

(1)治疗金黄色葡萄球菌烫伤样皮肤综合征:本病为浅表性水疱性皮肤病,多见于婴幼儿,偶见于成人。先用0.02%高锰酸钾溶液洗浴皮肤,消毒毛巾擦干,再将本品涂于皮肤破损处,每天2次,后期可每天1次;眼部护理用生理盐水清洗,然后用妥布霉素滴眼液或红霉素眼膏外涂;唇周用浓缩鱼肝油外涂。3~5天创面红肿可基本消退,坏死组织基本脱落,糜烂面开始红润,创面逐渐愈合。无创面侵袭性感染、局部或全身性并发症,平均愈合时间21~25天。

(2)治疗新生儿红臀:又称小儿尿布皮炎,是发生在新生儿尿布覆盖区的一种接触性皮炎。本品为油剂,无亲水性,能在皮肤表面形成一层保护膜,防止大小便刺激的再次损伤,减少红臀愈合过程中排泄物的继发性刺激损伤,促使创面愈合,缓解疼痛,减少因疼痛不适、哭吵不安而造成红臀局部皮肤的摩擦损伤。使尿液及细菌不易浸渍皮肤,防止细菌侵袭,避免皮肤损害,预防感染性疾病的发生。用局部氧疗与局部外涂本品,联合治疗轻度和重Ⅱ度尿布皮炎。

(3)治疗新生儿脓疱疮:本品可促进组织修复,加快创面愈合,减轻患儿疼痛,较快控制感染。将患处用温水洗净,擦干,用无菌棉签蘸75%酒精消毒感染部位(范围超过脓疱疮周边3~5厘米,避免脓疱疮向周围皮肤蔓延),消毒后用5毫升注射器针头将脓疱疮逐一刺破,抽出脓液,如果脓液抽吸不干净时,可用无菌棉签棒按压脓疱,将脓液挤压干净,然后用0.9%生理盐水彻底擦洗创面,再将本品适量、均匀、轻柔地涂抹于患处,厚度薄于1毫米,每4~6小时更换药1次。用药1~2天后,脓疱疮缩小,创面干燥结痂无渗出,周围皮肤无新脓疱疮出现,用药3~5天后脓疱疮消失,无并发症。重型伴有并发症、全身症状者,可同时给予静脉抗生素抗感染及对症处理。

(4)治疗新生儿硬肿症:采用按摩联合本品外用。

5. 治疗五官科疾病

(1)治疗口腔溃疡、肿瘤化疗后口腔溃疡:可以瞬间止痛,具有抗病原微生物的作用,对多种细菌、病毒、真菌、原生物有较强的抑制作用,同时具有抗炎效果,促进溃疡周围新鲜肉芽组织生长。分别在三餐后及睡前漱口后,用无菌棉签蘸本品少量,涂于口腔溃疡面,每日4次,2~7天可愈。

(2)治疗慢性、化脓性中耳炎:本品抑制细菌繁殖,减少体内毒素的产生和伤口愈合过程中的继发感染,扩张周围血管,改善局部血液循环,可增加创面组织血流,局部引流,抑制组织炎症反应,促进创面愈合。先以碘伏消毒外耳道,再以无菌棉签蘸取本品0.5克,均匀涂擦于鼓膜及外耳道表面,勿碰及鼓膜,10 天为一个疗程,共治疗 2 个疗程。

(3)治疗过敏性鼻炎:能形成油脂性保护膜,避免接触过敏源,同时能舒张平滑肌,促进鼻腔溃烂面愈合修复,止痛生肌,缓解过敏性鼻炎引起的各种症状。外涂患处。

(4)用于洗眉术:激光治疗机洗眉后,分别用本品涂抹创面,直至创面愈合。能缩短愈合时间、缓解疼痛、减少色素沉着。效果优于红霉素。

6. 治疗妇科疾病

(1)治疗产科侧切伤口:会阴侧切伤口常出现红肿、疼痛,甚至感染。本品可消肿、止痛,提高甲级愈合率。会阴侧切术后,用 0.5% 高锰酸钾溶液清洗外阴,涂抹本品,厚度 2~3 毫米,每日 2 次,直至拆线。

(2)用于宫颈上皮内瘤变、良性变行宫颈环形电刀切除术后:创面外涂本品治疗,疼痛程度、出血时间、出血量、结痂脱落时间、创面愈合时间均较传统治疗减少或缩短。

(3)用于Ⅱ~Ⅲ度宫颈炎:采用波姆光联合本品治疗,可使阴道出血量减少,流液时间缩短,创面愈合快,降低并发症和复发率,愈后宫颈的柔软质地和外观正常,无瘢痕形成。施术时间为月经干净后 3~7 天,术前嘱患者排空膀胱,术时取膀胱截石位,用阴道窥器充分暴露宫颈,0.5% 洗必泰常规消毒外阴、阴道,干棉球擦净宫颈表面分泌物。将波姆光疗仪照射机头对准糜烂面,垂直由内向外由下向上照射,使糜烂面全部变白。术毕,创面涂 2% 龙胆紫,并同时喷少许呋喃西林粉。第 2 天起,用洗必泰棉球擦洗阴道壁,无菌干棉球擦干宫颈,用无菌棉签蘸取本品涂抹创面处,涂药厚度 1~2 毫米,以盖过创面为宜,必要时涂抹整个阴道。每日 1 次,直至痊愈。

(4)治疗宫颈息肉:CO_2 激光配伍本品治疗子宫颈息肉,术前排空小便,铺常规消毒铺巾,取膀胱截石位,用阴道窥器暴露宫颈,继而用生理盐水纱布围绕蒂基以保护周边组织。然后启动激光仪,输出功率 10~15w,聚焦光斑直径 0.2 毫米,保持光源距蒂基 3~5 厘米,呈垂直划切状照射蒂基 0.5~1 分钟,其蒂基均可立即离断,且在残端留下灼伤碳化的焦痂创面,无出血。随后关闭光源停机,清除盐水纱布块,继以本品纱条折叠三层贴敷残端创面,最后以干纱布块疏松充填宫颈穹隆和上段阴道,每日换本品纱条 1 次,3 天后隔日换药 1 次,并口服抗生素 3~5 天。禁止性交 1 个月。每月月经干净后复查,坚持半年。慢性宫颈管炎可全痊愈,息肉无复发,亦无瘢痕形成。

(5)治疗会阴部(包括男性)湿疹:本品外用,能与坏死组织结合成液化物,使坏死组织失去亲脂能力,自行离开创面,从而产生有效的引流作用。同时,本品是组织再生的外源性创面培养基,可加速蛋白质合成,使上皮细胞增殖加快,能力增强,具有抗炎、促进创面溃疡愈合的作用。在会阴部湿疹渗出、糜烂、表皮剥脱处涂抹本品,每2~3小时1次,在斑丘疹、丘疱疹处涂抹本品,每日4~6次。疗效优于氧化锌软膏。

(6)治疗老年性阴道炎、老年性阴道溃疡:老年性阴道炎用1∶5000高锰酸钾冲洗阴道,老年性阴道溃疡用1∶2000洗必泰棉球擦洗阴道壁及宫颈,无菌干棉球擦干阴道,用无菌棉签蘸取本品涂抹整个阴道内壁黏膜。涂药厚度1~2毫米,每日1次。用药后3天见效,溃疡充血减轻,表层黏膜萎缩塌陷,轻度溃疡5~7天愈合,中度溃疡8~10天愈合。

7. 用于其他疾病

(1)用于包皮术后切口:用药前先用无菌纱布拭干创口渗液,再用无菌棉棒将本品涂于切口处,每天4~6次,3~6天可愈。

(2)用于尿道外口狭窄行包皮环切术后:用本品纱条代替凡士林纱条外敷切缘,并用本品涂抹创面。

注意事项与禁忌

1. 芝麻过敏者慎用。

2. 烧伤创面引起的全身性症状者,须在医生指导下使用。

3. 夏季高温或反复挤压、碰撞,膏体会变稀,但不影响药效,可拧紧软管盖于开水中热浸数分钟,取出后倒置,自然冷却至室温,即可恢复原状。

紫花烧伤软膏 典OTC

药物组成 紫草、冰片、地黄、熟地黄、黄连、当归、花椒、甘草。

功能主治 清热凉血,化瘀解毒,止痛生肌。用于Ⅱ度以下烧伤、烫伤。

剂型规格与用法用量 软膏剂:外用,清创后,将药膏均匀涂敷于创面,每日1~2次。采用湿润暴露疗法,必要时特殊部位可用包扎疗法或遵医嘱。

家庭医疗 应用本品的基本指征:烧烫伤,局部灼热疼痛,红肿,或化脓,口干等。

1. 治疗烧伤(Ⅰ、Ⅱ度):证属火热伤津。症见发热,口干欲饮,大便秘结,小便短赤;舌红苔黄,脉数。局部创面清洁后,外敷本品。

2. 治疗烫伤:证属火毒内陷。症见壮热烦渴或高热神昏,躁动不安,口唇干燥,大便秘结,小便短赤;舌红绛,脉细数。常规应用。

药物新用

1. 治疗静脉炎:本品抗感染,止痛,生肌。将本品均匀涂搽患处,每日3次,连用2天。

2. 治疗糖尿病足:本品对创面刺激小,既可抑制皮肤真菌,又能透入皮肤发挥作用,达到抗感染,镇痛,收敛,祛腐生肌等效果。先用中药浴足,待足晾干后外涂本品,厚1~2毫米,覆盖带孔保护膜或无菌纱布。

注意事项与禁忌

1. 该药品为外用药,禁止内服。

2. 切勿接触眼睛、口腔等黏膜处。

3. 忌食辛辣食物。

4. 用药后局部出现皮疹等过敏表现者应停用。

5. 使用中应注意全身情况,如有恶寒发热等症状,应及时去医院就诊。

6. 水火烫伤面积较大,应去医院就诊。

京万红软膏^{典OTC}

药物组成　地榆、栀子、大黄、地黄、金银花、乳香、没药、血竭、土鳖虫、桃仁、红花、当归、川芎、罂粟壳、赤芍、黄连、黄芩、黄柏、胡黄连、白芨、槐米、苦参、冰片、棕榈、血余炭、五倍子、乌梅、木鳖子、半边莲、紫草、白芷、木瓜、苍术。

功能主治　活血解毒,消肿止痛,祛腐生肌。用于轻度水、火烫伤,疮疡肿痛,创面溃烂。

剂型规格与用法用量　软膏剂:外用,生理盐水冲洗创面后,涂敷本品或将本品涂于消毒纱布上,覆盖创面后包扎。每日或隔日换药 1 次。

家庭医疗　应用本品的基本指征:烧烫伤,局部灼热疼痛,红肿起疱,或化脓,口干等。

治疗烧伤:局部红肿起疱,疼痛,创面浸淫溃烂等。本品具抗菌消炎之功,有较强的杀菌能力,并能降低毛细血管的通透性,减少创面液体外渗。地榆粉对Ⅱ-Ⅲ度烧伤创面有显著的收敛作用。对有感染的深度烧伤创面,有加快祛腐、生肌、长皮的良好作用,并可减少败血症的发生。常规应用。

药物新用

1. 治疗鼻腔溃疡:消毒棉签蘸药膏涂于鼻腔溃疡处。每日数次。

2. 治疗皮肤溃疡:有消肿排脓,促进愈合功效。如外伤溃疡、鼻腔溃疡等,均可用本品外涂。将本品涂于伤口处,然后以敷料覆盖包扎。

3. 治疗组织坏死:外用局部涂敷。

4. 治疗带状疱疹:将本品均匀涂于消毒纱布上,约 2 毫米厚,外敷疱疹及其周围,每日 1 次,同时口服西咪替丁,每次 200 毫克,每日 3 次。用药后 24 小时内疼痛消失,皮疹 2~3 天愈合,3~4 天结痂脱落。

5. 治疗褥疮:先用生理盐水局部清洁,再将涂于纱布上的药膏外敷于褥疮上,每 1~2 天换药 1 次,连用 1 周左右即可。

6. 治疗新生儿脐炎:本品敷患处,盖上消毒敷料,以绷带固定。

7. 治疗婴儿尿布皮炎:应用本品治疗具有以下特点,敷药后立即止痛,创面渗液亦随之逐渐减少;促进创面愈合,有加快祛腐、生肌、长皮作用;有较强杀菌能力,敷药后可减少败血症发生。先用温水洗净患处,并用柔软洁净的干布蘸干,使皮肤干燥,然后局部外敷本品,每日数次,3 天为一个疗程。同时更换不合适的尿布,并勤换尿布。

8. 治疗皮肤疖肿:使用本品疖肿初期可消炎退肿,已溃者促进愈合。先用酒精棉球敷于患处,几分钟后涂本品,每天 1~2 次。

9. 治疗蚊虫叮咬:外敷本品,每日 1 次。

10. 治疗外科疾患:如外伤、疖痈、丹毒、蜂窝织炎、毛囊炎、粉刺、乳头皲裂、冻伤溃烂及脚气,手癣等。用生理盐水清洁伤口,酒精消毒伤口,取本品外敷,不包扎,每日 1 次,连用 1 周。

11. 治疗结肠炎:将本品 2 支挤入 20 毫升注射器中,通过橡胶管由深到浅点状分布推入病变部位,之后用同法推入氢氧化铝凝胶 20 毫升,维生素 K_3 8 毫克和维生素 B_1 200 毫克,每日 1 次,15 天为一个疗程。

12. 治疗痔疮:适用于内外痔、脱肛等,有防止出血,消肿消炎功效。涂药前先用温水坐浴,再取本品涂于外患处,每日 2~3 次。

13. 治疗肛裂:温水清洁后,涂搽本品,每日 2~3 次,3~5 天即可愈合。

14. 治疗肛瘘术后换药:本品适量涂于肛瘘创面,以敷料固定,每日换药 1 次,至痊愈。

注意事项与禁忌

1. 本品为外用药,不可内服。

2. 烫伤局部用药一定要注意创面干净,在清洁的环境下采用暴露疗法。

3. 重度烧伤应去医院就诊。

4. 孕妇慎用。

复方紫草油 ^{OTC}

药物组成　紫草、忍冬藤、白芷、冰片。

功能主治　清热凉血,解毒止痛。用于轻度水、火烫伤。

剂型规格与用法用量　油剂:外用,适量涂擦患处,每日数次。

家庭医疗　应用本品的基本指征:局部红肿,皮肤未溃,疼痛。

1. 治疗轻度热水烫伤:局部发红,未起水泡。常规应用。

2. 治疗轻度烧伤:局部红肿,疼痛,皮肤未溃。常规应用。

3. 治疗小面积外伤:局部青肿,疼痛。常规应用。

4. 治疗蚊虫叮伤:局部红肿疼痛。常规应用。

药物新用

1. 治疗白塞氏病口腔溃疡:棉签蘸本品涂点在溃疡面上,每日 2~3 次。

2. 治疗鼻中隔糜烂:本品油纱布条贴敷糜烂面,每日 1 次,3 天为一个疗程。

3. 治疗变应性皮肤血管炎：无感染、干燥创面可只涂紫草油每日 2~3 次，有感染者，需先清除坏死组织，用紫草油纱布湿敷后，再用凡士林无菌纱布包扎，3~4 日换药 1 次。

4. 治疗激素依赖性皮炎：本品外敷，每次 15~20 分钟，每日 1~2 次。

5. 治疗硬皮病：用本品油纱布湿敷，并用凡士林无菌纱布包扎，每日 1 次。

6. 治疗新生儿尿布疹：本品涂抹患处，严重者用本品油纱布湿敷，每日 2~4 次，感染者配合使用抗生素。

7. 治疗带状疱疹：无菌棉签蘸本品涂擦患处，每日 3~5 次，7 天为一个疗程。

8. 治疗褥疮：本品外敷，每日 1 次，Ⅲ度褥疮清创后先用红外线灯照射 30 分钟，再敷药，每日 2 次。

9. 治疗便秘：将蘸有本品的棉签塞入一侧鼻孔内，1 小时后取出，更换棉签塞入另一鼻孔，每日每鼻孔各塞 2 次。

注意事项与禁忌

1. 本品为外用药，禁止内服。

2. 皮肤过敏者慎用。

3. 大面积烧烫伤，效果欠佳。

4. 应用期间如有恶寒发热，应去医院就诊。

烧伤喷雾剂 ^{OTC}

药物组成　黄连、黄柏、大黄、紫草、川芎、白芷、细辛、红花、地榆、榆树皮、酸枣、冰片。

功能主治　清热解毒，消肿止痛。用于轻度水、火烫伤。

剂型规格与用法用量　喷雾剂：外用，每 2~3 小时喷 1 次，每日 6~8 次。

家庭医疗　应用本品的基本指征：烧烫伤，局部灼热疼痛，红肿，口干等。

治疗烧伤、烫伤：局部红肿，疼痛，或有水疱。常规应用。

药物新用

1. 治疗软组织损伤：局部红肿疼痛，或青紫。常规应用。

2. 治疗扭伤：局部瘀血疼痛。常规应用。

3. 治疗痈肿疔疮：疮疡初起，红肿疼痛。常规应用。

注意事项与禁忌

1. 本品为外用药，禁止内服。

2. 使用本品时，严禁涂抹油、膏、紫药水等。

3. 局部最好不包扎，采用暴露疗法。

烧烫伤膏^{OTC}

药物组成 獾油、地榆、大黄、冰片。

功能主治 清热解毒,消肿止痛。用于轻度水、火烫伤。

剂型规格与用法用量 软膏剂:取本品适量,直接涂敷于患处,每日1~2次。

家庭医疗 应用本品的基本指征:烧烫伤,局部灼热疼痛,红肿起疱等。

1. 治疗Ⅰ度、Ⅱ度烧烫伤:局部红斑,水疱或水疱溃烂,疮面久不收敛。常规应用。

2. 治疗火癍疮:高热烘烤,引起局部红肿、灼热、疼痛。常规应用。

药物新用

1. 治疗日晒疮:强烈日光照射引起皮肤红肿灼痛,甚或起疱溃烂。常规应用。

2. 治疗痔疮:痔核肿痛或脱出嵌顿,或溃破出血。常规应用。

注意事项与禁忌

1. 本品为外用药,禁止内服。

2. 本品受热易变形,应在35℃以下存放。

3. 出血过多者,应去医院就诊。

獾油搽剂^{典OTC}

药物组成 獾油、冰片。

功能主治 清热解毒,消肿止疼。用于烧伤,烫伤,皮肤肿痛。

剂型规格与用法用量 搽剂:外用,取本品适量,涂抹患处,每日数次。

家庭医疗 应用本品的基本指征:用于水火烫伤,局部灼热疼痛,红肿或起疱等。

1. 治疗烫伤:局部红斑,水疱或水疱溃烂,疮面久不收敛。常规应用。

2. 治疗烧伤:Ⅰ度或Ⅱ度烧伤,皮肤红斑、水肿、水疱疼痛不止。常规应用。

3. 治疗火癍疮:皮肤长期受高温高热烘烤(如高温作业,炉火前操作的工人等),出现皮肤网状红斑或色素沉着,局部红肿,灼痒疼痛。常规应用。

药物新用

1. 治疗小儿痂疮:头皮部有灰白色鳞屑斑片,头发无光泽,有折断,极易脱落,伴有瘙痒。常规应用。

2. 治疗痔疮:外痔水肿或混合痔脱出嵌顿,肛门肿痛不止。常规应用。

3. 治疗冻疮:寒冷季节引起的皮肤冻伤,局部红肿疼痛。常规应用。

注意事项与禁忌

1. 本品为外用药,禁止内服。
2. 应用本品时如有恶寒发热等,应去医院就诊。
3. 重度烫伤应去医院就诊。

第 21 节　祛风湿止痛用药

祛风湿止痛用药主要适用于伤筋、痹证。

伤筋:中医学将四肢及腰背部位,除了坚硬的骨骼外,各种软组织都归属于筋的范畴。其范围广泛,主要包括筋膜、肌腱、韧带,还包括皮下组织、部分肌肉、关节囊、关节软骨等。因此,各种暴力或慢性劳损等原因所造成的筋的损伤,谓之伤筋。因筋肉经脉损伤,瘀血凝结,气血滞涩,血不荣筋,致筋肉挛缩、疼痛、瘀肿,功能障碍,活动受限,动作乏力。化验及 X 线片多无异常。

治疗原则:早期宜活血化瘀,消肿止痛。常选用镇江膏药、灵仙跌打片、息伤乐酊等。后期宜养血和络,温经止痛。常选用小活络丸、伸筋丹胶囊等。

痹证:中医学认为人体受风寒、湿邪的侵袭,使气血运行不畅,以致肢体关节肌肉疼痛、酸楚、麻木、屈伸不利、关节肿胀。其病症包括西医学的风湿性关节炎、类风湿关节炎等。

风湿性关节炎:主要症状为游走性的多关节炎,常对称累及膝、踝、肩、肘等大关节。局部表现为红、肿、热、痛,常反复发作,或有皮下结节,但关节不畸形,并可侵犯心脏。化验检查有白细胞及中性粒细胞增高,抗链球菌溶血素 "O">500u,血沉增高,关节肿胀时 X 线片能显示,有时见关节间隙宽,层次模糊。

治疗以祛风化湿为原则。常选用风湿骨痛丸、胶囊,伤湿止痛膏等。

类风湿关节炎:主要症状一般表现为,起病慢,初起乏力,体重减轻,手足麻木,后关节疼痛、僵硬,皮色潮红,关节肿大,肌肉萎缩,伴低热,食欲不振,常反复发作,最后进入慢性期,引起关节畸形,呈对称性,僵硬而至残废。化验检查可见白细胞略有增高,血沉增高,抗链球菌溶血素 "O" 不增高,类风湿因子阳性,后期 X 线片可见关节间隙窄,严重的关节面融合在一起。

治疗以温经通络,祛风湿,益肝肾为原则。常选用雷公藤片、益肾蠲痹丸、尪痹颗粒等。

以上病证应与骨痨、骨肿瘤鉴别。

小活络丸^典（片）

药物组成　胆南星、制川乌、制草乌、乳香、没药、地龙。

功能主治 祛风散寒,化痰除湿,活血止痛。用于风寒湿邪闭阻,痰瘀阻络所致的痹病,症见肢体关节疼痛,或冷痛,或刺痛,或疼痛夜甚,关节屈伸不利,麻木拘挛。

剂型规格与用法用量 大蜜丸:每丸 3 克,黄酒或温开水送服,每次 1 丸,每日 2 次;水蜜丸:黄酒或温开水送服,每次 20 粒,每日 2 次;片剂:黄酒或温开水送服,每次 5 片,每日 2 次。

家庭医疗 应用本品的基本指征:肢体关节疼痛,遇寒加重。

治疗痹证痛痹:症见肢体关节疼痛较剧,甚至关节不可屈伸,遇冷痛甚,得热则减,痛处多固定,亦可游走,皮色不红,触之不热;舌苔薄白,脉弦紧。常规服用。

药物新用

1. 治疗风湿性、类风湿关节炎及骨质增生症:本品既有免疫抑制的药理作用,又有抗增殖性炎症和镇痛等药理学效应。常规服用。

2. 治疗坐骨神经痛:本品镇痛、消炎。常规服用。

3. 治疗急性软组织损伤:本品镇痛,活血化瘀,消肿,恢复关节功能。常规服用。

注意事项与禁忌 孕妇忌服。

天麻丸^典(片^{OTC}、胶囊^{OTC})

药物组成 天麻、盐杜仲、牛膝、羌活、独活、粉萆薢、附子(黑顺片)、当归、玄参、地黄。

功能主治 祛风除湿,通络止痛,补益肝肾。用于风湿瘀阻,肝肾不足所致的痹痛,症见肢体拘挛,手足麻木,腰腿酸痛。

剂型规格与用法用量 大蜜丸:每丸 9 克,口服,每次 1 丸,每日 2 次;水蜜丸:每袋 6 克,口服,每次 6 克,每日 2~3 次;片剂:口服,每次 6 片,每日 2~3 次;胶囊剂:每粒 0.25 克,口服,每次 6 粒,每日 2~3 次。宜饭后服用。

家庭医疗 应用本品的基本指征:肢体麻木,腰酸腿软,口眼歪斜,小儿惊厥等。

1. 治疗中风中经络:证属肝阳上亢。症见半身不遂,偏身麻木,舌强言謇或不语,或口舌歪斜,眩晕头痛,面红目赤,口苦咽干,心烦易怒,尿赤便干;舌红或红绛,脉弦有力。常规服用。

2. 治疗头痛:证属肝阳上亢。症见头胀痛而眩,心烦易怒,面赤口苦,或兼耳鸣胁痛,夜眠不宁;舌红苔薄黄,脉弦有力。常规服用。

3. 治疗惊风、小儿惊风:症见暴受惊恐后突然抽搐,惊跳惊叫,神志不清,四肢欠温;舌苔薄白,脉乱不齐。常规服用。

药物新用

1. 治疗顽固性头痛、偏头痛:本品舒筋活血通络止痛,治疗顽固性头痛、偏头痛效果好。常规服用。

2. 治疗脑血管意外恢复期:本品活血通络,止痛定眩,止抽搐。常规服用。

注意事项与禁忌

1. 不适用于热痹者。主要表现为关节肿痛如灼痛处发热,疼痛窜痛无定处,口干唇燥。

2. 不宜同服其他泻火及滋补性中药。

3. 哺乳期妇女、年老体弱者应在医生指导下服用。

4. 孕妇慎用。

木瓜丸^典(片)

药物组成　木瓜、当归、川芎、白芷、狗脊、威灵仙、牛膝、海风藤、鸡血藤、制川乌、制草乌、人参。

功能主治　祛风散寒,除湿通络。用于风寒湿闭阻所致的痹病,症见关节疼痛,肿胀,屈伸不利,局部畏恶风寒,肢体麻木,腰膝酸软。

剂型规格与用法用量　大蜜丸:每丸 9 克,口服,每次 1 丸,每日 2 次;浓缩丸:每丸 0.18 克,口服,每次 30 丸,每日 2 次;片剂:每片 0.6 克,口服,每次 4 片,每日 2 次。

家庭医疗　应用本品的基本指征:四肢麻木,周身疼痛,腰膝无力,步履艰难。

1. 治疗痹证:证属寒痹。症见肢体关节疼痛较剧,甚至关节不可屈伸,遇冷痛甚,得热则减,痛处多固定,亦可游走,皮色不红,触之不热;舌苔薄白,脉弦紧。常规服用。

2. 治疗腰痛:证属寒湿。症见腰部冷痛重着,转侧不利,逐渐加重,每遇阴雨天或腰部感寒后加剧,痛处喜温,得热则减;舌苔白腻而润,脉沉紧或沉迟。常规服用。

药物新用

1. 治疗风湿性关节炎:本品抗炎镇痛,局部麻醉,兴奋平滑肌。调节免疫作用。常规服用。

2. 治疗腰肌劳损:本品抗炎止痛,改善局部血循环,松弛肌肉痉挛。常规服用。

3. 治疗坐骨神经痛:本品具有补充营养,抗痉挛作用。常规服用。

4. 治疗肩周炎:本品抗炎镇痛,局部麻醉。常规服用。

注意事项与禁忌

1. 风湿热痹者忌服。

2. 心律失常者慎用。

3. 孕妇忌服。

风湿骨痛丸（胶囊^典）

药物组成 制川乌、制草乌、红花、木瓜、乌梅肉、麻黄、甘草。

功能主治 经温散寒，通络止痛。用于寒湿闭阻经络所致的痹病，症见腰脊疼痛，四肢关节疼痛；风湿性关节炎见上述证候者。

剂型规格与用法用量 水丸：每粒0.15克，口服，每次10~15粒，每日3次；胶囊剂：每粒0.3克，口服，每次2~4粒，每日2次。

家庭医疗 应用本品的基本指征：腰腿疼痛，阴雨天加重，肢体沉重，各种骨痛。各种关节炎，关节肌肉肿痛，屈伸不利等。

1. 治疗痹证：证属着痹。症见肢体关节疼痛重着、酸楚，或有肿胀，痛有定处，肌肤麻木，手足困重，活动不便；舌苔白腻，脉濡缓。常规服用。

2. 治疗腰痛：证属寒湿。症见腰部冷痛重着，转侧不利，逐渐加重，每遇阴雨天或腰部感寒后加剧，痛处喜温，得热则减；舌苔白腻而润，脉沉紧或沉迟。常规服用。

药物新用

1. 治疗风湿性关节炎：表现为关节红肿热痛，多发于膝、踝、肩、腕、肘、髋等大关节，游走性反复发作。常规服用。

2. 治疗类风湿关节炎：本病为多发病、常见病，好发于小关节。常规服用。

3. 治疗强直性脊柱炎：多见于骶髂关节和腰椎，初发症状为腰、臀和髋疼痛及活动受限，病变进展导致驼背畸形和髋、膝关节屈曲挛缩。常规服用。

4. 治疗腰肌劳损。本品镇痛消炎，缓解肌痉挛。常规服用。

注意事项与禁忌

1. 不可多服。

2. 运动员慎用。

3. 孕妇忌服。

尪痹胶囊^典（颗粒、片^典）

药物组成 生地黄、熟地黄、附子（黑顺片）、续断、独活、骨碎补、桂枝、淫羊藿、防风、威灵仙、皂角刺、白芍、狗脊（制）、伸筋草、知母、红花、羊骨。

功能主治 补肝肾，强筋骨，祛风湿，通经络。用于肝肾不足，风湿阻络所致的尪痹，症见肌肉、关节疼痛，局部肿大，僵硬畸形，屈伸不利，腰膝酸软，畏寒乏力;类风湿关节炎见上述证候者。

剂型规格与用法用量　胶囊剂:每粒 0.55 克,口服,每次 5 粒,每日 3 次;颗粒剂:每袋 6 克,开水冲服,每次 6 克,每日 3 次;片剂:每片 0.5 克,每次 4 片,每日 3 次。3 周为一个疗程。

家庭医疗　应用本品的基本指征:关节疼痛、麻木、僵硬,屈伸不利,手足不温。

1. 治疗痹证:证属尪痹。症见肢体关节疼痛,屈伸不利,关节肿大、僵硬、变形,甚则肌肉萎缩,筋脉拘急,肘膝不得伸,或尻以代踵,脊以代头而成废人;舌黯红,脉细涩。常规服用。

2. 治疗痿证:证属肝肾亏虚。症见起病缓慢,四肢痿弱无力,腰脊酸软,不能久立,或伴眩晕耳鸣,遗精早泄,或月经不调,甚至步履全废,腿胫大肉渐脱;舌红少苔,脉沉细数。常规服用。

药物新用　治疗类风湿关节炎、强直性脊椎炎、骨性关节炎、大骨节病、结核性关节炎、氟骨病:证属肝肾亏虚,风寒湿入络所致关节疼痛,肿大变形,屈伸不利等。常规服用。

注意事项与禁忌　孕妇禁服。

伤湿止痛膏^{典OTC}

药物组成　伤湿止痛流浸膏(生草乌,生川乌,生马钱子、乳香、没药、肉桂、丁香、防风、荆芥、香加皮、骨碎补、白芷、老鹳草、积雪草、山奈、干姜,90%乙醇浸提制成)、薄荷脑、冰片、樟脑、芸香浸膏、颠茄流浸膏、水杨酸甲酯。

功能主治　祛风湿,活血止痛。用于风湿性关节炎,肌肉疼痛,关节肿痛。

剂型规格与用法用量　橡皮膏剂:外用,贴于患处,每日 1 次。

家庭医疗　应用本品的基本指征:关节疼痛、麻木、僵硬,屈伸不利,手足不温。

1. 治疗扭伤:外伤致局部肿胀疼痛,活动时疼痛加重。常规应用。

2. 治疗风湿痹痛:局部关节屈伸不利,肿胀疼痛,遇风寒湿加重。常规应用。

药物新用

1. 治疗感冒:取本品 1 张,贴于大椎穴上,24 小时更换 1 次,直至痊愈。

2. 治疗头痛:前头痛贴前额痛点或印堂穴,偏头痛贴患侧压痛点或患侧太阳穴。

3. 治疗慢性咽炎:温水洗净皮肤,将本膏贴于天突穴,隔日 1 次,共贴 3 次。

4. 治疗腮腺炎:贴敷患处,每日 1 次。

5. 治疗支气管炎:在静滴氨茶碱及氢化可的松,口服吗啡胍、止咳药等同时,以本品贴敷贴大椎、肺俞、天突、膻中穴,每天 1 次,每次贴 12 小时,3 次为一个疗程。

6. 治疗肺炎:在常规综合治疗的同时,应用本品在肩胛间区沿脊柱方向贴敷,每次4片,12小时后揭去,休息12小时后继续贴敷,如此反复,至湿啰音消失。

7. 防治晕船晕车:乘车船前贴于两内关穴及肚脐。

8. 治疗盗汗:以本品贴肚脐。

9. 治疗神经性皮炎:温水洗净患处,将地塞米松软膏涂匀患处,待吸收后将伤湿止痛膏贴于其上,或不用地塞米松软膏,直接贴敷本膏。轻者每日1次,重者每日2次。

10. 治疗化疗所致静脉炎:右上肢静脉穿刺成功后开始滴注化疗药物时,将本品剪成2厘米×10厘米大小,于注射点上方1厘米处,沿静脉走向纵向粘贴,每天更换1次,4天为一个疗程。

11. 治疗小儿肌内注射后硬结:取本品1/2贴,分3排剪出9个小孔,中间一孔略大(10毫米×10毫米),为暴露注射后的针孔,其他8孔较小(5毫米×5毫米)为透气用,将剪好的止痛贴覆盖于硬结上,贴药面积大于硬结面积,24小时更换1次,直到硬结软化为止,过敏者慎用。

12. 治疗疖肿:直接局部外敷。

13. 治疗手足皮肤皲裂:先用热水浸泡皮肤皲裂部位10分钟,再用刀片把硬皮刮去,然后贴上本品,每日更换1次。

14. 治疗手癣(鹅掌风):双手用热水洗净拭干后贴用。每日更换1次。

15. 治疗鸡眼(足胼胝):先用热水洗净脚,刮去鸡眼硬皮,用本品贴敷患处,2日更换1次。

16. 治疗扁平疣:直接贴敷于患处。

17. 治疗冻疮(未溃破):先用热水洗净局部病,擦干,贴本品,每日1次,2~3日见效。

18. 治疗小儿神经性尿频:以本品贴中极穴。

19. 治疗婴儿腹泻(单纯性消化不良):将本膏剪成4厘米×4厘米方块,对准患儿肚脐中央贴紧,半天换贴1次。止泻后再贴2天,以巩固疗效。

20. 治疗痛经:本品贴小腹疼痛处,尾骶处,每处1张,或贴在中极穴上。

21. 预防化疗所致恶心呕吐:温水洗净皮肤,将本膏贴于肚脐处,每天1次。

注意事项与禁忌

1. 对橡胶过敏、皮肤溃烂有渗液者及外伤合并感染化脓者不宜贴用。

2. 孕妇慎用。

伸筋丹胶囊^典

药物组成 地龙、制马钱子、红花、乳香(醋炒)、没药(醋炒)、防己、香加皮、烫骨碎补。

功能主治　舒筋通络,活血祛瘀,消肿止痛。用于血瘀络阻引起的骨折后遗症、颈椎病、肥大性脊椎炎、慢性关节炎、坐骨神经痛、肩周炎。

剂型规格与用法用量　胶囊剂:每粒 0.15 克,饭后口服,每次 5 粒,每日 3 次。15 天为一个疗程,疗程之间停药 5 天。

家庭医疗　应用本品的基本指征:关节疼痛,不能屈伸,腰膝酸软,肢体僵硬等。

1. 治疗痹证:证属痰瘀互结。症见痹证日久,关节肿大,甚至强直畸形,屈伸不利;舌紫黯苔白腻,脉细涩。常规服用。

2. 治疗漏肩:证属气滞血瘀型。症见肩部肿痛,疼痛拒按,以夜间为甚;舌黯或有瘀斑,苔白,脉弦或细涩。常规服用。

药物新用　该药有较好的解痉镇痛作用,通过对局部的消炎、消肿作用达到消除疼痛的目的。

治疗颈椎病、肩周炎、肥大性脊椎炎、坐骨神经痛、慢性关节炎等疼痛:常规服用。

注意事项与禁忌

1. 不宜过量、久服。

2. 心脏病患者慎用。

3. 孕妇及哺乳期妇女禁用。

灵仙跌打片

药物组成　威灵仙、川乌(制)、五灵脂(醋炒)。

功能主治　散风祛湿,活血止痛。用于手足麻痹,时发疼痛,跌打损伤,痛不可忍或瘫痪。

剂型规格与用法用量　片剂:每片 0.3 克,口服,每次 1~2 片,每日 2 次。

家庭医疗　应用本品的基本指征:跌打损伤疼痛,肢体关节疼痛,麻木,剧痛等。

1. 治疗跌打损伤:跌仆闪挫,致筋脉受损,气血不通,瘀血阻滞,局部疼痛伴青紫肿胀瘀血,或受损脏器疼痛,或肢体受损,脱臼,骨裂骨折等。常规服用。

2. 治疗痹证:证属痰瘀互结。症见痹证日久,关节肿大,甚至强直畸形,屈伸不利,痛剧;舌紫黯苔白腻,脉细涩。常规服用。

药物新用

1. 治疗陈旧性跌打损伤、腰肌劳损、腰椎间盘突出、腰酸、背痛、肋间神经痛等:常规服用。

2. 治疗风湿性、类风湿关节炎:本品有抗炎、抑菌、镇痛作用。常规服用。

3. 治疗风、寒、湿邪引起的肢体关节疼痛、畸形、麻木等:常规服用。

4. 治疗强直性脊柱炎、颈椎病、肩周炎、骨质增生等:常规服用。

注意事项与禁忌 不可多服;忌饮茶水。

追风透骨丸^典（胶囊、片）

药物组成 制川乌、制草乌、白芷、桂枝、羌活、麻黄、防风、秦艽、细辛、地龙、天麻、香附(制)、甘松、乳香(制)、没药(制)、赤芍、川芎、当归、茯苓、白术(炒)、天南星(制)、赤小豆、甘草。

功能主治 祛风除湿,通经活络,散寒止痛。用于风寒湿痹,肢节疼痛,肢体麻木。

剂型规格与用法用量 水丸:每袋6克(每10丸重1克),口服,每次6克,每日2次,30天为一个疗程;胶囊剂:每粒0.32克,口服,每次4粒,每日2次;片剂:每片0.29克,口服,每次4片,每日2次。

家庭医疗 应用本品的基本指征:四肢疼痛,麻木,遇寒加重,得温痛减。

1. 治疗痹证:证属寒痹。症见肢体关节疼痛较剧,甚至关节不可屈伸,遇冷痛甚,得热则减,痛处多固定,亦可游走,皮色不红,触之不热;舌苔薄白,脉弦紧。常规服用。

2. 治疗腰痛:证属寒湿。症见腰部冷痛重着,转侧不利,逐渐加重,每遇阴雨天或腰部感寒后加剧,痛处喜温,得热则减;舌苔白腻而润,脉沉紧或沉迟。常规服用。

药物新用 治疗风湿热、急性及慢性风湿性关节炎、类风湿关节炎、坐骨神经痛、骨质增生痛、腰肌劳损、神经炎等:风湿筋骨痛、骨刺痛、腰骨疼痛、关节疼痛、四肢酸软麻木及一切风湿痛症等:本品促进血液循环,抗炎,镇痛,抗痛风,对以上病症均有疗效。常规服用。

注意事项与禁忌

1. 感冒、发热勿服。

2. 不宜久服。

3. 风热痹证忌服。

4. 孕妇忌服。

消络痛片（胶囊）^典

药物组成 芫花条、绿豆。

功能主治 散风祛湿。用于风湿阻络所致的痹病,症见肢体关节疼痛;风湿性关节炎见上述证候者。

剂型规格与用法用量 片剂:每片0.25克,每次2~4片,每日3次;胶囊剂:每粒0.3克,口服,每次1~2粒,每日3次。饭后服。

家庭医疗 应用本品的基本指征:关节、肌肉疼痛,筋脉拘挛。

治疗痹证:证属风痹。症见肢体关节、肌肉疼痛,呈游走性,以寒痛为多,亦可轻微热痛,或见恶风寒;舌苔薄白或薄腻,脉多浮或浮紧。常规服用。

药物新用 治疗风湿性关节炎:本品抗炎镇痛,治疗关节疼痛,肌肉痛等。常规服用。

注意事项与禁忌

1. 用药后偶有胃部发热感或关节疼痛加剧现象,可适当减量。

2. 妇女用药后如出现月经过多现象,可适当减量或遵医嘱。

3. 孕妇忌服。

通痹片（胶囊）^典

药物组成 制马钱子、金钱白花蛇、蜈蚣、全蝎、地龙、僵蚕、乌梢蛇、天麻、人参、黄芪、当归、羌活、独活、防风、麻黄、桂枝、附子(黑顺片)、制川乌、薏苡仁、苍术(炒)、麸炒白术、桃仁、红花、没药(炒)、炮山甲、醋延胡索、牡丹皮、北刘寄奴、王不留行、鸡血藤、香附(酒制)、木香、枳壳、砂仁、路路通、木瓜、川牛膝、续断、伸筋草、大黄、朱砂。

功能主治 调补气血,祛风胜湿,活血通络,消肿止痛。用于寒湿阻络,肝肾两虚型痹证,治疗风湿性关节炎、类风湿关节炎。

剂型规格与用法用量 片剂:每片0.3克,饭后口服,每次2片,每日2~3次;胶囊剂:每粒0.31克,饭后服,每次1粒,每日2~3次。

家庭医疗 应用本品的基本指征:肢体关节、肌肉疼痛,手足困重,活动不便,酸楚,或有肿胀,痛有定处。

治疗痹证:证属着痹。症见肢体关节疼痛重着、酸楚,或有肿胀,痛有定处,肌肤麻木,手足困重,活动不便;舌苔白腻,脉濡缓。常规服用。

药物新用 治疗急、慢性关节炎,风湿性、类风湿关节炎:本品抗炎止痛,能显著降低毛细血管通透性,减少炎症渗出,具有抗炎,抑制急性关节肿胀,消除佐剂性关节炎,抗肉芽组织形成,镇痛等作用。常规服用。

注意事项与禁忌

1. 忌食生冷油腻食物。

2. 不可过量、久服。

3. 肝肾功能损害及严重高血压患者慎服。

4. 儿童、孕妇禁用。

益肾蠲痹丸

药物组成　淫羊藿、骨碎补、广地龙(酒制)、全蝎、蜂房(清炒)、土元、生地黄、当归、熟地黄、延胡索、徐长卿、鸡血藤、寻骨风、鹿衔草、虎杖、萆草、老鹳草、乌梢蛇(酒制)、蜈蚣、僵蚕(麸炒)。

功能主治　温补肾阳,益肾壮督,搜风剔邪,蠲痹通络。用于手指晨僵,关节疼痛红肿,屈伸不利,肌肉疼痛,瘦削或僵硬畸形的顽痹,治疗风湿性关节炎、类风湿关节炎、腰和颈椎骨质增生、肩周炎。

剂型规格与用法用量　水丸:每袋8克,饭后口服,每次8克,疼痛剧烈可加至12克,每日3次。1个月为一个疗程。

家庭医疗　应用本品的基本指征:晨僵,关节红肿疼痛,关节畸形,肌肉疼等。

1. 治疗痹证:证属热痹。症见肢体关节疼痛,痛处焮红灼热,肿胀疼痛剧烈,得冷则舒,筋脉拘急,日轻夜重,多兼有发热,口渴,烦闷不安;舌红,苔黄腻或黄燥,脉滑数。常规服用。

2. 治疗腰痛:证属湿热。症见腰骶弛痛,牵掣拘急,痛处伴有热感,每于夏季或腰部着热后痛剧,遇冷痛减。常规服用。

3. 治疗漏肩风:症见肩关节疼痛,压痛,屈伸不利,伴肌肉萎缩。常规服用。

药物新用

1. 治疗风湿性、类风湿关节炎:本品抗炎镇痛,促进局部血液循环,降低血液黏稠度,调整人体免疫功能。常规服用。

2. 治疗颈椎病、腰椎病,肩周炎:本品促进血液循环,镇痛消炎。常规服用。

注意事项与禁忌　服用其他药物治疗者,应在服用本品至疼痛减轻后,方可逐渐递减原服用药物。

息伤乐酊 ⓞⓣⓒ

药物组成　三七、艾叶、红花、血竭、紫草、大黄、冰片,樟脑、薄荷油、雄黄、地黄、鸡血藤、透骨草、辣椒、草乌(银花甘草炙)、防风、白芷、肉桂。

功能主治　活血化瘀,消肿止痛。用于急性和慢性扭伤、跌扑、筋伤引起的皮肤青紫,瘀血不散,红肿疼痛,活动不利。亦可用于风湿痹痛。

剂型规格与用法用量　酊剂:外用,将患处洗净,涂擦,每次2~5毫升,每日3~5次,一般每日用量不应超过20毫升。皮下瘀血严重者,可用纱布浸药湿敷患处。

家庭医疗　应用本品的基本指征:外伤后瘀血内阻致皮肤青紫,瘀血不散,红肿疼痛,活动不利,或风寒湿入络,气血流行不畅致关节疼痛、麻木、拘挛等。

1. 治疗外伤瘀血:急性和慢性扭伤、跌扑、筋伤。常规应用。

2. 治疗急性腰扭伤、腰痛:常有外伤、劳损史,症见瘀血腰痛,痛处固定,或胀痛不适,或痛如锥刺,日轻夜重,或持续不解,病程迁延,活动不利,甚则不能转侧,痛处拒按,面晦唇黯;舌隐青或有瘀斑,脉多弦涩或细数。常规应用。

3. 治疗痹证:证属痰瘀痹阻。症见痹证日久,关节肿大,甚至强直畸形,屈伸不利;舌紫黯苔白腻,脉细涩。常规应用。

药物新用 治疗风湿性、类风湿关节炎:本品抗炎、镇痛。常规应用。

注意事项与禁忌

1. 本品为外用药,禁止内服。

2. 有出血倾向者慎用

3. 关节炎急性期忌用。

4. 切勿接触眼睛、口腔等黏膜处。

5. 不宜长期或大面积使用,皮肤破溃处忌用。

6. 对酒精过敏者忌用,过敏体质者慎用,用药后皮肤过敏者应停止使用。

7. 经期及哺乳期妇女慎用。

强力天麻杜仲胶囊

药物组成 天麻、杜仲(盐制)、制草乌、附子(制)、藁本、羌活、独活、槲寄生、当归、川牛膝、地黄、玄参。

功能主治 祛风湿,止痛。用于筋脉牵掣周身疼痛,肢体麻木,半身不遂,腰腿酸痛,顽固性头痛,头风眩晕。

剂型规格与用法用量 胶囊剂:每粒 0.2 克,口服,每次 5 粒,每日 2 次。

家庭医疗 应用本品的基本指征:周身疼痛,肢体麻木,半身不遂,腰腿酸痛,头痛头昏。

1. 治疗中风:证属风痰瘀血,痹阻脉络。症见半身不遂,口舌歪斜,舌强言謇或不语,偏身麻木,头晕目眩;质暗淡,舌苔薄白或白腻,脉弦滑。常规服用。

2. 治疗腰痛:证属瘀血。症见痛处固定,或胀痛不适,或痛如锥刺,日轻夜重,或持续不解,活动不利,甚则不能转侧,痛处拒按,面晦唇黯;质隐青或有瘀斑,脉多弦涩或细数。常规服用。

3. 治疗头痛:证属肝阳上亢:症见头胀痛而眩,心烦易怒,面赤口苦,或兼耳鸣胁痛,夜眠不宁;舌红苔薄黄,脉弦有力。常规服用。

4. 治疗眩晕:证属肝阳上亢。症见眩晕耳鸣,头痛且胀,遇劳、恼怒加重,肢麻震颤,失眠多梦,急躁易怒;红苔黄,脉弦。常规服用。

药物新用　治疗高血压:本品具有扩血管,降血压作用。常规服用。

雷公藤片(多苷片、双层片)

药物组成　雷公藤提取物、雷公藤干浸膏、雷公藤多苷或雷公藤甲素。

功能主治　祛风除湿,通经活络,消肿止痛,清热解毒。有抗炎及抑制免疫作用。用于风湿热瘀,毒邪阻滞所致的类风湿关节炎、原发性肾小球肾病、肾病综合征、蛋白尿、紫癜性及狼疮性肾炎、红斑狼疮、白塞三联症、麻风反应、自身免疫性肝炎。

剂型规格与用法用量　片剂:每片33微克(含雷公藤甲素),饭后口服,每次1~2片,每日2~3次;多苷片:每片10毫克,饭后口服,每日1~1.5毫克/千克体重(相当成人每日6片),分3次服;双层片:每片50微克,每次2片,每日2次,早餐及晚餐后即刻服用。双层片主含雷公藤醋酸乙酯提取物,一层为棕色,主含雷公藤总生物碱,不少于1.2毫克,肠道缓慢释药,另一层为棕黄色,主含雷公藤甲素50微克,在胃中释药。

本雷公藤制剂必须在医生指导下使用。一般首次足量,症状控制后逐渐减量,或间歇治疗。

家庭医疗　应用本品的基本指征:关节疼痛,屈伸不利,遇冷痛甚,得热则减,痛处多固定,亦可游走,蛋白尿,肢体浮肿等。

1. 治疗痹证:肢体关节疼痛较剧,甚至关节不可屈伸,遇冷痛甚,得热则减,痛处多固定,亦可游走,皮色不红,触之不热;舌苔薄白,脉弦紧。常规服用。

2. 治疗水肿:脾肾阳虚,面浮身肿,腰以下为甚,按之凹陷不起,心悸,气促,腰部冷痛酸重,尿量减少,四肢厥冷,怯寒神疲,面色㿠白或灰滞;舌淡胖苔白,脉沉细或沉迟无力。常规服用。

药物新用　本品具有较强的抗炎及免疫抑制作用。在抗炎方面,能拮抗和抑制炎症介质的释放、实验性炎症及关节炎的反应程度。在抑制免疫方面,能抑制体液免疫和细胞免疫反应。现在多用于类风湿关节炎、原发性肾小球肾病、肾病综合征、紫癜性及狼疮性肾炎、红斑狼疮、亚急性及慢性重症肝炎、慢性活动性肝炎;亦可用于过敏性皮肤脉管炎、皮炎和湿疹,以及银屑病性关节炎、麻风反应、白塞病、复发性口疮、强直性脊柱炎等。

1. 治疗类风湿关节炎:症见肢体关节疼痛,关节屈伸不利,遇冷痛甚,得热则减,痛处多固定,亦可游走,皮色不红,触之不热;舌苔薄白,脉弦紧。本品具有抗炎、止痛、调节免疫功能、抗肿瘤、改善微循环、增强肾上腺皮质等作用。饭后服,每次2~3片,每日3次,1个月为一个疗程。

2. 治疗红斑狼疮:本病是一种可累及身体多系统多器官,临床表现复杂,病程迁延反复的自身免疫性疾病。常规服用。

3. 治疗多型红斑：饭后服用雷公藤片，每次 2~3 片，每日 2 次，每日服药总量相当于原生药（根部去皮）30 克，2 周为一个疗程。

4. 治疗过敏性紫癜肾病：本品有糖皮质激素、免疫调节、降蛋白作用。每次 2 片，每日 3 次。

5. 治疗原发性肾病综合征：本品具有免疫调节作用，与黄葵胶囊联用，每次 2 片，每日 3 次，饭后服。

6. 治疗糖尿病肾病蛋白尿：本品保护和修复肾小球电荷屏障，改善肾小球机械屏障损伤，抑制免疫应答，对系膜细胞的凋亡产生诱导，对系膜细胞和系膜基质的增殖进行抑制，清除氧自由基所产生的非特异性。常规服用。

7. 治疗幼年型强直性脊柱炎：本品有特异性抗炎、较强免疫抑制等作用。10 岁以下每次 3~5 片，大于 10 岁每次 5~8 片，分 3 次服。

8. 治疗寻常型银屑病：本品抗炎、调节免疫、抑制炎性介质释放、抑制变态反应。与他扎罗汀联合应用，饭后口服，每次 30 毫克，每日 3 次。同时并用外用药治疗。复发者再服本品仍有效，但无效者即使用大剂量亦无效。为防止复发，可在缓解后，每日服用 10 毫克，以小剂量持续应用 2 年。

9. 治疗斑秃：口服，每次 15 克（相当于生药），每日 2 次，2 个月为一个疗程。疗程结束已痊愈者，继续服维持量 1 个月。维持量为治疗量的 1/2。个别病情严重的患者可适当延长维持量的时间，以巩固疗效。

10. 治疗湿疹样皮炎：口服，每次 10 克（相当于生药），每日 3 次。开始时，可每晚加服苯噻啶 0.5 毫克，外用樟酚酊搽剂，见效后停用。

11. 治疗掌跖脓疱病：饭后服，每次 20 克（相当于生药），每日 2 次。少数重症患者可增加至每日 60 克，分 3 次服。疗效最快者 1~2 周即可见效，瘙痒减轻或消失，脓疱减少或消退；服药 2~4 周后，皮肤损害可基本消退。复发患者继续用药仍能获效。

12. 治疗天疱疮：口服，每次 15 克（相当于生药），每日 3 次。可根据病情增减用量，少数重症患者每日可服至 60~80 克，1 个月为一个疗程。

13. 治疗巩膜炎：本品有抗炎和免疫抑制作用，降低毛细血管通透性，抑制炎性细胞浸润，能拮抗和抑制炎性介质的释放，有抗凝、镇痛和改善眼部血液理化性质的作用。饭后口服，每次 10 毫克，每日 3 次。

14. 治疗白塞病：能诱导活化的淋巴细胞凋亡，抑制淋巴细胞的增殖，抑制炎性介质对血管的损伤。常规服用。

15. 治疗子宫内膜异位：本品有抗炎、镇痛、调节免疫作用，可使异位内膜消退、变性、萎缩，从而使症状减轻或消失。口服，每次 2~3 片，每日 2~3 次。

16. 治疗多囊卵巢综合征：本品抗炎、调节免疫，可以从多环节有效作用于卵巢,通过诱导细胞凋亡,抑制免疫反应、血管生成和降低激素水平,达到治疗效果。于月经后第五天,晚上 8 点时口服 10 毫克,同时服用克龄蒙;从第二月开始每天服用 10~20 毫克,到第 4 月后停药。

注意事项与禁忌

1. 本品有一定毒性,不良反应较多,必须在医生指导下使用。

2. 有服用雷公藤片后出现药物性心(心悸、胸闷、室性早搏、血压升高或下降、心电图异常)、肝(肝炎、黄疸、转氨酶升高)、肾(少尿或多尿、水肿、肾功能异常、急性肾衰竭)损害,超大剂量服用中毒致死等报告。心、肝、肾功能不全者慎用。不宜过量服用。

3. 本品可以引起骨髓抑制,发生周围红细胞、白细胞、粒细胞、全血细胞、血小板减少。白细胞、血小板低下、严重贫血患者慎用。

4. 少数患者服后有胃肠不适、恶心、呕吐、乏力、食欲不振、腹胀、腹泻、轻微腹疼、口干、胃出血等反应。为减少对胃的刺激,宜饭后服用,初用者要从小剂量开始,服用 3~5 天后逐渐加至常用量。反应较重者可对症治疗或停药。胃及十二指肠活动性溃疡患者慎用。

5. 本品有头昏、头晕、嗜睡、失眠、神经炎、复视等神经系统不良反应。

6. 本品有皮疹、瘙痒、脱发、面部色素沉着等不良反应。

7. 本品对性腺有抑制作用,服药时间越久,影响越明显。如女性月经紊乱,月经减少或闭经,一般停药后月经可自行复潮;男性精子减少和活动能力减退,一般停药后可恢复。

8. 本品对性腺的抑制可影响妊娠或有致畸作用。处于生长发育期的青少年及生育年龄有孕育要求者慎用。

9. 疗程长短视病情而定,最佳疗效在连续服药 2~3 月后,病情稳定者一般应服药 1 年以上,疗程越长,复发越少,病情基本稳定后,逐步减量维持。对于个别副反应较大又必须用药者,可采用间歇用药方式,间歇期停用本品而以其他药物代替,或减少用量,合并使用其他药物。

10. 为监测不良反应,用药期间应注意定期检查心电图,血、尿常规,肝、肾功能,青年男性定期检查精液。

11. 小儿及未成年人,老年人慎服。

12. 哺乳期妇女、孕妇忌用。

腰痛宁胶囊^典

药物组成 马钱子粉(调制)、土鳖虫、川牛膝、麻黄、乳香(醋制)、没药(醋制)、全蝎、僵蚕(麸炒)、苍术(麸炒)、甘草。

功能主治 消肿止痛,疏散寒邪,温经通络。用于寒湿瘀阻经络所致的腰椎间盘突出症、坐骨神经痛、腰肌劳损、腰肌纤维炎、风湿性关节炎,症见腰腿痛,关节痛及肢体活动受限者。

剂型规格与用法用量　胶囊剂:每粒 0.3 克,临睡前半小时用包装中同时带的黄酒 1 支(10 毫升)兑少量温开水送服,每次 4~6 粒,每日 1 次。

家庭医疗　应用本品的基本指征:腰痛、腿痛,伴酸软,麻木,劳累后加重。

1. 治疗腰痛:证属寒湿。症见腰部冷痛重着,转侧不利,逐渐加重,每遇阴雨天或腰部感寒后加剧,痛处喜温,得热则减;舌苔白腻而润,脉沉紧或沉迟。常规服用。

2. 治疗痹证:证属痛痹。症见肢体关节疼痛较剧,甚至关节不可屈伸,遇冷痛甚,得热则减,痛处多固定,亦可游走,皮色不红,触之不热;舌苔薄白,脉弦紧。常规服用。

药物新用　治疗腰椎间盘突出症、腰椎增生症、坐骨神经痛、腰肌纤维炎、腰肌劳损、慢性风湿性关节炎:本品有镇痛、抗炎作用,能使坐骨神经对刺激的敏感度降低。常规服用。

注意事项与禁忌

1. 心脏病、高血压者不宜应用。

2. 脑溢血、脑血栓的偏瘫后遗症者,应在医生指导下服用。

3. 风湿热体温 37.5℃以上应慎服或采用其他抗风湿治疗。

4. 孕妇及小儿忌用。

镇江膏药

药物组成　生川乌、生草乌、乌梢蛇、独活、羌活、醉仙桃、红花、当归、三棱、桃仁、地鳖虫、马钱子、蜈蚣、天南星、冰片、薄荷冰、肉桂、白芥子、防风、麻黄、血余炭、巴豆、白芷、蟅螂虫、红丹、松节油、植物油。

功能主治　祛风止痛,舒筋活血,化痞除瘫,祛瘀消肿。用于筋骨疼痛,跌打损伤,半身不遂,四肢麻木,关节疼痛。

剂型规格与用法用量　橡皮膏剂:外用,将膏药加热至软稍扩大后贴患处或穴位。

家庭医疗　应用本品的基本指征:筋骨关节疼痛,四肢麻木,半身不遂,肢体萎软,胸脘痞闷。

1. 治疗跌打损伤:症见瘀血肿痛,筋骨疼痛,关节疼痛。加热烘软贴患处。

2. 治疗中风后遗症:症见半身不遂,四肢麻木。可祛风止痛,化痞除瘫。用本品敷贴穴位,主穴取廉泉、华盖、神阙、涌泉(双),并可依据病情辨证加减,每日更换 1 次,15 天为一疗程,可用 2~4 个疗程。

药物新用

治疗术后腹胀:本品祛瘀消肿,化痞止痛。加热烘软贴患处。

注意事项与禁忌

1. 注意保养,勿浸凉水,勿受寒,保持心情愉快。

2. 贴后皮肤发痒或出现小红点,是因药力浸入病灶刺激皮肤所致,此时可将膏药暂时揭去,用热毛巾轻拂,切勿抓破,痒止后再贴。

3. 贴药后有时反觉患处疼痛加重或青紫红肿,是药力将潜伏病源向外发散所致,不久即可减轻,不必惊慌。

4. 流火丹毒忌贴。

5. 孕妇忌贴腹部。

第22节 抗骨质增生用药

骨质增生为慢性劳损致骨膜受压、牵拉,出现损伤后的修复反应,形成增生骨赘,刺激周围筋脉经络,致气血不畅,血不荣筋,造成疼痛麻木,活动受限。化验检查多无异常,X线片能明确骨质增生部位。

治疗以舒筋活血,理气止痛,益肝肾,强筋骨为原则。常选用壮骨关节丸、抗骨质增生丸、颈复康颗粒等。

壮骨关节丸^典

药物组成 狗脊、淫羊藿、骨碎补、独活、续断、木香、鸡血藤、补骨脂、熟地黄、桑寄生、乳香(醋炙)、没药(醋炙)。

功能主治 补益肝肾,养血活血,舒筋活络,理气止痛。用于肝肾不足,血瘀气滞,脉络痹阻所致的骨性关节炎,腰肌劳损,症见关节肿胀,疼痛,麻木,活动受限。

剂型规格与用法用量 水丸:口服,每次6克,每日2次,早晚饭后口服。1个月为一个疗程,连服3个疗程。

家庭医疗 应用本品的基本指征:关节疼痛,或有响声,活动不利,或伴麻木等。

1. 治疗痹证:证属久痹正虚。症见骨节疼痛,时轻时重,腰膝软痛,形瘦无力;舌淡,脉沉细无力。常规服用。

2. 治疗腰痛:证属肾虚。症见腰痛,以酸软为主,喜按喜揉,腿膝无力,遇劳则甚,卧则减轻,常反复发作。偏阳虚则少腹拘急,面色㿠白,手足不温,少气乏力,舌淡脉沉细;偏阴虚心烦失眠,口燥咽干,面色潮红,手足心热,舌红少苔,脉弦细数。常规服用。

药物新用　本品有镇痛,镇静,抗炎,促进 RNA、DNA 的合成,增加心肌营养血流量等作用。

1. 治疗退行性骨关节病:本品镇痛,镇静,抗炎。常规服用。

2. 治疗骨质疏松症:本品补肾益气活血。常规服用。

3. 治疗膝骨性关节炎:本品滋补肝肾,活血通络止痛。配合透明质酸钠,常规服用。

4. 治疗腰肌劳损:本品镇痛作用强。常规服用。

注意事项与禁忌

1. 常见不良反应有肝损害,因此用药期间应注意肝功能监测,一旦肝功能异常,应立即停药就医。

2. 不可随意增加用药剂量,或长期连续用药。

3. 肝肾功能不良者慎用。

4. 老年患者慎用。

5. 孕妇及哺乳期妇女禁用。

壮骨伸筋胶囊^典

药物组成　淫羊藿、肉苁蓉、熟地黄、骨碎补(炙)、鹿衔草、鸡血藤、狗骨、醋延胡索、红参、茯苓、威灵仙、豨莶草、葛根、山楂、洋金花。

功能主治　补益肝肾,强筋壮骨,活络止痛。用于肝肾两虚,寒湿阻络所致的神经根型颈椎病,症见肩臂疼痛,麻木,活动障碍。

剂型规格与用法用量　胶囊剂:每粒 0.3 克,口服,每次 6 粒,每日 3 次,4 周为一个疗程。

家庭医疗　应用本品的基本指征:颈项疼痛,上肢麻木,疼痛等。

1. 治疗项痹:证属脾肾亏虚。症见颈项酸软胀痛,四肢倦怠乏力,或双下肢软弱无力,行走吃力,头晕,耳鸣;舌淡或有齿痕,或舌干红少苔,脉细弱或虚而无力。常规服用。

2. 治疗神经根型颈椎病:证属肝肾两虚,寒湿阻络,症见颈痛、臂痛、手麻痛等。常规服用。

药物新用　治疗腰椎间盘突出症术后康复:本品抗炎、镇痛,改善局部血液循环,促进新陈代谢。口服,每次 4~6 粒,每日 3 次,4 周为一个疗程,连服 6 个疗程。

注意事项与禁忌

1. 本品含洋金花,不宜超量服用。

2. 高血压、心脏病患者慎用。

3. 青光眼患者禁服。

4. 孕妇禁服。

抗骨质增生丸（胶囊）^典

药物组成 熟地黄、酒肉苁蓉、狗脊（盐制）、淫羊藿、女贞子（盐制）、鸡血藤、炒莱菔子、骨碎补、牛膝。

功能主治 补腰肾，强筋骨，活血止痛。用于骨性关节炎肝肾不足，瘀血阻络证，症见关节肿胀，麻木，疼痛，活动受限。

剂型规格与用法用量 大蜜丸：每丸3克，口服，每次1丸，每日3次；小蜜丸：每袋3克，口服，每次3克，每日3次；胶囊剂：每粒0.35克，口服，每次5粒，每日3次。

家庭医疗 应用本品的基本指征：颈肩痛，头晕头痛，上肢麻木，肌肉萎缩等。

1. 治疗颈椎骨质增生：症见颈项部有强硬，活动受限，颈部活动有弹响声，疼痛常向肩部和上肢放射，手和手指有麻木，触电样感觉，可因颈部活动而加重，不同的病变累及不同部位，可出现不同症状，晚期可导致瘫痪。颈椎骨质增生严重者还会引起颈椎病性高血压，心脑血管疾病，胃炎，心绞痛，吞咽困难等。常规服用。

2. 治疗膝关节骨质增生：初期起病缓慢，膝关节疼痛不严重，可持续性隐痛，与气候变化有关，气温降低时疼痛加重，晨起活动、长时间行走、剧烈运动或久坐起立开始走时膝关节疼痛、僵硬，稍活动后好转，上下楼困难，下楼时膝关节发软，易摔倒，蹲起时疼痛，僵硬，严重时，关节酸痛胀痛，跛行走，合并风湿病者关节红肿，畸形，功能受限，伸屈活动有弹响声，部分患者可见关节积液，局部有明显肿胀，压缩现象。常规服用。

3. 治疗腰椎骨质增生：好发部位以第3腰椎最为常见，症见腰椎及腰部软组织酸痛，胀痛，僵硬，甚至弯腰受限，如邻近的神经根受压，可引起相应的症状，出现局部疼痛，发僵，后根神经痛，麻木等，如压迫坐骨神经可引起坐骨神经炎，出现患肢剧烈麻痛，灼痛，抽痛，串痛，向整个下肢放射。常规服用。

4. 治疗项痹：证属脾肾亏虚。症见颈项酸软胀痛，四肢倦怠乏力，或双下肢软弱无力，行走吃力，头晕，耳鸣；舌淡或有齿痕，或舌干红少苔，脉细弱或虚而无力。常规服用。

药物新用 骨质退行性病变多为肾虚引起，本品补肝肾，强筋骨，活血化瘀止痛。有抗炎，镇痛，降低血液黏度等作用。故多用于骨质增生、肥大性脊椎炎、颈椎病、足跟骨刺、增生性关节炎、大骨节病等。

治疗增生性脊椎炎（肥大性胸椎、腰椎炎），颈椎综合征，骨刺等：常规服用。

骨刺丸^典

药物组成　制川乌、制草乌、制天南星、秦艽、穿山龙、徐长卿、红花、当归、白芷、薏苡仁(炒)、绵萆薢、甘草。

功能主治　祛风止痛。用于骨质增生,风湿性关节炎,风湿痛。

剂型规格与用法用量　大蜜丸:每丸 9 克,口服,每次 1 丸,每日 2~3 次;水蜜丸:每袋 6 克,口服,每次 9 克,每日 2~3 次。

家庭医疗　应用本品的基本指征:畏风恶寒,关节疼痛,麻木。

1. 治疗骨质增生:颈项部有强硬,活动受限,疼痛常向肩部和上肢放射,手和手指有麻木,触电样感觉;腰椎及腰部软组织酸痛,胀痛,僵硬;膝关节疼痛、僵硬,功能受限。常规服用。

2. 治疗痹证:证属痛痹。症见肢体关节疼痛较剧,甚至关节不可屈伸,遇冷痛甚,得热则减,痛处多固定,亦可游走,皮色不红,触之不热;舌苔薄白,脉弦紧。常规服用。

药物新用

1. 治疗颈椎病:本品祛风散寒,舒筋通络。常规服用。

2. 治疗类风湿关节炎:本品调节免疫,抗炎镇痛。常规服用。

注意事项与禁忌

1. 关节红肿热痹者忌用。

2. 肾病患者慎用。

3. 孕妇忌服。

骨仙片^典

药物组成　熟地黄、菟丝子、枸杞子、女贞子、牛膝、骨碎补、仙茅、防己、黑豆。

功能主治　补益肝肾,强壮筋骨,通络止痛。用于肝肾不足所致的痹病,症见腰膝骨节疼痛,屈伸不利,手足麻木;骨质增生见上述证候者。

剂型规格与用法用量　片剂:每片 0.41 克(薄膜衣片,每片含干膏 0.28 克),或每片 0.32 克(糖衣片),口服,每次 4~6 片,每日 3 次。1 个月为一个疗程。

家庭医疗　应用本品的基本指征:关节疼痛,骨质增生,腰腿疼痛,须发早白,筋骨折伤等。

1. 治疗痹证:证属久痹正虚。症见骨节疼痛,时轻时重,腰膝软痛,形瘦无力;舌淡,脉沉细无力。常规服用。

2. 治疗腰痛:证属肾虚夹瘀。症见腰痛以酸软为主,喜按喜揉,腿膝无力,遇劳则甚,卧则减轻,常反复发作。偏阳虚者,则少腹拘急,面色㿠白,手足不温,少气乏力;舌淡脉沉细。偏阴虚者,则心烦失眠,口燥咽干,面色潮红,手足心热;舌红少苔,脉弦细数。常规服用。

药物新用

1. 治疗骨关节病:本品有治疗骨关节退行性变的作用,如各种骨质增生症、肥大性颈椎病、关节骨刺等,同时具有改善微循环、抗炎、镇痛、调节免疫等作用。常规服用。

2. 治疗腰椎间盘突出:本品改善微循环、抗炎、镇痛。常规服用。

3. 治疗胸椎炎、腰椎炎:抗炎、镇痛。常规服用。

4. 治疗风湿、类风湿关节炎:本品抗炎、镇痛,调节免疫。常规服用。

注意事项与禁忌

1. 服后口干、口苦、梦多者,可饭后淡盐水送服。

2. 感冒发热勿服。

3. 孕妇慎服。

骨友灵搽剂^典(贴膏) OTC

药物组成 红花、制川乌、威灵仙、醋延胡索、续断、鸡血藤、防风、制何首乌、蝉蜕。

功能主治 活血化瘀,消肿止痛。用于瘀血阻络所致的骨性关节炎,软组织损伤,症见关节肿胀、疼痛、活动受限。贴膏用于软组织损伤引起的肿胀、疼痛。

剂型规格与用法用量 搽剂:外用涂搽,每次将药液2~5毫升涂患处,然后用湿毛巾热敷20~30分钟,每日2~3次,14天为一个疗程;贴膏剂:外用,将皮肤洗净揩干,贴于患处,每片可贴1~2天。

家庭医疗 应用本品的基本指征:局部肿胀、疼痛,刺痛。

治疗骨痹:证属气滞血瘀。症见头颈肩背及四肢麻木、刺痛、痛有定处,拒按,夜间加重,伴有头晕眼花,视物模糊,失眠健忘,惊惕不安,胸闷胸痛,烦躁,面色不华;舌紫黯,或有瘀斑,脉多细涩和弦涩。常规应用。

药物新用

1. 治疗骨质增生:本品活血化瘀,散寒通络,祛风除湿,透骨止痛。常规应用。

2. 治疗足跟痛:本品活血化瘀,消肿定痛。常规应用。

3. 治疗颈椎病:本品活血通络,行气止痛。常规应用。

4. 治疗骨性关节炎:本品补肾壮骨,活血止痛。常规应用。

注意事项与禁忌

1. 本品为外用药,禁止内服。

2. 切勿接触眼睛、口腔等黏膜处。皮肤破溃或感染处忌用。有出血倾向者慎用。

3. 对本品及酒精过敏者忌用,过敏体质者慎用。

4. 皮肤破溃或感染处禁用。有出血倾向者慎用。

5. 本品不宜大面积或长期使用,用药后如皮肤过敏,出现皮肤发痒,发热及潮红或其他不适,应停用。

6. 青光眼、前列腺肥大患者应在医师指导下使用。

7. 孕妇禁用。

骨刺消痛液

药物组成　川乌(金银花甘草水炙)、草乌(金银花甘草水炙)、木瓜、铁丝威灵仙、独活、川芎、红花、当归、牛膝、麻黄、桂枝、乌梅。

功能主治　祛风通络,活血止痛。用于颈椎、腰椎、四肢关节骨质增生引起的酸胀,麻木疼痛,活动受限,对类风湿也有一定疗效。

剂型规格与用法用量　酒剂:口服,每次 10~15 毫升,每日 2 次,服时振摇,可加水稀释。连服 1 个月。

家庭医疗　应用本品的基本指征:证属风寒湿痹。症见颈项强痛,肩臂疼痛麻木,腰腿痛,行步艰难等。

1. 治疗痹证:证属痰瘀互结。症见痹证日久,关节肿大,甚至强直畸形,屈伸不利;舌紫黯苔白腻,脉细涩。常规服用。

2. 治疗骨痹:证属气滞血瘀。症见头颈肩背及四肢麻木、刺痛、痛有定处,拒按,夜间加重,伴有头晕眼花,视物模糊,失眠健忘,惊惕不安,胸闷胸痛,烦躁,面色不华;舌紫黯,或有瘀斑,脉多细涩或弦涩。常规服用。

3. 治疗腰痛:证属气滞血瘀。常有外伤、劳损、病程迁延史。症见腰痛,痛处固定,或胀痛不适,或痛如锥刺,日轻夜重,或持续不解,活动不利,甚则不能转侧,痛处拒按,面晦唇黯;舌隐青或有瘀斑,脉多弦涩或细数。常规服用。

药物新用

1. 治疗颈椎骨质增生:本品活血祛风,通络止痛。常规服用。

2. 治疗类风湿关节炎:本品抗炎,止痛。常规服用。

注意事项与禁忌

1. 体质严重虚弱者慎用或减量服用。

2. 孕妇忌服。

颈复康颗粒典OTC

药物组成　川芎、丹参、燀桃仁、红花、乳香(制)、没药(制)、炒王不留行、土鳖虫(酒炙)、地龙(酒炙)、羌活、秦艽、威灵仙、苍术、关黄柏、葛根、黄芪、党参、白芍、地黄、煅花蕊石、石决明。

功能主治 通络活血,散风止痛。用于风湿瘀阻所致的颈椎病,症见头晕,颈项僵痛,肩背酸痛,手臂麻木。

剂型规格与用法用量 颗粒剂:每袋5克,开水冲服,每次1~2袋,每日2次。15天为一个疗程,总疗程1个半月。

家庭医疗 应用本品的基本指征:头痛头晕,颈项僵硬,肩背酸痛,手臂麻木。

1. 治疗颈椎病:证属风湿瘀阻。症见颈背疼痛,上肢无力,手指发麻,下肢乏力,行走困难,头晕,恶心,呕吐,甚则视物模糊,心动过速及吞咽困难。本品能使脑组织微血管的侧支循环通畅,增加脑组织内血流灌注量,从而使椎动脉受压致使椎基底动脉供血不足得到代偿和缓解,脑组织缺血缺氧得到改善和消除。常规服用。

2. 治疗漏肩风(肩周炎):证属气滞血瘀:症见肩部肿痛,疼痛拒按,以夜间为甚;舌黯或有瘀斑,苔白,脉弦或细涩。本品能活血化瘀,消肿止痛,改善局部微循环,缓解组织缺血缺氧。常规服用。

3. 治疗眩晕:证属瘀血阻窍。症见眩晕头痛,兼见健忘,失眠,心悸,精神不振,耳鸣耳聋,面唇紫黯;舌瘀点或瘀斑,脉弦涩或细涩。常规服用。

4. 治疗骨痹:证属气滞血瘀。症见头颈肩背及四肢麻木,刺痛,痛有定处,拒按,夜间加重,伴有头晕眼花,视物模糊,失眠健忘,惊惕不安,胸闷胸痛,烦躁,面色不华;舌紫黯,或有瘀斑,脉多细涩和弦涩。常规服用。

注意事项与禁忌
1. 消化性溃疡、肾性高血压患者慎用。
2. 感冒、发热、鼻咽痛期间停服。
3. 孕妇忌服。

第23节 皮肤病用药

皮肤病病种繁多,病因病理复杂,临床表现多样,难以一概而论。一般表现为痒痛、烧灼、麻木、蚁行感及皮肤损害等。常见皮肤病在临床上多有相对应药物治疗。如:消银片、克银丸、银屑灵颗粒等,用于治疗银屑病,具有清热解毒,祛风止痒作用;华佗膏、乌蛇止痒丸等,用于治疗皮肤瘙痒、皮炎、斑疹等,具有消炎、杀虫、止痒作用;白癜风胶囊,用于治疗白癜风,具有活血、化瘀、通络作用。值得注意的是,大部分皮肤病缠绵难愈,有些疾病随季节气候变化,表现时轻时重,时愈时发,有些皮肤病具有传染性,因此选择用药要慎重,可在医生指导下选药治疗。

乌蛇止痒丸

药物组成　乌梢蛇、防风、蛇床子、苦参、关黄柏、苍术、牡丹皮、当归、红参须、蛇胆汁、人工牛黄。

功能主治　养血祛风,燥湿止痒。用于风湿热邪蕴于肌肤所致的瘾疹、风瘙痒,症见皮肤风团色红,时隐时现,瘙痒难忍,或皮肤瘙痒不止,皮肤干燥,无原发皮疹;慢性荨麻疹、皮肤瘙痒见上述证候者。

剂型规格与用法用量　浓缩水丸:口服,每次 2.5 克(约 20 粒),每日 3 次。

家庭医疗　应用本品的基本指征:皮肤瘙痒,起粟粒样疹块,红或不红,或连及成片,妇女可见阴痒等。

1. 治疗风瘙痒:证属风热血热。青年患者多见,病属新起,症见皮肤瘙痒剧烈,遇热更甚,皮肤抓破后有血痂;伴心烦,口干,小便黄,大便干结;舌淡红苔薄黄,脉浮数。常规服用。

2. 治疗瘾疹:证属风热犯表。症见风团鲜红,灼热剧痒,遇热则皮损加重;伴发热恶寒,咽喉肿痛;舌红,苔薄白或薄黄,脉浮数。常规服用。

3. 治疗阴痒:证属肝经湿热。症见妇女阴部瘙痒灼痛,带下量多,色黄如脓,稠黏臭秽,头晕目眩,口苦咽干,心烦不宁,便秘溲赤;舌红苔黄腻,脉弦滑而数。常规服用。

药物新用

1. 治疗老年性皮肤瘙痒症:本品祛风养血止痒,与六味地黄丸合用。常规服用,20 天为一个疗程,共治疗 2 个疗程。

2. 治疗慢性特发性荨麻疹:具有养血祛风,燥湿止痒,抗组胺,抗过敏,抗炎止痒。与咪唑斯汀配合,常规服用,连续服用 4 周。

3. 治疗慢性湿疹:本品养血祛风,燥湿止痒,有抗组胺、止痒、抗迟发过敏、抗化学性炎症作用。常规服用。服药期间忌酒及辛辣、油腻食物。

白癜风胶囊

药物组成　补骨脂、黄芪、红花、当归、川芎、香附、桃仁、丹参、乌梢蛇、紫草、白鲜皮、山药、龙胆、干姜、蒺藜。

功能主治　活血行滞,祛风解毒。用于经络阻隔,气血不畅所致的白癜风,症见白斑散在分布,色泽苍白,边界面对明显。

剂型规格与用法用量　胶囊剂:每粒 0.45 克,口服,每次 3~4 粒,每日 2 次。

家庭医疗　应用本品的基本指征:皮肤有局限性、圆形或不规则形色素脱失斑片,界限清楚,呈乳白色;毛发也可变白。

治疗白癜风:皮肤有大小不等、形态不一的色素脱失斑,数目不定,边缘清楚,有的白斑外围正常皮肤处色素增加。本品调理气血,益气健脾,祛风退斑,生肌养颜,促进黑色素生成,增加黑色素细胞密度。常规服用。

注意事项与禁忌

1. 服药期间忌食鱼、虾、酒、绿豆、西红柿等食物。

2. 使用期间应定期监测肝肾功能。

3. 孕妇慎用。

华佗膏

药物组成 水杨酸、白蜡、樟脑、苯甲酸、腊梅油。

功能主治 杀菌止痒。用于癣症湿气,鹅掌风,烂脚丫。

剂型规格与用法用量 乳膏剂:外用,适量涂患处。

家庭医疗 应用本品的基本指征:足部皮肤瘙痒、溃水、起水泡或糜烂。

治疗脚湿气,糜烂型:好发于第三与第四,第四与第五趾间。初起趾间潮湿,浸渍发白,干涸脱屑后,剥去皮屑为湿润、潮红的糜烂面或伴有裂口,有奇痒,易继发感染。外用涂抹患处,每日早晚各 1 次,连用 7 天。

药物新用

1. 治疗慢性湿疹:本品杀菌止痒,收湿敛疮。本品涂擦,早晚各 1 次。

2. 治疗花斑癣:本品抗真菌,止痒。涂擦患处,7 天为一个疗程。

注意事项与禁忌

1. 本品为外用药,禁止内服。

2. 忌食辛辣、刺激性食物。

3. 糖尿病、肾病、肝病、肿瘤等疾病引起的皮肤瘙痒,不属本品适用范围。

4. 切勿接触眼睛、口腔等黏膜处。

5. 本品对皮肤有一定刺激性,用于股癣时应特别注意,药膏不宜接触到阴囊、外阴等皮肤细薄处。

6. 涂药部位如有烧灼感,瘙痒加重或红肿,应停止使用,并洗净。必要时咨询医生。

7. 本品不宜长期或大面积使用。

8. 过敏体质者慎用。

9. 糜烂型脚湿气及伴有继发感染(化脓)者应及时去医院就诊。

10. 儿童、年老体弱者应在医师指导下使用。

11. 哺乳期妇女慎用。

克银丸

药物组成 白鲜皮、拳参、北豆根、土茯苓。

功能主治 清热解毒,祛风止痒。用于血热风燥型银屑病,症见皮损基底红,脱屑发痒,便秘,尿黄;舌红。

剂型规格与用法用量 水蜜丸:每袋 10 克,口服,每次 1 袋,每日 2 次。

家庭医疗 应用本品的基本指征:皮肤上出现红色丘疹或斑块,上覆以多层银白色鳞屑。

治疗白疕(银屑病):证属风热血燥。症见皮损鲜红,皮损不断出现,红斑增多,刮去鳞屑可见发亮薄膜,点状出血,有同形反应;伴心烦,口渴,大便干,尿黄;舌红苔黄或腻,脉弦滑或数。本品凉血解毒,活血通络,消风止痒。常规服用。

注意事项与禁忌

1. 忌食白酒、羊肉、辛辣厚味刺激及致敏性食物。

2. 血虚内燥型银屑病患者不宜应用。

龟龄膏

药物组成 龟(去内脏)、地黄、金银花、土茯苓、绵茵陈、火麻仁、甘草。

功能主治 滋阴润燥,降火除烦,清利湿热,凉血解毒。用于虚火烦躁,口舌生疮,津亏便秘,热淋白浊,赤白带下,皮肤瘙痒,疖肿疮疡等。

剂型规格与用法用量 膏剂;口服,每次 20~40 克,每日 1~2 次。

家庭医疗 应用本品的基本指征:虚火烦躁,口舌生疮,津亏便秘,下血刺痛,热淋白浊,赤白带下,皮肤瘙痒,热毒暗疮,疖肿疮疡,无名肿毒等。

1. 治疗湿疮:证属湿热浸淫。症见发病急,皮损潮红灼热,瘙痒无休,渗液流滋;伴身热,心烦,口渴,大便干,尿短赤;舌红苔薄白或黄,脉滑或数。常规服用。

2. 治疗风瘙痒:证属湿热蕴结。症见瘙痒不止,抓破后脂水淋漓;伴口干口苦,胸胁闷胀,小便黄赤,大便秘结;舌红苔黄腻,脉滑数。常规服用。

3. 治疗肠道湿热:症见便血色红,大便不畅或稀溏,或有腹痛,口苦;舌红苔黄腻,脉濡数。常规服用。

4. 治疗淋证:证属热淋。症见小便频急短涩,尿道灼热刺痛,尿色黄赤,少腹拘急胀痛,或有寒热,口苦,呕恶,或腰痛拒按,或有大便秘结;舌苔黄腻,脉滑数。常规服用。

5. 治疗妇人阴痒:证属肝经湿热。症见阴部瘙痒灼痛,带下量多,色黄如脓,稠黏臭秽,头晕目眩,口苦咽干,心烦不宁,便秘溲赤;舌红苔黄腻,脉弦滑而数。常规服用。

6. 治疗妇科带下病:证属湿热下注。症见带下量多,色黄,黏稠,有臭气,或伴阴部瘙痒,胸闷心烦,口苦咽干,纳食较差,小腹或少腹作痛,小便短赤;舌红苔黄腻,脉濡数。常规服用。

药物新用

1. 润燥清热:吃过烧烤、火锅等辛辣食物后,服用本品可以起到滋阴润燥,清热去火的效果。对于多种口腔溃疡、口燥咽干都有显著的疗效。

2. 润肺止咳:本品可以润肺止咳,得了嗓子疼,吃它也能起到一定的改善作用。

3. 解毒:本品可促进血液循环并属于清凉解毒的食品。

4. 去湿止痒:在潮湿、干燥的环境中,常服用本品,这样可去湿、止痒、去疮毒。

5. 改善泌尿系统:龟板含有各种氨基酸,其中有 7 种为人体必须但不能自制的氨基酸,这些必需氨基酸占总氨基酸百分比相当高,约 20%。特别对急、慢性泌尿系统感染、小便白浊疗效显著。

6. 调理肝腑:本品可以调节肝腑。

7. 改善便秘:本品能够润肠通便,对习惯性便秘、老年人便秘疗效颇大。

8. 促进新陈代谢:本品含有多种活性多糖和氨基酸,以及人体必需的营养元素,从而可以防止肤质老化和便秘,促进身体的新陈代谢。

9. 调节三高:本品含有多种活性多糖和氨基酸,具有低热量、低脂肪、低胆固醇的特点,能够调节血脂和血糖,还有一些人们不可少的东西。

10. 呵护女性生殖系统:本品对女性生殖系统炎症,如盆腔炎、阴道炎、赤白带下,皮肤瘙痒、疖疮红肿等有特别显著的改善作用。

11. 丰胸:本品有丰胸成分,适量合理地食用,可以起到一定的丰胸作用。

12. 美容养颜:本品年轻人和女人服用,可养颜护肤、去除体内的毒素,起到洗肠的作用。特别对皮肤干燥、老化和年轻人的青春痘(粉刺)有显著的改善作用。

13. 老年保健:老年人服用,可增强自身的免疫能力,起到健胃、开胃的作用,还可以治疗老年人便秘。

注意事项与禁忌　服后不宜饮浓茶。

复方青黛丸^典(片、胶囊)

药物组成　青黛、紫草、蒲公英、绵马贯众、马齿苋、土茯苓、绵萆薢、白芷、丹参、白鲜皮、建曲、焦山楂、乌梅、南五味子(酒蒸)。

功能主治　清热凉血,解毒消斑。用于血热所致的白疕,血风疮,症见皮疹色鲜红,筛状出血明显,鳞屑多,瘙痒明显,或皮疹为圆形、椭圆形红斑,上附糠粃状鳞屑,有母斑;银屑病进行期、玫瑰糠疹见上述证候者。

剂型规格与用法用量　水丸:每袋 6 克,口服,每次 1 袋,每日 3 次,1 个月为一个疗程;片剂:每片 0.48 克,口服,每次 4 片,每日 3 次;胶囊剂:每粒 0.5 克,口服,每次 4 粒,每日 3 次。

家庭医疗 应用本品的基本指征:银屑病见皮损鲜红,红斑增多,伴心烦,口渴,大便干,尿黄;玫瑰糠疹见皮损为圆形或椭圆形玫瑰色斑片或皮疹,表面覆有糠状鳞屑,好发于躯干和四肢近端,自觉瘙痒。

1. 治疗白疕:证属风热血燥。症见皮损鲜红,皮损不断出现,红斑增多,刮去鳞屑可见发亮薄膜,点状出血,有同形反应;伴心烦,口渴,大便干,尿黄;舌红苔黄或腻,脉弦滑或数。常规服用。

2. 治疗玫瑰糠疹:多见于青少年,好发于躯干和四肢近端,表现以大小不等、数目不定的椭圆形玫瑰红色斑疹,覆有糠状鳞屑,自觉瘙痒。好发于春秋季节,有自限性,一般持续 6~8 周可自行痊愈,但也有少数患者病情迁延难愈。本品清热解毒,化瘀消斑,祛风止痒。常规服用,1 周为一个疗程。

药物新用

1. 治疗银屑病:本品与甘利欣合用。口服甘利欣胶囊,每次 150 毫克,每日 3 次;口服本品,每次 6 克,每日 3 次。4 周为一个疗程,连用 2 个疗程。

2. 治疗面部糖皮质激素依赖性皮炎:本品清热解毒,化瘀消斑,祛风止痒,对治疗和改善面部糖皮质激素依赖性皮炎确有很好的效果。常规服用。

3. 治疗肛门湿疹:本品清热凉血解毒,消斑化瘀除湿祛风止痒。口服,每次 6~9 克,每日 2 次。

注意事项与禁忌

1. 个别患者服药期间食欲增加,有少数患者服药后大便呈水样。减量或停药后可消失。

2. 脾胃虚寒及胃部不适者慎用。

3. 定期复查血象。血白细胞低者忌用。

4. 孕妇慎用。

消银片^典(胶囊^典、颗粒)

药物组成 地黄、苦参、白鲜皮、防风、蝉蜕、当归、红花、金银花、大青叶、牡丹皮、赤芍、玄参、牛蒡子。

功能主治 清热凉血,养血润燥肤,祛风止痒。用于血热风燥型白疕和血虚风燥型白疕,症见皮疹为点滴状,基底鲜红色,表面覆有银白色鳞屑,或皮疹表面覆有较厚的银白色鳞屑,较干燥,基底淡红色,瘙痒较甚。

剂型规格与用法用量 片剂:每片 0.3 克,口服,每次 5~7 片,每日 3 次;胶囊剂:每粒 0.3 克,口服,每次 5~7 粒,每日 3 次;颗粒剂:每袋 3.5 克,开水冲服。每次 1 袋,每日 3 次。1 个月为一个疗程。

家庭医疗 应用本品的基本指征:皮疹多为点滴状,皮疹泛发,基底鲜红色或淡红色,皮疹表面覆有较厚的银白色鳞屑,较干燥,瘙痒较甚。

治疗白疕:证属血热风燥。症见皮疹为点滴状,基底鲜红色,表面覆有银白色鳞屑,或皮疹表面覆有较厚的银白色鳞屑,较干燥,基底淡红色,瘙痒较甚,伴口干,便干;舌淡红苔薄白,脉细缓。常规服用。

药物新用 治疗玫瑰糠疹:本品清热凉血,养血润燥,祛风止痒。常规服用。

注意事项与禁忌 孕妇慎服或遵医嘱。

生发酊

药物组成 闹羊花、补骨脂、生姜。

功能主治 温经通脉。用于斑秃脱发症。

剂型规格与用法用量 酊剂:将药液适量涂擦于患处,并轻轻按摩,使药液渗入皮肤、毛囊,产生轻微热感为止。每日2~3次。

家庭医疗 应用本品的基本指征:多种病菌侵蚀引起的斑秃、早秃、脱发、脂溢性脱发、头癣、黑点癣、发癣等。

治疗血热风燥:突然脱发成片,偶有头皮瘙痒,或伴头部烘热,心烦易怒,急躁不安;舌苔薄,脉弦。常规应用。

药物新用 治疗头癣,脱发等:本品可杀灭皮肤表面致病菌,使患者头部毛细血管扩张,促进局部血液循环,激活毛囊细胞,促进毛发再生,补充毛发生长所需要的营养物质。常规外用。

注意事项

1. 忌烟、酒;食辛辣刺激食物,如葱、蒜、韭菜、姜、花椒、辣椒、桂皮等;忌油腻燥热食物,如肥肉、油炸食品等;忌过食糖和脂肪丰富的食物,如肝类、肉类、洋葱等酸性食物。

2. 宜多补充植物蛋白,多食大豆、黑芝麻、玉米等食品;多补充铁质,多食黄豆、黑豆、蛋类、禽类、带鱼、虾、熟花生、菠菜、鲤鱼、香蕉、胡萝卜、马铃薯等;多食含碘高的食物,如海带等;多食碱性物质,如新鲜蔬菜、水果等;多食维生素E丰富的食物,如芹菜、苋菜、菠菜、枸杞菜、芥菜、金针菜、黑芝麻等;多食含黏蛋白的骨胶质多的食物,如牛骨汤、排骨汤等。

3. 头皮破损者禁用;对酒精过敏者慎用。

银屑灵颗粒

药物组成 土茯苓、菝葜。

功能主治 祛风解毒。用于银屑病、牛皮癣。

剂型规格与用法用量 颗粒剂:每袋 15 克,开水冲服,每次 1 袋,每日 2~3 次。

家庭医疗 应用本品的基本指征:皮肤上出现红色丘疹或斑块,上覆以多层银白色鳞屑。

1. 治疗牛皮癣:证属风湿蕴肤。症见皮损呈淡褐色片状,粗糙肥厚,剧痒时作,夜间尤甚;舌苔薄白或白腻,脉濡而缓。常规服用。

2. 治疗白疕:证属血热风燥或血虚风燥。症见皮疹为点滴状,基底鲜红色,表面覆有银白色鳞屑,或皮疹表面覆有较厚的银白色鳞屑,较干燥,基底淡红色瘙痒较甚等。常规服用。

药物新用 治疗风湿、类风湿关节炎:本品祛风湿,抗炎,利关节,兼局部发热肿胀者。常规服用。

化瘀祛斑胶囊^{典OTC}

药物组成 柴胡、薄荷、黄芩、当归、红花、赤芍。

功能主治 疏风清热,活血化瘀。用于黄褐斑、酒齄、粉刺属风热瘀阻者。

剂型规格与用法用量 胶囊剂:每粒 0.32 克,口服,每次 5 粒,每日 2 次。

家庭医疗 应用本品的基本指征:局部痒、红、肿、痛等。

1. 治疗黄褐斑:面部起褐色斑块,不高起皮肤或略高起皮肤,时有痒感。常规服用。

2. 治疗粉刺:青春期男女面部或胸背部起红色丘疹,高起皮肤,色鲜红,瘙痒或疼痛,数天后出现白头,挤压时可挤出白色或乳白色豆渣样物。常规服用。

3. 治疗酒渣鼻:鼻尖处或周围鲜红,有痒痛感,重时可出现糜烂。常规服用。

药物新用 治疗妊娠斑:长期服用有一定疗效,常规服用。

注意事项与禁忌

1. 调畅情志。

2. 外感时不宜服用。

3. 面部避免日光曝晒。

4. 不宜滥用化妆品及外涂药物。

5. 青春期少女、更年期妇女,应在医生指导下服用。

皮肤康洗液^{OTC}

药物组成 金银花、蒲公英、土茯苓、马齿苋、大黄、赤芍、蛇床子、地榆、白鲜皮、甘草。

功能主治 清热解毒,凉血除湿,杀虫止痒。用于皮肤湿疹、皮炎见有红斑、瘙痒、丘疹、渗出、脓疱、糜烂、汗疹、尿布疹、二阴湿疹;细菌性阴道炎、霉菌性阴道炎、滴虫性阴道炎、衣原体阴道炎、宫颈炎、外阴瘙痒、带下异常。

剂型规格与用法用量 溶液剂:外洗。每次适量,外擦皮损处,有糜烂者可稀释 5 倍后湿敷,每日 2 次;阴道疾患可先用清水洗净局部后,用蒸馏水将 10 毫升药液稀释 5 倍,用带尾线的棉球浸泡药液后置于阴道内,每晚换药 1 次。外用同上,药液按 1∶50~100 的比例稀释后洗局部或全身,可预防皮肤病及性病的传播。

家庭医疗 应用本品的基本指征:局部湿疮或湿疹,瘙痒渗出,带下量多,阴肿阴痒等。

1. 治疗湿疮:皮肤瘙痒,局部渗出,或起水泡,皮肤糜烂等。常规应用。

2. 治疗湿疹:皮肤易出汗的部位出现红色丘疹,瘙痒难忍,渗出,甚则皮肤糜烂等。常规应用。

3. 治疗阴痒:阴部瘙痒难耐,白带增多,或局部湿烂,有异味。常规应用。

药物新用

1. 治疗滴虫性、霉菌性阴道炎:常规应用。

2. 治疗宫颈炎:带下量多,异味浓重。常规应用。

3. 治疗脓疱疮早期:常规应用。

4. 治疗水痘初期:色红痒甚者。常规应用。

5. 治疗皮肤外伤:久不愈合,局部渗出较多者。常规应用。

注意事项与禁忌

1. 本品为外用药物,不可内服。

2. 皮肤干燥、肥厚伴有裂口者不宜使用。

3. 静脉曲张性湿疹不宜。

4. 对本品过敏者禁用,过敏体质者慎用。

5. 治疗湿疮见有水疱、糜烂渗出时,药液稀释后湿敷时温度不宜过高。

6. 用药期间,涂药部位如出现烧灼感,瘙痒,红肿等,应立即停药,并用清水洗净。必要时咨询医生。

7. 妊娠及月经期禁用,可待月经干净 5 天后使用;合并重度宫颈糜烂者禁用;用药期间忌房事。

冰霜痱子粉 ^{OTC}

药物组成 滑石粉、冰片、薄荷脑、碳酸钙粉、龙涎香精。

功能主治 除湿止痒。用于夏令痱子。

剂型规格与用法用量 粉剂:外用,用温水将汗洗净,取适量扑擦患处。

家庭医疗 应用本品的基本指征:皮肤红斑,痱起如粟,刺痒难忍。

治疗痱子:盛夏时节,出现痱子,可见全身或局部,多为头面、前胸、后背部,刺痒难忍。常规应用。

药物新用

1. 治疗汗疱疹:症见皮肤发红,好发于手掌和手指侧面,损害为多数米粒大深在性水泡,呈半球形,略高于皮肤,成群发生,对称分布;有灼热和瘙痒感。本品可作为干燥剂,有抗炎作用。常规外敷。

2. 治疗湿疹:本品清热除湿,消炎解毒。常规外敷。

注意事项与禁忌

1. 本品为外用药,禁止内服。

2. 不可入眼、口、鼻等黏膜处。

3. 皮损消退后停止使用。

当归苦参丸 ^{OTC}

药物组成 当归、苦参。

功能主治 凉血,祛湿。用于血燥湿热引起的头面生疮,粉刺疙瘩,湿疹刺痒,酒渣鼻赤。

剂型规格与用法用量 水蜜丸:每袋 6 克,口服,每次 6 克,每日 2 次。

家庭医疗 应用本品的基本指征:局部皮肤疮疡,色红或紫,瘙痒疼痛。

1. 治疗痤疮:疮痘高起皮肤,色红或紫,局部瘙痒或疼痛。常规服用。

2. 治疗脓疱:脓疱高起皮肤,局部有脓性分泌物,根部色红紫黯,瘙痒或疼痛。常规服用。

药物新用

1. 治疗疔疮疖肿、蜂窝织炎等:本品具有清热祛瘀生新功效,用于皮肤局部感染性疾病。常规服用。

2. 治疗痔疮:本品有润肠之功,用于痔疮的辅助治疗。常规服用。

注意事项与禁忌

1. 切忌用手挤压痤疮。

2. 治疗多为慢性过程,故应连续服用至少 4 周以上。

3. 多量脓肿、严重囊肿、脓疱等,应去医院就诊。

肤痒颗粒 ^{OTC}

药物组成 苍耳子(炒、去刺)、地肤子、川芎、红花、白英。

功能主治 祛风活血,除湿止痒。用于皮肤瘙痒病,湿疹,荨麻疹。

剂型规格与用法用量 颗粒剂:每袋 9 克、3 克(无糖型)、6 克(无糖型)、6

克(低蔗糖型),开水冲服,每次1~2袋,每日3次。

家庭医疗 应用本品的基本指征:皮肤瘙痒,或有渗出,或疹出如粟。

1. 治疗荨麻疹:疹高起皮肤或融合成片状,色红皮热;舌红苔黄,脉数。常规服用。

2. 治疗皮肤湿疹:疹起色亮,局部皮红而热,或有渗出。常规服用。

药物新用 治疗皮肤瘙痒症:阵发性剧烈瘙痒,病人搔抓皮肤可见抓痕、血痂、色素沉着、湿疹样变及苔癣样变。瘙痒发作会影响休息、睡眠。常规服用。

注意事项与禁忌

1. 消化道溃疡慎用。

2. 肾病、糖尿病、黄疸、肿瘤等引起的皮肤瘙痒,应以治疗病因为主。

3. 服药期间如出现口唇发麻,应立即停药。如皮肤出现红斑、丘疹、水疱等其他皮疹时,应去医院就诊。

4. 孕妇忌服。

金花消痤丸 ^{OTC}

药物组成 栀子(炒)、黄芩(炒)、黄连、黄柏、大黄(酒炙)、薄荷、金银花、桔梗、甘草。

功能主治 清热泻火,解毒消肿。用于肺胃热盛所致的痤疮以及口腔疾患。

剂型规格与用法用量 浓缩水丸:每袋4克,口服,每次4克,每日3次。

家庭医疗 应用本品的基本指征:皮肤丘疹,红肿痒痛,或实证、热证之口腔疾患,如口疮、咽喉肿痛等。

1. 治疗痤疮:皮肤红色丘疹,高起皮肤,红肿痒痛,或溃破流液。常规服用。

2. 治疗口疮:口腔黏膜或舌尖、舌面出现红点或红斑,疼痛,进食时尤甚。常规服用。

3. 治疗胃火牙痛:牙痛,喜凉怕热,影响进食,伴有口臭。常规服用。

4. 治疗咽喉肿痛:扁桃体炎等引起的咽喉红肿疼痛,扁桃体肿大,吞咽时疼痛加剧,伴有发热恶寒。常规服用。

5. 治疗火眼:白睛发红,痒痛难忍,畏光流泪,眼眵增多。常规服用。

6. 治疗便秘:大便干结难下,腹部疼痛不适,或便下干如羊粪。常规服用。

药物新用

1. 治疗口腔炎:常规服用。

2. 治疗牙龈炎、牙周炎:常规服用。

注意事项与禁忌

1. 切忌以手挤压痤疮。

2. 不宜滥用化妆品及外涂药。

3. 外感时不宜服用。

4. 脾胃虚弱者慎用。

珊瑚癣净 ᴼᵀᶜ

药物组成　复方珊瑚姜酊、水杨酸、甘油、醋酸。

功能主治　杀菌、止痒。用于手足癣。

剂型规格与用法用量　溶液剂：外用，取本品 250 毫升，置脚盆中，加入等量水稀释，浸泡患脚 30 分钟。如未痊愈，可于 20 天后再浸泡 1 次。

家庭医疗　应用本品的基本指征：手足瘙痒，或有起疱、脱皮，甚至糜烂。

治疗手癣、足癣：患处瘙痒、起疱、湿烂甚或疼痛，或出现灰指（趾）甲等。本品可消毒杀菌，收敛止痒，对人体感染的絮状表皮癣菌、石膏样癣菌、玫瑰色癣菌、红色癣菌等霉菌有极强的杀灭作用。对于各种手、足癣均有特效。常规应用。

注意事项与禁忌

1. 本品为外用药，不得内服。

2. 严防触及眼、口、鼻黏膜等处，皮肤破损处慎用。

3. 本品对皮肤具有渗透作用，并能溶解皮肤角质，部分患者使用后有皮肤表皮脱落现象，不需其他治疗，1 周后可停止脱落。

4. 不适用于糜烂渗出型脚湿气。

5. 患处不宜热水洗烫。

荨麻疹丸 ᴼᵀᶜ

药物组成　薄荷、荆芥、防风、蒺藜（炒）、白芷、苦参、威灵仙、黄芩、土茯苓、菊花、三棵针、当归、川芎、红花、赤芍、白鲜皮、亚麻子、升麻、何首乌。

功能主治　清热祛风，除湿止痒。用于风、湿、热所致的皮肤疾患。

剂型规格与用法用量　水丸：每袋 10 克，口服，每次 10 克，每日 2 次。

家庭医疗　应用本品的基本指征：风、湿、热内袭，外现皮肤瘙痒，起团块或丘疹，色红，高起皮肤。

1. 治疗荨麻疹：又称风团疙瘩，皮肤起斑片、疙瘩，高起皮肤，皮肤色红，瘙痒难忍。常规服用。

2. 治疗湿疹：易出汗的部位出现米粒大小丘疹，色红润，有渗出，瘙痒重。常规服用。

3. 治疗皮肤瘙痒症:皮肤瘙痒,部位不固定,用手抓后出现皮肤色红,一般不高起皮肤,或略高起皮肤。常规服用。

药物新用 治疗经行风疹块:经期出现皮肤风团疹块。常规服用。

注意事项与禁忌

1. 忌鱼虾海鲜食物。

2. 风寒型荨麻疹慎用。表现为皮疹色白,遇风寒则发作或加重。

3. 药物引起的荨麻疹,应去医院就诊。

4. 用药期间如出现胸闷气憋,或有呕吐腹痛等,应去医院就诊。

5. 不宜与温热性中成药同用。

6. 孕妇慎用。

清热暗疮丸(片) OTC

药物组成 金银花、穿心莲浸膏、蒲公英浸膏、栀子浸膏、牛黄、大黄浸膏、山豆根浸膏、珍珠层粉、甘草。

功能主治 清热解毒,凉血散瘀。用于痤疮,疖痛。

剂型规格与用法用量 浓缩丸:每丸0.15克,口服,每次2~4丸,每日3次;片剂:每片0.21克,口服,每次2~4片,每日3次。

家庭医疗 应用本品的基本指征:皮肤上见散在性粉刺、丘疹、脓疱、结节及囊肿,伴皮脂溢出。好发于颜面、胸背部。

治疗痤疮:证属血分瘀热。症见痤疮高起皮肤,红紫疼痛,体表分布面积广。常规服用。

药物新用 治疗荨麻疹:本品具有调节免疫功能,可治疗过敏引起的荨麻疹,症见丘疹色红,连接成片状,瘙痒;舌红苔薄白,脉滑数。常规服用。

注意事项与禁忌

1. 服药后如出现胃脘不适,食欲减少,大便溏稀应停用。

2. 孕妇慎用。

脚气散 OTC

药物组成 荆芥穗、白芷、枯矾。

功能主治 燥湿,止痒。用于脚癣,趾间糜烂,剧痒难忍。

剂型规格与用法用量 散剂:每袋2克,外用,取本品适量撒于患处。

家庭医疗 应用本品的基本指征:局部糜烂、瘙痒、渗出黏液。

1. 治疗脚癣:局部瘙痒,甚至趾间糜烂、渗出黏液。常规应用。

2. 治疗湿疹:局部见高起皮肤的红色丘疹,瘙痒,渗出黏液。常规应用。

药物新用 治疗外痔:祛风除湿,止痒止痛,可用于外痔,局部肿胀疼痛。

取本品适量,置于热水中,水温高时熏蒸,水温适宜时坐浴或外洗。

注意事项与禁忌

1. 本品为外用散剂,切勿内服。

2. 不可入眼、口、鼻等黏膜处。

3. 不适用于角化过度型足癣、丘疹鳞屑型足癣。

愈裂贴膏 ^{OTC}

药物组成　白及、尿囊素。

功能主治　生肌止痛。用于手、足皲裂。

剂型规格与用法用量　橡胶膏剂:视裂口大小取本品贴手、足患处。

家庭医疗　应用本品的基本指征:手足皲裂,疼痛。

治疗手、足皲裂:日久不愈,局部干燥。常规应用。

药物新用

1. 治疗手足干燥:本品滋润养阴护肤,可治疗手足干燥,外用。

2. 治疗创口不愈合:本品能促细胞生长,软化角质蛋白,可使伤口周围细胞再生,故可愈合伤口。常规外用。

注意事项与禁忌

1. 患处湿烂、渗液,及感染化脓者忌用。

2. 对橡胶过敏者忌用。

3. 有手癣、脚湿气、湿疹、汗疱疹而伴有手皲裂者,应同时治疗原发疾病。

第24节　痔瘘用药

中医学文献中,一切与肛门部有关的疾病,均称为痔疮或痔瘘。包括内痔、外痔、内外痔、沿肛痔、锁肛痔、肛裂、脱肛、肛周痈疽、肛瘘、肛周湿疹、肛门瘙痒等。其常见症状有便血、肿痛、脱垂、流脓、便秘等。

治疗以清热解毒,活血化瘀,消肿止痛,止血生肌为原则。常选用复方荆芥熏洗剂、九华膏、马应龙麝香痔疮膏、痔宁片、槐角丸等。

九华膏

药物组成　冰片、硼砂、龙骨、银朱、滑石、川贝。

功能主治　消肿止痛,生肌收口。用于外痔肿痛,内痔嵌顿,肛瘘术后创面尚未愈合。

剂型规格与用法用量　软膏剂:每支10克。外用,每日早晚或大便后洗净患处敷用,亦可注入肛门内。

家庭医疗 应用本品的基本指征:内痔,有便血、痔核脱出、肛门不适感;外痔,有肛门坠胀、疼痛、异物感。

1. 治疗内痔:证属风伤肠络。症见大便带血,滴血或喷射而出,血色鲜红,或伴口干,大便秘结;舌红苔黄,脉数。常规应用。

2. 治疗外痔:证属血热瘀阻。症见肛缘肿物突起,疼痛剧烈,肛缘圆形紫黯肿块,质地较硬,触痛明显,口干欲饮,大便秘结;舌红苔黄,脉弦。常规应用。

药物新用

1. 治疗Ⅲ期褥疮:本品能使创面引流逐渐通畅,坏死组织逐步液化,增强抗感染能力,有利于正常组织的新生,逐步促进坏死创面的愈合,又能保护神经末梢。将本品均匀充分地涂抹创面,厚度不低于0.2毫米,再取大于创面2~3厘米的无菌纱布覆盖后包扎。每日换药1次,观察4周。

2. 治疗慢性单纯性鼻炎:本品对多种细菌有杀灭抑制作用,使局部炎症恢复,对黏膜有很好的修复、保护作用。睡前用本品涂抹鼻腔,每天2~3次,10天为一个疗程。用药期间忌食辛辣食物。

3. 治疗骨科坏死性创面:具有抗菌防腐、消炎止痛、促进肉芽组织生长等作用。将本品用15%白凡士林调匀后,平摊在组织上,但切忌堆放在创面上,以免造成肉芽过度增长,最后铺上无菌纱布覆盖,绷带包扎固定。一般2天更换1次,换药时用生理盐水将侧面冲洗干净。

4. 治疗痔疮:本品能预防术后水肿,促进肉芽组织生长,加速伤口的愈合,缩短疗程。用本品涂敷患处。

5. 治疗糖尿病足:本品消肿止痛,祛腐生肌,抗感染,促进创口愈合。用胰岛素8u稀释后滴在溃疡面上,再将九华膏均匀涂在无菌纱布上厚约2毫米,覆盖溃疡面,使药膏与溃疡面充分接触,每日换药1~2次。

九华痔疮栓 ^{OTC}

药物组成 大黄、浙贝母、侧柏叶(炒)、厚朴、白及、冰片、紫草。

功能主治 消肿化瘀,生肌止血,清热止痛。用于各型痔疮。

剂型规格与用法用量 栓剂:每枚2.1克,大便后或临睡前用温水清洗肛门,将栓剂1枚塞入肛门内,每日1次。痔疮严重或出血量较多,早晚各塞1枚。

家庭医疗 应用本品的基本指征:内痔,有便血,痔核脱出,肛门不适感;外痔,有肛门坠胀,疼痛,异物感。

1. 治疗痔疮:无论何种类型痔疮,均可使用本品。常规应用。如果病情较重,或出血量多,可每日用药2次。

2. 治疗痔疮术后感染:患处红肿疼痛,或溃烂出血。常规应用。

药物新用

治疗肛隐窝炎:本品消炎抗菌止痛。塞肛,每次 1 枚,每日 2 次,同时口服地奥司明片,每次 1 片,每日 2 次,早、晚服用。

注意事项与禁忌

1. 本品为外用药,禁止内服。

2. 本品受热易变形,应 35℃以下存放。

3. 纳入肛门后防止滑出。

4. 病情重,出血多者,应去医院就诊。

马应龙麝香痔疮膏典OTC

药物组成　人工麝香、人工牛黄、珍珠、煅炉甘石粉、硼砂、冰片、琥珀。

功能主治　清热燥湿,活血消肿,去腐生肌。用于湿热瘀阻所致的各类痔疮、肛裂,症见大便出血,或疼痛,有下坠感;亦用于肛周湿疹。

剂型规格与用法用量　软膏剂:每支 2.5 克,外用,适量搽患处。

家庭医疗　应用本品的基本指征:内痔,有便血,痔核脱出、肛门不适感;外痔,有肛门坠胀、疼痛、异物感。

1. 治疗痔疮:局部肿痛,或伴大便带血等。常规应用。

2. 治疗肛裂疼痛:大便时肛门疼痛,有鲜血,大便干结。常规应用。

药物新用

1. 治疗局部Ⅰ度或浅Ⅱ度烧烫伤:用生理盐水冲洗干净疮面,用无菌棉签在创面上涂布一薄层,每日 3~4 次或更多。

2. 治疗外伤肿痛、无名肿痛或蚊虫叮咬:外涂患处,每日 3~4 次。

3. 治疗肛周湿疹:适量外涂,每天 2 次,7 天为一个疗程。

4. 治疗鼻出血:外涂糜烂处,棉球压迫,每天 1 次。

5. 治疗小面积感染创面:面积小于 2 厘米 ×2 厘米,感染未深及皮下组织,直接涂抹患处,脱脂棉覆盖包扎,每天换药 1 次。

注意事项与禁忌

1. 本品为外用药,不可内服。

2. 多食蔬菜水果,防止便秘。

3. 孕妇慎用。

荣昌肛泰

药物组成　麝香、地榆炭、冰片、五倍子、盐酸小檗碱、盐酸罂粟碱。

功能主治　清热解毒,凉血止血,收湿敛疮,止痛。用于内痔、外痔、混合痔等肛门疾患。

剂型规格与用法用量　外用贴膏剂:每帖0.5克,先将患者脐部周围皮肤温水洗净,擦干,然后将本品上层无纺胶布与下层PVC分离,将药片对准患者脐部(神阙穴)用无纺胶布粘贴牢固,平整即可,每次1帖,每日1次。

家庭医疗　应用本品的基本指征:痔疮引起的便血、肿胀、疼痛等。

1. 治疗内痔:证属湿热下注。症见便血色鲜,量较多,痔核脱出嵌顿,肿胀疼痛,或糜烂坏死;口干不欲饮,口苦,小便黄;舌苔黄腻,脉滑数。常规应用。

2. 治疗外痔:证属血热瘀阻。症见肛缘肿物突起,疼痛剧烈,肛缘圆形紫黯肿块,质地较硬,触痛明显,口干欲饮,大便秘结;舌红苔黄,脉弦。常规应用。

3. 治疗肛周脓肿:肛周持续性剧痛,受压或咳嗽时加重,行走不便,坐卧不安,肛旁皮肤有明显红肿,伴硬结和触痛,可有波动感。常规应用。

注意事项与禁忌

1. 本品为外用药,忌内服。

2. 应30℃以下或置冰箱中贮存,避免阳光直射。

3. 若遇药片表面呈灰白色,系药物析出所致,或遇气温过高片型软化、变形,不影响使用。

复方荆芥熏洗剂

药物组成　荆芥、防风、苦参、透骨草、生川乌、生草乌、哈蟆草。

功能主治　祛风燥湿,活血,消肿止痛。用于外痔、混合痔、内痔脱垂嵌顿、肛裂、肛周脓肿、肛瘘急性发作。

剂型规格与用法用量　外用熏洗剂:每袋10克,用1000~1500毫升沸水冲溶1袋,趁热先熏后洗患处,每次20~30分钟,每日2次。

家庭医疗　应用本品的基本指征:各种痔疮,致大便下血,肛周疼痛,瘙痒,化脓等。

1. 治疗内痔:证属风伤肠络。症见大便带血,滴血或喷射而出,血色鲜红;或伴口干,大便秘结;舌红苔黄,脉数。常规应用。

2. 治疗肛痈:湿热蕴结,肛门周围突然肿痛,逐渐加剧,肛周压痛或见红肿,伴恶寒发热,口干尿黄;舌红苔黄腻,脉数。常规应用。

3. 治疗脱肛:证属湿热下注。症见直肠脱出难纳,肿胀嫩红灼热,渗液流滋,肛门胀痛;舌红苔黄腻,脉滑数。常规应用。

4. 治疗肛瘘:证属湿热下注。症见肛周经常流脓,色黄质稠,肛门胀痛,局部灼热,肛固有溃口,按之有条索状通向肛内,口干口苦;舌红苔黄腻,脉弦滑。常规应用。

药物新用　治疗阴道炎:本品有抗炎、止痛、组织修复、收敛创口渗出液、促进创面肉芽生长作用。常规应用。

注意事项与禁忌　对本品过敏者禁用。

金玄痔科熏洗散

药物组成　玄明粉、马齿苋、金银花、枯矾、荆芥。

功能主治　清热解毒,消肿止痛,祛风燥湿。本品用于各种外痔、混合痔、痔嵌顿、肛门术后肿胀、疼痛。

剂型规格与用法用量　外用熏洗剂:每袋 55 克,每次 1 袋,加 1000 毫升沸水冲化后,趁热熏肛门,再坐浴,每次 30 分钟,每日 2 次。

家庭医疗　应用本品的基本指征:各种痔疮,致大便下血,肛周疼痛,瘙痒,化脓等。

1. 治疗内痔:证属风伤肠络。症见大便带血,滴血或喷射而出,血色鲜红;或伴口干,大便秘结;舌红苔黄,脉数。常规应用。

2. 治疗肛痈:湿热蕴结,肛门周围突然肿痛,逐渐加剧,肛周压痛或见红肿,伴恶寒发热,口干尿黄;舌红苔黄腻,脉数。常规应用。

3. 治疗脱肛:证属湿热下注。症见直肠脱出难纳,肿胀焮红灼热,渗液流滋,肛门胀痛;舌红苔黄腻,脉滑数。常规应用。

4. 治疗肛瘘:证属湿热下注。症见肛周经常流脓,色黄质稠,肛门胀痛,局部灼热,肛周有溃口,按之有条索状通向肛内,口干口苦;舌红苔黄腻,脉弦滑。常规应用。

5. 治疗肛门术后肿胀、疼痛:证属湿热下注。症见痔瘘、肛门术后肿胀、疼痛。常规应用。

注意事项与禁忌

1. 勿烫伤皮肤。
2. 孕妇慎用。

痔宁片^典

药物组成　地榆炭、侧柏叶炭、刺猬皮(制)、槐米、荆芥炭、地黄、酒白芍、当归、黄芩、枳壳、乌梅、甘草。

功能主治　清热凉血,润燥疏风。用于实热内结或湿热瘀滞所致的痔疮出血,肿痛。

剂型规格与用法用量　片剂:每片 0.48 克,口服,每次 3~4 片,每日 3 次。

家庭医疗　应用本品的基本指征:痔疮出血,脱出疼痛,肛门肿痛坠胀,大便不畅等。

1. 治疗痔疮:证属湿热下注。症见便血色鲜,量较多,痔核脱出嵌顿,肿胀疼痛,或糜烂坏死,口干不欲饮,口苦,小便黄;舌苔黄腻,脉滑数。常规服用。

2. 治疗肛裂:证属热结肠燥。症见大便干结,数日一行,便时有肛门疼痛,便时滴鲜血或大便表面带血或便纸染血;舌偏红,脉弦数。常规服用。

3. 治疗脱肛:证属湿热下注。症见直肠脱出难纳,肿胀焮红灼热,渗液流滋,肛门胀痛;舌红苔黄腻,脉滑数。常规服用。

药物新用 治疗内痔出血:本品为清热凉血,润燥疏风,收敛止血止痛。口服本品,每次 3~4 片,每日 3 次,2 周为一个疗程。

注意事项与禁忌

1. 偶见药后胃部不适、便溏。
2. 孕妇慎用。

槐角丸^{典OTC}

药物组成 槐角(清炒)、地榆炭、黄芩、麸炒枳壳、当归、防风。

功能主治 清肠疏风,凉血止血。用于血热所致的肠风便血,痔疮肿痛。

剂型规格与用法用量 大蜜丸:每丸 9 克,口服,每次 1 丸,每日 2 次;小蜜丸:每袋 9 克,口服,每次 9 克,每日 2 次;水蜜丸:每袋 6 克,口服,每次 6 克,每日 2 次。

家庭医疗 应用本品的基本指征:大便下血,肛门肿块,疼痛瘙痒。

1. 治疗痔疮、内痔:证属湿热下注。症见便血色鲜,量较多,痔核脱出嵌顿,肿胀疼痛,或糜烂坏死,口干不欲饮,口苦,小便黄;舌苔黄腻,脉滑数。常规服用。

2. 治疗肛裂:证属热结肠燥。症见大便干结,数日一行,便时有肛门疼痛,便时滴鲜血或大便表面带血或便纸染血;舌偏红,脉弦数。常规服用。

3. 治疗肛痈:证属湿热蕴结。症见肛门周围突然肿痛,逐渐加剧,肛周压痛或见红肿,伴恶寒发热,口干尿黄;舌红苔黄腻,脉数。常规服用。

4. 治疗便血:证属肠道湿热。症见便血色红,大便不畅或稀溏,或有腹痛,口苦;舌红苔黄腻,脉濡数。常规服用。

药物新用

1. 治疗肠风、脏毒、肠癖等:肛裂、肛瘘、肛痛。常规服用。
2. 治疗慢性结肠炎、溃疡性结肠炎、慢性细菌性痢疾、阿米巴痢疾:常规服用。

注意事项与禁忌 本品不适用于阳虚便秘,脾胃虚寒者。

地榆槐角丸^典ⓄⓉⒸ

药物组成　槐角（蜜炙）、槐花（炒）、枳壳（麸炒）、地榆炭、地黄、黄芩、大黄、红花、当归、赤芍、防风、荆芥穗。

功能主治　疏风凉血，泻热润燥。用于脏腑实热，大肠火盛所致的肠风便血，痔疮肛瘘，湿热便秘，肛门肿痛。

剂型规格与用法用量　大蜜丸：每丸 9 克，口服，每次 1 丸，每日 2 次；水蜜丸：每 10 丸重 1 克，口服，每次 5 克，每日 2 次。

家庭医疗　应用本品的基本指征：大便下血，肛门肿块，疼痛瘙痒。

治疗痔疮：证属风火燥结。症见便时有物脱出肛门，出血四溅，色鲜红，便秘，形如羊屎，排出艰难，伴口舌干燥，心烦，腹胀，尿黄；舌红少津，苔黄燥，脉弦数。常规服用。

药物新用　治疗经行便血：常规服用。

注意事项与禁忌

1. 忌食辛辣。

2. 孕妇忌服。

麝香痔疮栓^典ⓄⓉⒸ

药物组成　人工麝香、人工牛黄、冰片、珍珠、三七、五倍子、炉甘石粉、颠茄流浸膏。

功能主治　清热解毒，消肿止痛，止血生肌。用于大肠热盛所致的大便出血，血色鲜红，肛门灼热疼痛；各类痔疮肿和肛裂见上述证候者。

剂型规格与用法用量　栓剂：每枚 1.5 克（相当于原药材 0.33 克），大便后塞于肛门内，早晚各 1 枚。

家庭医疗　应用本品的基本指征：内痔，痔核脱出，肛门不适感，便血。外痔肛门坠胀，疼痛，异物感。

治疗内痔、外痔、混合痔：症见肛门疼痛，局部肿胀，出血，或痔核脱出。常规应用。

药物新用

1. 治疗肛隐窝炎：本品抗炎、镇痛、止血，促进伤口愈合。常规应用，同时服用地奥司明片。

2. 治疗痔核外剥内扎术后并发症：本品抗菌，止痛，防渗出。术后塞肛，同时口服曲马多胶囊，每次 1 片，每日 2 次。

3. 治疗肛窦炎：本品清热解毒，消肿镇痛，止血生肌。常规应用，同时服用头孢拉啶分散片，每次 0.5 克，每日 4 次；甲硝唑片，每次 0.2 克，每日 3 次。

4. 治疗子宫内膜异位:本品抗炎镇痛,抑制肉芽组织增生,抗凝血。于月经干净后,用本品塞肛,常规应用。

注意事项与禁忌

1. 本品受热易变形,应 35℃以下存放。

2. 出血过多者,应去医院就诊。

第3章　妇产科用药

第25节　经带胎产病用药

中医妇科疾病以经、带、胎、产、杂病为纲,以所属各病证为目分类。中医临床辨证需要以辨病为前提。

1. 月经病　月经病是指月经周期、经期、经量、经色、经质的异常,月经的非生理性停闭,及伴随月经周期,或于绝经前后出现的有关症状为特征的一类疾病。

（1）月经不调:月经或提前而来,或延期而至,或先后不定期,经期延长,经量过多、过少或崩漏,B超常显示子宫或卵巢等部位无实质性肿瘤。治疗以调理月经为原则,可选用七制香附丸、八珍益母丸(片、膏)、当归丸等。

（2）月经不调或月经基本无变化,而伴行经腹痛:每行经必发,B超检查多无器质性病变或有子宫内膜异位。治疗以补气养血,理气止痛为原则,可选用妇科十味片等。

（3）月经不调,偏于流血量多:淋漓不断,甚或崩漏,月经过多,或有血块,B超检查可无器质性病变或见子宫肥大或子宫肌瘤。治疗以调经固本止血为原则,可选用当归丸、定坤丹等。

（4）月经不调兼不孕:除有月经失调的临床表现外,伴有原发性或继发性不孕,检查可见内分泌失调或卵巢功能不良。治疗以调补冲任,活血,助孕为原则,可选用艾附暖宫丸、乌鸡白凤丸等。

2. 带下病　以带下明显增多,或色、质、气味异常,或伴全身症状为特征的疾病。往往因带下量多而致其他全身症状。治疗以健脾固肾,化湿止带为原则,可选用白带丸、归芍调经片等。

3. 习惯性流产、先兆流产　此类病证往往以孕期腹痛或伴阴道流血,胎动不安为主要表现,B超提示先兆流产,或以往有屡孕屡坠病史。治疗以补肾,健脾,固胎为原则,可选用保胎丸等。

4. 产后病　产后阴道流血过多或淋漓不断、腹疼、经闭等,B超可提示子宫复旧不良。治疗以活血行气,扶正祛瘀为原则,可选用复方益母口服液、益母草膏(片、颗粒、胶囊、口服液)等。

七制香附丸^{典OTC}

药物组成 醋香附、地黄、熟地黄、当归、茯苓、川芎、炒白术、白芍、益母草、艾叶、艾叶(炭)、黄芩、酒萸肉、天冬、阿胶、炒酸枣仁、砂仁、醋延胡索、盐小茴香、人参、甘草、粳米。

功能主治 疏肝理气,养血调经。用于气滞血虚所致的痛经,月经量少,闭经,症见胸胁胀痛,经行量少,行经小腹胀痛,经前双乳胀痛,经水数月不行。

剂型规格与用法用量 水丸:每袋6克,口服,每次1袋,每日2次。

家庭医疗 应用本品的基本指征:胸闷气郁,两胁胀痛,月经不调,少腹作痛,湿寒带下。

1. 治疗闭经:证属气滞血瘀。症见月经数月不行,伴精神抑郁,胸胁胀痛,少腹坠胀酸痛,体倦乏力,纳呆;舌淡,舌边有紫黯,脉沉涩。常规服用。

2. 治疗痛经:证属肝郁伐脾或虚寒内停。症见经前一、二日及经期腹痛,经来痛减,经后痛消,胀痛喜按,伴食少,胸脘胀满,恶心呕吐;舌淡苔白,脉沉或脉弦。常规服用。

3. 治疗带下:证属脾虚。症见肝郁化热,带下量多、色黄质黏,有臭味,或赤白带下,伴体倦乏力,胸脘胀满,小腹坠胀疼痛;舌红苔黄,脉弦。常规服用。

药物新用

1. 治疗慢性胃炎、胃溃疡、胆囊炎:证属脾虚肝旺。症见呕吐酸水,伴脘闷胁痛,嗳气叹息,头晕而胀;舌红苔薄黄,脉弦滑。或伴体倦乏力,不思饮食;舌淡苔白,脉滑无力。常规服用。

2. 治疗肝炎:证属脾虚肝旺,血虚血热。症见神疲肢倦,面色苍白,头晕心悸,胸胁胀满,烦躁易怒;舌淡红,苔薄黄,脉细滑数。常规服用。

3. 治疗神经官能症:月经不调,胸闷胀痛,脘腹胀满,精神抑郁,情绪不宁,失眠多梦,纳呆恶心。常规服用。

注意事项与禁忌

1. 不宜喝茶、吃萝卜。

2. 不宜同服藜芦、五灵脂、皂荚及其制剂。

3. 不宜与感冒类药同服。

4. 外感实热者慎用。

5. 阴虚发热者慎用。

6. 平素月经周期正常,突然月经错后时,应排除早孕方可用药。

7. 青春期少女、更年期妇女,应在医生指导下服用。

8. 孕妇忌服。

十珍香附丸^{OTC}

药物组成　香附(醋炒)、当归、白芍(炒)、川芎、熟地黄、艾叶(炭)、党参、白术(麸炒)、黄芪(蜜炙)、甘草(蜜炙)。

功能主治　补气养血,和营调经。用于血虚气滞所致的月经不调。

剂型规格与用法用量　大蜜丸:每丸9克,口服,每次1~2丸,每日1~2次。

家庭医疗　应用本品的基本指征:经期不准,经量或多或少不定,色紫有块,胸胁胀满,或行经腹痛,乳房作胀,神疲乏力;舌淡苔薄,脉弦细。

1. 治疗月经不调:经期或前或后,经量或多或少,色黯有块,小腹胀甚则连及胸胁乳房,胸闷不舒,嗳气食少;舌淡苔白,脉弦。常规服用。

2. 治疗痛经:经前或经期小腹胀满疼痛,痛势隐隐,行经量少,淋漓不畅,经色黯有血块,块下痛减,胸胁、乳房、小腹作胀;舌紫黯,舌边有瘀点,脉沉弦。常规服用。

药物新用

1. 治疗月经稀发:本品具有补血调经作用。常规服用。

2. 治疗原发性痛经:本品补气养血,缓解经行小腹疼痛。常规服用。

3. 治疗无排卵型功能失调性子宫出血:本品健脾益气,固冲止血。常规服用。

注意事项与禁忌　感冒慎用。

止血片^{OTC}

药物组成　墨旱莲、珍珠母(煅)、拳参、土大黄、地锦草。

功能主治　清热,凉血,止血。用于月经量多,鼻衄,咳血,吐血,咯血。

剂型规格与用法用量　片剂:每片0.3克(含生药0.875克),口服,每次4片,每日3次;中量或大量出血,每次8片,每日3~4次,并配合其他止血药物治疗。

家庭医疗　应用本品的基本指征:月经量多,鼻出血,咳血,吐血,牙龈出血等各种出血。

治疗月经不调:证属实热。症见月经先期,量多,色深红或紫,质稠黏,有血块,伴心胸烦躁,面红口干,小便短黄,大便燥结;舌红苔黄,脉数。常规服用。

药物新用　治疗视网膜静脉周围炎:初期多无自觉症状,常于视网膜出血后,方引起注意,如少量出血侵入玻璃体时,病人眼前常有条索状黑影,随眼球转动而飘动。出血多时,可有红视,视力极度下降,甚至仅辨指数、手动或光感。出血期常规服用。

注意事项与禁忌

1. 不宜与感冒类药同服。

2. 气血亏虚引起的月经过多不宜服用。症见月经量多,色淡,质稀,伴有气短,便溏,头晕,心慌等。

3. 血瘀引起的月经量多不宜服用。症见月经量多,色黯,血块多,伴腹痛拒按等。

4. 月经量过多,合并严重贫血者,不宜服用。

5. 平素月经量正常,突然出现月经过多,应去医院就诊。

6. 如有中量或大量出血,应去医院就诊。

宁坤养血丸 ^{OTC}

药物组成 当归、白芍、川芎、地黄、柴胡、白术(麸炒)、茯苓、甘草、丹参、红花、香附(醋炙)、厚朴(姜炙)、陈皮、肉桂、人参。

功能主治 补气和营,养血调经。用于月经不调,行经腹痛。

剂型规格与用法用量 大蜜丸:每丸9克,口服,温黄酒或温开水送服,每次1丸,每日2次。

家庭医疗 应用本品的基本指征:身体虚弱,气短神疲,腰痛腿酸,小腹冷痛;脉沉迟无力。

1. 治疗月经失调:经期延后,量少,色黯或不畅,腹痛畏寒,喜按,腰酸乏力;舌淡苔薄,脉沉细无力。常规服用。

2. 治疗经行腹痛:经前或经期小腹冷痛,喜按,得温痛减,经行量少,色淡,畏寒便溏。常规服用。

药物新用

1. 治疗月经稀发:本品活血调经,健脾益气,养血止痛。常规服用。

2. 治疗原发性、继发性痛经:本品缓解肌痉挛,活血止痛,祛瘀调经,补气健脾。常规服用。

3. 治疗闭经:神疲体倦,少气懒言,小腹胀痛。常规服用。

注意事项与禁忌 有表证者忌用。

妇炎康片 ^典(胶囊、颗粒)

药物组成 赤芍、苦参、黄柏、土茯苓、醋莪术、醋三棱、炒川楝子、醋延胡索、炒芡实、当归、醋香附、丹参、山药。

功能主治 清热利湿,理气活血,散结消肿。用于湿热下注,毒瘀互阻所致的带下病,症带下量多,色黄气臭,少腹痛,腰骶痛,口苦咽干;阴道炎、慢性盆腔炎见上述证候者。

剂型规格与用法用量 片剂:每片0.25克,口服,每次6片,每日3次;或0.52克,口服,每次3片,每日3次;胶囊剂:每粒0.5克,口服,每次3粒,每日

3次;软胶囊剂:每粒0.5克,口服,每次6粒,每日3次;每粒0.75克,口服,每次3粒,每日3次;颗粒剂:每袋3克,口服,每次3克,每日3次。

家庭医疗　应用本品的基本指征:带下色黄,质黏稠,气臭,带下如豆潭状,少腹、腰骶疼痛。

治疗带下:带下量多,质地黏稠,气味腥臭,形如豆渣状,伴有腹痛,少腹坠胀,腰痛腰酸;舌红苔黄,脉滑数。常规服用。

药物新用

1. 治疗急性阴道炎:常规服用。

2. 治疗宫颈炎:常规服用。

3. 治疗会阴部感染:常规服用。

注意事项与禁忌

1. 经期、哺乳期慎用。

2. 孕妇禁用。

妇科得生丸 ^{OTC}

药物组成　柴胡、益母草、当归、川芎、白芍、羌活、木香。

功能主治　解郁调经。用于肝气不舒,胸满胁痛,经期提前或错后,行经腹痛。

剂型规格与用法用量　大蜜丸:每丸9克,口服,每次1丸,每日2次。

家庭医疗　应用本品的基本指征:胸满胁痛,脘腹胀痛,午后身热,倦怠食少;舌黯红,舌体有瘀点,苔薄白,脉涩。

1. 治疗月经不调:证属肝郁气滞,血瘀不行。症见经期不定,经色黯红,经量或多或少伴小腹胀痛拒按,胸胁胀满,纳呆;舌黯苔白,脉涩。常规服用。

2. 治疗痛经:证属肝郁不舒,气滞血瘀。症见经期前、经期中小腹胀痛拒按,经量少或行经不畅,经色黯,有块,经血排出后疼痛明显缓解,经净后疼痛自消,伴胸胁乳房作胀,肛门坠胀,纳呆;舌黯,舌体有瘀点,脉弦或弦滑。常规服用。

药物新用

1. 治疗头痛:头痛经久不愈,其痛如刺,固定不移,或头部有外伤史;舌黯苔白,脉沉细或细涩。常规服用。

2. 治疗经期综合征:证属肝郁气滞,血瘀不行,营卫失和,经脉不通。症见经期头痛,身痛,乳房胀痛,兼有胸胁胀闷,情感异常,烦躁易怒,不思饮食或纳呆等。常规服用。

3. 治疗妇科杂病:子宫肌瘤、卵巢肿瘤、宫外孕(未破裂型)、盆腔疼痛症、继发性不孕等。常规服用。

4. 用于慢性胃炎、胃神经官能症、消化不良性腹痛、胃痉挛、肠道激惹综合征、胆囊炎等的辅助治疗:常规服用。

注意事项与禁忌

1. 不宜与感冒类药同服。

2. 月经延后的已婚妇女,应先排除早孕方可服用。

3. 痛经伴月经过多者,应在医生指导下服用。

4. 孕妇慎用。

妇康宁片^典(胶囊)

药物组成 白芍、香附、当归、三七、醋艾炭、麦冬、党参、益母草。

功能主治 养血理气,活血调经。用于血虚气滞所致的月经不调,症见月经周期后错,经水量少,有血块,经期腹痛。

剂型规格与用法用量 片剂:每片0.25克,口服,每次8片,每日2~3次或经前4~5天服用;胶囊剂:每粒0.4克,口服,每次2片,每日2~3次或经前4~5天服用。

家庭医疗 应用本品的基本指征:体虚乏力,面色萎黄,腰酸倦怠,腹痛坠胀拘急,白带量多,不思饮食;舌淡或黯有瘀点,苔白,脉细。

1. 治疗月经不调:月经过多或过少,崩中漏下,血色淡红,伴腰酸体倦,面色无华;舌淡苔白,脉细。常规服用。

2. 治疗痛经:经期小腹冷痛,喜热喜按,经量少,经色淡或黯,质薄,伴面色萎黄,神疲乏力,头晕,腰酸腿软;舌淡苔白润,脉沉细或细弱。常规服用。

药物新用 治疗功能失调性子宫出血:从月经第5天开始用药,每次3片,每12小时1次,或4片每晚1次顿服,连续服用28天。停药后,月经即可来潮。下次月经的第5天,重复以上治疗。3个月经周期为一个疗程。

注意事项与禁忌

1. 不宜与感冒类药同服。

2. 不宜喝茶、吃萝卜。

3. 不宜同服藜芦、五灵脂、皂荚及其制剂。

4. 月经过期,应先排除早孕后方可服用。

5. 孕妇慎用。

当归调经颗粒^{典OTC}

药物组成 当归、熟地黄、川芎、白芍、党参、黄芪、甘草。

功能主治 补血助气,调经。用于贫血衰弱,病后、产后血虚以及月经不调,痛经。

剂型规格与用法用量 颗粒剂:每袋10克,开水冲服,每次1袋,每日2~3次。

家庭医疗　应用本品的基本指征:平时体虚,腰酸腿软,食少纳呆,面色苍白,病后、产后体力难复,或月经不调,痛经;舌淡苔薄,脉细无力。

1. 治疗月经不调:经期不定,乍前乍后,延后居多,量少色淡,小腹冷痛,喜温喜按,腰痛体倦,面色苍白,食少纳呆;舌淡苔白,脉细弱。常规服用。

2. 治疗痛经:行经腹痛,痛引腰骶,得温得按痛减,经血不畅,面色苍白;舌淡苔白,脉滑而无力。常规服用。

3. 治疗崩漏带下:素体虚弱,带下绵绵不断,色淡质稀,腰痛肢软,两目昏花,面色苍白;舌淡苔薄白,脉细无力。常规服用。

4. 治疗产后体虚:平时体虚,产时失血过多,产后体力难复,恶露不尽,色淡绵绵,腰酸腿软,食少纳呆,面色苍白;舌淡苔薄,脉细无力。常规服用。

药物新用

1. 治疗失血性贫血:本品气血双补,促进红细胞生成,常规服用。

2. 治疗久病后体虚:本品益气养血,调经补虚,常规服用。

3. 治疗不孕:月经量少色淡,小腹坠痛,经期延后,甚则闭经,形体消瘦,神疲纳呆,肢软无力,久不受孕;舌淡苔白,脉细。常规剂量,长期服用。

注意事项与禁忌

1. 外感时不宜服用。

2. 月经过多者不宜服用。

逍遥丸(片、胶囊、颗粒)^典

药物组成　柴胡、当归、白芍、炒白术、茯苓、炙甘草、薄荷、生姜。

功能主治　疏肝健脾,养血调经。用于肝郁脾虚所致的郁闷不舒,胸胁胀痛,头晕目眩,食欲减退,月经不调。

剂型规格与用法用量　水丸:每袋6克,口服,每次6克,每日2次,每袋9克,口服,每次6~9克,每日1~2次;浓缩丸:口服,每次8丸,每日3次;片剂:每片0.35克,口服,每次4片,每日2次;胶囊剂:每粒0.34克,口服,每次4粒,每日2次;颗粒剂:每袋15克、8克(无糖),口服,每次1袋,每日2次。

家庭医疗　应用本品的基本指征:胸胁胀痛,头晕目眩,烦躁易怒,日晡潮热,口干口苦,食欲不振,月经不调,乳房胀痛。

1. 治疗胸胁胀痛,头晕目眩:证属肝郁气滞。症见郁闷不舒,胸胁胀痛,头晕目眩,烦躁易怒。常规服用。

2. 治疗月经病:证属肝气郁结,血为气滞,郁久化火,热伤冲任。症见月经先期,月经过多,经行吐衄,崩漏。常规服用。

3. 治疗痛经:气滞痛经,气血虚弱痛经,血瘀痛经,热性痛经,寒性痛经等均可应用。常规服用。

药物新用

1. 治疗内科疾病

（1）治疗胃及十二指肠溃疡：本品具有疏肝解郁,缓解止痛功效,故对胃及十二指肠溃疡有效。常规服用,30天为一个疗程,服至痊愈。

（2）治疗肝炎、肝硬化：证属肝郁脾虚。尤以迁延性或慢性肝炎有热象、转氨酶高的患者更为适宜;对乙肝有效。常规服用,1个月为一个疗程,可根据病情轻重用药1~2个疗程。

（3）治疗高脂血症：颗粒剂,开水冲服,每次1袋,每日3次,1个月为一个疗程。

（4）治疗男性乳房发育症：本品常规服用。

（5）治疗更年期综合征：尤对因郁闷导致的烦躁不安者,疗效更好。浓缩丸,常规服用,3个月为一个疗程,可多服1~2个疗程,以巩固疗效;若见心悸、胸闷、潮热出汗为主者,本品加小剂量氨酰心安（每日12.5~25毫克）,1周后诸症可缓解,巩固治疗1个月可愈。

（6）治疗心脏神经官能症：口服酒石酸美托洛尔,每次25毫克,每日2次;谷维素,每次20毫克,每日3次;同时服用逍遥丸,每次9克,每日2次,连用2周。

（7）减药毒：特别适用于抗结核药物对肝脏的损害。常规服用。

（8）治疗慢性肝病纤维化：联合口服复方丹参片,每次3片,逍遥丸浓缩丸,每次10丸,每日3次。

（9）治疗小便不利：证属肝脾不和。症见尿频,胁肋少腹胀满疼痛;左关脉弦。常规服用。

2. 治疗精神科疾病

（1）治疗情感性精神病：证属肝郁气滞。症见情绪不佳,精神反应异常之忧郁症。常规服用。

（2）治疗性病恐惧症：自觉症状有尿频、尿痛、排尿不畅、尿道口不适、下腹坠胀等,常伴有失眠、多梦、头痛、头昏、焦虑及精神萎靡不振等。配合应用适量镇静剂,常规服用本品丸剂,常取得很好疗效。

（3）治疗抑郁症：症见闷闷不乐,对日常事情丧失兴趣,自感头晕乏力,胃脘不舒,胸闷气短等。常规服用。

（4）治疗失眠：证属肝脾虚、血虚。常规服用。

（5）治疗神经性厌食：以长期原因不明的厌食、显著的体重减轻和女性闭经为特征。睡前口服奥氮平,每日5~10毫克,同服用逍遥丸9克,每日2次。

3. 治疗皮肤科疾病

（1）治疗皮肤瘙痒症：皮肤瘙痒症与神经精神因素有着密切的关系,尤其对妇女产后因气血失调而引起的皮肤瘙痒症效果更为明显。常规服用本品丸剂,同时配合服用谷维素,每次 50~100 毫克,每日 2~3 次。

（2）治疗带状疱疹:本病为水痘—带状疱疹病毒感染所致的常见皮肤病,中医常称"缠腰火丹"。症见患处皮肤潮红,进而呈现多数成群簇集的粟至绿豆大丘疱疹,快速变为水疱,皮疹沿皮神经呈带状分布,可见于颜面、颈、胸背、腰腹部,亦可侵犯眼、耳、口腔及阴部黏膜,伴疼痛或发热。本品丸剂 4~9 克加凉开水调成糊状,外敷疱疹处,每日早晚各换药 1 次,大多数患者在涂药 2 个小时后疼痛即可减轻或消失,3~5 天后疱疹开始消退。

（3）治疗斑秃:又称"鬼剃头",症见患者在无任何自觉症状情况下,突然出现圆形或椭圆形斑状脱发。患者常因劳累、精神过度紧张或精神创伤而发病。常规服用本品丸剂,并用生姜片外搽患处。

（4）治疗痤疮:证属冲任失调。口服逍遥胶囊,每次 5 粒,每日 2 次,同时配服米诺环素胶囊,每次 0.1 克,每日 2 次。疗程 6 周。

（5）治疗甲剥离:证属肝郁血虚。口服杞菊地黄丸,每次 8 粒,每日 3 次,逍遥丸,每次 6 克,每日 3 次。

4. 治疗妇科疾病

（1）治疗经前期综合征:远期疗效稳定。常规服用。

（2）治疗盆腔炎:证属肝郁脾虚。本方内服与外治相结合,治疗慢性盆腔炎、盆腔瘀血综合征。

（3）治疗卵巢囊肿:常规服用,连续服药 3 个月。

（4）治疗妇女腰痛:常规服用。

（5）治疗乳腺增生:两侧乳房有大小不等的圆形结节,边界不清,质实硬或囊性感,推之可动,尤以月经前期为甚,经后则减轻或消失者,西医诊断为乳腺小叶增生或囊性增生病。本品常规服用。

（6）治疗高泌乳素血症:本病是因内外环境因素引起,以高泌乳素（PRL）升高（≥25 纳克 / 毫升）、闭经、溢乳、无排卵和不孕为特征的综合征。常规服用。经期停止用药,闭经者连续服药,直至 PRL 值降至正常。服药 30 剂 PRL 值不降者停用。本方不仅能降低血中泌乳素,还可降低过高的黄体生成激素,从而调整黄体生成素与促卵泡素的比值。

（7）治疗输卵管阻塞:本品有较显著的抗炎作用。常规服用。

（8）治疗围排卵期出血:于月经周期的第 1 天开始,常规服用,总疗程 3 个月。

（9）治疗特发性血小板减少:口服加味逍遥丸,1 个月为一个疗程。

5. 治疗眼科疾病

治疗视网膜炎:适用于七情郁结型、脾胃虚弱型、肝肾阴虚型视网膜炎,中心性视网膜炎重症（可见视物不清,视疲劳）,肝经郁热、气滞血瘀型中心性浆液性脉络膜视网膜病变。配合西药,常规服用。

6. 治疗喉科疾病

治疗梅核气:慢性咽炎患者常有咽部痰堵或异物感,咽不下、咯不出,如同梅核卡喉,但不影响进食,中医称为"梅核气"。中医认为,"梅核气"主要因情志不畅,肝气郁结,循经上逆,结于咽喉或乘脾犯胃,运化失司,津液不得输布,凝结成痰,痰气结于咽喉引起。常规服用。

7. 治疗儿科疾病

(1) 缓解多发性抽动症(抽动—秽语综合征):常规服用本品丸剂,同时加服陈夏六君子丸(大蜜丸),每次 1 丸,每日 2 次。

(2) 治疗儿童肠易激综合征:症见腹痛、腹胀,同时伴有排便频率、大便性状改变,并自我感觉排便后腹部不适状减轻。口服本品丸剂,4~6 岁每次 3 克,6~14 岁每次 6 克,每日 1 次,连服 2 周。

(3) 治疗特发性真性女孩性早熟:证属肝郁型。常规服用,每日 1 次。

注意事项与禁忌

1. 忌食寒凉、生冷食物。

2. 感冒时不宜服用。

3. 月经过多者不宜服用。

4. 平素月经正常,突然出现月经量少,或月经错后,或阴道不规则出血应去医院就诊。

5. 孕妇服用请咨询医师。

鸡血藤片 [OTC](颗粒 [OTC]、胶囊、糖浆)

药物组成 鸡血藤浸膏。

功能主治 补血活血,舒筋通络。用于血虚萎黄,眩晕,贫血衰弱,病后、产后血虚,月经不调,痛经,风湿痹痛,腰膝酸痛,肢体麻木,关节不利。

剂型规格与用法用量 片剂:每片 0.35 克,酒或温开水送服,每次 4 片,每日 3 次;颗粒剂:每袋 12 克,开水冲服,每次 1 袋,每日 3 次;胶囊剂:每粒 0.3 克,口服,每次 2 粒,每日 3 次;糖浆剂:口服,每次 8~16 毫升,每日 3 次。

家庭医疗 应用本品的基本指征:月经延后或痛经,量少色淡,或绵绵不断,头昏眼花,眩晕耳鸣,腰膝酸痛,关节不利。

1. 治疗月经不调:月经延后,量少色淡,缠绵不断,腰膝酸痛,头昏头晕;舌淡苔白,脉细弱。常规服用。

2. 治疗痛经:经来腹痛,痛势隐隐,得温得按痛减,小腹坠胀,体倦乏力。常规服用。

3. 治疗痹证:证属气血亏虚。症见四肢乏力,关节酸沉,绵绵而痛,麻木尤甚,汗出畏寒,时见眩晕、心悸,纳呆,颜面微青而白,形体虚弱;舌淡红欠润滑,苔黄或薄白,脉多沉虚而缓。常规服用。

药物新用

1. 治疗高血压:证属血虚。症见头昏头晕。本品抑制心脏收缩,降低血压。常规服用。

2. 治疗高血脂:本品调节脂质代谢,促进脂类物质分解。常规久服。

3. 治疗肢体麻木:证属血虚。常规服用。

4. 治疗关节疼痛:证属血虚。症见痛势隐隐,屈伸不利。常规服用。

5. 治疗失眠症:证属血虚。常规服用。

6. 治疗贫血:本品可促进造血系统的作用,辅助纠正贫血。常规久服。

7. 治疗放射线引起的白细胞下降:常规服用。

8. 治疗癌症:本品有抗肿瘤、抗噬菌体作用。常规服用。

注意事项与禁忌

1. 有表证者忌用。

2. 月经过多者不宜服用。

3. 孕妇忌服。

固经丸^{典OTC}

药物组成　酒黄芩、盐关黄柏、麸炒椿皮、醋香附、炒白芍、醋龟甲。

功能主治　滋阴清热,固经止带。用于阴虚血热,月经先期,经血量多,色紫黑,赤白带下。

剂型规格与用法用量　水丸:每丸 6 克,口服,每次 6 克,每日 2 次。

家庭医疗　应用本品的基本指征:证属血热。症见月经不调,月经量多,色紫黑,五心烦热,口咽干燥,或赤白带下,腰酸;舌红少苔,脉细数或滑数等。

1. 治疗月经先期:月经 20~23 天一行,或一月两行,月经量多,色黑或有块,质黏稠,五心烦热,口燥咽干;舌红少苔,脉细数。常规服用。

2. 治疗崩漏:月经量突然增多,淋漓日久不净,血色深红,口干喜饮,头晕目赤,烦躁不宁,失眠多梦;舌红,脉数。常规服用。

3. 治疗赤白带下:带下量多,味秽臭,阴部干涩灼热,有瘙痒感,口苦咽干;舌红少苔,脉细数。常规服用。

药物新用

1. 治疗功能失调性子宫出血:常规服用。

2. 治疗附件炎:证属阴虚血热。症见少腹疼痛,坠胀感,经期不定,头晕体虚,五心烦热等。常规服用。

3. 治疗尿道炎:证属阴虚血热。常规服用。

4. 治疗老年性阴道炎:证属阴虚血热。症见干涩瘙痒。常规服用。

5. 治疗产后恶露不尽:证属阴虚血热。常规服用。

注意事项与禁忌

1. 有表证者忌用。

2. 虚寒证忌用。

治带片 ^{OTC}

药物组成 苦参、墓头回、金樱子、知母、苍术。

功能主治 健脾燥湿,清热止带。用于白浊带下,泻痢止带。

剂型规格与用法用量 片剂:每片0.25克,口服,每次5~8片,每日2~3次。

家庭医疗 应用本品的基本指征:带下黄白,或遗精滑泄,腰酸腿软;舌红苔薄黄,脉细数。

1. 治疗带下:带下色黄,量多质稀,味腥,面色萎黄,腰酸乏力,小便不利,阴部瘙痒;舌红少苔,脉细数。常规服用。

2. 治疗遗精:遗精盗汗,腰酸腿软,精神不振,失眠;舌红少苔,脉细数。常规服用。

3. 治疗痢疾、阿米巴痢疾:证属湿热。症见下痢秽浊,腥臭,腰酸腰痛,体倦乏力,面色萎黄;舌淡红少苔。常规服用。

药物新用

1. 治疗滴虫性阴道炎:证属湿热。常规服用。

2. 治疗老年性阴道炎:常规服用。

注意事项与禁忌

1. 脾胃虚寒者慎用。

2. 肾虚带下不宜。表现为白带清稀,量多质稀薄,或带下赤白,阴部灼热,腰酸如折,小腹发凉,小便清长,夜间尤甚,便干尿黄,头昏目眩等。

调经丸 ^{OTC}

药物组成 当归、熟地黄、白芍(酒炒)、川芎、陈皮、半夏(制)、茯苓、甘草、小茴香(盐炒)、吴茱萸(制)、香附(醋制)、延胡索(醋制)、艾叶(炭)、没药(制)、益母草、黄芩(酒炒)、牡丹皮、麦冬、续断、阿胶、白术(炒)。

功能主治 理气和血,调经止痛。用于气郁血滞,月经不调,经来腹痛。

剂型规格与用法用量 大蜜丸:每丸9克,口服,每次1丸,每日2次。

家庭医疗 应用本品的基本指征:经期不定,行经腹痛,少腹胀满,或夹有血块等。

1. 治疗月经不调:经期不定,量少色淡,夹有血块,少腹胀满;舌淡黯,苔白,脉沉涩。常规服用。

2. 治疗痛经:经来腹痛,两胁胀满,按压加重等。常规服用。

3. 治疗闭经:月经不至,胁胀腹满,小腹胀痛等。常规服用。

药物新用

1. 治疗胆囊炎:症见麦氏点胀痛,发热。常规服用。

2. 治疗胃炎:症见胃脘撑胀疼痛,恶心呕吐。常规服用。

注意事项与禁忌　月经过多者忌用。

调经止带丸^{OTC}

药物组成　当归、川芎(酒炒)、白芍(酒炒)、熟地黄、椿皮、赤石脂(煅)、海螵蛸、黄柏(盐炒)、牡蛎(煅)、香附(制)、远志(甘草制)。

功能主治　清热利湿,补血止血,调经止带。用于血虚气滞,月经不调,湿热带下。

剂型规格与用法用量　水蜜丸:每袋9克,口服,每次9~12克,每日1~2次。

家庭医疗　应用本品的基本指征:月经不调,带下,痛经。

1. 治疗月经不调:症见月经周期延后或行经时间延长,月经量少,色黯红,质稠,伴乳房胀痛,胸闷胁胀,小腹胀痛;舌淡或见瘀点,脉弦细或弦滑。常规服用。

2. 治疗带下病:证属脾虚肝乘,肝热脾湿。症见赤白带下,质黏有臭味,伴月经不调,多见月经经期延长,少腹两侧疼痛,胁痛,乳房胀痛;舌淡苔黄,脉细数或脉弦滑数。常规服用。

3. 治疗痛经:证属血虚血瘀。症见平素带下量多,赤白相间,经前、经期小腹胀痛,喜按,月经量少色淡,或色黯有块,经血排出后疼痛可减,经净后疼痛可消失;舌淡或黯,脉弦或脉涩。常规服用。

药物新用

1. 治疗崩漏:本品由四物汤合收敛止血之品而成,多用于血虚血瘀型崩漏,久治不愈或兼见阴道灼痛,小便淋涩。常规服用。

2. 治疗泻痢日久不止或便血,痔疮肿痛出血,疮痈溃后出血不止或久不收口:常规服用。

注意事项与禁忌

1. 感冒发热者忌服。

2. 突然出现月经不调,或经期延长,月经淋漓不断超过15天,月经过多或合并贫血,或赤白带下持续不断伴有异味,应去医院就诊。

调经活血片^{典OTC}(胶囊)

药物组成　当归、川芎、红花、丹参、鸡血藤、醋香附、醋延胡索、乌药、泽兰、赤芍、制吴茱萸、木香、菟丝子、熟地黄、白术。

功能主治 养血活血,行气止痛。用于气滞血瘀兼血虚所致的月经不调,痛经,症见经行错后,经水量少,行经小腹胀痛。

剂型规格与用法用量 片剂:每片 0.34 克,口服,每次 5 片,每日 3 次;胶囊剂:每粒 0.4 克,口服,每次 5 粒,每日 3 次。

家庭医疗 应用本品的基本指征:小腹胀痛,痛牵两胁,行经不畅;舌有瘀点,脉沉涩。

1. 治疗月经不调:月经周期不定,月经量少,色黯有血块,或经前腹痛,小腹胀满,两胁作胀;舌淡有瘀点,苔白,脉沉涩。常规服用。

2. 治疗痛经:行经腹痛,痛处固定,月经有血块;舌黯苔白,脉涩。常规服用。

药物新用 治疗乳腺小叶增生:乳房有条索状块,触痛,乳房胀痛,或伴有胁胀等。常规服用。

注意事项与禁忌

1. 月经过多者不宜。

2. 孕妇禁用。

痛经丸^典(片) OTC

药物组成 当归、川芎、丹参、红花、山楂(炭)、茺蔚子、益母草、五灵脂(醋炒)、醋香附、白芍、木香、青皮、延胡索、熟地黄、炮姜、肉桂。

功能主治 温经活血,调经止痛。用于下焦寒凝血瘀所致的痛经,月经不调,症见经行错后,经量少有血块,须经小腹冷痛,喜暖。

剂型规格与用法用量 浓缩水丸:每袋 9 克,口服,每次 6~9 克,每日 1~2次;片剂:每片 0.6 克,口服,每次 8 片,每日 3 次。月经来临时服用。

家庭医疗 应用本品的基本指征:胸胁或脘腹胀痛,形寒肢冷或畏寒;舌边紫,苔薄白,脉沉弦。

治疗痛经:经前或经期小腹冷痛,得热痛减,经血量少,色紫黯有块,行而不畅,血块排出后则疼痛明显缓解,伴胸胁胀满,形寒畏冷;舌紫苔薄白,脉沉、弦。常规服用。

药物新用 本品有良好的止痛效果,常用于多种疼痛的辅助治疗。

1. 治疗疼痛:证属寒凝经脉,气滞血瘀。症见胸胁或脘腹胀满疼痛,胸闷嗳气,或纳呆失眠,或心悸心慌,或畏寒肢冷;舌正常或紫黯,苔薄白,脉沉弦。如冠心病、心绞痛、早期肝硬化、慢性肝炎、胃炎、胃溃疡等引起的胁痛、胸痛、胃痛、腹痛等。常规服用。

2. 治疗慢性盆腔炎、子宫内膜异位、子宫位置屈曲、子宫痉挛性收缩:症见小腹疼痛,月经量少。常规服用。

注意事项与禁忌

1. 不宜与感冒药类同服。

2. 不宜与人参及其制剂同服。

3. 月经先期量多者忌用。

4. 重度痛经,服药后痛经不减轻,或伴有其他疾病者,应去医院就诊。

5. 孕妇忌用。

痛经宝颗粒^{典OTC}

药物组成　红花、当归、三棱、莪术、丹参、五灵脂、木香、延胡索(醋制)、肉桂。

功能主治　温经化瘀,理气止痛。用于寒凝气滞血瘀,妇女痛经,少腹冷痛,月经不调,经色黯淡。

剂型规格与用法用量　颗粒剂:每袋 10 克,或 25 克,开水冲服,每次 1 袋,每日 2 次,于月经前 7 天开始服药,持续至月经来潮后 3 天停服,连续服用 3 个月经周期。

家庭医疗　应用本品的基本指征:行经腹痛,小腹冷痛,月经量少,色黯有血块。

1. 治疗痛经:经行腹痛,小腹胀满,月经量少,色黯有血块。常规服用。

2. 治疗腹痛:腹痛如锥如刺,痛势较剧,腹内或有结块,痛处固定而拒按,经久不愈;舌紫黯或有瘀斑,脉细涩。常规服用。

注意事项与禁忌　不宜同服人参及其制剂。

痛经灵颗粒^{OTC}

药物组成　延胡索(醋制)、丹参、红花、五灵脂(制)、蒲黄、桂枝、乌药、赤芍、玫瑰花、香附(醋制)。

功能主治　活血化瘀,理气止痛。用于气滞血瘀之痛经。

剂型规格与用法用量　颗粒剂:每袋 10 克,或 25 克,开水冲服,月经来潮前 5 天开始服药,每次 1~2 袋,每日 2 次,经期开始后连服 2 日,以后隔日服,3 个月经周期为一个疗程。

家庭医疗　应用本品的基本指征:行经腹痛,小腹胀满,月经量少,色黯有血块,块下痛减等。

1. 治疗痛经:经行腹痛,小腹胀满,月经量少,色黯有血块。常规服用。

2. 治疗腹痛:腹痛如锥如刺,痛势较剧,腹内或有结块,痛处固定而拒按,经久不愈;舌紫黯或有瘀斑,脉细涩。常规服用。

注意事项与禁忌 不宜同服人参及其制剂。

妇科千金片（胶囊）典OTC

药物组成 千斤拔、金樱根、穿心莲、功劳木、单面针、当归、鸡血藤、党参。

功能主治 清热除湿，补益气血。用于湿热瘀阻所致的带下病，腹痛，症见带下量多，色黄质稠、臭秽，小腹疼痛，腰骶酸痛，神疲乏力；慢性盆腔炎、子宫内膜炎、慢性宫颈炎见上述证候者。

剂型规格与用法用量 片剂：每片 0.32 克，温开水送服，每次 6 片，每日 3 次；胶囊剂：每粒 0.4 克，温开水送服，每次 2 粒，每日 3 次，14 天为一个疗程。

家庭医疗 应用本品的基本指征：带下量多，色黄质稠，臭秽，或清稀无嗅，小腹疼痛，腰骶酸痛，神疲乏力。

1. 治疗湿热下注之带下病：症见带下量多，色黄，黏稠，有臭气，或伴阴部瘙痒，胸闷心烦，口苦咽干，纳食较差，小腹或少腹作痛，小便短赤；舌红苔黄腻，脉濡数。常规服用。

2. 治疗脾阳虚之带下病：症见带下量多，色白或淡黄，质稀薄，无臭气，绵绵不断，神疲倦怠，四肢不温，纳少便溏，两足跗肿，面色㿠白；舌淡苔白腻，脉缓弱。常规服用。

药物新用

1. 治疗月经过多：于月经前 1 周至月经干净期间，常规服用，2 个月经周期为一个疗程。

2. 治疗原发性痛经：证属气滞血瘀。经前 4~5 日开始服用，至月经来潮后 2 日，每次 5 片，每日 3 次。

3. 治疗早孕药物流产后出血：药物流产妊娠囊排出后第 2 日，口服产泰，每次 20 毫升，每日 3 次，4 天为一个疗程，同时常规服用本品，15 天为一个疗程。

4. 治疗带避孕环后经期延长：经前 1 周开始至月经干净期间，常规服用，连服 3 个月经周期。

5. 治疗慢性前列腺炎：口服，每次 6 片，每日 3 次，4 周为一个疗程，连用 1~2 个疗程。

6. 治疗慢性结肠炎（泄泻）：常规服用，20 天为一个疗程，间隔 1 周后再服。

7. 治疗非特异性溃疡性结肠炎：常规服用，30 天为一个疗程，连服 3 个疗程。

注意事项

1. 伴有赤带者，应去医院就诊。

2. 腹痛较重者，应去医院就诊。

3. 孕妇禁用。

八珍益母丸^{典OTC}（胶囊^典、片、膏）

药物组成　益母草、党参、白术(炒)、茯苓、当归、川芎、熟地黄、白芍药(酒炒)、甘草。

功能主治　益气养血,活血调经。用于气血两虚兼有血瘀所致的月经不调,症见月经周期错后,行经量少,淋漓不净,精神不振,体倦乏力。

剂型规格与用法用量　大蜜丸:每丸 9 克,口服,每次 1 丸,每日 2 次;水蜜丸:每袋 6 克,口服,每次 6 克,每日 2 次;胶囊剂:每粒 0.28 克,每次 3 粒,每日 3 次;片剂:每片(糖衣片)0.28 克、0.3 克、0.31 克,0.35 克(薄膜衣片),口服,每日 2~3 片,每日 2 次;膏滋剂:口服,每次 10 克,每日 2 次。

家庭医疗　应用本品的基本指征:面色萎黄,头晕目眩,四肢倦怠,气短懒言,心悸怔忡,食欲不振;舌淡,舌边有瘀点或舌黯,苔薄白,脉弦涩。

1. 治疗月经不调:月经病兼见上述基本指征者。常规服用。

2. 治疗痛症:证属气血两虚。疼痛特点为隐痛、酸痛,久治不愈者可出现胀痛,喜温喜按。常规服用。

3. 治疗产后病:证属气血两虚兼血瘀。症见胎妊产乳耗血伤气,以致产后营血亏虚,元气受损,出现产后诸证。妇人以血为本,产后多虚多瘀,治疗当补虚祛邪,用补气益血之法。本品具有补气益血,化瘀止痛之功,常规服用。

药物新用

1. 治疗贫血:各类疾病导致的贫血均可用本品辅助治疗。常规服用。

2. 治疗席汉综合征及色素性紫癜性皮肤病:本品可增强血细胞活力,提高机体免疫功能,增强抗病能力,刺激网状内皮系统吞噬功能,及抗自由基损伤等作用。常规服用。

3. 治疗冠心病:证属气血亏虚夹血瘀。常规服用。

注意事项与禁忌

1. 忌恼怒。

2. 偶见服药后出现大小不一的红色皮疹,一般停药后皮疹可迅速消退。

3. 风寒外感者忌用。

4. 月经频至且经量多者忌服。

5. 青春期少女,更年期妇女应在医生指导下服用。

6. 孕妇忌用。

乌鸡白凤丸^{典OTC}（片^{典OTC}、颗粒^典、口服液^{OTC}）

药物组成　乌鸡(去毛爪肠)、人参、黄芪、当归、白芍、川芎、丹参、醋鳖甲、银柴胡、鹿角胶、鹿角霜、天冬、生地黄、熟地黄、煅牡蛎、桑螵蛸、醋香附、芡实(炒)、山药、甘草。

功能主治 补气养血，调经止带。用于气血两虚，身体瘦弱，腰膝酸软，月经不调，崩漏带下。

剂型规格与用法用量 大蜜丸:每丸9克,口服,每次1丸,每日2次;小蜜丸:每袋9克,口服,每次9克,每日2次;水蜜丸:每袋6克,口服,每次1袋,每日2次;水丸:每袋4.5克,口服,每次1袋,每日2次;片剂:每片0.5克,口服,每次4片,每日2次;颗粒剂:每袋0.2克,开水冲服,每次1袋,每日2次;口服液:每支10毫升,口服,每次1支,每日2次。

家庭医疗 应用本品的基本指征:心慌气短,疲乏无力,月经不调,腰膝酸软,自汗盗汗,低热头晕目眩,小腹隐痛,喜揉按,喜温热;舌淡苔白,脉细、沉或弱。

1. 治疗月经不调:月经先后无定期,月经过少或过多,经色淡红,质稀,伴头晕目眩,神疲乏力,腰痛,心慌气短,潮热盗汗,纳呆;舌淡苔薄白,脉细弱或细数。常规服用。

2. 治疗痛经:小腹痛贯穿经前、经期、经净,喜按揉,月经量少,色淡,质薄,伴神疲乏力,面浮肿胀;脉细弱。常规服用。

3. 治疗带下:带下量多,清冷如涕,量多以致终日淋漓不断,伴懒言神倦,腰酸腿软,头晕耳鸣;舌淡苔白,脉细弱。常规服用。

4. 治疗崩漏:经乱无期,出血先量多后淋漓不净,色淡红,质稀,伴头晕耳鸣,腰膝酸软,气短神疲,面浮肢肿,纳呆;舌淡苔少或薄白,脉细弱。常规服用。

5. 治疗虚劳:心慌气短,头晕耳鸣,精神疲惫,面色萎黄,或晦黯不荣,疲乏无力,不耐劳作,腰膝酸软,潮热盗汗,月经量少色淡;舌淡红略黯,或舌红少苔,脉细弱。常规服用。

药物新用

1. 治疗妇科疾病

(1)治疗少女青春期月经紊乱:月经先后不定期,量少腹痛。常规服用。

(2)治疗功能失调性子宫出血:月经量多,淋漓不尽。常规服用。

(3)治疗青春期无排卵功能失调性子宫出血:经期第5天或经量减少时开始服,大蜜丸,每日1丸,连服15天,当归片每日3次,每次3~5片,服至经行为止。

(4)治疗带避孕环后出血:常规服用,配合维生素E效果更佳。

(5)治疗习惯性流产:鸡汤送服,蜜丸,常规服用。

(6)治疗人工流产后综合征:可增强垂体、肾上腺皮质系统的功能,有性激素样作用。常规服用。

（7）治疗产后出血和产后发热：产后因胎盘、胎膜残留导致产后出血和产后因血虚所致阴虚低热，均可作为辅助药物。常规服用。

（8）治疗妇女更年期综合征：月经先后无定期，量少色淡质清稀，伴头晕耳鸣，五心烦热，情绪不稳定。常规服用。

（9）治疗乳腺囊性增生和子宫肌瘤：妇女以肝为本，根据月经周期变化的特点，非经期可服逍遥丸，经前期（经前 3~5 天）及经期量不多，可口服妇科千金片，月经量多时服本品大蜜丸，每次 1 丸，每日 2~3 次。采用这种循环服药法，治疗乳腺囊性增生及子宫肌瘤，有较好效果。

（10）治疗念球菌性阴道炎：常规服用。

（11）治疗慢性附件炎：常规服用。

（12）治疗慢性盆腔炎：常规服用。

（13）治疗卵巢功能低下：长期常规服用。

2. 治疗男科疾病

（1）治疗前列腺增生：以淡盐水送服大蜜丸，早晚各 1 丸。

（2）治疗前列腺炎：大蜜丸，常规服用，2 月为一个疗程。

（3）治疗性功能衰退，阳痿：男子气血两虚及性功能衰退。大蜜丸，每次 1 丸，每日 3 次，长期服用。

（4）治疗遗精：用蒲公英 30 克、草薢 30 克、红藤 15 克、败酱草 15 克，煎水送服本品大蜜丸，每次 2 丸，每日 3 次。

（5）治疗精液不化：大蜜丸，早晚各 1 丸，温开水送服，30 天为一个疗程，连服 4 个疗程，一个疗程后复查精液常规，未愈可继续 2~4 个疗程。

（6）治疗男性乳房发育：大蜜丸，每次 1 丸，每日 3 次。

（7）治疗尿频尿急：大蜜丸，每次 1 丸，每日 2 次，用石菖蒲、益智仁煎汤送服。

（8）治疗尿血：补中益气汤加阿胶水煎汤送服大蜜丸，每次 1 丸，每日 3 次。

3. 治疗生殖系统疾病

治疗不孕不育症：气血亏损，阴精不足。黄酒送服大蜜丸，每晚 2 丸。

4. 治疗内科疾病

（1）治疗缺铁性贫血：长期常规服用。

（2）治疗再生障碍性贫血：大蜜丸，血红蛋白 60 克 / 升以下者，每次服 2 丸，每日 2 次，大于 60 克 / 升者，每次服 1 丸，每日 1 次。或每次服 1 丸，每日 2~3 次。如无并发症，治疗中不需服其他药物。

（3）治疗巨细胞性贫血：长期常规服用。

（4）治疗白细胞减少症：长期常规服用。

（5）治疗血小板减少症：长期常规服用。

（6）治疗原发性血小板减少性紫癜：本品能提高血小板计数，还能改善出血症状。大蜜丸，常规服用，1个月为一个疗程。

（7）治疗肺结核：常规服用。

（8）治疗慢性活动性肝炎：大蜜丸，每次1丸，每日3次，连服2~7个月。

（9）治疗慢性肝炎和迁延性肝炎：本品有增强耐缺氧、耐疲劳及细胞免疫调节功能，可增进体内生化代谢，促进红细胞代偿增生，对恢复肝血流与甲皱微循环有较明显的作用，降血清谷丙转氨酶、麝香草酚浊度较为明显。大蜜丸，每次1丸，每日3次，疗程半年。服药期间常规检查肝功能，疗效不显著者应加服其他保肝药物。

（10）治疗早期肝硬化：长期常规服用。

（11）治疗慢性血吸虫病肝纤维化：大蜜丸，常规服用，同时服鳖甲煎丸，每次4克，每日3次。3个月为一个疗程。

（12）治疗骨结核：大蜜丸，每次2丸，每日2次，30天为一个疗程，连续服至症状消失。

（13）治疗隐匿性肾炎：大蜜丸，每次1丸，每日3次，30天为一个疗程。

（14）治疗脑卒中后痴呆：大蜜丸，每次1丸，每日3次，空腹温开水送服，6个月为一个疗程。

（15）治疗咳嗽痰多：大蜜丸，每次1丸，每日2~3次。

（16）治疗胃下垂：大蜜丸，每次1丸，每日3次，20天为一个疗程。

（17）治疗慢性肾上腺皮质减退症：大蜜丸，每次2丸，每日2次，内服，2周后减至每次1丸，服半年至1年。

5. 治疗外科疾病

（1）治疗荨麻疹：大蜜丸，每次2丸，每日3次，温开水送服；水蜜丸，每次5克，每日2次，儿童酌减。

（2）治疗斑秃：大蜜丸，每次1丸，每日2~3次，10~20天可见效。

6. 治疗五官科疾病

（1）眼外伤后低眼压：常规服用。

（2）治疗神经性耳鸣：大蜜丸，每次1丸，每日2次。

注意事项与禁忌

1. 不宜喝茶、吃萝卜。

2. 不宜同服藜芦、五灵脂、皂荚及其制剂。

3. 不宜与感冒类药同服。

4. 有表证者忌用。

5. 月经量多者，应在医生指导下服用。

6. 孕妇忌服。

艾附暖宫丸典OTC

药物组成 艾叶炭、醋香附、肉桂、制吴茱萸、肉桂、当归、川芎、白芍(酒炒)、地黄、炙黄芪、续断。

功能主治 理气养血,暖宫调经。用于血虚气滞,下焦虚寒所致的月经不调、痛经,症见行经后错,经量少,有血块,小腹疼痛,经行小腹冷痛喜热,腰膝痠痛。

剂型规格与用法用量 大蜜丸:每丸 9 克,口服,每次 1 丸,每日 2~3 次;小蜜丸:每袋 9 克,口服,每次 9 克,每日 2~3 次;水蜜丸:每袋 6 克,口服,每次 6 克,每日 2~3 次;水丸:每袋 4 克,口服,每次 1 袋,每日 2~3 次。

家庭医疗 应用本品的基本指征:面色萎黄、倦怠乏力,腰酸腿软,两胁胀满,倦怠食少,阴虚发热;舌淡苔白,脉沉细。

1. 治疗月经不调:月经周期延后,经血量少,质薄,色淡或黯淡,伴面色萎黄,头晕心悸,气短,腰酸膝软,小腹冷痛,纳呆,或夜尿多,或便溏;舌淡苔薄,脉沉细或沉弱。常规服用。

2. 治疗痛经:证属寒凝胞宫,肝肾虚损,气血虚弱。症见经期或经后小腹冷痛喜按,或小腹空坠,隐痛喜温,经量少,色黯淡,质薄、伴神疲乏力,腰腿酸软,头晕耳鸣,食欲不振,小便清长;舌淡苔薄白,脉细弱,或沉细。常规服用。

3. 治疗带下病:带下清长,量多,甚则带下质薄,绵绵不止,伴面色萎黄,精神倦怠,腰背酸楚,四肢不温,小腹冷坠,小便清长,夜尿增多,大便溏;舌淡苔白,脉沉弱或濡弱。常规服用。

药物新用

1. 治疗妇科炎症:胞宫虚寒,无热,带下质稀薄,色白无臭味。常规服用。

2. 治疗性功能低下或性欲淡漠:先天体质虚弱,脾肾阳虚,气血不足,性功能低下,性欲淡漠。常规服用。

3. 治疗不孕症:婚后不孕,月经量少,或月经后期,或闭经,小腹冷痛,或痛经,白带量多质薄,伴面色晦黯,腰酸腿软,性欲淡漠,纳呆,便溏,夜尿多;舌淡苔薄白,脉沉细。常规服用。

4. 治疗腹痛:腹痛绵绵,时作时止,喜温喜按,恶冷恶寒,饥饿劳累后加重,得食休息后减轻,伴神疲乏力,腰酸肢冷,面色无华,气短懒言,纳呆便溏;舌淡苔白,脉沉细或细弱无力。常规服用。

5. 治疗腹泻:肠鸣即泻,泻下完谷,泻前小腹冷痛,泻后则安,伴面黄神疲,腰膝酸软,形寒肢冷,纳呆;舌淡苔薄白,脉细沉或细弱。常规服用。

6. 治疗尿频:小便频急,淋沥不尽,小腹坠胀,伴面色苍白,腰痛,低热,体倦乏力;舌淡苔白,脉细弱。常规服用。

注意事项与禁忌

1. 注意保暖。

2. 不宜与感冒类药同服。

3. 月经先期量多,色鲜红或紫,经行腹痛,得热痛不减或更甚,伴心中烦热,口渴,大便干燥,小便短赤不宜服用。

4. 痛经伴有其他疾病者,应在医生指导下服用。

5. 已婚妇女经期延后者,应排除早孕后再服。

白带丸^{典OTC}

药物组成 黄柏(酒炒)、椿皮、白芍、当归、醋香附。

功能主治 清热,除湿,止带。用于湿热下注所致的带下病,症见带下量多,色黄,有味。

剂型规格与用法用量 小蜜丸:每袋6克,口服,每次1袋,每日2次;浓缩丸:每袋6克,口服,每次1袋,每日2次;水丸:每袋6克,口服,每次6克,每日2次。

家庭医疗 应用本品的基本指征:带下色黄或赤白,连绵不断。

1. 治疗黄带:面色黄滞,带下色黄气秽,绵绵不断,心中烦热,口苦咽干,小便短赤;舌红苔黄腻,脉弦滑数。常规服用。

2. 治疗赤白带:面色黄滞,带下赤白相间,尿赤而痛,口干内热;舌红苔黄,脉弦滑数。常规服用。

药物新用

1. 治疗霉菌性阴道炎:有豆渣样黏稠白带,阴道奇痒,灼痛。常规服用。

2. 治疗附件炎:常规服用。

3. 治疗盆腔炎:冲任虚寒,小腹冷痛,喜暖喜按,带下量多色白质稀,畏寒肢冷;舌淡苔薄白,脉沉细。常规服用。

4. 治疗急性尿道炎:小便时疼痛、灼热感、频数。常规服用。

注意事项与禁忌

1. 虚寒性带下忌用。

2. 少女、孕妇、老年人应在医生指导下服用。

归芍调经片^{OTC}

药物组成 柴胡、茯苓、泽泻、当归、川芎、白芍、白术。

功能主治 疏肝理脾,调经止带。用于月经不调,小腹疼痛,白带不净,足跗浮肿,小便不爽。

剂型规格与用法用量　片剂:每片 0.22 克,口服,每次 3~4 片,每日 2 次。

家庭医疗　应用本品的基本指征:证属肝郁脾虚。症见月经不调,小腹疼痛,带下色黄量多。

1. 治疗月经先后不定期:证属脾虚。症见经行或先或后,量多,色淡质稀,神倦乏力,脘腹胀满,纳呆食少;舌淡苔薄,脉缓。常规服用。

2. 治疗月经先期:证属脾气虚。症见经期提前,或兼量多,色淡质稀,神疲肢倦,气短懒言,小腹空坠,纳少便溏;舌淡红苔薄白,脉缓弱。常规服用。

3. 治疗月经过多:证属气虚。症见行经量多,色淡红,质清稀,神疲体倦,气短懒言,小腹空坠,面色㿠白;舌淡苔薄,脉缓弱。常规服用。

4. 治疗经期延长:证属气虚。症见经行时间延长,量多,经色淡红,质稀,肢倦神疲,气短懒言,面色㿠白;舌淡苔薄,脉缓弱。常规服用。

5. 治疗经间期出血:证属脾气虚。症见经间期出血,量少,色拥,质稀,神疲体倦,气短懒言,食少腹胀;舌淡苔薄,脉缓弱。常规服用。

6. 治疗崩漏:证属脾虚。症见经血非时而下,量多如崩,或淋漓不断,色淡质稀,神疲体倦,气短懒言,不思饮食,四肢不温,或面浮肢肿,面色淡黄;舌淡胖,苔薄白,脉缓弱。常规服用。

7. 治疗闭经:证属脾虚。症见月经停闭数月,肢倦神疲,食欲不振,脘腹胀闷,大便溏薄,面色淡黄;舌淡胖有齿痕,苔白腻,脉缓弱。常规服用。

8. 治疗痛经:证属气血虚弱。症见经期或经后小腹隐痛喜按,月经量少,色淡质稀,神疲乏力,头晕心悸,失眠多梦,面色苍白;舌淡苔薄,脉细弱。常规服用。

9. 治疗带下:证属脾阳虚。症见带下量多,色白或淡黄,质稀薄,无臭气,绵绵不断,神疲倦怠,四肢不温,纳少便溏,两足跗肿,面色㿠白;舌淡苔白腻,脉缓弱。常规服用。

10. 治疗经行乳房胀痛:证属肝郁气滞。症见经前乳房胀痛或乳头痒痛,痛甚不可触衣,疼痛拒按,经行小腹胀痛,胸胁胀满,烦躁易怒,经行不畅,色黯红;舌红苔薄,脉弦。常规服用。

药物新用

1. 治疗卵巢功能失常:本品改善经前乳胀,抑郁焦虑,小腹胀满等症状。口服,每次 2 片,每日 2 次,2 个月经周期为一个疗程。

2. 治疗乳腺增生:本品调节女性内分泌系统,稳定女性下丘脑—垂体—卵巢轴功能。与乳块消合用,口服本品,每次 4 片,每日 2 次。

注意事项与禁忌

1. 感冒时不宜服用。

2. 平素月经正常,突然出现月经过少,或经期错后,或阴道不规则出血,或带下伴阴痒,或赤带者应去医院就诊。

产复康颗粒

药物组成 益母草、人参、熟地、何首乌、当归、黄芪、香附、白术、桃仁、蒲黄、昆布、黑木耳。

功能主治 补气养血,排瘀生新。用于产后出血过多,气血俱亏,腰腿酸软,倦怠无力。

剂型规格与用法用量 颗粒剂:每袋10克、20克,开水冲服,每次20克,每日3次。5~7天为一个疗程,产褥期可长期服用。

家庭医疗 应用本品的基本指征:产后出血过多,气血俱亏,腰腿酸软,倦怠无力。

1. 治疗产后血崩:证属气虚血瘀。症见新产后突然阴道大量出血,血色鲜红,头晕目眩,心悸怔忡,气短懒言,肢冷汗出,面色苍白;舌淡,脉虚数。或产后突然阴道大量下血,夹有血块,小腹疼痛拒按,血块下后腹痛减轻;舌淡黯或有瘀点瘀魇,脉沉涩。常规服用。

2. 治疗产后恶露不绝:证属气虚血瘀。症见产后恶露过期不止,量多,色淡红,质稀,无臭味,精神倦怠,四肢无力,气短懒言,小腹空坠,面色苍白,无红润和光泽;舌淡苔薄白,脉缓弱。或见产后恶露过期不止,淋漓量少,色黯有块,小腹疼痛拒按,块下痛减;舌紫黯,或有瘀点,脉弦涩。常规服用。

药物新用 现常用于人流、早产、引产与正常生产等产后出血过多,气血俱亏,腰腿酸软,倦怠无力等:本品能促进子宫复原,肌纤维变细,血管扭曲减少,黏膜腺体较完整,具有提高人体免疫功能、改善血象、清除瘀血浊液和促进卵巢功能恢复等作用。常规服用。

当归丸（片）OTC

药物组成 当归、黄芪(蜜炙)、甘草。

功能主治 补气养血活血,调经止痛。用于月经不调,经期腹痛,赤白带下,血虚头痛。

剂型规格与用法用量 大蜜丸:每丸9克,口服,每次1丸,每日2次;浓缩丸:每丸0.25克,口服,每次10~20丸,每日2次;片剂:每片0.3克,口服,每次3~4片,每日3次。

家庭医疗 应用本品的基本指征:月经不调,经期腹痛,经量少,色淡质稀,腰膝酸软;脉细无力。

1. 治疗月经不调:平素体虚,月经周期不规律,多为延后,量少色淡,质清稀,伴面色苍白,头晕,心悸,腰膝酸软无力,皮肤无光泽;唇舌淡白,脉细无力。

常规服用。

2. 治疗痛经:经前、经期、经后均有小腹痛,痛势绵绵,喜揉按,喜温热,月经量少质稀薄,色淡红,伴神疲乏力,纳呆,面色无华;舌淡苔薄白,脉细弱。常规服用。

3. 治疗带下病:带下赤白相间,质稠无臭气,伴小腹绵绵作痛;舌淡,脉细弱。常规服用。

4. 治疗头痛:经期、经后或产后头痛头晕,眼花,伴面色苍白,心悸失眠,纳呆;脉细者。常规服用。

药物新用　当归具有抗心律失常、扩张血管、抗血栓、抗贫血、降血脂、抗动脉硬化、保肝利胆、镇静、抗炎、抗菌、抗辐射损伤、抗肿瘤、增强免疫、神经系统调节、平滑肌松弛和对子宫双向调节作用。

1. 治疗产后发热:证属产后阴血虚亏,血虚阳浮,阴不维阳。症见肌热面赤,烦渴欲饮;脉虽洪大而按之无力。常规服用。

2. 治疗疮疡久溃不愈:黄芪能托毒生肌,当归活血止痛,二者相配能补气养血,扶正解毒,生肌收口。常规服用。

3. 治疗肝炎:迁延性肝炎、慢性肝炎、肝炎肝硬化等采用多种方法治疗效果不显著,服用本品 1~3 周后麝香草酚浊度可明显下降,对虚热型疗效好,肝胆湿热型较差。血清谷丙转氨酶 GPT 单项升高者不宜用。常规服用,连服1.5~3 个月后有效。

4. 治疗血虚头晕:头晕昏沉,记忆力下降等。常规服用。

5. 治疗心悸不宁:心慌胸闷,面色苍白,动则加重,皮肤无光泽等。常规服用。

6. 治疗慢性原发性血小板减少性紫癜、过敏性紫癜:常规服用本品有一定疗效,可作为辅助治疗药物使用。常规服用。

7. 治疗贫血:常规服用本品有一定疗效,可作为辅助治疗药物使用。常规服用。

8. 治疗月经过多、功能失调性子宫出血:常规服用。

9. 治疗胃肠道出血:常规服用。

10. 治疗带状疱疹、荨麻疹、硬皮病:常规服用。

11. 治疗支气管哮喘:常规服用。

12. 治疗烧伤植皮后排异反应:常规服用。

注意事项与禁忌

1. 不宜与感冒类药同服。

2. 阴虚潮热者慎用。

3. 月经先期、量多、色深红者不宜服用。

4. 经前、经期腹痛拒按伴乳房胀痛不宜服用。

5. 孕妇应在医生指导下服用。

妇科十味片^{典OTC}

药物组成　醋香附、川芎、当归、醋延胡索、白术、大枣、白芍、赤芍、熟地黄、甘草、碳酸钙。

功能主治　养血疏肝,调经止痛。用于血虚肝郁所致月经不调,痛经,月经前后诸证,症见行经后错,经水量少,有血块,行经小腹疼痛,血块排出痛减,经前双乳胀痛,烦躁,食欲不振。

剂型规格与用法用量　片剂:每片 0.3 克,口服,每次 4 片,每日 3 次。

家庭医疗　应用本品的基本指征:少腹胀痛,痛牵两胁,行经不畅;舌有瘀点,脉沉涩。

1. 治疗月经不调:经期不定,月经量少,色紫发黯,小腹胀痛,乳胀胸闷;舌淡脉涩。常规服用。

2. 治疗痛经:经期或经后少腹胀痛,胀重痛轻,经行不畅,色紫有块。常规服用。

药物新用

1. 治疗附件炎:本品抗菌、抑菌、活血止痛。常规服用。

2. 治疗乳腺小叶增生:本品疏肝理气止痛,活血消积。常规服用。

3. 治疗胆囊炎:本品疏肝利胆,抗菌止痛。常规服用。

4. 治疗睾丸炎:本品抗菌消炎,活血止痛。常规服用。

注意事项与禁忌　月经过多者不宜服用。

定坤丹^{典OTC}

药物组成　红参、鹿茸、藏红花、三七、白芍、熟地黄、当归、白术、枸杞子、黄芩、香附、茺蔚子、川芎、鹿角霜、阿胶、延胡索、乌药、柴胡、砂仁、红花、鸡血藤、五灵脂、益母草、肉桂、杜仲、川牛膝、干姜、细辛、茯苓、炙甘草。

功能主治　滋补气血,调经舒郁。用于气血两虚,气滞血瘀所致的月经不调,行经腹痛,崩漏下血,赤白带下,血晕血脱,产后诸虚,骨蒸潮热。

剂型规格与用法用量　大蜜丸:每丸 10.8 克,口服,每次 0.5~1 丸,每日 2次;水蜜丸:每瓶 7 克,每次 3.5~7 克,每日 2 次。

家庭医疗　应用本品的基本指征:证属气血两虚兼有郁滞。症见月经不调,或经量过多,或至期而不止,色淡质稀,面色苍白,气短懒言;舌淡红,苔薄白,脉虚细。

1. 治疗月经不调:经期不定,或经量过多,或至期而不止,色淡质稀,小腹坠痛,面色苍白,气短懒言;舌淡红,苔薄白,脉虚细。常规服用。

2. 治疗痛经:经来腹痛,痛势绵绵,喜温喜按,腰膝酸软等。常规服用。

3. 治疗不孕:久婚不孕,平素月经量少色淡,经期延后,面色萎黄,神疲乏力,头晕目眩,小腹隐痛等。常规服用。

药物新用

1. 治疗青春期功能失调性子宫出血:常规服用。

2. 治疗更年期子宫出血:常规服用。

3. 治疗乳腺增生:证属气郁血虚。常规服用。

4. 治疗贫血:面色萎黄,体倦乏力,腰膝酸软,动则气喘等。常规服用。

注意事项与禁忌

1. 不宜喝茶、吃萝卜。

2. 不宜同服藜芦、五灵脂、皂荚及其制剂。

3. 月经过多者不宜服用。

定坤丸

药物组成　西洋参、熟地黄、白术、茯苓、当归、白芍、川芎、黄芪、阿胶、生地、艾叶炭、五味子、麦冬、龟板(沙烫醋淬)、鹿茸(去毛)、肉桂、杜仲炭、续断、佛手、陈皮、厚朴(姜炙)、香附(醋炙)、柴胡、延胡索(醋炙)、牡丹皮、黄芩、琥珀。

功能主治　补气养血,舒郁调经。用于冲任虚损,气血两亏,身体瘦弱,月经不调,经期紊乱,行经腹痛,崩漏不止,腰酸腿软。

剂型规格与用法用量　大蜜丸:每丸 12 克,口服,每次 1 丸,每日 2 次;小蜜丸:口服,每次 40 粒,每日 2 次。

家庭医疗　应用本品的基本指征:身体瘦弱,经血不调,月经先期或后期,痛经,崩漏,腰膝酸软。

1. 治疗月经先期:证属肾气虚。症见经期提前,量少,色淡黯,质清稀,腰酸腿软,头晕耳鸣,小便频数,面色晦黯或有黯斑;舌淡黯,苔薄白,脉沉细。常规服用。

2. 治疗月经后期:证属肾气虚。症见经期错后,量少,色淡黯,质清稀,腰酸腿软,头晕耳鸣,带下清稀,面色晦黯,或面部黯斑;舌淡黯,苔薄白,脉沉细。常规服用。

3. 治疗痛经:证属肾气亏损。症见经期或经后小腹隐隐作痛,喜按,月经量少,色淡质稀,头晕耳鸣,腰酸腿软,小便清长,面色晦黯;舌淡苔薄,脉沉细。常规服用。

4. 治疗崩漏:证属肾阳虚。症见经血非时而下,出血量多,淋漓不尽,色淡质稀,腰痛如折,畏寒肢冷,小便清长,大便溏薄,面色晦黯;舌淡黯,苔薄白,脉沉弱。常规服用。

5. 治疗带下病:证属肾阳虚。症见带下量多,色白清冷,稀薄如水,淋漓不断,头晕耳鸣,腰痛如折,畏寒肢冷,小腹冷感,小便频数,夜间尤甚,大便溏薄,面色晦黯;舌淡润,苔薄白,脉沉细而迟。常规服用。

药物新用

1. 治疗排卵期出血:本品调经止痛,补气养血。常规服用。

2. 治疗无排卵型、排卵型功能失调性子宫出血:本品补脾健肾,益气养血,调经止痛。常规服用。

3. 用于癌症后期:各种肿瘤后期,或放、化疗后,神疲气短,心悸头晕。常规服用。

注意事项与禁忌 孕妇忌服。

金刚藤糖浆

药物组成 金刚藤。

功能主治 清热解毒,消肿散结。用于附件炎、附件炎性包块、妇科多种炎症及炎性不孕。

剂型规格与用法用量 糖浆剂:口服,每次 15~25 毫升,每日 3 次。服 150 毫升为一个疗程。一般附件炎 1 个疗程左右,附件炎性包块 2~3 个疗程左右,炎性不孕症 5~6 个疗程左右。

家庭医疗 应用本品的基本指征:下腹疼痛,胀痛,腰骶酸痛,带多色黄,乳胀,月经不调;或见劳累、性生活后、经期加剧,伴有月经失调,有时有低热,疲乏,部分患者可出现不孕,异位妊娠等。

1. 治疗附件炎、妇科炎性包块:常规服用,4 周为一个疗程。

2. 治疗盆腔炎:饭后口服,每次 20 毫升,每日 3 次。

3. 治疗妇人腹痛:证属湿热瘀结。症见小腹疼痛拒按,有灼热感,或有积块,伴腰骶胀痛,低热起伏,带下量多,黄稠,有臭味,小便短黄;舌红苔黄腻,脉弦滑而数。常规服用。

药物新用 治疗慢性非细菌性前列腺炎:本品有抗炎作用。结合脉冲微波,常规服用。

注意事项与禁忌 本品的雌激素活性虽较低,但仍有使子宫内膜增生的危险,故应每 2 个月给予孕激素。

复方益母口服液^{OTC}

药物组成 益母草、当归、川芎、木香。

功能主治　活血行气,化瘀止痛。用于气滞血瘀所致的痛经。症见月经期小腹胀痛拒按,经血不畅,血色紫黯成块,乳房胀痛,腰部酸痛。

剂型规格与用法用量　口服液:每支 10 毫升,口服,每次 2 支,每日 2 次。从行经前 2 天开始,连服 5~7 天或遵医嘱。

家庭医疗　应用本品的基本指征:经行小腹坠胀,疼痛拒按,经血不畅,血色紫黯成块等。

1. 治疗月经后期:证属气滞。症见经期错后,量少,经色黯红或有血块,小腹胀痛,精神抑郁,胸闷不舒;舌象正常,脉弦。常规服用。

2. 治疗崩漏:证属血瘀。症见经血非时而下,量多或少,淋漓不净,血色紫黯有块,小腹疼痛拒按;舌紫黯或有瘀点,脉涩或弦涩有力。常规服用。

3. 治疗痛经:证属气滞血瘀。症见月经期小腹胀痛拒按,经血不畅,血色紫黯成块,乳房胀痛,腰部酸痛等。常规服用。

4. 治疗妇人腹痛:证属气滞血瘀。症见小腹或少腹胀痛,拒按,胸胁、乳房胀痛,脘腹胀满,食欲欠佳,烦躁易怒,时欲太息;舌紫黯或有紫点,脉弦涩。常规服用。

药物新用

治疗腹痛:证属瘀血阻络。症见腹痛如锥如刺,痛势较剧,腹内或有结块,痛处固定而拒按,经久不愈;舌紫黯或有瘀斑,脉细涩。常规服用。

注意事项与禁忌

1. 气血亏虚所致的痛经不宜,表现为经期或经后小腹隐痛喜按。

2. 痛经伴有其他疾病者,应在医生指导下服用。

3. 服药后痛经不减轻,或重度痛经者,应到医院诊治。

4. 有生育要求者,宜经行当日开始服药。

5. 孕妇忌服。

保胎丸^典

药物组成　黄芪、白芍、黄芩、炒白术、槲寄生、菟丝子(酒炙)、醋艾叶炭、砂仁、姜厚朴、麸炒枳壳、当归、川芎、熟地黄、荆芥穗、羌活、平贝母、甘草。

功能主治　益气养血,补肾安胎。用于气血不足,肾气不固所致的胎漏,胎动不安,症见小腹坠痛,或见阴道小量出血,或屡经流产,伴神疲乏力,腰膝酸软。

剂型规格与用法用量　大蜜丸:每丸 9 克,口服,每次 1 丸,每日 2 次;小蜜丸:每袋 9 克,口服,每次 1 袋,每日 2 次。

家庭医疗　应用本品的基本指征:胎动不安,腰酸乏力等。

1. 治疗胎动不安:证属气血两亏。症见妊娠期,腰酸腹痛,小腹空坠,或阴道少量流血,色淡质稀,精神倦怠,气短懒言,面色㿠白;舌淡苔薄,脉缓滑。或见头晕眼花,心悸失眠,面色萎黄;舌淡苔少,脉细滑。常规服用。

2. 治疗滑胎:证属气血两虚。症见屡孕屡堕,头晕眼花,神倦乏力,心悸气短,面色苍白;舌淡苔薄,脉细弱。常规服用。

药物新用

1. 治疗早产:本品能养气血,补血安胎,养胎育胎,对胎儿宫内转运起到积极有利的作用。常规服用,病情平稳后改为每日1丸,继续服用1个月或至足月妊娠。

2. 治疗复发性流产:本品有抗炎、抗菌及皮质激素样免疫抑制作用,且能促进淋巴细胞的转化,抗过敏,抗血小板聚集。常规服用。

调经促孕丸^典

药物组成 鹿茸(去毛)、炙淫羊藿、仙茅、菟丝子、桑寄生、续断、覆盆子、枸杞子、黄芪、山药、茯苓、白芍、赤芍、莲子(去心)、炒酸枣仁、丹参、鸡血藤、钩藤。

功能主治 温肾健脾,活血调经。用于脾肾阳虚,瘀血阻滞所致的月经不调,闭经,痛经,不孕,症见月经后错,经水量少,有血块,行经小腹冷痛,经水日久不行,久不受孕,腰膝冷痛。

剂型规格与用法用量 水蜜丸:每袋5克,口服,每次5克,每日2次。自月经周期第5天起连服20天,无周期者每月连服20天,连服3个月经周期。

家庭医疗 应用本品的基本指征:经血不调,经期不准,月经过少,月经稀发,久不孕育。

1. 治疗月经过少:证属肾虚。症见经来量少,不日即净,或点滴即止,血色淡黯,质稀,腰酸腿软,头晕耳鸣,小便频数;舌淡苔薄,脉沉细。常规服用。

2. 治疗不孕症:证属肾阳虚。症见婚久不孕,月经后期,量少色淡,甚则闭经,平时白带量多,腰痛如折,腹冷肢寒,性欲淡漠,小便频数或失禁,面色晦黯;舌淡苔白滑,脉沉细而迟或沉迟无力。常规服用,连服20天为一个疗程,妊娠后停药。

药物新用 治疗多囊卵巢综合征:本品调节内分泌的作用,精充血足,冲任得养,促进排卵的功能,增加内膜厚度,为受精卵着床创造优良的内环境,提高排卵率,增加妊娠机会。常规服用,连服20日。

注意事项与禁忌 阴虚火旺,月经量多者不宜服用。

益母草膏(片、颗粒、胶囊、口服液)^{典OTC}

药物组成 益母草。

功能主治 活血调经。用于血瘀所致的月经不调,产后恶露不绝,症见经水量少,淋漓不净,产后出血时间过长;产后子宫复旧不全见上述证候者。

剂型规格与用法用量　煎膏剂:口服,每次 10 克,每日 1~2 次;片剂:每片 15 毫克,口服,每次 3~4 片,每日 2~3 次;颗粒剂:每袋 15 克,开水冲服,每次 1 袋,每日 2 次;胶囊剂:每粒 0.35 克,0.5 克(软胶囊),每次 2~4 粒,每日 2~3 次;口服液:每支 10 毫升,每次 1~2 支,每日 3 次。

家庭医疗　应用本品的基本指征:经水量少,淋漓不净,产后出血时间过长,产后子宫复旧不全。

1. 治疗月经量少:经期缩短,量少色淡,排出不畅。常规服用。

2. 治疗产后腹痛:产后血滞,瘀血腹痛。常规服用。

药物新用　益母草主含益母草碱、水苏碱、益母草定、益母草宁、亚麻酸等有效成分,对子宫有兴奋作用,有轻度降压作用和利尿作用,还有解毒功效,能抗心肌缺血,降低血脂黏度,抗血栓形成。故从主治妇科疾病,逐渐扩大到治疗内科、外科、眼科病等。

1. 治疗不全流产或子宫复旧不全:常规服用。

2. 治疗产后子宫出血:常规服用。

3. 治疗急慢性盆腔炎、附件炎、子宫内膜炎:常规服用。

4. 治疗产后高血压症:益母草有显著的清肝降逆作用,用量达 60 克时药效始宏,临床多配伍平肝潜阳,降压中药治疗。常规服用。

5. 治疗原发性高血压等:常规服用。

6. 治疗急、慢性肾小球肾炎:可治疗急、慢性肾炎,但以急性肾炎效果较好。常规服用。

7. 治疗单纯性面目、肢体水肿:益母草有活血,利水双重作用,对血瘀水阻所致的肿胀疗效较好。常规服用。

8. 治疗尿潴留:本品有明显的利尿作用,常用于产后尿潴留及其他疾病所致尿潴留,益母草煎剂内服配合针灸效果更好。常规服用。

9. 治疗冠心病心肌缺血缓解期:常规服用。

10. 治疗跌伤瘀肿和疮疡病:本品活血解毒,有助于消散疮肿,缓解疼痛,常用于疮疡疼痛及跌伤瘀肿等。常规服用。

11. 治疗皮肤病:对皮肤真菌生长有抑制作用。常规服用。

12. 治疗荨麻疹:煎膏剂,开水冲服,每次 30 克,每日 2 次。

13. 治疗中心性视网膜脉络膜炎:常规服用。

注意事项与禁忌

1. 膏剂、颗粒剂含糖,糖尿病患者不宜。

2. 气血两虚引起的月经量少,色淡质稀,伴有头晕心悸,疲乏无力等不宜服用。

3. 崩漏经多、无瘀滞者不宜服用。

4. 青春期少女、更年期妇女,应在医生指导下服用。

5. 孕妇忌用。

第26节 妇科杂病用药

中医妇科将不属经、带、胎、产疾病而与妇女生理密切相关的疾病,归为杂病类,包括不孕、子宫脱垂、阴痒、阴吹、阴蚀、癥瘕、乳腺疾患等。

1. 盆腔炎症:症见腹痛,或伴下坠感,或腰痛,或带下量多,月经不调,外阴瘙痒,不孕等。检查可见附件或子宫炎症,B超可提示盆腔炎症。治疗以清热凉血,解毒化瘀,消肿止痛为原则,可选用妇乐颗粒、抗宫炎片、苦参片、金鸡颗粒等。

2. 宫颈炎症:常见白带增多、色黄或伴有血性分泌物,甚或伴腹痛下坠、腰痛等。检查以宫颈糜烂为主要表现,亦可见宫颈充血、囊肿、息肉等。治疗以清热解毒,祛腐生肌,抗菌消炎为原则,可选用妇炎灵等。

3. 阴道炎:症见外阴或阴道瘙痒不止,白带增多,呈泡沫状或豆渣状,或伴肛裂痔痛、外阴湿疹,化验检查可见滴虫或霉菌等。治疗以清热解毒,活血化瘀,杀虫止痒为原则,可选用洁尔阴洗液(泡腾片)等。

4. 盆腔良性肿瘤:症见月经失调,提前或拖后,或经血淋漓不断,伴下腹坠胀或隐痛,检查可见子宫、卵巢等盆腔部位良性包块,B超检查可发现良性肿瘤。治疗以补气血,调冲任,消癥瘕为原则,可选用桂枝茯苓胶囊,大黄䗪虫丸等。

5. 产后缺乳:症见产后无乳或乳汁分泌不足,或伴阴道流血淋漓不止,或腹疼等。治疗以活血养血催乳为原则,可选用下乳涌泉散等。

6. 乳腺病症:症见乳房疼痛或胁肋胀疼,烦躁易怒,嗳气叹息,检查乳房能触及明显包块,乳腺扫描可见乳腺小叶增生或纤维腺瘤等。治疗以疏肝解郁,软坚散结,活血祛瘀为原则,可选用乳康片、乳癖消片、乳核散结片、乳核内消液等。

大黄䗪虫丸典(胶囊)

药物组成 熟大黄、土鳖虫(炒)、水蛭(制)、虻虫(去翅足,炒)、蛴螬(炒)、干漆(煅)、桃仁、炒苦杏仁、生地黄、白芍、黄芩、甘草。

功能主治 活血破瘀,通经消癥。用于瘀血内停所致的癥瘕,闭经,症见腹部肿块,肌肤甲错,面色黯黑,潮热羸瘦,经闭不行。

剂型规格与用法用量 大蜜丸:每丸3克,每次1~2丸,每日1~2次;小蜜丸:每次 3~6 丸,每日 1~2 次;水蜜丸:每袋 3 克,口服,每次 1 袋,每日 2 次;胶囊剂:每粒 0.4 克,口服,每次 4 粒,每日 2 次。

家庭医疗 应用本品的基本指征:瘀血内停,腹部肿块,剧烈疼痛,痛处固定,肌肤甲错,干燥如鳞,目眶黯黑,潮热羸瘦,经闭不行,以及五劳七伤,不思饮食等。

1. 治疗子宫肌瘤:证属气滞血瘀。症见小腹有包块,积块坚硬,固定不移,疼痛拒按,肌肤少泽,口干不欲饮,月经延后或淋漓不断,面色晦黯;舌紫黯,苔厚而干,脉沉涩有力。常规服用或每日 3 次,也可同服桂枝茯苓丸(汤)。

2. 治疗乳癖(乳腺增生):证属肝郁痰凝。多见于青壮年妇女,症见乳房胀痛或刺痛,乳房肿块随喜怒消长,伴胸闷胁胀,善郁易怒,失眠多梦;舌淡红苔薄白,脉弦和细涩。常规服用。每于月经来潮前 10 天开始服用,10 天为一个疗程,可用 1~5 个疗程。

药物新用 本品具有多种药理作用。可抗免疫性肝纤维化,抗乙肝病毒,防治非酒精性脂肪性肝炎,保护肝脏;可降血脂,改善血液流变性,可抗凝血、抗血栓;可明显减轻脑缺血性脑水肿,改善因缺氧而致的神经细胞损伤;可改善慢性肾衰竭时肾局部血流等。临床可用于多种疾病的治疗:如慢性活动性肝炎、重症肝炎、肝硬化、肝癌、肺癌、慢性胆囊炎、再生障碍性贫血、慢性粒细胞性白血病、真性红细胞增多症、原发性血小板减少性紫癜、高血压、脑栓塞、静脉曲张并发症与后遗症、血栓性静脉炎、下肢慢性溃疡、复发性丹毒、腹部手术后肠粘连、肠系膜淋巴结炎(血瘀型)、瘢痕疙瘩、软组织炎性硬结、阴茎硬结症等。

1. 治疗卵巢囊肿:囊肿在 8.8 厘米以内者。以桂枝茯苓汤加减,方用桂枝、茯苓、丹皮、赤芍、桃仁、鸡内金、荔枝核、乌药各 15 克,黄药子 30 克,水蛭 15 克(焙干研末装胶囊冲服),每日 1 剂,水煎分 4 次服;同时服本品每次 1 丸,每日 2 次。一般 3 个月为一个疗程。

2. 治疗盆腔炎性包块:口服,大蜜丸,每次 1 丸,每日 3 次,并可配桂枝茯苓汤,每日 1 剂,水煎服。视病情可服 1~6 个月。

3. 治疗血瘀性头痛:每次 1 丸,每日 3 次。

4. 治疗脑动脉硬化症:可合并有在高血压、冠心病、高血脂。常规剂量,每日 3 次。

5. 治疗脑梗死:口服,胶囊剂,每次 4 粒,每日 3 次,连服 4 周。

6. 治疗高脂血症:口服,大蜜丸,每次 1 丸,每日 3 次。

7. 治疗高黏血症:本病属血瘀证范畴,用活血化瘀法降低血黏度,改善血液流变性。口服,大蜜丸,每次 1 丸,每日 2 次。

8. 治疗左心室心肌肥厚:本品每日 4~6 丸,卡托普利每日 75~150 毫克。

9. 治疗颈动脉粥样硬化斑块：口服，大蜜丸，每次 1 丸，每日 2 次，2 个月为一个疗程。

10. 治疗颈淋巴结核：口服，大蜜丸，每次 1 丸，每日 2~3 次。

11. 治疗脂肪肝：口服，大蜜丸，每次 1 丸，每日 3 次。可随证加用二陈汤。

12. 治疗慢性活动性肝炎、乙型肝炎：口服，大蜜丸，每次 1~2 丸，每日 2~3 次，可根据病情适当加量，病情越重用量越大，连续用药 3 个月~1 年。同时可加用乌鸡白凤丸补虚扶正，鳖甲煎丸消癥散结，益肝灵、五仁醇护肝保脾。

13. 治疗肝硬化：口服，大蜜丸，每次 1 丸，每日 2 次。可根据病情随证加用乌鸡白凤丸、归芍六君子汤、一贯煎、六味地黄丸、三甲丸（穿山甲、龟板、鳖甲各等份）等。

14. 治疗肝肾多发性囊肿：口服，大蜜丸，每次 1 丸，每日 3 次，饭后服。并配服济生肾气丸，连服 4 个月。

15. 治疗胆囊炎：口服，大蜜丸，急性每次 2 丸，每日 3 次，慢性每次 1 丸，每日 2 次。

16. 治疗胃炎：口服，大蜜丸，每次 1 丸，每日 2 次。

17. 治疗肠粘连及肠梗阻：口服，大蜜丸，每次 1 丸，每日 2 次，两日可大效。

18. 治疗糖尿病：口服，大蜜丸，每次 1 丸，每日 3 次。

19. 治疗再生障碍性贫血：口服，大蜜丸，每次 1~2 丸，每日 2 次。

20. 治疗慢性粒细胞性白血病：化疗基础上加服大蜜丸，，每日 2~3 丸，或合服马利兰。

21. 治疗真性红细胞增多症：口服，大蜜丸，每次 1 丸，每日 2~3 次，并同服马利兰，每日 4 毫克。

22. 治疗原发性血小板增多症：口服，大蜜丸，每次 1 丸，每日 2 次，同服马利兰，每日 4 毫克。

23. 治疗原发性血小板减少性紫癜：口服，大蜜丸，每次 1 丸，每日 2~3 次。

24. 治疗震颤麻痹：口服，大蜜丸，每次 1 丸，每日 3 次。

25. 治疗静脉曲张：口服，大蜜丸，每次 1 丸，每日 2 次。

26. 治疗下肢血栓性静脉炎：口服，大蜜丸，每次 1 丸，每日 3 次。

27. 治疗类风湿关节炎：口服，大蜜丸，每次 1 丸，每日 2 次。

28. 治疗便秘：口服，大蜜丸，每次 2 丸，每日 2 次。

29. 治疗黄褐斑：口服，大蜜丸，每次 1 丸，每日 2 次。

30. 治疗鱼鳞病：口服，大蜜丸，每次 1 丸，每日 2 次，兼服苍术骨膏（苍术 500 克，水煎 2 次，去渣，浓缩成膏，加白蜜 500 克搅匀），每次 2 匙，每日 2 次。

31. 治疗银屑病：口服，大蜜丸，每次 1 丸，每日 3 次，连服 1 个月。

注意事项与禁忌 孕妇及血虚无瘀者忌服。

下乳涌泉散 ^{OTC}

药物组成 当归、地黄、川芎、白芍、天花粉、桔梗、白芷、柴胡、通草、漏芦、穿山甲(烫)、王不留行(炒)、生麦芽、甘草。

功能主治 活血催乳。用于产后少乳。

剂型规格与用法用量 散剂:每袋 30 克,每次 6~9 克,临卧时黄酒调下。

家庭医疗 应用本品的基本指征:气血虚弱,产后乳少,乳汁清稀,甚或全无乳汁,乳房柔软,无胀满感,神倦食少,面色无华。

治疗产后缺乳:气血虚弱,产后乳少,乳汁清稀,甚或全无乳汁,乳房柔软,无胀满感,神倦食少,面色无华;舌淡苔少,脉细弱。常规服用。

药物新用

1. 治疗情绪不良性产妇乳汁不足:本品疏肝解郁,通络下乳。常规服用。

2. 治疗乳腺增生病:本品疏肝解郁,散结通络行瘀。常规服用。

母乳多颗粒 ^{OTC}

药物组成 黄芪、桔梗、通草、王不留行、漏芦。

功能主治 益气,下乳。用于产后乳汁不下或稀少。

剂型规格与用法用量 颗粒剂:每袋 18 克,开水冲服,每次 18 克,每日 3 次。

家庭医疗 应用本品的基本指征:产后乳汁少或乳汁不下,缺乳,无乳。

治疗产后缺乳:产后气虚,脾气不升,乳汁过少或乳汁不下。常规服用。

药物新用

用于调节亚健康综合征:本品补气健脾,理气宣络,可改善亚健康状态。常规服用。

注意事项与禁忌

1. 宜食富有营养食物。

2. 勿食咸味、酸味。

3. 伴有乳房红肿者,应去医院就诊。

妇宁丸 ^{OTC}(颗粒、胶囊)

药物组成 当归、白芍、地黄、熟地黄、川芎、益母草、香附(醋制)、乌药、木香、党参、白术(麸炒)、陈皮、茯苓、砂仁、紫苏叶、黄芩、阿胶、川牛膝、沉香、琥珀、甘草。

功能主治 养血调经,顺气通郁。用于月经不调,腰腹疼痛,精神倦怠,饮食减少;阴道炎、产后康复、更年期综合征等。

剂型规格与用法用量 大蜜丸:每丸9克,口服,每次1丸,每日3次;颗粒剂:每粒2克,开水冲服,每次1袋,每日2次;胶囊剂:每粒0.35克,口服,每次4粒,每日2次。2周为一个疗程。

家庭医疗 应用本品的基本指征:精神疲倦,头晕耳鸣,小腹疼痛或坠胀,或月经量多,色淡质薄,或带下色白,绵绵不断;舌淡苔白,脉细弱。

1. 治疗月经不调:月经量多,色淡质薄,淋漓不断,精神疲倦,心悸气短;舌淡,脉虚弱。常规服用。

2. 治疗带下:带下量多色白,质黏稠,绵绵不断,面色苍白。常规服用。

3. 治疗产后腹痛:产后小腹疼痛,坠胀,恶露量少,涩滞不畅,或胸胁胀痛;舌淡或黯,脉细或弦涩。常规服用。

药物新用

1. 治疗功能失调性子宫出血:月经量多,色淡质薄,淋漓不断,精神疲倦,心悸气短;舌淡,脉虚弱。常规服用。

2. 治疗附件炎:小腹隐痛,白带清稀等。常规服用。

3. 治疗阴道炎:常规服用。

注意事项与禁忌

1. 有表证者忌用。

2. 孕妇禁用。

妇炎灵胶囊(栓、泡腾片 ⓄⓉⒸ)

药物组成 紫珠叶、蛇床子、仙鹤草、百部、苦参、冰片、樟脑、白矾、硼酸、苯扎溴铵。

功能主治 清热燥湿,杀虫止痒。用于湿热下注引起的阴部瘙痒、灼痛、赤白带下,或兼见尿频、尿急、尿痛等症,以及霉菌性、滴虫性、细菌性阴道炎、宫颈糜烂。

剂型规格与用法用量 外用胶囊剂:每粒0.4克,外用,于睡前洗净双手及外阴部,取本品置阴道前后或左右侧穹隆中各1粒,每日1次,6天为一个疗程;栓剂:每枚2.0克,外用,于睡前洗净双手及阴部,用手将栓剂放入阴道穹隆中,每次1粒,每日1次;泡腾片剂:每片0.45克,外用,每次2片,每日1次,睡前洗净双手及阴部,取本品置阴道前后各1片。

家庭医疗 应用本品的基本指征:阴部瘙痒、灼痛、赤白带下,或兼见尿频、尿急、尿痛等。

1. 治疗阴痒:证属湿虫滋生。症见阴部瘙痒,如虫行状,甚则奇痒难忍,灼热疼痛,带下量多,色黄呈泡沫状,或色白如豆渣状,臭秽,心烦少寐,胸闷呃逆,口苦咽干,小便黄赤;舌红苔黄腻,脉滑数。常规应用。

2. 治疗带下:证属湿热下注。症见带下量多,色黄,黏稠,有臭气,或伴阴部瘙痒,胸闷心烦,口苦咽干,纳食较差,小腹或少腹作痛,小便短赤;舌红苔黄腻,脉濡数。常规应用。

3. 治疗淋证:证属热淋。症见小便频急短涩,尿道灼热刺痛,尿色黄赤,少腹拘急胀痛,或有寒热,口苦,呕恶,或腰痛拒按,或有大便秘结;舌苔黄腻,脉滑数。常规应用。

药物新用

1. 治疗妇科炎症:本品抗菌消炎,对妇科炎症有效。常规应用。

2. 治疗慢性盆腔炎:本品抗菌消炎,活血调经。常规应用。

3. 治疗慢性阴道炎:本品抗炎抑菌,止痒。常规应用。

4. 治疗非淋菌性阴道炎:本品具有深层杀菌,直接作用于患处,维护阴道内环境平衡等作用,无耐药性,还可利湿解毒,杀虫止痒,祛腐生肌,提高免疫力,促进组织复于再生,渗透性较强。常规放置阴道后穹隆,连放 7 天,同时联合罗红霉素缓释片空腹服,每次 0.3 克,每日 1 次,连服 7 天。

妇乐颗粒^典

药物组成 忍冬藤、大血藤、大青叶、牡丹皮、赤芍、蒲公英、醋延胡索、川楝子、熟大黄、甘草。

功能主治 清热凉血,化瘀止痛。用于瘀热蕴结所致的带下病,症见带下量多,色黄,少腹疼痛;慢性盆腔炎见上述证候者。

剂型规格与用法用量 颗粒剂:每袋6克,开水冲服,每次2袋,每日2次。

家庭医疗 应用本品的基本指征:带下量多,色黄秽臭,小腹疼痛。

1. 治疗湿热下注之带下:症见带下量多,色黄,黏稠,有臭气,或伴阴部瘙痒,胸闷心烦,口苦咽干,纳食较差,小腹或少腹作痛,小便短赤;舌红苔黄腻,脉濡数。常规服用。

2. 治疗湿毒蕴结之带下:症见带下量多,黄绿如脓,或赤白相兼,或五色杂下,状如米泔,臭秽难闻,小腹疼痛,腰骶酸痛,口苦咽干,小便短赤;舌红苔黄腻,脉滑数。常规服用。

药物新用

1. 治疗盆腔炎、附件炎、子宫内膜炎等:本品抗炎、止血、镇痛、抑菌。对金黄色葡萄球菌、溶血性链球菌、大肠杆菌、绿脓杆菌、变形杆菌、卡他球菌等有抑菌作用。常规服用,14 天为一个疗程。

2. 治疗产后感冒:本品抗炎、镇痛、消炎。常规服用。

注意事项与禁忌 孕妇忌服。

抗宫炎片典（颗粒典、胶囊典 软胶囊）

药物组成 广东紫珠干浸膏、益母草干浸膏、乌药干浸膏。（颗粒剂上三物为原药材）

功能主治 清热,祛湿,化瘀,止带。用于湿热下注所致的带下病,症见赤白带下,量多臭味;宫颈糜烂见上述证候者。

剂型规格与用法用量 片剂:每片0.25克,口服,每次6片,每日3次;颗粒剂:每袋10克,开水冲服,每次1袋,每日3次;胶囊剂:每粒0.5克,口服,每次3粒,每日3次;软胶囊剂:每粒0.75克,口服,每次4粒,每日3次,或每粒0.65克,口服,每次5粒,每日3次。

家庭医疗 应用本品的基本指征:证属湿热下注。症见赤白带下,宫颈糜烂、出血,阴肿阴痒等。

治疗带下:症见湿毒蕴结,带下量多,黄绿如脓,或赤白相兼,或五色杂下,状如米泔,臭秽难闻,小腹疼痛,腰骶酸痛,口苦咽干,小便短赤;舌红苔黄腻,脉滑数。常规服用。

药物新用 本品具有抗炎、抑菌、镇痛、止血作用。常用于慢性宫颈炎、宫颈糜烂性出血、白带增多等。

1. 治疗妇科炎症:本品抗炎、止血、镇痛、抑菌,能抑制金黄色葡萄球菌、绿脓杆菌、大肠杆菌、乙型溶血性链球菌和白色念珠菌等,紫珠还可收缩毛细血管。常规服用。

2. 治疗宫颈糜烂:本品止血,止带下减少宫颈渗出(手术后半个月内或多或少有渗出液)的作用,促进炎症吸收,组织再生修复,加速创面愈合,提高治愈率。常规服用1个月,同时联合微波治疗。一个月内禁止性生活。

3. 治疗慢性痢疾、结肠炎:本品抑菌抗炎,对肾、膀胱、消化道平滑肌有抑制作用,能缓解痉挛,增加消化液分泌。常规服用。

4. 治疗慢性前列腺炎:本品清热利湿,活血化瘀,行气止痛,有抑菌作用。常规服用。

5. 治疗急慢性咽炎:本品有清热解毒,消肿利咽作用,对金黄色葡萄球菌、大肠杆菌、链球菌有抑制作用,直接消灭咽部病原菌。常规服用。

注意事项与禁忌

1. 服药初期偶见头晕,可自然消失,不需停药。

2. 孕妇忌服。

苦参片典（胶囊）

药物组成 苦参。

功能主治 清热燥湿,杀虫。用于湿热蕴蓄下焦所致的痢疾,肠炎,热淋及阴肿阴痒,湿疹湿疮等。

剂型规格与用法用量 片剂:每片 0.35 克,口服,每次 4~6 片,每日 3 次;胶囊剂:每粒 0.33 克,口服,每次 4~6 粒,每日 3 次。

家庭医疗 应用本品的基本指征:痢下赤白脓血,黏稠如胶冻,腥臭,肛门、肛周灼热,小便短赤;或带下量多,色黄,黏稠,有臭气,或伴阴部瘙痒;湿疹见皮损潮红灼热,瘙痒无休,渗液流滋等。

1. 治疗痢疾:证属湿热痢。症见腹痛阵阵,痛而拒按,便后腹痛暂缓,痢下赤白脓血,黏稠如胶冻,腥臭,肛门灼热,小便短赤;舌苔黄腻,脉滑数。常规服用。

2. 治疗带下:证属湿热下注。症见带下量多,色黄,黏稠,有臭气,或伴阴部瘙痒,胸闷心烦,口苦咽干,纳食较差,小腹或少腹作痛,小便短赤;舌红苔黄腻,脉濡数。常规服用。

3. 治疗肛痈:证属湿热蕴结。症见肛门周围突然肿痛,逐渐加剧,肛周压痛或见红肿,伴恶寒发热,口干尿黄;舌红苔黄腻,脉数。常规服用。

4. 治疗湿疮:证属湿热浸淫。症见发病急,皮损潮红灼热,瘙痒无休,渗液流滋,伴身热,心烦,口渴,大便干,尿短赤;舌红,苔薄白或黄,脉滑或数。常规服用。

5. 治疗风瘙痒:证属湿热蕴结。症见瘙痒不止,抓破后脂水淋漓,伴口干口苦,胸胁闷胀,小便黄赤,大便秘结;舌红苔黄腻,脉滑数。常规服用。

6. 治疗疥疮:证属湿热毒聚。症见皮肤水疱多,丘疱疹泛发,壁薄液多,破流脂水,浸淫湿烂;或脓疱迭起,或起红丝,肿痛;舌红苔黄腻,脉滑数。常规服用。

7. 治疗阴痒:证属湿虫滋生。症见阴部瘙痒,如虫行状,甚则奇痒难忍,灼热疼痛,带下量多,色黄呈泡沫状,或色白如豆渣状,臭秽,心烦少寐,胸闷呃逆,口苦咽干,小便黄赤;舌红苔黄腻,脉滑数。常规服用。

药物新用

1. 治疗妇科炎症:本品解热、抗炎、抗滴虫。常规服用。

2. 治疗心律失常、冠心病:本品抗心律失常,扩管降脂。常规服用。

3. 治疗哮喘:本品抗过敏、抗炎、平喘。常规服用。

4. 治疗白细胞减少症:本品具有升白细胞作用,对 X 线照射所致白细胞降低有明显的防治作用。常规服用。

5. 治疗痤疮:本品对结核杆菌、痢疾杆菌、大肠杆菌、痤疮丙酸杆菌及多种皮肤真菌有抑制作用,并可减少皮脂分泌。常规服用,同时外用克林霉素磷酸酯溶液剂治疗。

6. 治疗肿瘤:本品抗肿瘤,提高机体免疫。常规服用。

金鸡片(颗粒、胶囊)^{OTC}

药物组成 金樱根、鸡血藤、千斤拔、功劳木、穿心莲、两面针。

功能主治 清热解毒,健脾除湿,通络活血。用于湿热下注引起的附件炎、子宫内膜炎、急性和慢性盆腔炎、宫颈炎。

剂型规格与用法用量 片剂:每片0.47克,口服,每次6片,每日3次;颗粒剂:每袋8克,开水冲服,每次8克,每日2次,10天为一个疗程,必要时可连服2~3个疗程;胶囊剂:每粒0.35克×12粒×4板、6板,口服,每次4粒,每日3次。

家庭医疗 应用本品的基本指征:腹痛,带下,崩漏等。

1. 治疗痛经:证属湿热蕴结。症见经前或经期小腹灼痛拒按,痛连腰骶,或平时小腹痛,至经前疼痛加剧,经量多或经期长,经色紫红,质稠或有血块,平素带下量多,黄稠臭秽,或伴低热,小便黄赤;舌红苔黄腻,脉滑数或濡数。常规服用。

2. 治疗带下:证属湿热下注。症见带下量多,色黄,黏稠,有臭气,或伴阴部瘙痒,胸闷心烦,口苦咽干,纳食较差,小腹或少腹作痛,小便短赤;舌红苔黄腻,脉濡数。常规服用。

3. 治疗崩漏:证属血热。症见经血非时而下,量多如崩,或淋漓不断,血色深红,质稠,心烦少寐,渴喜冷饮,头晕面赤;舌红苔黄,脉滑数。常规服用。

药物新用

1. 治疗外阴炎症:柴胡6克、黄连3克,开水浸泡20分钟,用浸泡液冲饮颗粒剂,每次1袋,每日3次。

2. 治疗慢性盆腔炎:颗粒剂,开水冲服,每次6克,每日2次,配合每次大便后经肛门塞入康复消炎栓1枚,20天为一个疗程。

3. 治疗慢性子宫内膜炎:本品清热解毒,健脾除湿,通络活血。常规服用。

4. 治疗急性尿道炎、膀胱炎:鲜车前草30克、鲜紫花地丁30克(干品15克),捣烂取汁(干品煎汤),用其汁冲饮颗粒剂,每次1袋,每日3次。一般5天见效。

5. 治疗血热身痒:凌霄花10克,开水浸泡20分钟,用浸泡液冲饮颗粒剂,每次1袋,每日3次。

6. 治疗细菌性痢疾、肠炎:生大黄7克、鲜石菖蒲15克(捣碎),开水浸泡20分钟后,用浸泡液冲饮颗粒剂,每次1袋,每日4次。

7. 治疗慢性阑尾炎:生大黄9克、广木香7克,开水浸泡20分钟,用浸泡液冲饮颗粒剂,每次2袋,每日4次。

8. 治疗流行性结膜炎：桑叶 10 克、杭菊花 10 克，开水浸泡 20 分钟，用浸泡液冲饮颗粒剂，每次 1 袋，每日 3 次，连服 2~3 天。

9. 治疗咽喉炎、急性扁桃体炎：鲜土牛膝 15 克，洗去泥土，捣碎，加薄荷 6 克，开水浸泡 20 分钟，用浸泡液冲饮颗粒剂，每次 1 袋，每日 2 次，连服 3~7 天。

10. 治疗慢性肝炎：颗粒剂，每次 6 克，每日 3 次，同时合用清心牛黄丸。

11. 治疗湿热夹瘀型痔疮、慢性肠炎、慢性肝炎、阴囊湿疹、脚湿气等：常规服用。

注意事项与禁忌 孕妇慎用。

乳康丸^典（胶囊^典、软胶囊、颗粒、片）

药物组成 牡蛎、浙贝母、海藻、夏枯草、三棱、莪术、乳香、没药、丹参、瓜蒌、天冬、玄参、白术、黄芪、炒鸡内金。

功能主治 疏肝活血，祛痰软坚。用于肝郁气滞，痰瘀互结所致的乳癖，症见乳房肿块或结节，数目不等，大小形态不一，质地软或中等硬，或经前乳房胀痛；乳腺增生病见上述证候者。

剂型规格与用法用量 浓缩水丸：每袋 0.75 克，饭后服用，每次 0.5~0.75 克，每日 2 次；胶囊剂：每粒 0.3 克，饭后口服，每次 2~3 粒，每日 2~3 次；软胶囊剂：每粒 0.5 克，饭后口服，每次 2~3 粒，每日 2 次；颗粒剂：每袋 3 克，饭后口服，每次 2~3 袋，每日 2~3 次；片剂：每片 0.35 克，饭后口服，每次 2~3 片，每日 2~3 次。20 天为一个疗程，疗程间隔 5~7 天，亦可连续服用。

家庭医疗 应用本品的基本指征：乳房肿块，疼痛随月经或情绪郁怒而加重，月经后缓解。

治疗乳癖：证属肝郁痰凝。多见于青壮年妇女，症见乳房胀痛或刺痛，乳房肿块随喜怒消长，伴胸闷胁胀，善郁易怒，失眠多梦；舌淡红，苔薄白，脉弦和细涩。常规服用。

药物新用 治疗乳腺增生：本品与维生素 E，维生素 B₆ 合用，能抑制组织增生，消除紧张、焦虑或精神兴奋状态。月经干净后 1 天开始口服，每次 3 片，每日 3 次；维生素 E，每次 100 毫克，每日 3 次；维生素 B₆，每次 10 毫克，每日 3 次；20 天为一个疗程，3 个疗程为一个周期。经期停药，用药期间忌辛辣、油腻等刺激性食物，保持心情舒畅，避免情绪波动。

注意事项与禁忌

1. 宜于月经来潮前 10~15 天开始用药。经期停用。

2. 孕妇慎用，3 个月内孕妇忌用。

3. 偶见服药后轻度恶心、腹泻、月经提前、量多及轻度药疹。一般停药后自愈。

乳癖消片（颗粒、胶囊）典

药物组成 鹿角、鸡血藤、昆布、海藻、天花粉、蒲公英、三七、赤芍、漏芦、木香、牡丹皮、夏枯草、连翘、红花、玄参。

功能主治 软坚散结，活血消痈，清热解毒。用于痰热互结所致的乳癖，乳痈，症见乳房结节，数目不等，大小形态不一，质地柔软，或产后乳房结块，红热疼痛；乳腺增生、乳腺炎早期见上述证候者。

剂型规格与用法用量 片剂：每片0.67克，口服，每次3片，每日3次，或每片0.32克，口服，每次5~6片，每日3次；颗粒剂：每袋8克，开水冲服，每次1袋，每日3次；胶囊剂：每粒0.32克，口服，每次5~6粒，每日3次。

家庭医疗 应用本品的基本指征：乳房结节，数目不等，大小形态不一，质地柔软，或产后乳房结块，红热疼痛。

1. 治疗乳癖（乳腺增生）：证属痰热互结。症见单侧或双侧乳房胀痛、肿块，皮温微热。常规服用。

2. 治疗乳痈（急性乳腺炎）：证属痰热互结或乳汁瘀积。症见产后乳房结块无波动，皮肤微红，胀痛。常规服用。

注意事项与禁忌 孕妇慎服。

乳核散结片典（胶囊）

药物组成 柴胡、郁金、当归、黄芪、海藻、昆布、光慈菇、漏芦、淫羊藿、鹿衔草。

功能主治 疏肝活血，祛痰软坚。用于肝郁气滞，痰瘀互结所致的乳癖；症见乳房肿块或结节，数目不等，大小不一，质软或中等硬，或乳房胀痛，经前疼痛加剧；乳腺增生病见上述证候者。

剂型规格与用法用量 片剂：每片0.36克，口服，每次4片，每日3次，30~45天为一个疗程；胶囊剂：每粒0.43克，口服，每次4粒，每日3次。

家庭医疗 应用本品的基本指征：乳腺肿块，或化脓，或疼痛，乳腺纤维腺瘤和男性乳房发育。

1. 治疗乳癖（乳腺增生）：证属肝郁痰凝。多见于青壮年妇女，症见乳房胀痛或刺痛，乳房肿块随喜怒消长，伴胸闷胁胀，善郁易怒，失眠多梦；舌淡红，苔薄白，脉弦和细涩。常规服用。

2. 治疗乳核：证属肝郁火旺，肝郁痰凝。症见乳房肿块形似丸卵，质地坚实，皮色不变，表面光滑，推之活动，压之不痛，可伴有乳房不适，烦闷急躁，或月经不调；舌淡红，苔薄白，脉弦。常规服用。

药物新用

1. 治疗乳腺炎(乳痈):证属气滞热蕴。症见乳房部肿胀疼痛,肿块或有或无,皮色不变或微红,乳汁排泄不畅,伴恶寒发热,头痛骨楚,口渴,便秘;舌淡红或红,苔薄黄,脉浮数或弦数。常规服用。

2. 治疗乳腺纤维腺瘤等其他乳腺疾病:本品抗炎,抗肿瘤,止痛。常规服用。

3. 治疗男性乳房发育:本品有雄激素作用,可调节内分泌。常规服用。

乳核内消液

药物组成　柴胡、香附、郁金、夏枯草、浙贝母、橘核、漏芦、丝瓜络、当归、赤芍、茜草、甘草。

功能主治　疏肝活血,软坚散结。用于经期乳房胀痛有块,月经不调,量少色紫成块,乳腺增生。

剂型规格与用法用量　口服液:每支 10 毫升,口服,每次 1 支,每日 2 次。

家庭医疗　应用本品的基本指征:乳房胀痛有块,月经不调,量少色紫成块,乳腺增生。

治疗乳癖(乳腺增生):证属肝郁痰凝。多见于青壮年妇女,症见乳房胀痛或刺痛,乳房肿块随喜怒消长,伴胸闷胁胀,善郁易怒,失眠多梦;舌淡红,苔薄白,脉弦和细涩。常规服用。

注意事项与禁忌　乳块坚硬,经后无变化及月经量多,面白脉弱者慎用。

治糜康栓^典

药物组成　黄柏、苦参、枯矾、儿茶、冰片。

功能主治　清热解毒,燥湿收敛。用于湿热下注所致的带下病,带下量多,症见色黄质稠,有臭味,或有大便干燥;细菌性阴道炎、滴虫性阴道炎、宫颈糜烂见上述证候者。

剂型规格与用法用量　栓剂:每枚 3 克,睡前清洗外阴部,将栓剂 1 枚推入阴道深部,隔日 1 次,10 日为一个疗程。

家庭医疗　应用本品的基本指征:阴痒阴肿,黄色带下,口苦咽干,宫颈糜烂,感染性阴道炎,滴虫性阴道炎等。

1. 治疗阴痒:证属肝经湿热。症见阴部瘙痒灼痛,带下量多,色黄如脓,稠黏臭秽,头晕目眩,口苦咽干,心烦不宁,便秘溲赤;舌红苔黄腻,脉弦滑而数。常规应用。

2. 治疗带下:证属湿热下注。症见脾虚湿盛,郁久化热,或情志不畅,肝郁化火,肝热脾湿,湿热互结,流注下焦,损及任带,约固无力,而成带下病。常规应用。

3. 治疗宫颈糜烂:本品抑制细菌生长,去腐生肌,改善局部血液循环,促进宫颈鳞状上皮再生。于月经干净后 2~3 天,常规应用,5 次为一个疗程,共用 3 个疗程。

药物新用 治疗妇科炎症:本品抑菌,消炎,止痒。常规应用。

注意事项与禁忌

1. 本药有祛腐生肌的功效,药效发挥后,有痂皮脱落,排出少量污物,属正常反应,可用卫生巾防护。

2. 月经期停用。

洁尔阴洗液(泡腾片) ^{OTC}

药物组成 蛇床子、苦参、黄柏、茵陈、地肤子、栀子、山银花、薄荷、艾叶、苍术、独活、石菖蒲、土荆皮。

功能主治 清热燥湿,杀虫止痒。用于妇女湿热带下,症见阴部瘙痒红肿,带下量多,色黄或如豆渣状,口苦口干,尿黄便结;霉菌性、滴虫性及非特异性阴道炎见上述证候者。另可用于皮肤病,湿疹(湿热型),接触性皮炎(热毒夹湿型),体股癣(风湿热型)。

剂型规格与用法用量 外用洗剂:用于阴道疾病(各种外阴、阴道炎等):用温水稀释至 10% 浓度(即取本品 10 毫升加温开水至 100 毫升混匀),擦洗外阴,或用冲洗器将 10% 的洁尔阴洗液送至阴道深部冲洗阴道,或坐浴,病重者可加大剂量,保持药液在患处 5 分钟以上。也可用 50% 药液浸泡后的带尾药棉塞入阴道。每日 1~2 次,7 天为一个疗程;用于皮肤疾病(接触性皮炎、湿疹等):用 3% 浓度洗液(即取本品 3 毫升加冷开水至 100 毫升混匀)湿敷患处,皮损轻者每日 2~3 次,每次 30~60 分钟。无溃破者可直接用原液涂擦,每日 3~4 次,7 天为一个疗程;用于皮炎、疱疹、白色病变、尖锐湿疣等,可根据病情,先将硬皮洗掉,然后用药液浸泡药棉后敷患处 6~12 小时,每晚 1 次;用于体股癣:用 50% 浓度洗液(即取本品 50 毫升加冷开水至 100 毫升混匀)涂擦患处,每日 3 次,21 天为一个疗程。

外用泡腾片剂:每片 0.3 克,并附给药指套。冲洗患部后,洗净手及外阴部,取平卧位或适当体位,戴上消毒指套用手或送药器将药片送至阴道深部后穹隆处。每晚 1 片,严重者可早、晚各放 1 片。7 天为一个疗程。

家庭医疗 应用本品的基本指征:阴部瘙痒红肿,带下量多,色黄或如豆渣状,口苦口干,尿黄便结。或见湿疹、接触性皮炎、体癣、股癣等。

1. 治疗细菌性、霉菌性、淋菌性、滴虫性、非特异性及老年性阴道炎:常规应用。

2. 治疗宫颈糜烂：本品抑菌抗病毒。联合奥平栓。选择月经干净后 3~5 天，用阴道冲洗器盛装本品洗液 10 毫升，生理盐水 100 毫升，进行反复冲洗，然后在阴道深处放置奥平栓 1 枚，隔天 1 次，13 天为一个疗程。治疗期间禁止性生活。

3. 治疗带下：证属湿热。症见带下量多，色黄或如豆渣状，有臭气，或伴阴部瘙痒红肿，胸闷心烦，口苦咽干，纳食较差，小腹或少腹作痛，尿黄便结；舌红苔黄腻，脉濡数。常见于霉菌性、滴虫性阴道炎等。常规应用。

4. 治疗阴痒：证属湿虫滋生。症见阴部瘙痒，如虫行状，甚则奇痒难忍，灼热疼痛，带下量多，色黄呈泡沫状，或色白如豆渣状，臭秽，心烦少寐，胸闷呃逆，口苦咽干，小便黄赤；舌红苔黄腻，脉滑数。常规应用。

5. 治疗阴疮：证属湿热。症见阴部生疮，红肿热痛，甚则溃烂流脓，黏稠臭秽，头晕目眩，口苦咽干，身热心烦，大便干结；舌红苔黄，脉滑数。常规应用。

6. 治疗接触性皮炎：证属热毒湿蕴。症见起病急骤，皮损鲜红肿胀，其上有水疱或大疱，水疱破后则糜烂、渗液，自觉灼热、瘙痒，伴发热，口渴，大便干结，小便黄赤；舌红苔微黄，脉弦滑数。常规应用。

7. 治疗湿疮：证属湿热浸淫。症见发病急，皮损潮红灼热，瘙痒无休，渗液流滋，伴身热，心烦，口渴，大便干，尿短赤；舌红苔薄白或黄，脉滑或数。常规应用。

8. 治疗风瘙痒：证属湿热蕴结。症见瘙痒不止，抓破后脂水淋漓；伴口干口苦，胸胁闷胀，小便黄赤，大便秘结；舌红苔黄腻，脉滑数。常规应用。

9. 治疗脂溢性皮炎：将头发洗净，用 10% 本品溶液（取本品 10 毫升加温水至 100 毫升混匀）涂擦患处，5 分钟后用清水冲洗干净。每日 1 次，5~10 次为一个疗程。

10. 治疗神经性皮炎：清水洗净患处皮肤，用本品涂擦揉擦 3~5 分钟，每日 2 次。

11. 治疗婴幼儿湿疹：本品祛风止痒，外用可促进皮下渗液吸收，对细菌、病毒、真菌有抑制作用。用 3% 本品湿敷，稍干后撒上冰硼散，每日 2 次，4 天为一个疗程。

12. 治疗脐周及阴囊湿疹：将本品原液用温水配制成 50% 的本品溶液，再将纱布浸于药液中，然后用蘸有药液的纱布敷于患处，再用干净的纱布覆盖，胶布固定，每日 1 次。

13. 治疗股癣、体癣、手足癣：证属风湿热型。在本品中加入 0.01% 地塞米松，涂擦患处，每日 2 次，7 天为一个疗程。

药物新用

1. 治疗淋病、非淋菌性尿道炎：常规应用。

2. 治疗女阴白色病变:常规应用。

3. 用于避孕:用10%本品洗液冲洗阴道,然后将本品送入阴道深处,5分钟后行房,或将30%本品药液5毫升,注入阴道及穹隆部,5分钟后行房,或房事后立即用30%本品冲洗阴道。

4. 治疗女性生殖器尖锐湿疣:本品清热解毒,止痒除湿,杀菌消炎,抗病毒。月经干净后开始治疗,临睡前先用本品洗净外阴部皮肤,然后用鸦胆子涂患处;对合并有阴道或宫颈湿疣者,先用本品冲洗阴道,再用带尾药棉球涂上鸦胆子粉末塞入阴道,并穿佩卫生带以防内塞棉球脱落。每日或每晚1次,维持时间8小时,次晨取出,10天为一个疗程。对合并淋球菌感染者同时使用青霉素治疗。从治疗之日起30日内禁止性生活。

5. 治疗慢性肛窦炎:本品抗菌(细菌、真菌),抗病毒,抗滴虫,抗炎,止痒。用本品原液与地塞米松注射液(0.5%)配成2:1液,浸成湿纱布条,待排便并热水坐浴15分钟后,以湿纱条塞肛,每日1次。

6. 治疗肛裂:用本品原液配制成10%溶液(用沸水)熏洗肛门,每次15~20分钟,每日1次,5天为一个疗程。药效明显。

7. 治疗痔疮:外痔痔核较小,用本品原液配制成10%溶液(用沸水)熏洗肛门,每次15~20分钟,每日1次,7天为一个疗程;外痔痔核较大,用本品原液直接浸泡棉球,然后敷于痔核上,再用纱布覆盖,胶布固定。每日1次,7天为一个疗程,可连续用药3~4个疗程;内痔,用本品原液配制成10%~20%溶液(用温水),然后用20毫升注射器抽取此溶液15毫升,缓慢地注入肛门内的痔核处,每日1次,7天为一个疗程,可连续用3~4个疗程。

8. 治疗蚊虫叮咬:用棉签蘸取本品原液涂于患处,一分钟内即可消除局部痒痛的症状,也可在裸露的皮肤上涂上本品原液,以防止蚊虫叮咬。

9. 治疗疥疮:用本品原液与温水按1:9配成溶液,用其在颈以下全身部位揉擦5分钟,然后用清水洗净,每日1次,7天为一个疗程。疥疮结节用本品原液与温水按1:1配成溶液点涂,每日1次,15天为一个疗程。一般1~2个疗程即可显效。

10. 治疗花斑癣:先湿润患处,再外涂本品,用手按摩5分钟,然后用清水洗净,每日2次,连续用药1~2周。

11. 治疗牛皮癣:先用淡盐水洗净患处,再用本品原液涂患处。每日早、晚各1次,连续用药2周,最长1个月。对湿热型牛皮癣效果尤佳。

12. 治疗水痘:本品清热燥湿,敛疮止痒,防止皮肤继发感染。本品洗液原液直接外搽患处,每隔6小时1次。

13. 治疗面部痤疮:用温水和肥皂将面部洗净、擦干,再用消毒棉签蘸本品原液涂擦痤疮,轻轻按摩3~5分钟后用清水清洗,每日1~2次,7天为一个疗程,一般 1~2 个疗程能治愈。

14. 治疗脓疱疮:本品对金黄色葡萄球菌有一定的体外抗菌作用。局部使用此药,可使脓疱很快干燥,早期用于将要出或新出的脓疱,可迅速抑制脓疱扩散,使病情短时间内得到控制。先用 0.5% 的本品浸浴,每日 1 次,水温 30~35℃,浸浴时间为 20~30 分钟,然后用干净纱布擦干,用消毒棉签擦破脓疱疮,吸干脓液,去除厚痂,再用 10% 本品直接点涂创面,每日 2 次,6 天为一个疗程,一般 1~2 个疗程能治愈。

15. 治疗慢性鼻炎:以本品溶液浸棉球,湿敷患病鼻孔,保留 20 分钟,10 天为一个疗程。

16. 治疗牙周炎、智齿冠周炎、复发性口腔溃疡、急性感染性口炎、鹅口疮:清除口腔残渣污垢,用注射器吸取本品药液反复冲洗口腔及局部 2~3 分钟,然后含漱口腔 10~20 分钟,每日 3 次,1 周为一个疗程。本品优于呋喃西林。

17. 治疗口腔念珠菌病:本品抑菌抗炎,治溃疡,治疗真菌感染。用 10% 本品溶液(取本品 10 毫升加温水至 100 毫升,混匀)漱口,每日 3 次,半小时内禁饮禁食。

18. 治疗睑缘炎、急性化脓性中耳炎、慢性上颌窦炎、牙周炎及口腔黏膜疾患:常规外用。

19. 治疗真菌性外耳道炎:本品液 10 毫升加生理盐水 30 毫升摇匀,用注射器分次冲洗外耳道,以外科换药弯盘放于耳下紧贴皮肤接收冲洗液,直至耳内分泌物冲洗干净,用棉签吸干外耳道多余水分,再用医用氧气取出湿化瓶,调至氧流量 2 升 / 分钟,放至于外耳道口约 2 厘米处,让氧气吹入外耳道,约 15 分钟,每日 1 次。

20. 治疗先天性耳前瘘管:本品 30 毫升加生理盐水至 100 毫升摇匀。先冲洗瘘管,再用脱脂棉细线蘸本品,埋入瘘管,每日 1 次。

21. 治疗下肢溃疡:用 20% 本品溶液浸洗创面 20~30 分钟,每日 2~3 次。一般 10 天内见效。

22. 治疗脚气:用本品原液配制成 10%~30% 溶液(用沸水),先熏后洗患足,并浸泡 30~60 分钟。每日 1 次,一般用药 7~10 天即可明显见效。患足局部已溃烂者不宜。

注意事项与禁忌

1. 本品为外用药,禁止内服。

2. 切勿接触眼睛、口腔等黏膜处。皮肤破溃处忌用。

3. 严格按要求使用,不可随意提高浓度;外阴、肛门等处勿直接用原液涂擦。

4. 偶见轻度局部刺激性,调整浓度可消失。

5. 个别患者使用中可出现皮肤潮红加重、刺痛等,应暂停使用。

6. 对本品过敏者禁用,过敏体质者慎用。

7. 外阴白色病变、糖尿病所致的瘙痒不宜使用。

8. 治疗期间忌房事,配偶如有感染应同时治疗。

9. 未婚或绝经妇女应在医生指导下使用。

10. 带下伴血性分泌物,或伴有尿频、尿急、尿痛者应去医院就诊。

11. 经期、孕期妇女禁用。

桂枝茯苓丸（片、胶囊）典

药物组成 桂枝、茯苓、牡丹皮、桃仁、白芍。

功能主治 活血,化瘀,消癥。用于妇人瘀血阻络所致癥块,经闭,痛经,产后恶露不尽;子宫肌瘤,慢性盆腔炎包块,痛经,子宫内膜异位症,卵巢囊肿见上述证候者;也可用于女性乳腺囊性增生病属瘀血阻络证,症见乳房疼痛,乳房肿块,胸胁胀闷;或用于前列腺增生属瘀阻膀胱证,症见小便不爽,尿细如线,或点滴而下,小腹胀痛者。

剂型规格与用法用量 大蜜丸:每丸6克,口服,每次1丸,每日1~2次;浓缩水丸:小丸每10丸重1.5克、大丸每10丸重2.2克,每次6丸,每日1~2次;片剂:每片0.32克,每次3片,每日3次,3个月为一个疗程;胶囊剂:每粒0.31克,饭后口服,每次3粒,每日3次,前列腺增生疗程8周,其他适应证疗程12周。

家庭医疗 应用本品的基本指征:月经量多或漏下不止,血色紫黯,多血块,小腹隐痛或腹痛拒按;舌黯有瘀斑,脉涩或细。

1. 治疗闭经:证属气滞血瘀。症见月经停闭数月,小腹胀痛拒按,精神抑郁,烦躁易怒,胸胁胀满,嗳气叹息;舌紫黯或有瘀点,脉沉弦或涩而有力。常规服用。

2. 治疗痛经:证属寒凝血瘀。症见经前或经期小腹冷痛拒按,得热则痛减,经血量少,色黯有块,畏寒肢冷,面色青白;舌黯苔白,脉沉紧。常规服用。

3. 治疗产后恶露不绝:证属血瘀。症见产后恶露过期不止,淋漓量少,色黯有块,小腹疼痛拒按,块下痛减;舌紫黯,或有瘀点,脉弦涩。常规服用。

4. 治疗癥瘕:证属血瘀。症见小腹有包块,积块坚硬,固定不移,疼痛拒按,肌肤少泽,口干不欲饮,月经延后或淋漓不断,面色晦黯;舌紫黯,苔厚而干,脉沉涩有力。常规服用。

药物新用

1. 治疗乳腺增生:本品通阳行水,化瘀消癥。与乳癖消结合使用协调性强,具有拮抗雌激素调节内分泌作用。常规服用。

2. 治疗慢性盆腔炎:本品疏通经络,行血散瘀,通经利癣,消肿定痛,与抗生素联用,能改善微循环,血液供应改善的同时还有利于病变部位抗生素的吸收。常规服用,10 天为一个疗程,共服 2 个疗程。

3. 治疗子宫内膜异位症:本品抑制血小板聚集,降低全血黏度,缓解子宫痉挛、阵痛,改善微循环,增强机体免疫力,并扩张外周血管,降低血压,抑制慢性增生性炎症,并抗炎利水。常规服用。

4. 治疗子宫肥大症:本品活血化瘀,缓结消块。常规服用。

5. 治疗子宫肌瘤:本品具有提高机体免疫力,缓解子宫痉挛,镇痛,改善机体病理状态等作用,广泛应用于子宫肌瘤、慢性盆腔炎、子宫内膜异位症、卵巢囊肿、痛经等。常规服用,连续 3 个月。

6. 治疗卵巢囊肿:本品增强巨噬细胞吞噬功能,抑制炎症发生,并有弱抗雌激素和抗自由基作用;能扩张血管,改善微循环,降低血液黏滞性,抑制血小板凝集,促进瘀血、炎症的吸收;对促黄体生成素释放激素的增加有调节作用,使雌、孕激素比例保持正常;具镇痛镇静作用。常规服用,3 个月为一个疗程。

7. 治疗不孕症:胶囊剂,口服,每次 3 粒,每日 2 次。

8. 治疗中年妇女痤疮:本品活血祛瘀,散积化癥。常规服用,4~6 周为一个疗程,月经期间停药。

9. 治疗黄褐斑:本品活血化瘀,缓慢消除斑块。常规服用,6 周为一个疗程。

10. 治疗慢性副鼻窦炎:口服胶囊剂,每次 3 粒,每日 2 次。

11. 治疗慢性溃疡性结肠炎:常规服用。

12. 治疗肠梗阻:口服胶囊剂,每次 3 粒,每日 2 次。

13. 治疗慢性肝炎:口服胶囊剂,每次 3 粒,每日 2 次。

14. 治疗下肢动脉硬化闭塞症:本品改善血液循环,抑制血栓形成,并通过抗炎抑制动脉粥样硬化的形成与发展。常规服用。

15. 治疗伤筋:本品活血化瘀消肿。常规服用,连用 7 天为一个疗程。

16. 治疗腰痛:常规服用。

17. 治疗缺血性脑卒中:本品健脾益气,活血化瘀,调整体液免疫和细胞免疫,增强机体的自身抵抗力,促进脑梗死部位存活脑细胞功能的恢复,并通经脉,畅血行,化瘀浊,散结滞,改善微循环,调节血流分布,改善脑血流。常规服用,连用 56 天。

18. 治疗男性精液不液化症:本品明显降低血液黏稠度,改善血液循环,抑制前列腺增生,提高机体免疫力,调节机体免疫功能,改善局部炎症状态,从而改善和提高前列腺的功能,进而改善前列腺分泌的各种液化因子活性,缩短液化时间。胶囊剂,饭后半小时口服,每次 6 粒,每日 2 次,1 个月为一个疗程。

19. 治疗精索静脉曲张:本品增强孕激素,雄性激素的分泌,降低血比黏度,抗血小板凝集,抗炎,能调节内分泌功能,保肝护肾,活血化瘀,增强机体免疫力。常规服用,1个月为一个疗程。

20. 治疗慢性附睾炎:口服胶囊剂,每次3粒,每日2次。

21. 治疗前列腺增生:常规服用,疗程8周。

注意事项与禁忌

1. 偶见药后胃脘不适、隐痛,停药后可自行消失。

2. 经期停服。

3. 孕妇忌用。

第4章 儿科用药

第27节 小儿上呼吸道感染用药

急性上呼吸道感染,是小儿时期的常见病、多发病,主要为鼻、咽喉的急性炎症。多见于冬春及秋冬天气多变季节。病原以病毒为主,细菌感染多继发于病毒感染之后。护理不当、营养不良、佝偻病及环境卫生不良等常为发病因素。临床表现轻者鼻塞流涕、打喷嚏、微咳嗽、咽部不适;重者出现高热,体温可达 39~40℃或更高,常伴有头痛,全身乏力,婴幼儿常出现呕吐、腹泻,甚至发生高热惊厥,咽部充血明显,可伴有疱疹和溃疡。

本病属中医学的"伤风""感冒""小儿伤寒""等范畴。小儿脏腑娇嫩,形气未充,肺常不足,卫外功能未全,抵抗力差,每遇气候骤变,易感受外邪而发病。治疗以祛风解表,清热解毒为原则。常选用小儿感冒颗粒、小儿退热颗粒(口服液)、小儿解表颗粒、小儿清热解毒口服液等。婴幼儿口服药物困难者可选用小儿解热栓、双黄连栓(见第1章内科用药,二、风热感冒用药项下)等,肛门塞入,直肠给药。

如见火盛便秘者,可选用小儿热速清口服液;咳嗽明显者选用小儿清热止咳口服液,小儿咳喘灵颗粒等。

小儿脾常不足,感冒后往往影响运化功能,常有胃肠道症状,兼有食滞、消化不良者,可选用小儿百寿丸;婴幼儿神气怯弱,筋脉未盛,若有高热熏灼,肝风内动,则出现惊厥,此时宜选用小儿金丹片、小儿至宝丸、局方至宝散、紫雪散(上三药见本章第29节)等,以清热解毒镇惊。高热婴幼儿应及时降温,预防惊厥。另外,因小儿发病迅速,易于传变,患本病后如失治误治,易传变为小儿肺炎,出现发热、咳嗽、症状加重,应及时去医院诊治,以免延误病情。

小儿感冒颗粒^{典OTC}(口服液)^典

药物组成 广藿香、菊花、连翘、大青叶、板蓝根、地黄、地骨皮、白薇、薄荷、石膏。

功能主治 疏风解表,清热解毒。用于小儿风热感冒,症见发热重,头胀痛,咳嗽痰黏,咽喉肿痛;流感见上述证候者。

剂型规格与用法用量 颗粒剂:每袋4克、6克、12克,开水冲服,1岁以内每次半袋,1~3岁每次半袋~1袋,4~7岁每次1~1.5袋,8~12岁每次2袋,每日2次;口服液:每支10毫升,口服,1岁以内每次5毫升,1~3岁每次5~10毫升,4~7岁每次10~15毫升,8~12岁每次20毫升,每日2次。用时摇匀。

家庭医疗 应用本品的基本指征:发热重,恶寒轻,汗出而热不解,头痛鼻塞,流黄浊涕,咳嗽吐黏痰或黄黏痰,口渴咽红,咽喉肿痛;舌红苔黄,脉浮数。

1. 治疗感冒发热:证属风热。症见发热重,恶风,头痛,鼻塞流涕,口干口渴,烦躁哭闹;舌红苔黄,脉浮数或指纹浮赤。常规服用。

2. 治疗咳嗽:证属风热。症见咳嗽不爽,痰黄黏稠,不易咯出,口渴,咽痛。常规服用。

3. 治疗咽喉肿痛:证属风热。症见咽干咽痒,咽喉肿痛,咳嗽,扁桃体肿大,咽喉部充血。常规服用。

药物新用 本品具有抗感冒病毒作用,对金黄色葡萄球菌和溶血性链球菌、肺炎双球菌等有抑制作用。

1. 治疗病毒性感冒、急性咽炎、喉炎、急性扁桃体炎:症见有发热、咳嗽、咽喉肿痛等。常规服用。用药后半数在4~12小时内退热。

2. 治疗小儿夏季热:常规服用。

注意事项与禁忌

1. 感冒初期,怕冷无汗,低烧,大便稀且次数多者慎用。

2. 身体虚弱而无实火热毒者忌服。

小儿解表颗粒 OTC

药物组成 金银花、连翘、炒牛蒡子、葛根、荆芥穗、紫苏叶、防风、蒲公英、黄芩、人工牛黄。

功能主治 宣肺解表,清热解毒。用于小儿外感风热所致的感冒,症见发热恶风,头痛咳嗽,鼻塞流涕,咽喉痛痒。

剂型规格与用法用量 颗粒剂:每袋4克、8克,开水冲服,1~2岁每次4克,每日2次,3~5岁每次4克,每日3次,6~14岁每次8克,每日2~3次。

家庭医疗 应用本品的基本指征:恶重发热,头痛咳嗽,鼻塞流涕,咽喉痛痒。

1. 治疗风热感冒:症见发热重,恶寒轻,有汗,汗出热不解,伴头痛,鼻塞流涕。常规服用。

2. 治疗咽喉肿痛:症见咽喉疼痛,咽部充血,扁桃体肿大,伴发烧。常规服用。

药物新用

1. 治疗上呼吸道感染：发热恶寒，头痛，咳嗽流涕。常规服用。

2. 治疗扁桃体炎：发热咽痛，咽干而痒。常规服用。

3. 治疗急性咽炎：咽部干痒，呛咳无痰，或咽部异物感，或有滤泡。常规服用。

注意事项与禁忌　风寒感冒者忌用。

小儿退热颗粒（口服液 OTC）典

药物组成　金银花、连翘、大青叶、板蓝根、黄芩、柴胡、白薇、牡丹皮、地龙、重楼、淡竹叶、栀子。

功能主治　疏风解表，解毒利咽。用于小儿外感风热所致的感冒，症见发热恶风，头痛目赤，咽喉肿痛；上呼吸道感染见上述证候者。

剂型规格与用法用量　颗粒剂：每袋 5 克，开水冲服，5 岁以下每次 5 克，5~10 岁每次 15 克，每日 3 次；口服液：每支 10 毫升，口服，5 岁以下每次 1 支，5~10 岁每次 2 支，每日 3 次。

家庭医疗　应用本品的基本指征：发热恶风，头痛目赤，咽喉肿痛，痄腮，喉痹。

1. 治疗小儿风热感冒：症见发热重，恶风，有汗或无汗，头痛，鼻塞流脓涕，喷嚏，咳嗽，痰黄黏，咽红或肿，口干而渴；舌红，苔薄白或黄，脉浮数。常规服用。

2. 治疗喉痹：证属风热。症见风热初起，咽部干燥灼热，微痛，吞咽不利，其后疼痛加重，咽部有阻塞感。检查可见咽部微红稍肿，腭垂色红、肿胀，喉底红肿，或有颗粒突起，伴发热恶寒，头痛，咳嗽痰黄；舌苔薄白或微黄，脉浮数。常规服用。

3. 治疗痄腮：证属热毒壅盛。症见高热不退，腮部肿胀疼痛，坚硬拒按，张口、咀嚼困难，烦躁不安，口渴引饮，或伴头痛，呕吐，咽部红肿，食欲不振，尿少黄赤；舌红苔黄，脉滑数。常规服用。

药物新用　治疗上呼吸道感染、急性咽炎、扁桃体炎、流行性腮腺炎等：见有发热、咳嗽、咽喉肿痛等。本品抑菌消炎，抗病毒。常规服用。

小儿热速清口服液（颗粒）典OTC

药物组成　柴胡、黄芩、板蓝根、葛根、金银花、水牛角、连翘、大黄。

功能主治　清热解毒，泻火利咽。用于小儿外感风热所致的感冒，症见高热，头痛，咽喉肿痛，鼻塞流涕，咳嗽，大便干结。

剂型规格与用法用量　口服液：每支 10 毫升，口服，1 岁以内，每次 2.5~5

毫升,1~3岁,每次5~10毫升,3~7岁,每次10~15毫升,7~12岁,每次15~20毫升。每日3~4次;颗粒剂:每袋2克,开水冲服,1岁以内,每次1/4~1/2袋;1~3岁,每次0.5~1袋,3~7岁,每次1~1.5袋,7~12岁,每次1.5~2袋。每日3~4次。

家庭医疗　应用本品的基本指征:小儿外感高热,头痛身痛,咽喉肿痛,咳嗽,鼻塞流涕,大便干结;舌红苔黄,脉数。

1. 治疗小儿感冒高热:证属风热。症见外感风热,发热重,高热,恶风,有汗或无汗,头痛,全身骨节酸痛,鼻塞流脓涕,喷嚏,咳嗽,痰黄黏,咽红或肿,口干而渴;舌红苔薄白或黄,指纹浮紫,脉浮数。常规服用。

2. 治疗咽喉肿痛:证属风热。症见咽干咽痒,灼热,咽喉红肿,其后疼痛加重,咽部有阻塞感。查见咽部红肿、腭垂色红、肿胀,喉底红肿,或有颗粒突起,扁桃体肿大,吞咽不利,伴发热恶寒,头痛,咳嗽痰黄;舌苔薄白或微黄,脉浮数。常规服用。

3. 治疗咳嗽:症见咳声重浊,痰黄黏稠,不易咯出,口干口渴。常规服用。

药物新用　本品具有较强的抗病毒作用,对多种革兰氏阳性与阴性细菌均有抗菌作用。有较强解热、抑制流感病毒及呼吸道合胞病毒、抗炎、镇咳祛痰作用,并可以提高机体免疫功能。

1. 治疗流行性感冒、急性咽炎、急性喉炎、扁桃体炎、气管炎、肺炎:见有上述表现者。常规服用。

2. 治疗高热:腮腺炎、风疹、流行性脑膜炎、流行性乙型脑炎、猩红热、传染性单核细胞增多症而致高热:常规服用。

注意事项与禁忌

1. 感冒风寒,大便次数多者忌用。

2. 病情较重或服药24小时疗效不明显者,可酌情加大剂量。

小儿清热解毒口服液

药物组成　金银花、连翘、地丁、板蓝根、黄芩、栀子、龙胆草、地黄、玄参、知母、石膏、麦冬。

功能主治　清热解毒。用于小儿流感、咽炎、扁桃体炎等呼吸道感染。

剂型规格与用法用量　口服液:每支10毫升,口服,1~2岁每次4~5毫升,3~6岁每次6~8毫升,7~10岁每次10毫升,每日3次。

家庭医疗　应用本品的基本指征:身热汗出,头痛身,心烦口渴,微恶寒或反恶热。

1. 治疗外感时邪:症见内有蕴热,身热汗出,头痛身,心烦口渴,微恶寒或反恶热;舌红苔黄,脉数或洪大。常规服用。

2. 治疗喉痹：证属风热。症见风热初起，咽部干燥灼热，微痛，吞咽不利，其后疼痛加重，咽部有阻塞感，检查可见咽部微红稍肿，腭垂色红、肿胀，喉底红肿，或有颗粒突起，伴发热恶寒，头痛，咳嗽痰黄；舌苔薄白或微黄，脉浮数。常规服用。

3. 治疗乳蛾：证属风热。症见风热外侵，咽部疼痛，吞咽不利，吞咽时疼痛加剧，咽喉有干燥灼热感，喉核红肿，连及周围咽部，伴发热严寒，头痛，鼻塞，肢体倦怠不适，咳嗽；舌边尖红，苔薄白微黄，脉浮数者。常规服用。

药物新用　治疗小儿流感、急性咽炎、扁桃体炎等：本品清热解毒，抗炎抑菌，利咽。常规服用。

小儿金丹片

药物组成　朱砂、牛蒡子、防风、荆芥穗、羌活、葛根、薄荷脑、西河柳、橘红、川贝、胆南星、清半夏、前胡、桔梗、大青叶、钩藤、天麻、羚羊角粉、冰片、水牛角粉、玄参、地黄、赤芍、木通、枳壳、甘草。

功能主治　祛风化痰，清热解毒。用于感冒，发热，头痛，咳嗽气喘，咽喉肿痛，呕吐以及高热惊风。

剂型规格与用法用量　片剂：每片 0.3 克，口服，周岁每次 3 片，周岁以内酌减，每日 3 次。

家庭医疗　应用本品的基本指征：发热头痛，咳嗽气喘，咽喉肿痛，呕吐，高热惊风。

1. 治疗外感发热：证属肺热。症见壮热胸痛，咳嗽喘促，痰黄稠或痰中带血，口干；舌红苔黄，脉数。常规服用。

2. 治疗咳嗽：证属痰热郁肺。症见咳嗽气息急促，或喉中有痰声，痰多稠黏或为黄痰，咳吐不爽，或痰有热腥味，或咳吐血痰，胸胁胀满，或咳引胸痛，面赤，或有身热，口干欲饮；舌红苔薄黄腻，脉滑数。常规服用。

3. 治疗喘证：证属痰热遏肺。症见喘咳气涌，胸部胀痛，痰多黏稠色黄，或夹血色，伴胸中烦热，面红身热，汗出口渴喜冷饮，咽干，尿赤，或大便秘结；舌苔黄或腻，脉滑数。常规服用。

4. 治疗头痛：证属风热。症见起病急，头呈胀痛，甚则头痛如裂，发热或恶风，口渴欲饮，面红目赤，便秘溲黄；舌红苔黄，脉浮数。常规服用。

5. 治疗急性咽炎：证属风热初起。症见咽部干燥灼热，微痛，吞咽不利，其后疼痛加重，咽部有阻塞感，检查可见咽部微红稍肿，腭垂色红、肿胀，喉底红肿，或有颗粒突起，伴发热恶寒，头痛，咳嗽痰黄；舌苔薄白或微黄，脉浮数。常规服用。

6. 治疗小儿惊风：证属气营两燔。症见起病急骤，高热烦躁，口渴欲饮，神昏惊厥;舌深红或绛,苔黄糙,脉数有力。常规服用。

药物新用　治疗小儿湿疹:本品清热解毒,凉血消肿,祛风胜湿,敛疮止痒,能使湿疹在较短时间消失。常规服用,连服7天为一个疗程。

小儿解热栓

药物组成　黄芩提取物,金银花提取物,安乃近。

功能主治　清热解毒消炎。用于小儿感冒、上呼吸道感染、扁桃体炎、咽炎、支气管炎等引起的小儿发热、咳嗽、咽喉肿痛。

剂型规格与用法用量　栓剂:小号1克(含黄芩苷60.8毫克、绿原酸25毫克、安乃近150毫克)、中号1.5克(含黄芩苷91.2毫克、绿原酸37.5毫克、安乃近225毫克)、大号2克(含黄芩苷121.6毫克、绿原酸50毫克、安乃近300毫克),直肠给药,8个月~2岁用小号,2~5岁用中号,6~11岁用大号,洗净小儿肛门,将栓剂塞入距肛门约2厘米处,每次1枚,每日2~3次。

家庭医疗　应用本品的基本指征:外感发热,咳嗽,咽痛等。

1. 治疗感冒:证属风热袭表。症见发热,微恶风寒,或有汗,鼻塞喷嚏,流稠涕,头痛,咽喉疼痛,咳嗽痰稠,舌苔薄黄,脉浮数。常规应用。

2. 治疗外感发热:证属外感卫分。症见发热恶寒,鼻塞流涕,头身疼痛,咳嗽,或恶寒甚而无汗,或口干咽痛,或身重脘闷;舌苔薄白或薄黄,脉浮。常规应用。

3. 治疗咳嗽:证属风热犯肺。症见咳嗽咳痰不爽,痰黄或稠黏,喉燥咽痛,常伴恶风身热,头痛肢楚,鼻流黄涕,口渴等表热证;舌苔薄黄,脉浮数或浮滑。常规应用。

4. 治疗喘证:证属痰热遏肺。症见喘咳气涌,胸部胀痛,痰多黏稠色黄,或夹血色,伴胸中烦热,面红身热,汗出口渴喜冷饮,咽干,尿赤,或大便秘结;舌苔黄或腻,脉滑数。常规应用。

药物新用　治疗小儿高热:本品有消炎抗病毒作用,且快而持久。常规应用。

注意事项与禁忌

1. 最好于小儿排便后用药。

2. 本品受热易变形,应在35℃以下存放。

小儿清热止咳口服液 ^{OTC}

药物组成　麻黄、苦杏仁、石膏、板蓝根、北豆根、黄芩、甘草。

功能主治　清热,宣肺,平喘。用于小儿外感引起的发热恶寒,咳嗽痰黄,气促喘息,口干音哑,咽喉肿痛,乳蛾红肿。

剂型规格与用法用量 口服液:每支 10 毫升,口服,1~2 岁每次 3~5 毫升,3~5 岁每次 5~10 毫升,6~14 岁每次 10~15 毫升,每日 3 次。

家庭医疗 应用本品的基本指征:发热恶寒,咳嗽痰黄,气促喘息,口干音哑,咽喉肿痛。

1. 治疗风热犯肺:症见咳嗽不爽,痰黄黏稠,不易咯出,口渴咽痛,鼻流浊涕,伴有发热头痛,恶风,微汗出;舌红苔薄黄,脉浮数,指纹红紫。常规服用。

2. 治疗肺炎喘嗽:证属风热闭肺。症见发热恶风,微有汗出,口渴欲饮,咳嗽,痰稠色黄,呼吸急促,咽红;舌尖红,苔薄黄,脉浮数。常规服用。

3. 治疗热性哮喘:证属风热。症见咳嗽哮喘,声高息涌,咯痰稠黄,喉间哮吼痰鸣,胸膈满闷,身热,面赤,口干,咽红,尿黄便秘;舌红苔黄腻,脉滑数。常规服用。

药物新用

1. 治疗支气管哮喘:本品具有广泛的抗菌谱如肺炎双球菌、脑膜炎球菌等,又解热、抗病毒,抑制气管炎性刺激,阻止过敏介质释放,松弛支气管平滑肌,从而发挥显著平喘作用。常规服用。

2. 治疗支气管炎:本品抗菌、消炎、抑制延脑咳嗽中枢,缓和炎症对其的刺激,镇咳作用持久,能抑制气管炎性刺激,具有镇咳作用。常规服用。

3. 治疗外感发热:本品解热、抗病原菌、促进白细胞的吞噬功能,减少菌体蛋白质合成,破坏细菌超微结构,从而发挥抗感染、降低体温作用。常规服用。

注意事项与禁忌

1. 不宜同服滋补性中药。

2. 发热体温超过 38.5℃应去医院就诊。

小儿咳喘灵颗粒 ^{OTC}(口服液)

药物组成 麻黄、石膏、板蓝根、金银花、瓜蒌、苦杏仁、甘草。

功能主治 宣肺清热,止咳,祛痰,平喘。用于上呼吸道感染、气管炎、肺炎、咳嗽。

剂型规格与用法用量 颗粒剂:每袋 2 克,开水冲服,2 岁以内每次 1 克,3~4 岁每次 1.5 克,5~7 岁每次 2 克,每日 3 次;口服液:每支 10 毫升,口服,2 岁以内每次 5 毫升,3~4 岁每次 7.5 毫升,5~7 岁,每次 10 毫升,每日 3~4 次。

家庭医疗 应用本品的基本指征:咳嗽,咳痰,气喘,呼吸困难。发热或不发热,咳嗽有痰,咯痰厚稠,喘促胸闷;舌淡红,舌苔薄黄,脉浮数。

1. 治疗风热感冒:症见发热,微恶风寒,或有汗,鼻塞喷嚏,流稠涕,头痛,咽喉疼痛,咳嗽痰稠;舌苔薄黄,脉浮数。常规服用。

2. 治疗咳嗽气促:证属痰热郁肺。症见咳嗽气息急促,或喉中有痰声,痰多稠黏或为黄痰,咳吐不爽,或痰有热腥味,或咳吐血痰,胸胁胀满,或咳引胸痛,面赤,或有身热,口干欲饮;舌红,苔薄黄腻,脉滑数。常规服用。

3. 治疗小儿肺炎:证属痰热闭肺。症见壮热烦躁,喉间痰鸣,痰稠色黄,气促喘憋,鼻翼煽动,或口唇青紫;舌红苔黄腻,脉滑数。常规服用。

药物新用 治疗上呼吸道感染、急性气管炎、肺炎:见有发热或不发热,咳嗽有痰,咯痰厚稠,喘促胸闷。常规服用。

注意事项与禁忌

1. 不宜同服补益性中药。

2. 本品以清宣肺热,止咳平喘为主,可以在小儿发热初起,咳嗽不重的情况下应用。若见高热痰多,气促鼻煽,应去医院就诊。

小儿止咳糖浆 ^{典OTC}

药物组成 甘草流浸膏、桔梗流浸膏、氯化铵、橙皮酊。

功能主治 祛痰,镇咳。用于小儿感冒引起的咳嗽。

剂型规格与用法用量 糖浆剂:口服,2~5岁,每次5毫升;2岁以下酌情递减;5岁以上,每次5~10毫升,每日3~4次。

家庭医疗 应用本品的基本指征:咳嗽频作,痰白质黏,或伴有发热、头痛。

1. 治疗小儿支气管炎:症见咳嗽,痰白质黏,或伴有发热等。常规服用。

2. 治疗喘息性支气管炎:症见咳嗽气喘,发热头痛等。对症治疗的同时,常规服用本品。

3. 治疗小儿支气管肺炎:症见咳嗽,发热。应用抗生素的同时,常规服用本品。

药物新用 治疗上呼吸道感染、急性气管炎等:咳嗽频作,痰白质黏,或伴发热、头痛。甘草能保护气管黏膜,甘草次酸有明显的中枢止咳作用,桔梗能反射性增加支气管分泌使痰液稀释,从而起到祛痰止咳的作用。常规服用。

注意事项与禁忌 高血压、心脏病、肾病水肿者慎用。

小儿清咽颗粒 ^{OTC}

药物组成 薄荷、连翘、蝉蜕、牛蒡子(炒)、青黛、玄参、蒲公英、牡丹皮、板蓝根。

功能主治 清热解表,解毒利咽。用于风热感冒引起的发热头痛,咳嗽音哑,咽喉肿痛。

剂型规格与用法用量 颗粒剂:每袋6克,开水冲服,1岁以内每次3克,1~5岁每次6克,5岁以上每次9~12克。每日2~3次。

家庭医疗 应用本品的基本指征:发热头痛,咽喉肿痛,音哑咳嗽。

1. 治疗风热外感:症见发热头痛,汗出不畅,咽喉肿痛。常规服用。

2. 治疗咽喉肿痛:症见咽喉肿痛,伴的发热汗出不畅,咳嗽痰黏难吐。常规服用。

3. 治疗失音:症见声音沙哑,甚或失音,头痛发热。常规服用。

药物新用

1. 治疗上呼吸道感染:发热头痛,咳嗽无痰或痰少而黏。常规服用。

2. 治疗急性扁桃体炎:咽喉肿痛,咽干等。常规服用。

3. 治疗急性咽炎:咽喉疼痛,干燥咽痒,咳嗽。常规服用。

4. 治疗声带炎:声音嘶哑,甚至失音,咽喉疼痛。常规服用。

注意事项与禁忌

1. 风寒感冒者不宜使用。表现为恶寒发热,无汗,咽痒咳嗽,咽不红肿,口不渴。

2. 夏季暑热重时,可加服藿香正气丸或六一散。

3. 脾胃虚弱,大便稀溏者慎用。

解肌宁嗽丸^典(片、口服液)^{OTC}

药物组成　紫苏叶、桔梗、前胡、苦杏仁、浙贝母、葛根、半夏(制)、陈皮、茯苓、甘草、天花粉、玄参、枳壳、木香。

功能主治　解表宣肺,止咳化痰。用于外感风寒,痰浊阻肺所致的小儿感冒发热,咳嗽痰多。

剂型规格与用法用量　大蜜丸:每丸 3 克,口服,周岁以内小儿每次半丸;2~3 岁每次 1 丸,每日 2 次;片剂:每片 0.3 克,口服,周岁小儿,每次 1 片;2~3 岁每次 2 片,每日 2 次;口服液:每支 10 毫升,口服,3 岁以内小儿,每次 2~5 毫升;3~12 岁,每次 5~10 毫升。每日 3 次。

家庭医疗　应用本品的基本指征:头痛发热,咳嗽痰盛,气促,咽喉肿疼;舌红,苔黄或黄腻,脉浮数。

1. 治疗感冒咳嗽:症见头痛,发热,咳嗽痰盛,气促;舌红,苔黄或黄腻,脉数。常规服用。

2. 治疗咽喉肿痛:症见发热咽干,咽喉肿痛,口渴,咳嗽有痰;舌红苔黄,脉数。常规服用。

药物新用　治疗上呼吸道感染:发热,咳嗽,痰多,口渴。常规服用。

注意事项与禁忌　不宜同服补益性中药。

复方小儿退热栓^{OTC}

药物组成　人工牛黄、板蓝根浸膏粉、对乙酰氨基酚。

功能主治　解热镇痛,利咽解毒,祛痰定惊。用于小儿发热,惊悸不安,咽喉肿痛,肺热痰多咳嗽。

剂型规格与用法用量　栓剂:每枚 0.7 克、1 克(每粒含对乙酰氨基酚 150 毫克,人工牛黄 5 毫克),直肠给药,1~3 岁小儿每次 1 枚,每日 1 次;3~6 岁小儿每次 1 枚,每日 2 次。

家庭医疗　应用本品的基本指征:小儿发烧,咽痛口干,惊悸不宁,夜卧不安,咳嗽痰多,喘息胸闷。

1. 治疗风热感冒:证属风热。症见发热面红,恶风寒,无汗或汗出不畅,咽喉肿痛;舌红苔薄黄,脉弦数或滑数。常规应用。

2. 治疗咽喉肿痛:证属风热。症见咽喉肿痛,吞咽时尤甚,伴发热恶寒;舌红苔黄,脉滑数。常规应用。

3. 治疗咳嗽:证属风热。症见发热咳嗽,喉中痰鸣,重则咳喘不止,多伴有发热;舌红苔薄白或黄,脉滑数。常规应用。

4. 治疗热惊风:因体温过高而引起的四肢抽搐,牙关紧闭等。常规应用。

药物新用

1. 治疗高热不退:急性扁桃体炎、急性支气管炎、急性支气管肺炎等。常规应用。

2. 治疗发热感染:肠系膜淋巴结炎所致的腹痛。常规应用。

注意事项与禁忌

1. 不宜同时服其他解热镇痛药。

2. 肝肾功能不全者慎用。

3. 最好于小儿排便后用药。

4. 本品受热易变形,应在 35℃ 以下存放。

第 28 节　小儿胃肠道病用药

小儿时期“脾常不足”,运化功能尚未健全,且饮食不能自调,不知饥饱;有些家长又缺乏育儿保健知识,片面强调给予高营养滋补食物,超越了脾胃的正常运化能力;有的过于溺爱,乱投杂食,或恣意投其所好,养成偏食习惯,或进食不定时,生活无规律等,都可导致脾失健运,胃失和降,脾胃不和,进而出现乳食积滞,纳差厌食,腹痛吐泻,消瘦发疳等小儿胃肠道疾病。而且小儿生机蓬勃,发育迅速,所需要的水谷精气,均较成人迫切,故常被饮食所伤而造成脾胃虚弱,气血生化乏源,久则出现小儿营养不良、缺钙及贫血等,因而影响小儿正常发育。

因此,顾护小儿脾胃,非常重要。小儿乳食积滞,可选用小儿消食片、(小儿)健胃消食片(见第 8 节胃肠道病用药,一、理气和胃消食消胀用药);脾胃虚弱,食少纳呆,便溏,可选用健儿消食口服液、醒脾养儿颗粒;若小儿腹大消瘦,食少吐沥,便秘,体虚易感冒者,可选用王氏保赤丸等。

小儿消食片^{典OTC}

药物组成　炒鸡内金、山楂、六神曲(炒)、炒麦芽、槟榔、陈皮。

功能主治　消食化滞,健脾和胃。用于食滞肠胃所致的积滞,症见食少,便秘,脘腹胀满,面黄肌瘦。

剂型规格与用法用量　片剂:每片 0.4 克、0.3 克,口服,1~3 岁每次 2~4 片,3~7 岁每次 4~6 片;成年人每次 6~8 片。每日 3 次。

家庭医疗　应用本品的基本指征:消化不良,食欲不振,脘腹胀满,呕吐,便秘。

1. 治疗消化不良:食欲不振,厌食,食后脘腹胀满,便秘;舌淡红,苔白厚腻,脉细弱或细数,指纹青淡。常规服用。

2. 治疗呕吐腹胀:食欲不振,厌食,呕吐酸馊食物残渣,脘腹胀满疼痛,烦躁哭闹,大便臭秽;舌苔厚腻,脉弦滑,指纹紫滞。常规服用。

药物新用　治疗急性胃炎:本品健脾消食,和胃化滞,有促进胃蠕动和胃排空作用,常规服用。

注意事项与禁忌　脾虚泄泻,大便溏薄,次数多者应慎用或不用。

小儿复方鸡内金散^{OTC}

药物组成　鸡内金、六神曲。

功能主治　健脾开胃,消食化积。用于小儿脾胃不和引起的食积胀满,饮食积滞,呕吐泄泻。

剂型规格与用法用量　散剂:每袋 2 克,口服,小儿每次 0.5 克,每日 3 次。周岁以下小儿酌减。

家庭医疗　应用本品的基本指征:小儿脾胃不和,运化失司,胃失和降,食入不受,食积腹胀,饮食停止,呕吐。

1. 治疗食积:不思乳食,脘腹满,或呕吐酸臭腐食,或大便稀薄,完谷不化等。常规服用。

2. 治疗腹胀:脘腹胀满,甚则疼痛,食入尤甚,或伴有呕吐,吐后胀减等。常规服用。

3. 治疗腹泻:大便稀薄,其味恶臭,时有腹痛,泻后痛减,伴有腹胀,纳呆食少等。常规服用。

小儿胃宝丸（片）^{OTC}

药物组成 山楂（炒）、麦芽（炒）、六神曲（炒）、鸡蛋壳（焙）、山药（炒）。

功能主治 消食化积,健脾养胃,增进食欲,肥儿壮体。用于伤食伤乳,呕吐泄泻,脾虚胃弱,消化不良。

剂型规格与用法用量 水丸:每粒0.5克,口服,每次2~3粒,每日3次,3岁以上儿童每次5~6粒,每日3次;片剂:每片0.5克,口服,每次2~3片,每日3次,3岁以上酌增。

家庭医疗 应用本品的基本指征:乳食积滞,消化不良,呕吐泄泻;舌淡红,苔白或薄腻,脉沉细而滑,指纹青淡。

1. 治疗伤食伤乳:过食肉食及油腻食物或乳食无度,停留不化,胃脘胀满;舌淡红,苔白或厚腻,脉滑数,指纹紫滞。常规服用。

2. 治疗呕吐泄泻,不思饮食,胃脘痞满,呕吐食物或奶块,大便溏薄;舌淡红,苔白腻,脉沉细而滑,指纹青淡。常规服用。

药物新用

1. 治疗小儿消化不良:脘腹胀满,甚或呕吐,本品消食力强,可促进胃肠蠕动。常规服用。

2. 治疗小儿厌食症:本品促进消化,增强食欲。常规服用。

注意事项与禁忌

1. 节制饮食,勿偏食。

2. 便秘者慎用。

小儿健脾丸^{OTC}

药物组成 人参、甘草（蜜炙）、白术（麸炒）、茯苓、砂仁、陈皮、桔梗、南山楂、六神曲（麸炒）、麦芽（炒）、山药、莲子（去心）、白扁豆（去皮）、玉竹、法半夏。

功能主治 健脾,和胃,化滞。用于脾胃虚弱引起的消化不良,大便溏泄。

剂型规格与用法用量 大蜜丸:每丸3克,口服,每次2丸,每日3次。

家庭医疗 应用本品的基本指征:体倦乏力,不思饮食,食少难消,胃脘痞闷,腹痛便溏;舌淡苔腻,脉虚弱。

1. 治疗消化不良:食少纳呆,胃脘胀闷,或有便溏。常规服用。

2. 治疗脾虚泄泻:大便质稀,每日数次,脘腹满闷,纳呆乏力,身倦乏力,面色萎黄;舌淡苔白,脉细弱。常规服用。

药物新用

1. 治疗小儿习惯性腹泻:本品补脾益胃,和中止泻。常规服用。

2. 治疗小儿肺炎合并腹泻:本品增强免疫力,提高应激能力,保护胃黏膜的作用,减弱有毒物质对机体的侵害,平衡电解质及肠道渗透压,促进胃肠积气排出及胃液分泌。常规服用。

注意事项与禁忌

1. 不宜同时喝茶、吃萝卜。
2. 不宜同服藜芦、五灵脂、皂荚及其制剂。

健儿消食口服液^典^{OTC}

药物组成　黄芪、炒白术、炒莱菔子、陈皮、麦冬、黄芩、炒山楂。

功能主治　健脾益胃,理气消食。用于小儿饮食不节损伤脾胃引起的食少纳呆食少,脘胀腹满,手足心热,自汗风力,大便不调,厌食,恶食。

剂型规格与用法用量　口服液:每支 10 毫升,口服,3 岁以内每次 5~10 毫升,3 岁以上每次 10~20 毫升,每日 2 次,用时摇匀。

家庭医疗　应用本品的基本指征:先有饮食不节,次有脾胃之伤,如纳呆,脘胀,进食尤甚,手足心热,厌食等。

1. 治疗厌食恶食:不思饮食,饮食不进,强食则呕,脘胀腹痛,嗳腐酸臭,手足心热。常规服用。
2. 治疗食积:脘腹胀满,甚则腹胀如鼓,常伴腹痛,呕吐物酸臭。常规服用。

药物新用

1. 治疗小儿功能性消化不良:本品促进胃酸分泌,增强胃动力。常规服用。
2. 治疗慢性胃炎:本品抑菌杀菌,杀灭幽门螺杆菌。每次 40~50 毫升,每日 2 次。

醒脾养儿颗粒^{OTC}

药物组成　毛大丁草、一点红、蜘蛛香、山栀茶。

功能主治　醒脾开胃,补虚安神,清热解毒,实肠止泻。用于小儿厌食症,拒食偏食,腹胀便溏,消瘦多汗。

剂型规格与用法用量　颗粒剂:每袋 2 克,开水冲服,1 岁以内每次 1 袋,每日 2 次;1~3 岁每次 2 袋,每日 2 次;3~6 岁,每次 2 袋,每日 3 次。大龄儿童可酌增 10%~20%。3 周为一个疗程。

家庭医疗　应用本品的基本指征:小儿拒食偏食,腹胀便溏,消瘦多汗等。

1. 治疗小儿厌食:证属脾气虚。症见不思进食,食不知味,食量减少,形体偏瘦,面色少华,精神欠振,或大便溏薄,夹有不消化物;舌淡苔薄白。常规服用。
2. 治疗疳证:证属疳气证。症见形体略较消瘦,面色萎黄少华,毛发稀疏,食欲不振,或能食善饥,大便干稀不调,精神欠佳,易发脾气;舌淡红,苔薄微腻,脉细。常规服用。

3. 治疗小儿多汗:证属营卫失调。症见自汗,或伴盗汗,汗出遍身而不温,微寒怕风,不发热,或伴有低热,精神疲倦,胃纳不振,舌淡红,苔薄白,脉缓。常规服用。

药物新用

1. 治疗小儿腹泻:本品具有醒脾开胃,实肠止泻,养血安神的功用。常规服用。

2. 治疗小儿病毒性肠炎:本品对抗肠肌痉挛性收缩,有解痉作用;抑制小肠推进运动;对抗肠运动亢进;对病毒、细菌及毒素有极强吸附力,与黏蛋白结合,增强肠黏膜屏障,防止上皮细胞病变,还可以抑制病毒复制和传播,避免小肠黏膜组织发生变化,对细菌等引起的肠道损害有保护作用。常规服用。

3. 治疗小儿缺铁性贫血:本品具有补血作用,能使血红蛋白、红细胞计数增高。常规服用。

小儿启脾丸(片) ^{OTC}

药物组成　人参、白术(麸炒)、山药、茯苓、泽泻、陈皮、莲子、山楂(炒)、六神曲(麸炒)、麦芽(炒)。

功能主治　和胃,健脾,止泻。用于脾胃虚弱,食欲不振,消化不良,腹胀便溏。

剂型规格与用法用量　大蜜丸:每丸3克,口服,每次1~2丸,每日2~3次,周岁以内小儿酌减;片剂:每片0.3克,口服,每次3~4片,每日2~3次。

家庭医疗　应用本品的基本指征:胸脘饱满,胃中不适,不思饮食,恶心呕吐,大便溏泄,面黄肌瘦,神疲乏力,兼有湿热之诸证;舌苔腻稍黄,脉沉细弱或缓。

1. 治疗呕吐:饮食稍多即呕吐,时发时止,面色萎黄,倦怠乏力,大便不实。常规服用。

2. 治疗泄泻:大便溏泄,水谷不化,纳少无欲,脘腹痞满,面色苍白,或有头晕,恶心等。常规服用。

3. 治疗胃脘痛:胃痛隐隐,腹软喜按,或口苦呃逆,干呕纳少,大便溏薄,面黄肌瘦。常规服用。

4. 治疗虚劳:面色苍白无华或萎黄,声音低怯,头昏神疲,肢软无力,食少便溏,心悸少寐等。常规服用。

药物新用

1. 治疗消化不良:腹胀纳差,完谷不化。常规服用。

2. 治疗小儿厌食症:脾胃气虚型,面色白,无光泽,形体瘦弱,除厌食外,若进食稍多,则大便不通或大便溏泄;舌淡苔薄白。常规服用。

3. 治疗疰夏:夏季怠惰嗜睡,眩晕乏力,胸脘痞闷,恶心呕吐,不思饮食,手足心热,或有低热,大便溏薄等。常规服用。

4. 治疗慢性胃炎:腹胀,嗳气等。常规服用。

5. 治疗慢性胃溃疡:腹痛腹胀,恶心嗳气。常规服用。

6. 治疗神经性呕吐:恶心呕吐,情绪波动时加剧。常规服用。

7. 治疗幽门痉挛或梗阻:腹胀腹痛,恶心呕吐。常规服用。

8. 治疗慢性肠炎、过敏性结肠炎:腹胀腹泻,或有腹痛,形体消瘦等,常规服用。

9. 治疗慢性非特异性溃疡性结肠炎:脾胃虚弱型,宜补脾健胃。常规服用。

10. 治疗慢性胆囊炎:胁痛腹胀,纳少。常规服用。

11. 治疗慢性肾小球肾炎:脾虚水停,面色无华,疲乏无力,浮肿较轻,但迁延日久,并可见纳呆,恶心,便溏;舌淡胖有齿印,苔白滑,脉沉细。常规服用。

12. 治疗脾气虚感冒:素体脾胃虚弱,复受风寒。常规服用,也可用苏叶、防风煎汤送服。

13. 治疗慢性疲劳综合征:气虚者以女性为多见。常规服用。

注意事项与禁忌

1. 不宜同时喝茶、吃萝卜。

2. 不宜同服藜芦、五灵脂、皂荚及其制剂。

小儿腹泻宁糖浆^典(合剂 OTC、泡腾颗粒)

药物组成 党参、白术、茯苓、葛根、甘草、广藿香、木香。

功能主治 补气健脾,和胃生津。用于小儿腹泻呕吐,口渴,消化不良,消瘦倦怠。

剂型规格与用法用量 糖浆剂:每支 10 毫升,口服,10 岁以上儿童,每次 10 毫升,每日 2 次,10 岁以下儿童酌减;合剂:每支 10 毫升,口服,10 岁以上儿童,每次 10 毫升,每日 2 次,10 岁以下儿童酌减;泡腾颗粒:每袋 4 克,温开水冲溶后服用,10 岁以上儿童每次 1 袋,每日 2 次,10 岁以下儿童酌减。

家庭医疗 应用本品的基本指征:腹泻便溏,呕吐口渴,形体消瘦。

1. 治疗脾虚泄泻:大便溏泄,泻前常有腹痛,食少纳呆,消瘦乏力;舌淡苔白,脉细弱。常规服用。

2. 治疗消化不良:纳谷不香,完谷不消,食入腹胀腹满,大便溏泄,形体消瘦,面色苍白,身体虚弱;舌淡边有齿印,苔白,脉虚细弱。常规服用。

药物新用

1. 治疗胃肠功能紊乱:消化不良,纳少,腹泻,身体消瘦等。常规服用。

2. 治疗慢性肠炎:腹泻,或伴腹痛。常规服用。

3. 治疗长期应用抗生素引起的菌群失调:导致腹泻,营养不良等。常规服用。

注意事项与禁忌 呕吐腹泻后舌红口渴,小便短赤者慎用。

小儿止泻灵颗粒

药物组成 白术(炒)、薏苡仁、芡实、诃子、金樱子、罂粟壳、茯苓、人参、六神曲、鸡内金。

功能主治 健脾利湿、涩肠止泻。用于脾虚湿盛,肠滑久泻,大便溏泄,饮食减少,食后腹胀,倦怠懒言。

剂型规格与用法用量 颗粒剂:每袋6克,口服,每次2~3个月龄1克,4~6个月龄2克,7~9个月龄3克,10~12个月龄4克,1~2岁5克,3岁以上6克,成人12克,每日3次。

家庭医疗 应用本品的基本指征:大便溏泄,饮食减少,食后腹胀,倦怠懒言。

治疗慢性肠炎:长期腹泻,大便质稀,每日次数不等,可伴有腹部胀满,隐痛不舒,肢体倦怠。常规服用。

药物新用 治疗小儿腹泻:本品苦温燥湿,芳香悦胃,升清降浊,涩肠止泻。常规服用。

注意事项与禁忌

1. 不宜同服藜芦及其制剂。

2. 本品含罂粟壳,不宜久服。

3. 非脾虚久泻不宜服用。

王氏保赤丸

药物组成 大黄、黄连、天南星(制)、川贝母、荸荠粉、巴豆霜、朱砂、姜淀粉。

功能主治 消积导滞,化痰定惊,清热泻火。用于小儿乳滞疳积,痰厥惊风,喘咳痰鸣,乳食减少,吐泻发热,大便秘结,四时感冒以及脾胃虚弱,发育不良等症;成人肠胃不清,痰食阻滞者亦有疗效。

剂型规格与用法用量 微丸:每120丸重0.3克,儿童及成人以温开水送服。乳儿可于哺乳时将微丸附着于乳头上,与乳液一同咽下,若哺乳期已过,可将丸药嵌在小块柔软易消化食物中一次咽下,但不宜用水送服。6个月以下每次 5 粒,6 个月 ~3 岁每次 6~36 粒(每增加 1 个月增加 1 粒),3~7 岁每次 0.1~0.15 克(40~60 粒,每增加半岁加 5 粒),7~14 岁每次 0.15 克(约 60 粒),成年人每次 0.3 克(约 120 粒)。每日 1 次,重症可每日 2 次。

家庭医疗　应用本品的基本指征:小儿乳食减少,吐泻,大便秘结,或见惊风,发热,痰喘等。

1. 治疗小儿乳积:乳食内积,食欲不振或拒食,脘腹胀满,疼痛拒按,或有嗳腐恶心,呕吐酸馊乳食,烦躁哭闹,夜卧不安,低热,肚腹热甚,大便秽臭;舌红苔腻。常规服用。

2. 治疗四时感冒:全身症状较重,壮热嗜睡,汗出热不解,目赤咽红,肌肉酸痛,或有恶心呕吐,或见疹点散布;舌红苔黄,脉数。常规服用。

药物新用

1. 治疗婴幼儿呕吐、腹胀、腹泻、便秘:本品可抗病毒、调节胃肠道平滑肌功能、改善肠道微循环障碍以及有利于肠壁绒毛上皮细胞的修复,从而恢复肠道功能,减轻腹泻。常规服用。

2. 治疗小儿厌食症:本品抑菌消炎,解热镇痛,化痰导滞,寒热并用,攻积化滞,消中寓补,改善升清降浊运化能力,调整、恢复胃肠、脾胃功能。常规服用。

3. 治疗慢性浅表性胃炎:本品健脾消积,化痰导滞,抑菌消炎,解热镇痛,荡涤幽门螺杆菌(Hp),保护胃黏膜。常规服用。

4. 治疗反流性食管炎:本品广谱抗菌,杀灭幽门螺杆菌(HP),调节 LFS 功能及胃动力,使消化液迅速下排,减少食管反流量,减轻临床症状。常规服用。

5. 治疗肠易激综合征:本品抑制肠道致病菌,增加人体免疫力,能提高肠推进率,明显促进肠推进运动,从多角度调节胃肠道功能,促进失调胃肠功能恢复正常。对消化道酶中的胃蛋白酶有激活作用。便秘型每次口服 0.3 克,每日 3 次,腹泻型和混合型每次口服 0.15 克,每日 3 次;14 天为一个疗程。

6. 治疗婴儿轮状病毒性肠炎:本品抗病毒、促进肠蠕动、增加肠系膜血流量,抗病毒、调节胃肠道平滑肌功能、改善肠道微循环障碍,有利于肠壁绒毛上皮细胞的修复,从而恢复肠道功能,减轻腹泻。常规服用,每日 2 次。

7. 治疗咳嗽痰鸣、小儿夜啼:常规服用。

第 29 节　小儿惊风病用药

惊风是小儿时期常见的以抽搐伴神昏为特征的一种证候,又名惊厥,俗称抽风。该病任何季节都可发生,一般以 1~5 岁小儿为多见,年龄越小,发病率越高。惊风发作时的典型症状为小儿意识突然丧失,两眼上翻,斜视或凝视,面部与四肢肌肉强直，痉挛或抽搐等。发作时间不等，从几秒钟至几分钟，有时发作甚至呈持续状态。引发惊风的原因很多，最常见的是高热惊风，多发生在6个月至3岁的患儿，4~5岁偶有发生，最常发生于急性上呼吸道感染期。此类惊风只要高热解除，惊风即可缓解，神志随之恢复正常。如果高热不退，反复发生惊风，或热退后惊风发作不止者，可以考虑有以下几种原因：感染性中枢神经系统疾病，如流行性脑脊髓膜炎、流行性乙型脑炎、化脓性脑膜炎等；非感染性中枢神经系统疾病，如癫痫、产伤引起的颅内出血、脑肿瘤等；中毒，如一氧化碳中毒、有机磷农药中毒、毒蕈中毒等。此外，急性肾炎、高血压脑病、维生素D缺乏的手足搐搦症、尿毒症等，也是引发惊风的原因。

惊风的急救与护理：患儿抽搐时，勿强制牵住，以免扭伤筋骨。可让小儿侧卧，在上下齿之间，放入用多层纱布包住的压舌板，以防咬伤舌头；随时吸出咽喉部的分泌物及痰涎，保持呼吸道通畅；同时保持室内外安静，减少刺激，密切观察体温、呼吸、脉搏、汗出、面色、瞳孔、囟门等的变化；如有紫绀，应给予吸氧；高热者应立即给予退热，并给予较大剂量的镇静药，如安定、苯巴比妥钠、氯丙嗪、水合氯醛等。在急救的同时，进行必要的检查，尽快尽早明确诊断，以便针对病因治疗。

中医学把惊风分为急惊风和慢惊风两类。凡起病急暴，属阳属实者，为急惊风；病久属阴属虚者为慢惊风。本节所载各药均属治疗急惊风之剂。急惊风的发生，以外感时邪，内蕴痰热为主要因素，其中尤以热邪为主。小儿为纯阳之体，真阴未充，感邪之后易从热化，热邪内犯心肝二脏，肝主风，心主惊，肝热可以生心火而惊，心火又可动肝风，二脏交争，故发惊风。同时，火邪煎津成痰，痰蒙心窍而致神昏。因此，中医治疗急惊风的原则是清热、豁痰、镇惊、息风。常选用小儿七珍丸、小儿至宝丸、小儿奇应丸、牛黄镇惊丸、牛黄醒脑丸、婴儿安片、局方至宝散、紫雪丹等。

小儿七珍丸

药物组成 人工牛黄、天竺黄、朱砂、人工麝香、水牛角浓缩粉、蟾酥（制）、羚羊角、天麻、钩藤、全蝎、僵蚕（炒）、胆南星、蝉蜕、黄芩、清半夏、雄黄、桔梗、巴豆霜、沉香。

功能主治 消积导滞，通便泻火，镇惊退热，化痰息风。用于小儿感冒发热，夹食夹惊，乳食停滞，大便不通，惊风抽搐，痰涎壅盛。

剂型规格与用法用量 水丸：每100粒重0.62克，白开水或糖水送服，或投入食物中，或同乳共服，最好空腹服，小儿1个月龄每次3粒，3~4个月龄每次5~6粒，7~8个月龄每次8~9粒，12个月龄以上每次15粒，3~4岁每次25粒，5~6岁每次30粒，7~8岁每次35粒，10岁及10岁以上每次40粒。若未奏效，隔 24 小时再服 1 次,最多限服 3 次。

家庭医疗　应用本品的基本指征:小儿感冒发热,夹食夹惊,乳食停滞,大便不通,惊风抽搐,痰涎壅盛。

1. 治疗小儿感冒夹惊:症见起病急剧,高热神昏,双目上视,颜面青紫,牙关紧闭,四肢抽搐,角弓反张,或伴咽痛,流涕,咳嗽,鼻塞,烦躁,头痛;舌红苔薄黄,脉浮数或弦浮,指纹紫滞。常规服用。

2. 治疗乳食积滞,痰火互结:症见大便燥结不通,发热,咳嗽痰鸣,不欲饮食,脘腹胀满,手心发热或腹壁灼热,或小便短赤,烦扰易惊;舌红苔白或黄厚腻,脉滑或滑数。常规服用。

药物新用

1. 治疗疱疹性咽峡炎:症见高热,咽痛,咽部疱疹,口腔溃疡,以口颊、上腭、齿龈、口角等处溃烂为主,流涎,厌食,呕吐,溃疡,疼痛,进食困难,常起病急骤,面赤口渴,小便短赤,大便秘结;舌红绛,苔黄腻,脉浮数,指纹浮紫。常规服用。

2. 治疗肺炎咳嗽,热邪内陷厥阴:症见壮热神昏,烦躁谵语,四肢抽搐,口噤项强,两目上视,咳嗽气促,痰声辘辘;舌质红绛,脉弦数,指纹青紫,达命关,或透关射甲。常规服用。

注意事项与禁忌

1. 麻疹及久泻气虚者忌服。

2. 不宜久服。

小儿至宝丸^典

药物组成　紫苏叶、广藿香、羌活、薄荷、蝉蜕、炒山楂、炒麦芽、炒六神曲、槟榔、陈皮、天麻、钩藤、僵蚕(炒)、全蝎、制白附子、川贝母、炒芥子、牛黄、胆南星、朱砂、琥珀、雄黄、茯苓、滑石、冰片。

功能主治　疏风镇惊,化痰导滞。用于小儿风寒感冒,停食停乳,发热鼻塞,咳嗽痰多,呕吐泄泻。

剂型规格与用法用量　大蜜丸:每丸 1.5 克,口服,每次 1 丸,每日 2~3 次,6 岁以下小儿酌减。

家庭医疗　应用本品的基本指征:发热,咳嗽痰多,呕吐恶心,不思饮食,大便酸臭,手心发热,烦躁不安,甚至出现神昏抽搐等。

治疗小儿感冒夹滞:外感风寒引起停食停乳,呕吐便泻,烦躁口渴,咳嗽发烧,痰涎壅盛,睡卧不安。常规服用。

药物新用　治疗小儿呼吸道感染:本品抗炎抑菌,消食导滞。口服,每次 1 丸,每日 2~3 次,6 岁以下小儿酌减。

小儿奇应丸

药物组成　人工牛黄、僵蚕、天麻、胆南星、天竺黄、黄连、朱砂、琥珀、蟾酥、冰片、雄黄、雷丸、桔梗、鸡内金。

功能主治　解热定惊,化痰止咳,消食化虫。用于小儿惊风发热,咳嗽痰多,食积虫积。

剂型规格与用法用量　水丸:每80粒重约0.5克,口服,1岁每次2~3粒,2~3岁每次10粒,4~6岁每次15~20粒,7~9岁每次30粒,10岁以上每次40粒,不满周岁酌减。

家庭医疗　应用本品的基本指征:小儿高热,惊厥,抽搐,角弓反张,或咳嗽痰多,食积虫积。

1. 治疗急惊风:证属邪陷心包。症见高热烦躁,手足躁动,反复抽搐,项背强直,四肢拘急,口眼相引,神识昏迷;舌红绛,脉弦滑。常规服用。

2. 治疗食积:证属乳食内积。症见不思乳食,食欲不振或拒食,脘腹胀满,疼痛拒按,或有嗳腐恶心,呕吐酸馊乳食,烦躁哭闹,夜卧不安,低热,肚腹热甚,大便秽臭;舌红苔腻。常规服用。

3. 治疗虫积:症见肠道寄生虫引起饮食异常,脐腹疼痛,面黄肌瘦,面有虫斑。常规服用。

药物新用

1. 治疗小儿感冒,惊风,咳嗽等:本品镇静抗惊,镇咳祛痰,解热,抗炎,抑制免疫。常规服用。

2. 治疗癫痫:证属痰痫。症见发作时突然跌仆,神志模糊,痰涎壅盛,喉间痰鸣,口吐痰沫,抽搐不甚,或精神恍惚而无抽搐,瞪目直视,呆木无知;舌苔白腻,脉弦滑。常规服用。

牛黄镇惊丸^典

药物组成　牛黄、人工麝香、全蝎、炒僵蚕、珍珠、朱砂、雄黄、天麻、钩藤、防风、琥珀、胆南星、天竺黄、制白附子、制半夏、薄荷、冰片、甘草。

功能主治　镇惊安神,祛风豁痰。用于小儿惊风,高热抽搐,牙关紧闭,烦躁不安。

剂型规格与用法用量　大蜜丸:每丸1.5克,口服,每次1丸,每日1~3次,3岁以内小儿酌减。

家庭医疗　应用本品的基本指征:小儿高热,惊风抽搐,神志不清,牙关紧闭,痰涎壅盛,指纹青紫。

治疗小儿急惊风:证属气营两燔。症见起病急骤,高热烦躁,口渴欲饮,神昏惊厥;舌深红或绛,苔黄糙,脉数有力。常规服用。

药物新用 本品具有镇静,抗惊厥,解热,抑菌,消炎,抗病毒作用。

1. 治疗小儿上呼吸道感染高热惊厥:常规服用。

2. 治疗小儿肺炎,脑炎:本品解热、抑菌、消炎、抗病毒。常规服用。

注意事项与禁忌

1. 风寒表证不宜。

2. 慢惊风忌用。

牛黄醒脑丸

药物组成 牛黄、麝香、冰片、水牛角浓缩粉、黄芩、黄连、栀子、玳瑁、朱砂、珍珠、雄黄、郁金。

功能主治 清热解毒,镇惊,开窍。用于小儿惊风抽搐,失眠。

剂型规格与用法用量 大蜜丸:每丸 3.5 克,口服,成人每次 1 丸,3 岁以内小儿每次 1/4 丸,4~6 岁 1/2 丸。每日 1 次。

家庭医疗 应用本品的基本指征:热病高热,昏迷惊厥,烦躁不安,小儿惊风抽搐,失眠等。

1. 治疗小儿惊风:证属气营两燔。症见起病急骤,高热烦躁,口渴欲饮,神昏惊厥;舌深红或绛,苔黄糙,脉数有力。常规服用。

2. 治疗失眠:证属痰热内扰。症见入睡困难,甚至失眠,胸闷心烦,泛恶,嗳气,伴有头重目眩,口苦;舌红苔黄腻,脉滑数。常规服用。

药物治疗

1. 治疗脑血管意外:本品清热解毒,镇惊,开窍。每次 1 丸,每日 1 次。

2. 治疗休克:本品醒脑开窍,清热解毒。1 丸,开水化开,灌服。

注意事项与禁忌 孕妇慎用。

婴儿安片

药物组成 鸡内金(醋炒)、陈皮、川贝母、清半夏、天竺黄、天麻、钩藤、朱砂、琥珀。

功能主治 祛风镇惊,消食,化痰,退热。用于小儿发热咳嗽,食水不化,痰热惊风。

剂型规格与用法用量 片剂:每片 0.32 克,口服,周岁以内每次 0.5 片,1~3 岁每次 1 片,4~7 岁每次 2 片,8~12 岁每次 3 片,每晚 1 次。

家庭医疗 应用本品的基本指征:小儿发热咳嗽,食水不化,痰热惊风。

1. 治疗小儿发热咳嗽:症见咳嗽不爽,痰黄黏稠,不易咯出,口渴咽痛,鼻流浊涕,伴有发热头痛,恶风,微汗出;舌红苔薄黄,脉浮数,指纹红紫。常规服用。

2. 治疗惊风:证属风热动风。症见发热骤起,头痛身痛,咳嗽流涕,烦躁不宁,四肢拘急,目睛上视,牙关紧闭;舌红苔白,脉浮数或弦数。常规服用。

药物新用

1. 治疗小儿上呼吸道感染:本品清热止咳化痰。常规服用。

2. 治疗支气管炎症:发热、咳嗽、痰多,本品杀菌抗病毒。常规服用。

3. 治疗肺炎:本品抗炎、杀菌,清热化痰。常规服用。

4. 治疗厌食积滞:本品消积化食。常规服用。

5. 治疗小儿夜啼:本品定惊退热,消食祛风,可治各种原因引起的小儿夜间哭闹。常规服用。

局方至宝散^典(丸)

药物组成 水牛角浓缩粉、牛黄、玳瑁、人工麝香、安息香、雄黄、朱砂、琥珀、冰片。

功能主治 清热解毒,开窍镇惊。用于热病属热入心包,热盛动风证,症见高热惊厥,烦躁不安,神昏谵语,小儿急热惊风。

剂型规格与用法用量 散剂:口服,小儿 3 岁以内每次 0.5 克,4~6 岁每次 1 克,成人每次 2 克,每日 1 次,脉虚者可用人参汤送服;大蜜丸:每丸 3 克,口服,每次 1 丸,每日 1~2 次,小儿酌减。

家庭医疗 应用本品的基本指征:痰热内闭,痰盛气粗,高热惊厥,烦躁不定,神昏谵语,或中暑、中恶突然昏倒,胸闷欲绝,痰热内闭中风,小儿惊厥,癫证痰结气郁而化热。

1. 治疗中风:证属痰热内闭清窍(阳闭)。症见起病骤急,神昏或昏愦,半身不遂,鼻鼾痰鸣,肢体强痉拘急,项背身热,躁扰不宁,甚则手足厥冷,频繁抽搐,偶见呕血;舌红绛,苔黄腻或干腻,脉弦滑数。常规服用。

2. 治疗惊风(可见于小儿):证属邪陷心包。症见高热烦躁,手足躁动,反复抽搐,项背强直,四肢拘急,口眼相引,神识昏迷;舌红绛,脉弦滑。常规服用。

3. 治疗暑厥:症见暑热夏季发病,面红身热,突然昏仆,甚至谵妄,眩晕头痛;舌红干,脉洪数。常规服用。

药物新用

治疗休克:本品有明显抗休克、抗氧自由基、改善微循环和血液流变性、保护溶酶体膜和线粒体、降低病死率等多种功效。常规服用。

注意事项与禁忌 孕妇忌服。

紫雪散^典

药物组成　石膏、北寒水石、滑石、水牛角浓缩粉、升麻、玄参、甘草、芒硝(制)、硝石(精制)、羚羊角、人工麝香、木香、丁香、沉香、朱砂、磁石。

功能主治　清热开窍,止痉安神。用于热入心包,热动肝风证,症见高热烦躁,神昏谵语,惊风抽搐,斑疹吐衄,尿赤便秘。

剂型规格与用法用量　散剂:口服,每次 1.5~3 克,每日 2 次。1 岁以内小儿每次 0.3 克,5 岁以内每增 1 岁增 0.3 克,每日 1 次,5 岁以上酌情服用。

家庭医疗　应用本品的基本指征:高热神昏,抽风痉厥,口渴唇焦,尿赤便秘,及小儿热盛惊厥。

1. 治疗小儿温病:证属邪热内陷心包。症见高热烦躁,神昏谵语,抽风痉厥,口渴唇焦,尿赤便秘,及小儿热盛惊厥;舌红绛,苔干黄,脉数有力或弦数。常规服用。

2. 治疗小儿惊风:证属邪陷心包。症见高热烦躁,手足躁动,反复抽搐,项背强直,四肢拘急,口眼相引,神识昏迷;舌红绛,脉弦滑。常规服用。

3. 治疗小儿紫癜:证属血热妄行。症见起病较急,皮肤出现瘀点瘀斑,色泽鲜红,或伴鼻衄、齿衄、呕血、便血、尿血,血色鲜红或紫红,同时并见心烦、口渴、便秘,或伴腹痛,或有发热;舌红,脉数有力。常规服用。

药物新用

1. 治疗小儿急热惊风、高热:本品具有清热解毒,退热功效。取本品 1 支研为细末,加入适量清水,调为稀糊状,外敷于肚脐窝内,外用胶布固定,仅用一次即可。一般用药 1 天体温即可下降至正常范围。该法可迅速有效地控制高热,减少并发症,且无副作用。

2. 治疗流行性感冒发热:本品具有清热解毒,退热功效。取本品 1~2 支,加入适量清水,调为稀糊状,外敷于肚脐孔处,并用胶布固定。每天换药 1 次,一般用药当天体温即可下降至正常范围。

3. 治疗急性扁桃体炎、舌炎发热:用本品 3 克,含服,每天早晚各 1 次,3 天为一个疗程。另用紫雪散 1 支,加入适量清水,调为稀糊状,外敷于肚脐孔处,敷料覆盖,胶布固定,每天换药 1~2 次,连续用药 2~3 天可愈。

4. 治疗小儿猩红热、麻疹、斑疹发热:热毒内盛,疹色紫红,或透发不畅,高热,喘促,昏迷,指纹紫红。取本品 1~2 支,加入适量清水,调为稀糊状,外敷肚脐窝内,敷料覆盖,胶布固定,每天换药 1 次,连续外敷 3~5 天可愈。

5. 治疗小儿风疹发热:取本品 1~2 支,加入适量清水,调为稀糊状,外敷肚脐窝内,敷料覆盖,胶布固定,每天换药 l 次,连续外敷 2~3 天可愈。

6. 治疗小儿肺炎:取本品 1 支,吴茱萸 10 克。将吴茱萸研为细末,与本品混合均匀,用清水适量调为稀糊状,敷贴于患儿双足心涌泉穴及肚脐窝内,敷料覆盖,胶布固定,每天换药 2 次,早晚各 1 次,连续用药 1~2 天。适用于小儿肺炎发热,咳嗽气促者。

7. 治疗中暑:取本品 1~2 克,加入适量清水,调为糊状,外敷于肚脐孔处,敷料覆盖,胶布固定,每天换药 1 次,一般用药 1 天体温即可下降至正常范围。适用于中暑发热。

8. 治疗乙型脑炎、流行性脑脊髓膜炎后期、重症肺炎、化脓性感染败血症、小儿麻疹毒陷营血、斑疹伤寒、猩红热等急性热病:症见高热神昏,抽搐痉厥,口渴唇焦等。常规服用。

9. 治疗癌性发热:取本品 1 支,柴胡粉 10 克,加入清水适量调为稀糊状,外敷于双手心及肚脐窝内,敷料覆盖,胶布固定,每天换药 1 次,连续用药 2~3 天。

10. 治疗偏头痛、脑血管痉挛:本品平肝息风,改善脑缺氧缺血。常规服用。

11. 治疗肺结核咯血:与凉膈清金汤联合,常规服用。

12. 治疗过敏性哮喘:红参煎汤送服本品,每次 1.5~3 克。

13. 治疗高血压:本品可作为钙拮抗剂,直接松弛外周血管和抑制血管运动中枢,使血压下降。常规服用。

14. 治疗冠心病心绞痛:本品降低心肌耗氧量,改善心肌缺血状态,控制心绞痛发作。常规服用。

15. 治疗心律不齐:本品可使静息心肌细胞膜电位升高,自律性降低,有效不应期延长,并能抑制房室和心室内传导,具有抑制折返和减少异位心律不齐的作用。常规服用。

16. 治疗老年性胃溃疡:每次口服 1 克,每天 2 次。20 天为一个疗程,间隔 10 天再服第二个疗程。可配合中药汤剂调服,气滞血瘀者用逍遥散、失笑散或一贯煎,一般需服 2 个疗程。脾胃虚寒者忌用。

17. 治疗精神分裂症:竹茹、生地黄各 30 克,煎汤冲服本品,每次 3 克,每日 2 次。

18. 治疗急性磷化锌中毒:本品具有保护胃黏膜及解毒作用。先用清水洗胃,再口服本品 6 克,小儿酌减,每天 3 次,3 天即可。并配合补液以促进毒物排泄。

注意事项与禁忌

1. 不宜久服、过量服,中病即止。本品过量服用,有伤元气、耗阴之弊。

2. 运动员不宜服用。

3. 孕妇忌用。

第30节 小儿杂病用药

小儿杂病的范围很广,本节主要收载了治疗小儿贫血、缺钙、夜尿、溲赤、便秘等病症的用药。小儿"脾常不足",运化功能不全,脾虚日久,则营养不良,出现各种病症。贫血者,可选用小儿升血灵;缺钙而见佝偻病、五迟、五软、汗多、夜惊者,可选用龙牡壮骨颗粒等。

升血颗粒^{典OTC}

药物组成 皂矾、黄芪、山楂、新阿胶、大枣。

功能主治 补气养血。用于气血两虚所致的面色淡白,眩晕,心悸,神疲乏力,气短;缺铁性贫血见上述证候者。

剂型规格与用法用量 颗粒剂:每5克相当于原药材4克,开水冲服,小儿周岁以内每次5克,1~3岁每次10克,3岁以上及成人每次15克,每日3次。

家庭医疗 应用本品的基本指征:缺铁性贫血,乏力,易倦,头晕,儿童生长发育迟缓,智力低下,易感染。

治疗萎黄:证属气血两虚。症见面色萎黄,少气懒言,眩晕心慌,体倦;舌淡苔薄白,脉细弱。常规服用。

药物新用 治疗贫血,本品补气生血,消积理脾。常规服用。

注意事项与禁忌 忌用茶水冲服。

龙牡壮骨颗粒^{典OTC}

药物组成 党参、黄芪、山麦冬、醋龟甲、炒白术、山药、醋南五味子、龙骨、煅牡蛎、茯苓、大枣、甘草、炒鸡内金、乳酸钙、维生素 D_2、葡萄糖酸钙。

功能主治 强筋壮骨,和胃健脾。用于治疗和预防小儿佝偻病,软骨病;对小儿多汗、夜惊、食欲不振、消化不良、发育迟缓也有治疗作用。

剂型规格与用法用量 颗粒剂:每袋5克、3克(无蔗糖),开水冲服,2岁以下每次5克或3克(无蔗糖),2~7岁每次7.5克或4.5克(无蔗糖),7岁以上每次10克或6克(无蔗糖),每日3次。

家庭医疗 应用本品的基本指征:多汗,夜卧易惊,形体瘦弱等。

1. 治疗多汗:症见形体消瘦,面色萎黄,平时汗出较多,活动时尤甚,毛发稀疏。常规服用。

2. 治疗夜惊:症见睡中易惊,哭闹不停,毛发色黄,形体瘦弱。常规服用。

3. 治疗消化不良:症见厌食恶食,脘腹胀满,精神不振,大便溏薄。常规服用。

药物新用

1. 治疗营养不良性贫血:形体消瘦,面色苍白,纳少等。常规服用。

2. 治疗小儿缺钙:夜间易惊醒,枕秃等。常规服用。

3. 治疗小儿迁延性肺炎:每次5克,每日3次。

4. 治疗小儿身胴动症:每次5克,每日3次,7天为一个疗程。

5. 治疗老年性骨质疏松:每次5克,每日2次,共服3个月,同时予以补钙。

导赤丸 典OTC

药物组成 连翘、赤芍、黄芩、黄连、大黄、栀子(姜炒)、木通、玄参、天花粉、滑石。

功能主治 清热泻火,利尿通便。用于火热内盛所致的口舌生疮,咽喉疼痛,心胸烦热,小便短赤,大便秘结。

剂型规格与用法用量 水蜜丸:每丸3克,口服,每次1丸,每日2次。新生儿每次1/3丸,周岁以内小儿每次1/3~1丸,每日2次。用温开水化后送服,也可用灯心草1.5克,淡竹叶6克煎汤送服。

家庭医疗 运用本品的基本特征:口舌生疮,口渴面赤,咽喉肿痛,心胸烦热,小便短赤,大便秘结;舌红苔黄,脉数或指纹紫滞。

1. 治疗口舌生疮:症见口、唇、舌及齿龈多处生疮,周围红肿,甚者腮舌俱肿,疼痛,影响进食,口渴面赤,喜冷饮;舌红苔黄,脉数,指纹紫滞。常规服用。

2. 治疗咽喉肿痛:症见咽喉肿胀,疼痛,口渴咽干,心胸烦热;舌红苔黄,脉数,指纹紫滞。常规服用。

3. 治疗小便短赤:症见小便短赤,排尿热涩作痛,发热面赤,心胸烦热,大便秘结;舌红舌尖起刺,苔黄,脉数或指纹紫滞。常规服用。

药物新用

1. 治疗急性肾炎:常规服用。

2. 治疗急性泌尿系感染:常规服用。

3. 治疗口腔炎、牙龈炎、喉炎、扁桃体炎、咽炎:常规服用。

注意事项与禁忌 大便次数多或泄泻者忌用。

夜尿宁丸 OTC

药物组成 肉桂、桑螵蛸、补骨脂(盐制)、大青盐。

功能主治 补肾散寒,止湿缩尿。用于小儿尿床症。

剂型规格与用法用量 大蜜丸:每丸6克,口服,每次1丸,每日3次,10岁以下减半。

家庭医疗 应用本品的基本指征:小儿夜尿多,尿床。

治疗小儿遗尿:证属肾气不固。症见睡中经常遗尿,甚者一夜数次,尿清而长,醒后方觉,神疲乏力,面白肢冷,腰腿酸软,智力较差;舌淡苔薄白,脉沉细无力。常规服用。

药物新用

1. 治疗腰痛:证属肾气不固证。症见腰膝酸软,神疲乏力,耳鸣失聪,小便频数而清,或尿后余沥不尽,或遗尿,或夜尿频多,或小便失禁,男子滑精、早泄,女子月经淋漓不尽,或带下清稀而量多,或胎动易滑;舌淡苔白,脉弱。常规服用。

2. 治疗早泄:证属肾气不固。症见性欲减退,早泄遗精,腰膝酸软,夜尿多;舌淡苔白,脉沉弱。常规服用。

注意事项与禁忌

1. 本品常用于病症较轻的患儿。

2. 忌用于糖尿病、膀胱炎、肾炎、泌尿系统结核等器质性病变所引起的夜尿症。

婴儿素 ^{OTC}

药物组成　白扁豆(炒)、山药、白术(炒)、鸡内金(炒)、木香(炒)、川贝母、牛黄。

功能主治　健脾,消食,止泻。用于消化不良,乳食不进,腹胀,大便次数增多。

剂型规格与用法用量　散剂:每袋 0.5 克,口服,周岁以内每次 0.25 克,1~3 岁每次 0.5~1 克,每日 2 次。

家庭医疗　应用本品的基本指征:消化不良,乳食不进,胃脘胀满,大便次数增多;舌淡红,苔白或厚腻,脉细滑,指纹青淡。

1. 治疗消化不良:症见食少纳呆,体倦,胃脘胀满,夜卧不安,呕吐食物;舌红苔腻,脉细数,指纹紫滞。常规服用。

2. 治疗腹胀腹泻:症见脘腹胀满,不思饮食,大便次数增多,质稀有酸臭味,呕吐奶或不消化食物;舌淡红,苔白腻,脉沉细而滑,指纹青淡。常规服用。

药物新用

1. 治疗小儿受惊吓后消化不良:腹泻,哭闹不安。常规服用。

2. 治疗小儿慢性肠炎:常规服用。

注意事项与禁忌　可用温开水调成糊状后服用,也可用奶冲服。

第5章 五官科用药

第31节 眼病用药

眼为视觉器官,与肝肾功能极为密切。《内经》云:"肝开窍于目。""肾藏精生髓,髓海不足,目无所见。"故中医认为眼病多与肝肾有关。常见慢性眼病,如视物昏花,目涩羞明等,多是肝血不足,肾精亏损之候,治疗以滋补肝肾,益血填精为原则,可选用明目地黄丸、石斛夜光丸等;如视神经萎缩、近视、白内障,可选用复明片、障眼明片、增光片等。

石斛夜光丸 典OTC

药物组成 石斛、人参、山药、茯苓、甘草、肉苁蓉、枸杞子、菟丝子、生地黄、熟地黄、五味子、天冬、麦冬、苦杏仁、防风、川芎、麸炒枳壳、黄连、牛膝、菊花、盐蒺藜、青葙子、决明子、水牛角浓缩粉、山羊角。

功能主治 滋阴补肾,清肝明目。用于肝肾两亏,阴虚火旺,内障目黯,视物昏花。

剂型规格与用法用量 大蜜丸:每丸9克,口服,每次1丸,每日2次;小蜜丸:每袋9克、6克,每次9克,每日2次;水蜜丸:每袋6克,每次1袋,每日2次。

家庭医疗 应用本品的基本指征:内障目黯,视物昏花。

治疗圆翳内障:证属肝肾阴虚。症见视觉昏蒙,眼见黑花缭乱,白睛、黑睛如常,视力目见减退,最终瞳神呈乳白或棕黄色,伴有头晕耳鸣,腰足酸痛,五心热;舌红,脉细数。常规服用。

药物新用

1. 治疗老年性白内障(早期圆翳内障):常规服用。

2. 治疗神经性头痛:常规服用。

3. 治疗耳鸣耳聋:常规服用。

4. 治疗高血压(阴虚阳亢型)、更年期综合征(肝肾阴虚型)、经闭等:常规服用。

注意事项与禁忌

1. 脾虚便溏应在医生指导下服用。

2. 孕妇、哺乳期妇女应在医生指导下服用。

明目地黄丸^{典OTC}（胶囊）

药物组成　熟地黄、酒萸肉、牡丹皮、茯苓、泽泻、山药、枸杞子、菊花、当归、白芍、蒺藜、煅石决明。

功能主治　滋肾，养肝，明目。用于肝肾阴虚，目涩畏光，视物模糊，迎风流泪。

剂型规格与用法用量　大蜜丸:每丸 9 克,口服,每次 1 丸,每日 2 次;小蜜丸:每袋 9 克,每次 1 袋,每日 2 次;水蜜丸:每袋 6 克,每次 1 袋,每日 2 次;浓缩丸:口服,每次 8~10 丸,每日 3 次;胶囊剂:每粒 0.5 克,口服,每次 3 粒,每日 3 次。

家庭医疗　应用本品的基本指征:证属肝肾阴虚,肝体失养。症见两目干涩,畏光流泪,视物模糊,头晕目眩,腰膝酸软。

1. 治疗青光眼:证属肝肾阴亏,虚火上炎。常规服用。

2. 治疗溢泪:症见泪管泪囊溢泪,泪管或泪囊有炎症时局部可有红、肿、痛、热。常规服用。

药物新用

1. 治疗视神经萎缩:视力逐渐下降,病情进行性加重,治疗不及时可致失明,眼底可见视神经萎缩之表现。常规服用。

2. 治疗中心视物网膜炎:视力逐渐下降,病久视力丧失,头晕目眩,心烦乱,性情急躁。常规服用。

3. 治疗视网膜动脉硬化症:头晕目眩,心悸不安,急躁易怒,多有高血压病史,眼底可见动脉硬化表现。常规服用。

4. 治疗玻璃体混浊:视物模糊如隔薄纱,视近、远均困难,伴头昏沉重。常规服用。

5. 治疗黄斑病变:视物不清,逐渐加重,伴有头晕目眩。常规服用。

6. 治疗结膜炎:虚火上炎,结膜色红,瘙痒疼痛。常规服用。

7. 治疗沙眼:迎风流泪,瘙痒疼痛,睑膜色红,有滤泡,双目干涩。常规服用。

注意事项与禁忌

1. 暴发火眼忌用。表现为眼白充血,怕光流泪,眼眵多。

2. 如有迎风流泪,又有视力急剧下降,应去医院就诊。

复明片^典(胶囊、颗粒)

药物组成 羚羊角、蒺藜、木贼、决明子、夏枯草、菊花、枸杞子、菟丝子、女贞子、酒萸肉、石斛、石决明、谷精草、车前子、关木通、泽泻、茯苓、牡丹皮、黄连、人参、山药、熟地黄、生地黄、槟榔。

功能主治 滋补肝肾,养阴生津,清肝明目。用于肝肾阴虚所致的羞明畏光,视物模糊;青光眼,初、中期白内障见上述证候者。

剂型规格与用法用量 片剂:每片0.3克,口服,每次5片,每日3次;胶囊剂:每粒0.3克、0.4克,口服,每次5粒,每日3次;颗粒剂:每袋2克,开水冲服,每次1袋,每日3次。30天为一个疗程。

家庭医疗 应用本品的基本指征:羞明畏光,视物模糊。

1. 治疗绿风内障:证属阴虚阳亢,风阳上扰。症见头目胀痛,瞳神散大,视物昏矇,观灯火有晕,眼珠变硬,心烦失眠,眩晕耳鸣,口燥咽干;舌红少苔,或舌绛少津,脉弦细而数或细数。常规服用。

2. 治疗青风内障:证属肝肾两亏。症见病久瞳神渐散,中心视力日减,视野明显缩窄,眼珠胀硬,眼底视乳头生理凹陷加深扩大,甚至呈杯状,颜色苍白,全身症有头晕耳鸣,失眠健忘,腰膝酸软,或面白肢冷,精神倦怠;舌淡苔白,脉沉细无力。常规服用。

3. 治疗圆翳内障:证属肝肾两亏。症见视物模糊,头晕耳鸣,腰膝酸软,或面白畏冷,小便清长;舌淡,脉细沉弱。常规服用。

药物新用

1. 治疗糖尿病性视网膜病变:本品疏通血脉,促进视网膜渗出、出血、水肿的吸收,恢复视网膜功能,提高视力。减少自由基对血管的损害,有效地控制眼底出血的发生。常规服用,12天为一个疗程。

2. 治疗老年性白内障:本品能加速眼前节血运循环和营养代谢,改善晶状体囊的通透性,恢复其生理屏障效应,能促进晶状体蛋白质代谢,增强可溶性蛋白的功能,有效控制晶状体混浊,并能促进混浊吸收。常规服用,可与内障清滴眼液合用。

3. 治疗青光眼术后视神经功能恢复:本品改善青光眼视神经轴浆流、视盘微循环状况、抑制视网膜神经节细胞的凋亡及保护视神经功能方面具有明显优势用于术后。常规服用。

4. 治疗干眼症:本品滋肾养肝,益精明目,疏风退翳,清热利湿,生津养目,可祛除病因。常规服用,并用人工泪液。

注意事项与禁忌 孕妇慎用。

障眼明片^典（胶囊）^{OTC}

药物组成　枸杞子、酒黄精、菟丝子、山萸肉、肉苁蓉、熟地黄、白芍、川芎、决明子、密蒙花、青葙子、薤仁（去内果皮）、菊花、蔓荆子、葛根、升麻、党参、黄芪、石菖蒲、车前子、关黄柏、甘草、

功能主治　补益肝肾，退翳明目。用于肝肾不足所致的眼睛干涩不舒，单眼复视，腰膝酸软，或视力轻度下降；早中期老年性白内障见上述证候者。

剂型规格与用法用量　片剂：每片 0.21 克，口服，每次 4 片，或每片 0.42 克，口服，每次 2 片。每日 3 次，3~6 个月为一个疗程；胶囊剂：每粒 0.25 克，口服，每次 4 粒，每日 3 次，或每粒 0.4 克，口服，每次 3 粒，每日 3 次。

家庭医疗　应用本品的基本指征：晶珠混浊，视力缓降，渐至失明的慢性眼病。

1. 治疗圆翳内障：证属肝肾亏虚。症见视物模糊，头晕耳鸣，腰膝酸软；舌淡脉细，或面白畏冷，小便清长，脉沉弱。常规服用。

2. 治疗肝劳：症见久视后眼胀、头痛、头晕、眼眶胀痛。常规服用。

药物新用　治疗视力疲劳：本品补益肝肾、健脾调中。常规服用，连服 10 天为一个疗程。

注意事项与禁忌　孕忌食辛辣食物。

熊胆丸^{OTC}

药物组成　熊胆粉、龙胆草、黄连、黄芩、栀子、柴胡、冰片、薄荷脑、菊花、防风、木贼、盐车前子、盐泽泻、大黄、当归、地黄、盐决明子。

功能主治　清热散风，止痛退翳。用于风热或肝经热引起的目赤肿痛等眼疾。

剂型规格与用法用量　胶囊剂：每粒 0.25 克，口服，每次 4 粒，每日 2 次。

家庭医疗　应用本品的基本指征：白睛红赤，肿胀疼痛，怕光流泪。

1. 治疗胞肿如桃：眼睑肿胀高起，红赤瘀阻，如桃之状，疼痛焮热。常规服用。

2. 治疗天行赤眼：白睛红赤，甚者有小片鲜红出血，灼热涩痛，畏光流泪，起病急，可流行。常规服用。

3. 治疗凝脂翳：黑睛表面出现灰黄色点状混浊，迅速扩展，溃疡可有黄白色凝脂状物覆盖，面睛红赤，视力下降，头痛眼痛，羞明流泪等。常规服用。

4. 治疗抱轮红：黑睛周围的白睛红赤，色调紫黯，局部压痛，怕光流泪，疼痛夜间为甚，前房中神水混浊，黑睛后壁有沉着物等。常规服用。

药物新用

1. 治疗眼睑脓肿:眼睑肿大,色红而痛。常规服用。
2. 治疗麦粒肿:眼睑生长脓包,红肿疼痛,流脓。常规服用。
3. 治疗流行性角膜炎:常规服用。
4. 治疗匐行性角膜溃疡:常规服用。
5. 治疗急性出血性结膜炎:眼睛红痛,畏光流泪。常规服用。
6. 治疗虹膜睫状体炎:常规服用。
7. 治疗急性球后视神经炎:常规服用。

注意事项与禁忌 肝肾不足及脾胃虚寒者慎用。

熊胆胶囊^典

药物组成 熊胆粉。

功能主治 清热、平肝、明目,用于惊风抽搐,咽喉肿痛。

剂型规格与用法用量 胶囊剂:每粒 0.25 克(含熊胆粉 50 毫克),口服,每次 2~3 粒,每日 3 次。

家庭医疗 应用本品的基本指征:惊风抽搐,目赤眼涩,咽喉肿痛。

1. 治疗惊风抽搐:热病惊风,抽搐。常规服用。
2. 治疗目赤肿痛:白睛红赤,肿痛作痒,眼目疼痛,喜凉怕热,眼睑缘红赤糜烂,羞光流泪。常规服用。
3. 治疗咽喉肿痛:咽喉红肿,疼痛,吞咽困难。常规服用。

药物新用 本品具有清热解毒,利胆化石,平滑肌解痉,抗惊厥,降血脂,降血压,分解胆固醇,解痉平喘,镇咳化痰等多种药理活性。也用于治疗急慢性肝炎(尤其是乙肝)、脂肪肝、肝纤维化、肝硬化、辅助治疗高血压、高血脂和糖尿病等。

注意事项与禁忌

1. 建议饭后 30 分钟服用。
2. 少数病人出现腹痛、腹泻及胃部刺激症状。肠道功能障碍者慎用。
3. 孕妇禁用。

增光片^{OTC}

药物组成 党参、当归、茯苓、枸杞子、五味子、麦冬、泽泻、牡丹皮、石菖蒲、远志(甘草水制)。

功能主治 补益气血,滋养肝肾,明目安神。用于青少年假性近视。

剂型规格与用法用量 片剂:每片 0.3 克、0.4 克,口服,每次 4~6 片,每日 3 次。宜饭后 1 小时服用。

家庭医疗　应用本品的基本指征:远视力低于近视力,远视力小于 1.0,近视力等于 1.0,视力不稳定,休息一段时间可能转好,再看近时又可变坏。

治疗青少年假性近视:常规服用。同时应注意眼睛保健卫生。

药物新用

1. 用于久病、老年视力下降:本品补气养血明目。常规服用。

2. 治疗高血压眼病:本品消除眼疲劳,缓解视神经麻痹能,软化眼部血管。常规服用。

注意事项与禁忌

1. 外感发热,食滞胀满者不宜服用。

2. 肝经湿热郁火,眼红口臭,口舌生疮者慎用。

3. 孕妇忌用。

夏天无滴眼液^典

药物组成　夏天无提取物、天然冰片。

功能主治　活血明目舒筋。用于血瘀筋脉阻滞所致的青少年远视力下降,不能久视;青少年假性近视见上述证候者。

剂型规格与用法用量　滴眼剂:滴于眼睑内,每次 1~2 滴,每日 3~5 次。

家庭医疗　应用本品的基本指征:远视力低于 1.0,而近视力正常,戴凹球面透镜片可使视力提高,但在调节完全麻痹时验光却为正视或远视。

治疗青少年假性近视:多因用目不当导致,远视力低于 1.0,而近视力正常,视近清楚,视远模糊。全身无明显不适,或面色㿠白,心悸神疲;舌淡,脉弱。常规应用。

药物新用

1. 治疗眼睑皮下瘀血:本品活血化瘀,舒筋活络。常规应用。

2. 治疗眼外伤,撞击伤络,胞睑青紫肿胀,重坠难睁;或眶内瘀血,眼珠突出;无继续出血时用。常规应用。

3. 缓解眼疲劳:不耐久视(近距离用眼困难),暂时性视物模糊,眼部疲倦,眼酸胀痛,眼干涩,头痛,失眠,记忆力减退等。每次各眼滴一滴,首次点眼每小时 4 次(每隔 15 分钟一次,闭目 5~10 分钟),以后每日 3~5 次,滴眼后闭目休息 3~5 分钟。

注意事项与禁忌

1. 本品为外用药,不可内服。

2. 平时有头痛、眼胀、视力疲劳、虹视等慎用;青光眼禁用。

3. 不宜滴眼次数过频、药量过多。

麝珠明目滴眼液^{OTC}

药物组成　麝香、珍珠(水飞)、黄连、黄柏、猪胆膏、大黄、紫苏叶、荆芥、冰片、石决明(煅)、冬虫夏草、炉甘石(煅)、蛇胆汁。

功能主治　清翳明目。用于老年性初、中期白内障以及视疲劳,眼部疲倦,眼酸胀痛,眼干涩,视物模糊。

剂型规格与用法用量　滴眼剂:内含药粉每支0.3克、生理盐水每支5毫升;取本品药粉1支,倒入5毫升生理盐水滴眼液中摇匀,滴眼,每次3滴,每滴1滴闭眼15分钟,每日2次。1个月为一个疗程。

家庭医疗　应用本品的基本指征:晶珠混浊,视力缓降,渐至失明,或眼部干涩,眼部疲倦,泪多等。

1. 治疗圆翳内障:证属肝热上扰。症见头痛目涩,眵泪旺躁,口苦咽干;脉弦。常规应用。

2. 治疗干眼病:症见视力减退,复视,眼部疲倦,眼部灼热感,眼部痒感,眼部干涩,眼部胀痛,结膜充血,泪多,睑缘红肿糜烂,头痛,难以久视,视物昏花,头昏,睡眠差,腰膝酸软。常规应用。

3. 治疗肝劳:症见难以久视,时现昏花,眼胀干涩,头昏眠差,腰膝酸软;舌淡苔白,脉沉细。常规应用。

药物新用

1. 治疗老年性白内障:本品富含多种氨基酸以及微量元素和维生素。该药的穿透力极强,能够透过房水屏障,提高晶状体抗氧化能力,防止晶状体蛋白质进一步变性,能够延缓白内障的进一步发展。与复明片配合,常规应用。

2. 治疗视疲劳:本品具有开窍,通经络,活血散结,扩张血管,解除痉挛,改善眼部微循环,安神定惊,清热,益阴,明目平肝的作用,能改善眼部营养,增进新陈代谢作用。滴眼,每次1~2滴,每日4~6次。

注意事项与禁忌

1. 用药后有眼痒、眼睑皮肤潮红、结膜水肿者停用。

2. 用药后局部出现炎症反应,应立即停药,并对症处理。

3. 用药后视力下降明显应去医院就诊。

4. 配制液在使用时应注意防止污染。滴眼时应充分振摇,滴后旋紧瓶盖。

5. 配制成为滴眼液后,须在15天内使用完毕。

马应龙八宝眼膏^{OTC}

药物组成　炉甘石、牛黄、冰片、麝香、琥珀、珍珠、硇砂、硼砂。

功能主治　退赤,去翳。用于眼睛红肿热痛,刺痒落泪,眼睑红烂,沙眼。

剂型规格与用法用量 眼膏剂:每支2克,点入眼睑内,每日2~3次。

家庭医疗 应用本品的基本指征:双目红赤,或痛或痒,畏光流泪。

1. 治疗暴发火眼:白睛红赤,眼目疼痛,喜凉怕热,羞光流泪。常规应用。

2. 治疗翳膜遮睛:白睛生翳膜,渐长至黑睛,影响视野。常规应用。

3. 治疗沙眼:目内异物感,迎风流泪,白睛红赤,检查时见睑板上有粟粒状隆起。常规应用。

药物新用

1. 用于口角炎:本品抗炎,抑菌,清热。适量外涂。

2. 治疗面部痤疮:适量涂抹患处,有一定疗效。

3. 治疗外科疮疡:本品抗菌消炎,清热敛疮。常规外用于疮疡较轻者。

4. 治疗湿疹:用于湿疹初期,瘙痒,皮色红,起疹块。适量外涂。

注意事项与禁忌

1. 本品为外用药,忌内服。

2. 与其他眼药同用时,两药应间隔1小时。

明目上清片^典(丸)^{OTC}

药物组成 菊花、蝉蜕、桔梗、荆芥油、连翘、黄连、黄芩、天花粉、麦冬、玄参、熟地黄、蒺藜、车前子、栀子、当归、赤芍、陈皮、枳壳、甘草、薄荷脑、石膏。

功能主治 清热散风,明目止痛。用于外感风热所致的暴发火眼,红肿作痛,头晕目眩,眼边刺痒,大便燥结,小便赤黄。

剂型规格与用法用量 片剂:每片0.3克或0.6克,口服,每次4片,每日2次;大蜜丸:每丸9克,口服,每次1丸,每日2次;水丸:每袋9克,口服,每次9克,每日1~2次。

家庭医疗 应用本品的基本指征:白睛红赤,或痛或痒,目肿流泪,小便黄,大便干;舌苔黄,脉数。

治疗暴发火眼:红肿作用痛,头晕目眩,眼边刺痒,大便燥结,小便赤黄。常规服用。

药物新用

1. 治疗急性结膜炎:症见暴发火眼,眼睛发赤,肿痛作痒,羞明流泪等。常规服用。

2. 治疗急性流行性出血性结膜炎(红眼病):常规服用。

3. 治疗病毒性角膜炎:羞明流泪,眼睑浮肿,白睛红赤,抱轮红,角膜上可见脓点,大小不一;舌红苔薄黄,脉滑数。常规服用。

4. 治疗睑缘炎:双眼睑缘红赤糜烂,瘙痒疼痛,结膜充血;舌尖红,脉数。常规服用。

5. 治疗电光性眼炎：由电光刺激所致，双目红赤，疼痛，不能睁眼，畏光流泪，结膜充血。常规服用。

注意事项与禁忌

1. 暴发火眼应配合外用眼药治疗。

2. 白内障患者忌服。

3. 孕妇、年老体弱者忌服。

珍珠明目滴眼液 ^{OTC}

药物组成　珍珠液、冰片。

功能主治　清热泻火，养肝明目。用于视力下降等眼病。

剂型规格与用法用量　滴眼剂：滴入眼睑内，每次 1~2 滴，每日 3~5 次。

家庭医疗　应用本品的基本指征：视力下降，视物模糊不清，或视力疲劳，白睛红赤，瘙痒。

1. 治疗视力下降：视力下降，视不清，逐渐加重，时间稍长感眼睛疲劳，或胀痛。常规应用。

2. 治疗视疲劳：视物后双目劳累，胀痛，或视物不清，或头痛头晕。常规应用。

3. 治疗慢性结膜炎：眼结膜充血色红，瘙痒疼痛，迎风流泪，视物模糊。常规应用。

药物新用

1. 治疗单疱病毒性角膜炎：滴眼，每小时滴 1 次，每次 1~2 滴，对树枝状或地图状单疱病毒性角膜炎患者，每小时滴 2 次。

2. 治疗老年性白内障：常规应用。

3. 治疗电光性眼炎：本品滴眼，每 4 小时 1 次，直至痊愈。

4. 治疗角膜溃疡：联合自身血清，将血清消毒后，加入本品，滴眼（无菌操作防污染），每次 1~2 滴。

注意事项与禁忌　用药后出现沙涩磨痛、频频流泪、眼痒、眼睑皮肤潮红、结膜水肿者，应停药。

消朦片 ^{OTC}

药物组成　珍珠层粉、葡萄糖酸锌。

功能主治　明目退翳，镇静安神。用于翳性眼疾。

剂型规格与用法用量　片剂：每片 0.5 克，口服，每次 3 片，每日 3 次。

家庭医疗　应用本品的基本指征：目中生翳，并伴有精神不宁。

1. 治疗黑睛云翳：黑睛生翳，红赤疼痛，怕光流泪，视物不清。常规服用。

2. 治疗圆翳内障:双眼同时或先后发病,早期眼前有黑影,随眼珠转动而转动,视物昏花,不耐久视,老花眼度数减低,或变为近视,单眼复视或多视,以后视力逐渐减退,最后可致失明。常规服用。

3. 治疗胬肉攀睛:胬肉红赤,高起,日久病势发展甚则遮蔽瞳神,刺痒磨痛,遇食辛辣厚味,或饮酒之后,或少睡眠则红赤增甚,胬肉渐长。常规服用。

药物新用

1. 治疗白内障:常规服用。

2. 治疗翼状胬肉:常规服用。

3. 治疗病毒性角膜炎:常规服用。

注意事项与禁忌　脾胃虚寒者慎用。

第 32 节　口腔咽喉病用药

咽喉、口舌,是呼吸、饮食通道,又是发音器官,是人体的重要组成部分。其生理病理与脏腑经络关系密切。肺胃热盛,可见咽喉红肿疼痛,溲黄便秘;外邪侵袭可见咽痛口干,咳嗽发热;心火上炎可致口舌生疮;阴虚火旺,可见咽干声嘶。故临证要辨证用药,方可见效。临症治疗,肺胃热盛,可选用牛黄解毒丸、三黄片(见第 18 节疮疡肿毒用药)等;外感侵袭,可选用黄连上清丸(第 6 节头痛眩晕用药)、牛黄上清丸等;心火上炎,可选用冰硼散、锡类散等;阴虚心旺,可选用清喉咽合剂、金鸣片等。凡患口腔咽喉疾病均应忌食烟酒、辛辣、油腻食物。

一清胶囊[典](颗粒[典]) ⓄⓉⒸ

药物组成　黄连、黄芩、大黄。

功能主治　清热燥湿,泻火解毒,化瘀止血。清热泻火解毒,化瘀凉血止血。用于火毒血热所致的身热烦躁,目赤口疮,咽喉牙龈肿痛,大便秘结,吐血,咯血,衄血,痔血;咽炎、扁桃体炎、牙龈炎见上述证候者。

剂型规格与用法用量　胶囊剂:每粒 0.5 克,口服,每次 2 粒,每日 3 次;颗粒剂:每袋 7.5 克,开水冲服。每次 1 袋,每日 3~4 次。

家庭医疗　应用本品的基本指征:身热烦躁,目赤口疮,咽喉、牙龈肿痛,大便秘结。

1. 治疗急喉喑(急性喉炎):证属风热侵袭,症见病起喉内不适,干痒而咳,音低而粗,声出不利,或喉内有灼热疼痛感,伴发热,恶寒,头痛,肢体怠倦,骨节疼痛;舌边微红,苔白或兼黄,脉浮数者。常规服用。

2. 治疗风热喉痹(急性咽炎):证属肺胃热。症见咽部疼痛逐渐加剧,痰多,吞咽困难,言语艰涩,咽喉梗塞感。检查可见咽部及喉核红肿,腭垂肿胀,喉底滤泡肿大,颌下有癗核,压痛,伴高热,口干喜饮,头剧痛,痰黄黏稠,大便秘结,小便黄;舌红苔黄,脉数有力。常规服用。

药物新用 本品清热燥湿,泻火解毒,化瘀止血,凉血,降热,止痒,生肌。具有抑菌消炎、抗病毒、抗内毒素、抗炎、促进血液凝固、调节免疫功能、调整胃肠功能、抑制皮脂腺分泌等作用。能抑制流感病毒、柯萨奇病毒、单纯疱疹病毒,抑制过敏性炎症渗出,促进胃肠对毒素的排泄,阻止肠道毒素的再吸收,促进骨髓制造血小板,增加凝血因子(纤维蛋白原),增强血管的收缩活性,降低毛细血管通透性,促进血小板的黏附和聚集,抑制抗体产生,减轻肾脏病变,改善肾小球毛细血管通透性,减少尿蛋白和尿红细胞等。

1. 治疗慢性咽炎:常规服用,7 天为一个疗程。重病者服用 3~4 个疗程。

2. 治疗复发性口腔溃疡:常规服用。

3. 治疗上呼吸道感染:常规服用,6 天为一个疗程。

4. 治疗支气管扩张:常规服用。

5. 治疗面部过敏性皮炎:常规服用,同时口服肤痒颗粒。

6. 治疗寻常性痤疮:常规服用,连续 28 天。

7. 治疗老年鼻出血:常规服用,4~6 天为一个疗程。

8. 治疗玫瑰糠疹:常规服用。

9. 治疗过敏性紫癜:常规服用。

10. 治疗寻常型银屑病:每次 0.5 克,每日 3 次,口服,连续治疗 8 周。

11. 治疗乙型肝炎病毒相关性肾炎:成人每次 2 粒,每日 3 次;小儿每次 1 粒,每日 3 次;可与雷公藤多苷片合用。

12. 治疗肛肠周围疾病:脓肿、痔疮、出血等。常规服用,5~7 天为一个疗程。

注意事项与禁忌 个别患者服药后出现轻微腹泻、腹痛,减量服用或治疗结束后即可恢复正常。

六神丸

药物组成 牛黄、麝香、蟾酥、冰片、珍珠、雄黄、百草霜。

功能主治 清热解毒,消肿止痛。用于痈疡疔疮,小儿热疖,烂喉丹痧,咽喉肿痛,喉风喉痈,单双乳蛾,乳痈发背,无名肿毒;咽炎、喉炎、扁桃体炎。

剂型规格与用法用量 微丸:口服或含化,每次,小儿 1 岁 1 粒,2 岁 2 粒,3 岁 3~4 粒,4~8 岁 5~6 粒,9~15 岁 8~9 粒,成人 10 粒,每日 2 次。外用,用凉开水或醋化开,涂于红肿处,每日数次。常保潮润,直至肿退为止。如红肿已经出脓或已穿烂,切勿再敷。

家庭医疗　应用本品的基本指征:咽喉肿痛,烂喉痧,扁桃体炎,小儿热疮。

1. 治疗急喉喑(急性喉炎):证属风热侵袭。症见病起喉内不适,干痰而咳,音低而粗,声出不利,或喉内有灼热疼痛感,伴发热,恶寒,头痛,肢体怠倦,骨节疼痛;舌边微红,苔白或兼黄,脉浮数。常规服用。

2. 治疗风热喉痹(急性咽炎):证属风热。症见初起咽部干燥灼热,微痛,吞咽不利,其后疼痛加重,咽部有阻塞感。检查可见咽部微红稍肿,腭垂色红、肿胀,喉底红肿,或有颗粒突起,伴发热恶寒,头痛,咳嗽痰黄;舌苔薄白或微黄,脉浮数。常规服用。

3. 治疗风热乳蛾(急性扁桃体炎):证属风热外侵。症见咽部疼痛,吞咽不利,吞咽时疼痛加剧,咽喉有干燥灼热感,喉核红肿,连及周围咽部,伴发热严寒,头痛,鼻塞,肢体倦怠不适,咳嗽;舌边尖红,苔薄白微黄,脉浮数。常规服用。

药物新用

1. 治疗口腔科疾病

(1)治疗牙周病:消除牙石,先用 3% 氧化氢冲洗牙周袋,然后用本品 1~10 粒填塞其中,每日 1~2 次。

(2)治疗智齿冠周病:本品 30 粒加替硝唑和地塞米松各半片,研细末,少许棉絮卷成粟米大小,沾满药末,放入龈瓣与牙冠之间形成的发炎的盲袋内,再将药末少许撒入患处后用无菌干棉球压于表面,咬含 30 分钟后除去,每日 3 次。

(3)治疗牙痛:牙龈炎、牙髓炎等牙痛。取药丸 1~2 粒,用玻棒沾患者唾液将药丸沾起,放于痛牙牙龈下,稍用力使药液被唾液溶化。每日 1 次。

(4)治疗预防干槽症:研细末置于拔除后的齿槽窝内。

(5)治疗口腔溃疡:先用黄连、甘草各等分煎汤漱口,用本品 60 粒碾细末,外敷溃疡灶,每天 2 次。

(6)治疗疱疹性口腔炎:口服,每次 5~10 粒,每日 3 次。另取本品适量,研碎后加适量食醋调涂患处,每日 1~2 次。

(7)治疗声带息肉:含服,每次 10 粒,每日 3 次。

(8)用于牙髓失活:牙髓炎治疗时,将本品研细末,用丁香油酚调成糊状,放置于穿髓处,上放棉球,封牙胶。7 天后施行除冠髓或拔髓术,如失活不全可重复封药 1 次。

2. 治疗内科疾病

(1)治疗腮腺炎:口服,每次 4~10 粒,每日 3 次,儿童 1~3 粒。连服 3 日。同时将本品研细,用米醋或白酒调涂患处,每日 2 次。

(2)治疗流行性感冒:口服,每次 10 粒,每日 3 次,儿童酌减。

（3）治疗哮喘：哮喘发作时，顿服 10~15 粒，俟喘定后再随证调理。

（4）治疗冠心病合并心绞痛：口服，每次 10~20 粒，每日 2 次，2 周为一个疗程。

（5）治疗心绞痛：急服 15 粒，并给予独参汤缓缓饮服，10 分钟后续服 10 粒，心绞痛可止。

（6）治疗热病引起的休克及心衰：常规服用。

（7）治疗肺源性心脏病合心力衰竭：口服，每次 5 粒，每日 3 次。

（8）治疗早期呼吸衰竭：用本品配合治疗，每次 8 粒，开水溶化后鼻饲，每 3 小时 1 次。

（9）治疗小儿肺炎合并早期心衰：口服，每次 2~5 粒，每 6 小时 1 次。

（10）治疗顽固性心房扑动：口服，每次 30 粒，每日 3 次。

（11）治疗心悸：口服，每次 20 粒，每日 3 次。

（12）治疗流行性出血热：口服，每次 10 粒，每日 3 次，连服 10 日。

（13）治疗白血病：急性粒细胞白血病、急性淋巴细胞白血病、急性非淋巴细胞白血病、急性单核细胞白血病、慢性粒细胞白血病，用本品配合治疗。每日 90~150 粒，分 3~4 次温开水送服。

（14）治疗慢性活动性肝炎：本品对乙肝无并发症者，可促进免疫功能，对乙肝表面抗原阳性有一定的转阴效果。口服，每次 10 粒，每日 3 次，4 周左右肝功可明显改进。

（15）治疗急性肾炎：饭后口服，每次 10 粒，每日 2~3 次。初期配服四鲜汤：鲜大蓟、鲜蒲公英、鲜白茅根、鲜车前草各 40 克（干品减半），每日 1 剂，分 3 次服。水肿减退，尿检除蛋白有波动外，其余正常时，停服本品，继服其他药物。

（16）治疗肠麻痹：在常规治疗的基础上，取新鲜葱白 20~30 支，洗净捣烂，加入研碎的本品 15~20 粒调匀，制成圆饼状，稍焙温后贴敷在患儿肚脐上，上盖纱布，固定，每 4~6 小时用药 1 次，连用 1~2 日。

（17）治疗非特异性结肠炎：与锡类散各 1.5 克，常规服用。

（18）治疗慢性结肠炎：以保留灌肠处方浓煎至 100~150 毫升，溶解本品 1 瓶，每日保留灌肠 1 次。

（19）治疗小儿厌食症：本品 4 粒，分别于下午 3 时、5 时压迫在胸椎两侧肺俞、脾俞穴上，然后用胶布固定，每 2 日 1 次。

（20）治疗头面部癌肿，鼻咽癌：口服，每次 10~15 粒，每日 3 次。

（21）治疗消化道晚期肿瘤：每次 10~15 粒，空腹温开水送下，每日 4 次，服药后卧床休息 1 小时，7 天为一个疗程，连用 4 个疗程。

3. 治疗外科疾病

（1）治疗静脉炎：本品 7~8 粒研碎,以米醋或陈醋调成糊状,敷患处 2~3 日。

（2）治疗腕部痞块：口服,每次 10 粒,每日 3 次,痞块消失后改为每次 8 粒,每日 2 次,以巩固疗效。

（3）治疗蜂蝎蜇伤：本品 10 粒,研末,加凉开水调涂患处,可消肿止痛。

（4）治疗疖肿：本品 20 粒,用水溶化,调成糊状,涂于患处顶点,然后用一小块塑料薄膜覆盖,再盖纱布,胶布固定,每日更换 2~3 次,直至疖肿消退。

（5）治疗蜂窝织炎：本品 30~60 粒研粉,与仙人掌肉混合捣成泥状,再与适量白面调成糊状,摊于无菌纱布上,厚约 5 毫米,敷于患处,隔日 1 次。

（6）治疗带状疱疹：按本品 5 粒醋 1 克之比,研末调和,以干净毛笔蘸药液涂擦患处,每日 3 次。同时内服本品,每次 5~10 粒,每日 3 次。

（7）治疗婴儿湿疹：口服,每次 5 粒,每日 3 次。

（8）治疗丘疹性荨麻疹：取本品 20 粒,研极细粉,用凉开水或护肤霜调匀外搽。每日 2~3 次。

（9）治疗小儿脐炎：生理盐水清洗患处,用本品适量研末外敷,纱布固定,2 天换药 1 次。

（10）治疗痱子、粉刺：每日早、晚各服 6 粒,待痱子、粉刺愈后,减半量服。

（11）治疗寻常疣：本品 5~10 粒研碎,敷于患处,胶布固定。

（12）治疗疥疮：内服,每次 5~10 粒,每天 3 次。

（13）治疗鸡眼：先用 10% 洗必泰溶液消毒患处,用刀削去表面角质层,以不出血或刚出血为度,再用 1% 温盐水浸泡 15~25 分钟,使真皮软化,然后取本品 10 粒研末,用陈醋调成糊状外敷,每日 3 次。

（14）治疗疼痛性疾病：口服,每次 10 粒,每天 3 次,7 天为一个疗程。或本品碾碎,加蜂蜜调敷患处,每 2 天 1 次,3 次为一个疗程。

（15）治疗肛周脓肿、肛窦炎、肛乳头炎、肛管炎及肛周皮炎：口服,成人每次 10 粒,每日 3 次,儿童酌减。再将本品 10 粒,用冷开水或米醋少许溶化,涂擦患处,每日数次,直到肿退为止。

（16）治疗男性尖锐湿疣：适量研末,加聚肌胞调至稠糊状,涂于疣体表面,以纱布包扎局部,8 小时后洗去,3 日后疣体未干枯或未完全脱落者,再用上法,5 次为一个疗程,涂药后若局部发生破溃疼痛可用红霉素软膏涂搽。

4. 治疗其他疾病

（1）治疗滴虫性阴道炎：睡前用洁净温开水清洗外阴,仰卧,将本品纳入阴道内,每次 15 粒,每晚 1 次,经期停用。6 天为一个疗程,一般 2 个疗程可获愈。

（2）治疗急性乳腺炎：口服,每次 10 粒,每日 4 次。同时将本品 30 粒研末,用凡士林调匀外敷,每日换药 1 次,7 天为一个疗程。

(3) 治疗痛风急性发作:本品 6~10 粒,碾成粉末,用食醋调和,外涂红肿热痛处,并适度按摩;或用脱脂纱布浸药液后湿敷关节处。每日早、晚各 1 次,3~5 天为一个疗程。

(4) 治疗外耳道炎:取本品 100 粒研粉,以液体石蜡调成糊状,加入无菌纱布充分搅拌,制成药物纱布条;清洁消毒外耳道后塞入纱布条 1~4 根,每日换药 1 次。

(5) 治疗化脓性中耳炎:本品配枯矾、冰片研粉吹耳,每日 1~2 次。

(6) 治疗蛲虫病:晚间小儿睡前用温开水清洗肛周,将本品 5 粒纳入肛门中,再用温开水化开本品 10 粒,涂搽肛周,连用 3~5 日。

5. 用于表面麻醉

(1) 用于食管镜检查:术前 3 小时停止进食,术前 30 分钟皮下注射阿托品 0.5 毫克。遇患者精神紧张,可同时使用苯巴比妥、杜冷丁等。检查前于患者舌下放本品 6~10 粒含化,10 分钟后当麻醉效果出现时(舌根部有麻木感),即可顺利进行插镜。

(2) 用于扁桃体摘除术:术前 20 分钟将本品 10 粒。含于舌根部自行溶解,10 分钟后同法继用 10 粒,另取 10 粒带入手术室,麻醉效果差时再用。

注意事项与禁忌

1. 不可多服。

2. 忌与酶制剂、亚铁盐、亚硝酸盐、硫酸盐类药物同用。

3. 疮疡已溃破者不可外敷。

4. 孕妇忌服。

牛黄上清丸^{OTC}(片^{OTC}、胶囊^{OTC}、软胶囊)^典

药物组成 人工牛黄、薄荷、菊花、荆芥穗、白芷、川芎、栀子、黄连、黄柏、黄芩、大黄、连翘、赤芍、当归、地黄、桔梗、甘草、石膏、冰片。

功能主治 清热泻火,散风止痛。用于热毒内盛,风火上攻所致的头痛眩晕,目赤耳鸣,咽喉肿痛,口舌生疮,牙龈肿痛,大便燥结。

剂型规格与用法用量 大蜜丸:每丸 6 克,口服,每次 1 丸,每日 2 次;水蜜丸:每袋 4 克,口服,每次 4 克,每日 2 次;片剂:每片 0.25 克,口服,每次 4 片,每日 2 次;胶囊剂:每粒 0.3 克,口服,每次 3 粒,每日 2 次;软胶囊剂:每粒 0.6 克,口服,每次 4 粒,每日 2 次。

家庭医疗 应用本品的基本指征:里热上攻,热毒蕴蓄所致头痛眩晕,目赤耳鸣,咽喉肿痛,牙龈肿痛,溲赤便秘;舌红,脉数。

1. 治疗目赤:症见目赤疼痛,肿胀,羞明,口渴欲饮,溲热便秘;舌红,苔薄黄,脉浮数。常规服用。

2. 治疗咽痛:症见咽喉红肿疼痛,干燥灼热,吞咽不利,伴有头痛,发热,恶寒,小便黄赤,大便秘结。常规服用。

3. 治疗牙痛:症见牙龈红肿疼痛,发热恶寒,口渴,便秘;舌红,苔薄黄,脉数。常规服用。

4. 治疗风热感冒:症见头痛,发热,目眩,目赤,口苦咽干。常规服用。

5. 治疗胃热嘈杂反酸:胃脘灼热疼痛,嘈杂吞酸,身热,心烦,失眠,大便秘结。发作时服蜜丸 2 丸,症状缓解后停服。

药物新用　本品具有抗感染、解热、镇静、降压等作用。

1. 治疗急性细菌性结膜炎:常规服用。

2. 治疗急性咽炎:常规服用,胶囊剂优于丸剂。

3. 治疗急性扁桃体炎:常规服用。

4. 治疗齿龈炎、齿龈脓肿:常规服用。

5. 治疗口腔溃疡:常规服用。

6. 治疗疔疮:取本品 1 丸,放入几滴凉开水,磨成药浆,外敷,药厚 0.5 厘米左右,以盖住红肿部位为度,每日换药 1 次。有发热者加服本品及六神丸。

7. 治疗高血压:大蜜丸口服,每次 1~2 丸,每日 2~3 次,一般服 3 日停 3 日,用至血压恢复正常。

8. 治疗湿热痢初期:下痢赤白,腹痛即泄,里急后重,大便秽臭。大蜜丸口服,每次 1 丸,每日 4 次。

注意事项与禁忌

1. 偶可引起药物性皮炎。

2. 不宜同服温补性中药。

3. 脾胃虚寒者慎用。

4. 孕妇、哺乳期妇女慎用。

牛黄清火丸

药物组成　牛黄、雄黄、冰片、薄荷脑、黄芩、大黄、桔梗、山药、丁香。

功能主治　清热,通便,解毒。用于肺胃蕴热,头晕目眩,口鼻生疮,风火牙痛,疖腮红肿,耳鸣肿痛,大便秘结。

剂型规格与用法用量　大蜜丸:每丸 3 克,口服,每次 2 丸,每日 2 次。

家庭医疗　应用本品的基本指征:头晕目眩,口鼻生疮,牙痛,疖腮红肿,耳鸣肿痛,大便秘结。

1. 治疗头晕目眩,口鼻生疮,咽喉肿痛,疖腮红肿,耳鸣肿痛:证属肝胃肺蕴热。常规服用。

2. 治疗牙痛:证属风热。症见牙齿作痛,咀嚼或轻叩时痛甚,牙龈红肿或溢脓,口渴;舌红苔黄,脉浮数。常规服用。

3. 治疗耳痛:证属肝胃肺蕴热。症见发热,食欲减退,全身无力,耳鸣等。常规服用。

4. 治疗大头瘟:证属肝胃肺蕴热。症见始起憎寒发热,头面红肿,或伴咽喉疼痛,继则恶寒渐罢而热势益增,口渴引饮,烦躁不安,头面焮肿,咽喉疼痛加剧;舌红苔黄,脉数实。常规服用。

5. 治疗便秘:证属肠胃积热。症见大便干结,腹胀腹痛,面红身热,口干口臭,心烦不安,小便短赤;舌红苔黄燥,脉滑数。常规服用。

药物新用

1. 治疗痤疮:痤疮红肿,瘙痒,疼痛者,本品清热消炎,对疮疡初起有效。常规服用。并用清水碾碎调为糊状涂抹,但疮破者勿用。

2. 治疗口疮:清热敛疮,清肺胃热,解毒止痛。常规服用。

注意事项与禁忌　孕妇忌服。

芩连片 典OTC

药物组成　黄芩、黄连、黄柏、连翘、赤芍、甘草。

功能主治　清热解毒,消肿止痛。用于脏腑蕴热,头痛目赤,口鼻生疮,热痢腹痛,湿热带下,疮疖肿痛。

剂型规格与用法用量　片剂:每片0.55克,口服,每次4片,每日2~3次。

家庭医疗　应用本品的基本指征:头痛目赤,口鼻生疮,湿热下注之腹痛,下利赤,或白带色黄臭秽等。

1. 治疗头痛:证属肝阳。症见头胀痛而眩,心烦易怒,面赤口苦,或兼耳鸣胁痛,夜眠不宁;舌红苔薄黄,脉弦有力。常规服用。

2. 治疗暴风客热:证属热重于风。症见白睛浮肿,赤痛较重,胞睑红肿,眵多胶结,重者可见灰白色伪膜附着,热泪如汤,怕热畏光,全身并见口渴溺黄,甚则可有大便秘结,烦躁不宁;舌苔黄,脉数。常规服用。

3. 治疗腹痛:证属湿热积滞。症见腹部胀痛,痞满拒按,得热痛增,遇冷则减,胸闷不舒,烦渴喜冷饮,大便秘结,或溏滞不爽,身热自汗,小便短赤;舌苔黄燥或黄腻,脉滑数。常规服用。

4. 治疗痢疾:证属湿热。症见腹痛阵阵,痛而拒按,便后腹痛暂缓,痢下赤白脓血,黏稠如胶冻,腥臭,肛门灼热,小便短赤;舌苔黄腻,脉滑数。常规服用。

药物新用　治疗急性腹泻:本品能解肌透表,又能清热止泻,镇痛,抗炎抑菌,能够有效消除多种非特异性炎症,并能有效抑制胃酸分泌,缓解平滑肌痉挛、抑制肠蠕动,调节胃肠功能,迅速有效地缓解腹泻、腹痛、呕吐、腹胀等。常规服用,连续服药 5 天。

牛黄解毒丸 OTC（片 OTC、胶囊、软胶囊）典

药物组成　人工牛黄、雄黄、黄芩、石膏、大黄、桔梗、冰片、甘草。

功能主治　清热解毒。用于火热内盛,咽喉肿痛,牙龈肿痛,口舌生疮,目赤肿痛。

剂型规格与用法用量　大蜜丸:每丸 3 克,口服,每次 1 丸,每日 2~3 次;水蜜丸:每袋 2 克,每次 1 袋,每日 2~3 次;片剂:口服,每次 3 片,每日 2~3 次;胶囊剂:每粒 0.3 克、0.4 克、0.5 克,口服,每次 2 粒,每日 2~3 次;软胶囊剂:每粒 0.4 克,口服,每次 4 粒,每日 2~3 次。

家庭医疗　应用本品的基本指征:头目眩晕,口鼻生疮,风火牙疼,暴发火眼,皮肤刺痒。

1. 治疗急喉喑(急性喉炎):证属风热侵袭。症见病起喉内不适,干痒而咳,音低而粗,声出不利,或喉内有灼热疼痛感,伴发热,恶寒,头痛,肢体怠倦,骨节疼痛;舌边微红,苔白或兼黄,脉浮数。常规服用。

2. 治疗风热喉痹(急性咽炎):证属肺胃热。症见咽部疼痛逐渐加剧,痰多,吞咽困难,言语艰涩,咽喉梗塞感。检查可见咽部及喉核红肿,腭垂肿胀,喉底滤泡肿大,颌下有瘰核,压痛,伴高热,口干喜饮,头剧痛,痰黄黏稠,大便秘结,小便黄;舌红苔黄,脉数有力。常规服用。

3. 治疗风热乳蛾(急性扁桃体炎):证属邪热传里。症见咽部疼痛剧烈,连耳根及颌下,吞咽困难,有堵塞感,或有声嘶,喉核红肿,表面或有黄白色脓点,逐渐连成伪膜;甚则咽峡红肿,颌下有瘰核,压痛明显,伴高热,口渴引饮,咳嗽,痰黄稠,口臭,大便秘结,小便黄赤;舌红苔黄厚,脉洪大而数。常规服用。

4. 治疗急性结膜炎:证属热重于风。症见白睛浮肿,赤痛较重,胞睑红肿,眵多胶结,重者可见灰白色伪膜附着,热泪如汤,怕热畏光,全身并见口渴溺黄,甚则可有大便秘结,烦躁不宁;舌红苔黄,脉数。常规服用。

药物新用

1. 治疗流行性腮腺炎:本品有清热、解毒、泻火、消肿散结作用。取蜜丸 4 丸,加入 95% 酒精 100 毫升浸泡,用玻璃棒不断搅动,使充分溶解。使用时以 75% 酒精清洁消毒两侧腮腺区皮肤,取本品配制液 10 毫升均匀涂于患处,每小时 1 次,待体温下降至正常后,减少涂药次数(每天 3 次),7 天为一个疗程。

2. 治疗注射部位局部感染:蜜丸 2 丸,加入 50%~60% 酒精调成糊状,涂敷局部,以无菌纱布敷盖,胶布固定 1~2 小时,滴入酒精保持湿润,约 6 小时换药 1 次,每日 2 次,敷药 6 次为一个疗程。

3. 治疗药物性皮疹:片剂口服,每次3片,每日3次。

4. 治疗带状疱疹:本品具有清热解毒功效。将本品研碎,用温开水调成稀糊状,均匀涂于清洁干净的患处,湿纱布覆盖,每日换药2次。并片剂口服,首次8片,后续4片,每日3次。

5. 治疗原发性血小板增多症:片剂口服,每次4片,每日2次,同时肌注复方丹参注射液,每日1次,每次2~4毫升。

6. 治疗急性胰腺炎:片剂口服,每次4片,每日2次。

7. 治疗痔源性便秘:本品有润滑剂和膨松剂的作用。蜜丸湿润后搓成条,塞肛,2~3天用药1次,2个月为一个疗程。

8. 治疗阴囊潮湿:片剂口服,每次2~4片,每日3次。

注意事项与禁忌

1. 平素脾胃虚弱,体弱便溏慎用。

2. 大便秘结慎用。

3. 孕妇禁用。

牛黄益金片 ^{OTC}

药物组成 牛黄、薄荷脑、薄荷油、黄柏、硼砂、玄明粉。

功能主治 清热利咽,消肿止痛。用于急性和慢性咽炎、咽部异物感。

剂型规格与用法用量 片剂:每片0.5克,含化,每次2~4片,每日3次;吞服,每次4~6片,每日3次。

家庭医疗 应用本品的基本指征:咽部干燥,灼热,疼痛和吞咽不便,或伴发热。

1. 治疗急喉喑(急性喉炎):证属风热侵袭。症见病起喉内不适,干痒而咳,音低而粗,声出不利,或喉内有灼热疼痛感,伴发热,恶寒,头痛,肢体怠倦,骨节疼痛;舌边微红,苔白或兼黄,脉浮数。

2. 治疗风热喉痹(急性咽炎):证属风热。症见初起咽部干燥灼热,微痛,吞咽不利,其后疼痛加重,咽部有阻塞感。检查可见咽部微红稍肿,腭垂色红、肿胀,喉底红肿,或有颗粒突起,伴发热恶寒,头痛,咳嗽痰黄;舌苔薄白或微黄,脉浮数。常规服用。

3. 治疗虚火喉痹(慢性喉炎):证属虚火。症见咽部充血色红,干涩疼痛较甚,伴口臭,龈肿,渴喜冷饮,胃脘不舒,大便秘结;舌红苔黄腻,脉滑数。常规服用。

注意事项与禁忌

1. 不适用于外感风寒咽痛。

2. 不宜同服温补性中药。

3. 孕妇慎用。

双料喉风散^{OTC}

药物组成　牛黄、珍珠、冰片、黄连、人中白（煅）、寒水石、青黛、山豆根、甘草。

功能主治　清热解毒,消肿利咽,消炎止痛。用于肺胃热毒炽盛所致咽喉肿痛,齿龈肿痛,口腔糜烂,鼻窦脓肿,鼻咽癌患部发炎,中耳化脓,皮肤溃烂。

剂型规格与用法用量　喷剂:外用,口腔咽喉诸症,取 0.2 克左右吹敷患处,每日 3 次;鼻窦脓肿,取药粉少许吹入鼻内,每日 5 次;中耳化脓,先用 3% 过氧化氢洗净,再吹入药粉少许,每日 1 次;皮肤溃烂,先用浓茶洗净,再敷药患处,每日 1 次。

家庭医疗　应用本品的基本指征:咽喉肿痛,牙龈肿痛,口腔糜烂,皮肤溃烂等。

1. 治疗急喉喑(急性喉炎):证属风热侵袭。症见病起喉内不适,干痒而咳,音低而粗,声出不利,或喉内有灼热疼痛感,伴发热,恶寒,头痛,肢体倦怠,骨节疼痛;舌边微红,苔白或兼黄,脉浮数者为。常规应用。

2. 治疗风热喉痹(急性咽炎):证属风热。症见初起咽部干燥灼热,微痛,吞咽不利,其后疼痛加重,咽部有阻塞感。检查可见咽部微红稍肿,腭垂色红、肿胀,喉底红肿,或有颗粒突起,伴发热恶寒,头痛,咳嗽痰黄;舌苔薄白或微黄,脉浮数。常规应用。

3. 治疗小儿口疮:证属风热乘脾。症见以口颊、上腭、齿龈、口角溃疡为主,甚则满口糜烂,或为疱疹转为溃疡,周围焮红疼痛拒食,烦躁不安,口臭,涎多,小便短黄,大便秘结,或伴发热,咽红;舌红苔薄黄,脉浮数。常规应用。

药物新用　本品清热解毒,抑菌消炎,防腐生肌,去湿收敛,活血化瘀,消肿,止痛止痒,透骨除热。有抗炎、镇痛、止咳平喘、抗过敏、扩张末梢血管,改善局部血液循环,促进创面、溃疡面愈合和炎症消退,修复黏膜,提高黏膜屏障防御功能,隔离外界刺激,利于吸湿和创面干燥,黏膜水肿消退,促进创面、溃疡面、黏膜糜烂愈合等作用。

1. 治疗顽固性鼻咽炎:将药粉直达并停留鼻咽部,8~10 分钟后坐立,每日 3~4 次,连续 3~6 天。

2. 治疗鼻痔:先将鼻内容物清洗干净,再将本品药瓶尖插入鼻孔前部,轻压药瓶使少量药粉呈雾状喷入鼻窍,每日 5 次,一般 6~8 日即可见效。

3. 治疗手足口病口腔溃疡:外敷,每日 4~6 次。

4. 治疗外耳道炎:将小纱布浸石蜡油后喷上双料喉风散,外耳道清洁干净,将药条置入外耳道内,隔日更换 1 次,5 次为一个疗程。

5. 治疗皮肤浅表面溃疡:溃疡面常规清洁后红外线照射 15 分钟,涂布浓红茶汁,随即喷洒本品至敷满溃疡面,每日 4 次,局部暴露避免受压迫,溃疮面形成药痂即可停用。

6. 治疗化学性皮肤损伤:先将局部清洗干净,再喷药于患处,一般每日 2~3 次,炎性渗出多者可增至 3 次以上。注意局部清洁干燥。

7. 治疗Ⅱ度急性放射性皮炎:采用暴露疗法,清洁创面,将本品直接均匀撒于创面上,每日 3 次,直到创面愈合为止。

8. 治疗隐翅虫皮炎:用凉开水调成稀糊状外敷患处,每日 4 次。

9. 治疗烫伤:喷药或调敷患处,每日换药 3 次,3~4 天可愈。

10. 治疗新生儿脐炎:外喷患处,每日 5~6 次。

11. 治疗脓疱疮:用香油适量调成糊状,涂敷于皮损处,每日 2 次。7 天为一个疗程。

12. 治疗老年压疮:喷洒创面,每日 2 次,2 周为一个疗程。

13. 治疗褥疮:直接喷敷创面,每日 2~3 次;或用本品 2 瓶,新鲜鸡蛋清 1 个调糊,外敷。

14. 治疗单纯性疱疹:本品适量,用食醋或水调成糊状,敷于皮损处,每日 1~2 次。若水疱破损,有组织液渗出,则直接将本品喷涂患处。

15. 治疗带状疱疹:用凡士林将本品调成糊状,外涂。

16. 治疗肛门湿疹:与炉甘石洗剂合用,每日涂患处 2~3 次,3 周为一个疗程。

17. 治疗食道炎:睡前加服 0.3 克。

18. 治疗溃疡性结肠炎:本品 3 克,加入生理盐水 100 毫升、庆大霉素 16 万 u、地塞米松 5 毫克,保留灌肠,每晚 1 次,7 天为一个疗程。

19. 治疗脚气:喷患处,每日 1 次,2 天即可明显减轻。

20. 治疗包皮肿痛:喷患处,1~2 次可愈。

21. 治疗外阴瘙痒:将本品均匀喷洒于外阴部,每日 1 次。7 天为一个疗程。

22. 治疗宫颈糜烂:与利福平、强的松合用,喷洒于溃疡面,每日 1 次,7 天为一个疗程。

23. 治疗宫颈及阴道壁出血:用本品喷洒创面,每日 1 次。

注意事项与禁忌

1. 一般不内服。

2. 咽喉肿痛,喷药时不要吸气,防止药粉进入气管引起呛咳。

3. 不宜同服温补性中药。

4. 证属风寒感冒者慎用。症见咽喉肿痛,恶寒发热,无汗,鼻流清涕。

5. 脾虚大便溏慎用。

北豆根片^{典OTC}（胶囊）^典

药物组成　北豆根提取物。

功能主治　清热解毒,止咳,祛痰。用于咽喉肿痛、扁桃体炎、慢性支气管炎。

剂型规格与用法用量　片剂:每片 15 毫克,口服,每次 4 片,每日 3 次;胶囊剂:每粒 30 毫克,口服,每次 2 粒,每日 3 次。

家庭医疗　应用本品的基本指征:咽喉肿痛,咳嗽咳痰。声音嘶哑。

1. 治疗急性咽炎:证属风热。症见初起咽部干燥灼热,微痛,吞咽不利,其后疼痛加重,咽部有阻塞感。检查可见咽部微红稍肿,腭垂色红、肿胀,喉底红肿,或有颗粒突起,伴发热恶寒,头痛,咳嗽痰黄;舌苔薄白或微黄,脉浮数。常规服用。

2. 治疗急性喉炎:证属风热侵袭。症见病起喉内不适,干痒而咳,音低而粗,声出不利,或喉内有灼热疼痛感,伴发热,恶寒,头痛,肢体怠倦,骨节疼痛;舌边微红,苔白或兼黄,脉浮数。常规服用。

3. 治疗肥厚性声带炎:症见声音嘶哑,发声低沉,粗糙;舌红苔黄,脉数。常规服用。

药物新用　治疗急慢性咽喉炎、扁桃体炎、慢性支气管炎:本品有抗炎、解热、镇痛功效。常规服用。

冬凌草片^{OTC}（胶囊）

药物组成　冬凌草。

功能主治　清热消肿,抗菌消炎。用于急性和慢性扁桃体炎、化脓性扁桃体炎、咽炎、喉炎、口腔炎、慢性支气管炎。对食道癌、贲门癌、原发性肝癌、乳腺癌等。有明显缓解症状,稳定及缩小癌体,延长生存期的效果。与化疗配合可提高化疗效果,减轻化疗不良反应。对蛇虫咬伤也有疗效。

剂型规格与用法用量　片剂:每片 0.25,含服或温开水冲服,每次 2~5 片,每日 3 次;胶囊剂:每粒 0.25 克或 0.3 克,口服,每次 2~5 粒,每日 3 次。

家庭医疗　应用本品的基本指征:咽喉肿痛,干咳或咳痰,声音嘶哑等。

1. 治疗急性喉炎:证属风热侵袭。症见病起喉内不适,干痒而咳,音低而粗,声出不利,或喉内有灼热疼痛感,伴发热,恶寒,头痛,肢体怠倦,骨节疼痛;舌边微红,苔白或兼黄,脉浮数。常规服用。

2. 治疗急性咽炎:证属风热侵袭。症见初起咽部干燥灼热,微痛,吞咽不利,其后疼痛加重,咽部有阻塞感。检查可见咽部微红稍肿,腭垂色红、肿胀,喉底红肿,或有颗粒突起,伴发热恶寒,头痛,咳嗽痰黄;舌苔薄白或微黄,脉浮数。常规服用。

3. 治疗急性扁桃体炎：证属邪热传里。症见咽部疼痛剧烈，连耳根及颌下，吞咽困难，有堵塞感，或有声嘶，喉核红肿，表面或有黄白色脓点，逐渐连成伪膜；甚则咽峡红肿，颌下有瘰核，压痛明显。伴高热，口渴引饮，咳嗽痰黄稠，口臭，大便秘结，小便黄赤；舌红苔黄厚，脉洪大而数。常规服用。

药物新用

1. 治疗小儿慢性咽炎：本品有清热解毒、消炎止痛、健胃活血及抗肿瘤功效。口服，每次 1 片，每日 3 次，1 个月为一个疗程。

2. 辅助治疗乳腺癌、食道癌、贲门癌、肝癌等：本品有抗肿瘤作用。常规服用。

注意事项与禁忌

1. 偶有轻度腹胀，肠鸣及大便增加，一般不需处理，减少药物用量即可自行消失。

2. 体温高热、扁桃体化脓者应去医院就诊。

复方冬凌草含片 ⓞⓣⓒ

药物组成　冬凌草、薄荷、桔梗、甘草。

功能主治　疏风清热，解毒利咽。用于咽部干燥，灼热，疼痛症状的改善。

剂型规格与用法用量　片剂：每片 0.6 克，含服，每次 1~2 片，每小时 1~2 片，每日 10~20 片。

家庭医疗　应用本品的基本指征：咽喉肿痛，干咳或咳痰，声音嘶哑等。

1. 治疗急性喉炎：证属风热侵袭。症见病起喉内不适，干痒而咳，音低而粗，声出不利，或喉内有灼热疼痛感，伴发热，恶寒，头痛，肢体怠倦，骨节疼痛；舌边微红，苔白或兼黄，脉浮数。常规含服。

2. 治疗急性咽炎：证属风热侵袭。症见初起咽部干燥灼热，微痛，吞咽不利，其后疼痛加重，咽部有阻塞感。检查可见咽部微红稍肿，腭垂色红、肿胀，喉底红肿，或有颗粒突起，伴发热恶寒，头痛，咳嗽痰黄；舌苔薄白或微黄，脉浮数。常规含服。

3. 治疗急性扁桃体炎：证属邪热传里。症见咽部疼痛剧烈，痛连耳根及颌下，吞咽困难，有堵塞感，或有声嘶，喉核红肿，表面或有黄白色脓点，逐渐连成伪膜；甚则咽峡红肿，颌下有瘰核，压痛明显。伴高热，口渴引饮，咳嗽痰黄稠，口臭，大便秘结，小便黄赤；舌红苔黄厚，脉洪大而数。常规含服。

注意事项与禁忌

1. 不宜同服温补性中药。

2. 证属风寒感冒者慎用。症见咽痛，恶寒发热、无汗、鼻流清涕。

3. 脾虚大便溏者慎用。

4. 孕妇慎用。

咽特佳含片

药物组成　冬凌草、薄荷脑、冰片、艾纳香油、玄参、麦冬、桔梗、甘草。

功能主治　清热解毒，养阴利咽。用于肺经风热所致急慢性咽炎、急性和慢性扁桃体炎、喉炎、口腔炎、口臭。

剂型规格与用法用量　片剂：每片 0.85 克，含服，每次 1 片，每隔 1~2 小时含化 1 次。

家庭医疗　应用本品的基本指征：咽喉疼痛，喉核红肿，或有黄白色脓点，兼有全身风热症状，或见咽喉疼痛，咽部红肿，喉底或有颗粒突起，喉核肿胀。

1. 治疗喉喑（喉炎）：证属肺肾阴虚。症见声音低沉费力，讲话不能持久，甚则嘶哑，日久不愈，每因劳累，多说话后症状加重，喉部微痛不适，干燥，喉痒，干咳少痰，常有"清嗓"习惯，当"吭喀"动作后，喉间自觉舒适。检查可见声带微红肿，边缘增厚，喉关、喉底发红，或伴颧红唇赤，头晕耳鸣，虚烦少寐，腰酸膝软，手足心热；舌红少苔，脉细数。常规含服。

2. 治疗喉痹（急性咽炎）：证属肺阴虚。症见咽部不适，微痛，口鼻干燥，咽部有异物感，伴干咳少痰，盗汗，气短乏力，形体消瘦；舌红苔少，脉细数无力。常规含服。

3. 治疗乳蛾（扁桃体炎）：证属肺阴亏虚。症见咽部干燥不适，微痛，微痒，干咳无痰或痰少而黏，吞咽作梗，喉核肥大潮红，连及周围，喉核上或有黄白色脓点，一般以午后症状明显，并可有午后颧红，神疲乏力，手足心热；舌红或干，少苔，脉细数。常规含服。

药物新用　治疗急性咽炎、急性喉炎、急性化脓性扁桃体炎、慢性咽炎、慢性扁桃体炎和口腔溃疡等：本品具有抗菌消炎，清热解毒，活血止痛，化痰利咽，抗肿瘤作用。常规含服。

瓜霜退热灵胶囊^典

药物组成　西瓜霜、北寒水石、石膏、滑石、磁石、玄参、羚羊角、水牛角浓缩粉、升麻、沉香、丁香、人工麝香、朱砂、冰片、甘草。

功能主治　清热解毒，开窍镇惊。用于热病热入心包，肝风内动证，症见高烧、惊厥、抽搐、咽喉肿痛。

剂型规格与用法用量　胶囊剂：每粒 0.3 克，温开水送服，周岁以内每次 0.15~0.3 克，1~3 岁每次 0.3~0.6 克，3~6 岁每次 0.6~0.75 克，6~9 岁每次 0.75~0.9 克，9 岁以上每次 0.9~1.2 克，成人每次 1.2~1.8 克，每日 3~4 次。

家庭医疗 应用本品的基本指征·高热,惊厥,抽搐,咽喉肿痛,舌疗口疮等。

1. 治疗急性喉炎:证属风热侵袭。症见病起喉内,不适,干痰而咳,音低而粗,声出不利,或喉内有灼热疼痛感,伴发热,恶寒,头痛,肢体怠倦,骨节疼痛;舌边微红,苔白或兼黄,脉浮数。常规服用。

2. 治疗急性咽炎:证属肺胃热。症见咽部疼痛逐渐加剧,痰多,吞咽困难,言语艰涩,咽喉梗塞感。检查可见咽部及核红肿,腭垂肿胀,喉底滤泡肿大,颌下有疬核,压痛,伴高热,口干喜饮,头剧痛,痰黄黏稠,大便秘结,小便黄;舌红苔黄,脉数有力。常规服用。

3. 治疗急性扁桃体炎:证属风热侵袭。症见咽部疼痛,吞咽不利,吞咽时疼痛加剧,咽喉有干燥灼热感,喉核红肿,连及周围咽部,伴发热严寒,头痛,鼻塞,肢体倦怠不适,咳嗽;舌边尖红,苔薄白微黄,脉浮数。常规服用。

4. 治疗舌疗口疮:证属心火上炎。症见舌上、舌边溃疡较多,色红疼痛,心烦不安,口干欲饮,小便短黄;舌尖红,苔薄黄,脉数。常规服用。

5. 治疗急惊风:证属邪陷心肝。症见高热烦躁,手足躁动,反复抽搐,项背强直,四肢拘急,口眼相引,神识昏迷;舌红绛,脉弦滑。常规服用。

药物新用

1. 治疗小儿发热:0.5岁以下每次半粒;1岁,每次1粒;1~3岁,每次2粒;3~6岁,每次3粒;6~10岁,每次4粒。均口服,每日3次,疗程1~3天。

2. 治疗高热惊厥:1岁以内每次半粒,1~3岁每次1粒,3岁以上每次2粒。每8小时1次,共服2天。

注意事项与禁忌

1. 不宜久服。

2. 孕妇禁服。

冰硼散[典]

药物组成 冰片、硼砂(煅)、朱砂、玄明粉。

功能主治 清热解毒,消肿止痛。用于热毒蕴结所致的咽喉疼痛,牙龈肿痛,口舌生疮。

剂型规格与用法用量 散剂:外用,吹敷患处,每次少许,每日数次。

家庭医疗 应用本品的基本指征:咽喉疼痛,牙龈肿痛,口舌生疮。

1. 治疗急喉喑(急性喉炎):证属风热侵袭。症见病起喉内不适,干痰而咳,音低而粗,声出不利,或喉内有灼热疼痛感,伴发热,恶寒,头痛,肢体怠倦,骨节疼痛;舌边微红,苔白或兼黄,脉浮数。常规服用。

2. 治疗风热喉痹(急性咽炎):证属肺胃热。症见咽部疼痛逐渐加剧,痰多,吞咽困难,言语艰涩,咽喉梗塞感。检查可见咽部及核红肿,腭垂肿胀,喉底滤泡肿大,颌下有瘰核,压痛;伴高热,口干喜饮,头剧痛,痰黄黏稠,大便秘结,小便黄;舌红苔黄,脉数有力。常规服用。

3. 治疗牙痛:证属风热。症见牙齿作痛,咀嚼或轻叩时痛甚,牙龈红肿或溢脓,口渴;舌红苔黄,脉浮数。

药物新用

1. 治疗化学灼伤性口腔溃疡:本品与三七粉末等份混匀,吹患处。

2. 治疗小儿流行性腮腺炎:摘鲜蓖麻叶几片捣烂,看肿的范围大小,用吸水性差的纸剪成相应大小,将捣烂蓖麻叶敷平于纸上,撒上本品少量,立即敷于肿大的一侧或两侧腮腺上,外盖纱布,胶布固定,每天换药 1 次,一般用 2~5 次即可。

3. 治疗急、慢性中耳炎:用双氧水将耳内脓液及分泌物洗净,棉签擦干,再将本品少许吹入耳内,每日 1 次或隔日 1 次,一般 10~20 次可痊愈。

4. 治疗新生儿脐炎:洗净脐上分泌物,敷上本品 1 克,再用消毒纱布覆盖,绷带包扎。

5. 治疗黄水疮:枯矾 10 克化水外洗,除去脓痂后,撒布本品适量。

6. 治疗轻度烫伤:用植物油将本品调为糊状,涂于患处,每日 4~6 次。

7. 治疗婴儿湿疹:以洁尔阴湿敷片刻,稍干后撒上本品,每日 2 次,4 天为一个疗程。

8. 治疗带状疱疹:本品与黄柏粉适量,用凡士林调为糊状,涂抹患处。每日 1 次。

9. 治疗溃疡性结肠炎:本品 1 克、锡类散 0.6~1.8 克,共溶于 0.5% 奴夫卡因 50~100 毫升中,保留灌肠,每晚 1 次。15~20 天为一个疗程。

10. 治疗乳头龟裂(乳头溃疡):用无菌干棉球蘸本品扑于患处,如裂口加大,将裂口深处暴露,再扑本品于深处;亦可以用少许麻油调本品为糊状,涂于患处。

11. 治疗阴囊湿疹:用开水 1000 毫升冲溶将本品 2 支,熏洗阴囊,先浸泡15 分钟左右,再反复擦洗 5 分钟,5~7 天可痊愈。

12. 治疗外阴瘙痒症:每晚用苦参 10 克、蛇床子 15 克、半枝莲 20 克煎汁洗患处后涂上本品适量。

13. 治疗霉菌性阴道炎:先清洗外阴,然后用棉棒蘸取甘油调匀的本品 0.3克,涂外阴及阴道,每日早、晚各 1 次。

14. 治疗宫颈糜烂:本品外敷,同时加服锌硒宝,每次 4 片,每日 3 次。

15. 治疗宫颈上皮内瘤变:清洁局部,用本品与血竭混合粉(3∶1)涂抹患处,隔日 1 次,连续 10 次为一个疗程。

冰硼咽喉散 OTC

药物组成 青黛、生石膏、冰片、硼砂、玄明粉。

功能主治 清热解毒,消肿止痛。用于咽部、齿龈肿痛,口舌生疮。

剂型规格与用法用量 散剂:外用,取少量,吹敷患处,每日3~4次。

家庭医疗 应用本品的基本指征:证属热证,咽喉肿痛,齿龈肿痛,口舌生疮。

1. 治疗咽部疼痛:症见咽部疼痛,或伴有恶寒发热。检查可见咽部充血肿胀。常规应用。

2. 治疗扁桃体炎:症见咽部红肿疼痛,扁桃体肿大,或有脓性分泌物,或伴发热恶寒。常规应用。

3. 治疗口舌生疮:症见口腔黏膜、牙龈、舌面或舌边等处溃疡。常规应用。

4. 治疗牙龈红肿:症见牙龈红肿疼痛,或溃破流脓,疼痛遇进食加重。常规应用。

药物新用

1. 治疗疖肿初期:肿块范围较小,质硬色红,发热,光亮。清水调涂患处。

2. 治疗痱子:疹块色红,瘙痒,疼痛。清水调涂患处。

3. 治疗脚湿气:脚趾糜烂,流渍水,剧烈瘙痒。撒于患处。

注意事项与禁忌

1. 喷药时不要吸气,防止药粉进入气管引起呛咳。

2. 不宜与温补性药物同服。

3. 脾胃虚寒者慎用。

西瓜霜润喉片 典 OTC

药物组成 西瓜霜、冰片、薄荷素油、薄荷脑。

功能主治 清音利咽,消肿止痛。用于防治咽喉肿痛,声音嘶哑,喉痹,喉痛,喉娥、口糜、口舌生疮,牙痛;急慢性咽喉炎、急性扁桃体炎、口腔溃疡、口腔炎、牙龈肿痛。

剂型规格与用法用量 片剂:每片0.6克,含服,每小时含2~4片。

家庭医疗 应用本品的基本指征:发热恶寒,咽喉肿痛,局部充血,或声音嘶哑,或语音难出,或口舌生疮等。

1. 治疗咽痛:口干乳蛾,咽喉肿痛,吞咽时加重,声音嘶哑,或大便秘结,或发热恶寒,或小便短赤。常规含服。

2. 治疗口疮:口舌生疮,疮疡丛生,饮食痛甚,大便秘结,小便黄赤等。常规含服。

3. 治疗失音：发热恶寒,头痛咽痛,喉内不适,声出不利,甚或声出困难等。常规含服。

药物新用

1. 治疗急、慢性咽炎：咽喉红肿疼痛,吞咽不舒,咽干。常规含服。

2. 治疗急、慢性喉炎：咽喉疼痛,声音嘶哑。常规含服。

3. 治疗急性扁桃体炎：扁桃体肿大,疼痛,化脓。常规含服。

4. 治疗牙龈炎：牙龈红肿,疼痛。常规含服。

5. 治疗口腔溃疡：口腔生疮,疼痛,大便干燥。常规含服。

6. 治疗慢性皮肤溃疡：清创后将本品研粉均匀散布在创面上,消毒纱布包扎。春秋季1~2天换药1次,秋冬季2~3日换药1次。换药前彻底洗净残药,确保新药完全覆盖创面。

7. 治疗褥疮：先彻底清洁创面,再将本品与等量云南白药的混合粉末,撒布于创面上,以完全覆盖创面为度,无菌纱布包扎,2日换药1次。

注意事项与禁忌　脾胃虚寒者慎用。

青果丸^典（颗粒）OTC

药物组成　青果、桔梗、白芍、金银花、黄芩、北豆根、麦冬、玄参。

功能主治　清热利咽,消肿止痛。用于肺胃蕴热所致的咽喉肿痛,咽痛,失音声哑,口干舌燥,干咳少痰。

剂型规格与用法用量　大蜜丸：每丸6克,口服,每次2丸,每日2次；水蜜丸：每袋8克,口服,每次1袋,每日2次；颗粒剂：每袋20克,开水冲服,每次10~20克,每日2次。

家庭医疗　应用本品的基本指征：发热恶寒,头痛鼻塞,烦热口渴,咽喉红肿疼痛,吞咽不利,声音嘶哑,语音难出；舌边尖红,苔薄黄,脉浮数,或舌红苔黄,脉洪数。

1. 治疗急喉喑（急性喉炎）：证属风热侵袭。症见病起喉内不适,干痒而咳,音低而粗,声出不利,或喉内有灼热疼痛感,伴发热,恶寒,头痛,肢体怠倦,骨节疼痛；舌边微红,苔白或兼黄,脉浮数。常规服用。

2. 治疗喉痹（急性咽炎）：证属风热上攻,肺燥热盛。症见发热恶寒,头痛鼻塞,咳嗽痰黄,咽部干燥,灼热疼痛,吞咽不利,有异物感；舌边尖红,苔薄白或薄黄,脉浮数。或见咽喉红肿,疼痛加剧,吐痰黄稠,吞咽困难,咽喉梗塞感,高热头痛,口渴便秘；舌红苔黄,脉洪数。常规服用。

3. 治疗乳蛾（扁桃体炎）：证属风热上攻,肺燥热盛。症见发热恶寒,头痛鼻塞,烦热口渴,咳嗽有痰,咽部红肿疼痛；舌边尖红,苔薄白或薄黄,脉浮数。或见高热,口渴引饮,咽痛剧烈,喉核肿大,色红表面有脓点,吐痰黄稠,大便秘结;舌红苔黄,脉洪数。常规服用。

4. 治疗咳嗽:证属肺燥热盛。症见发热恶寒,头痛鼻塞,咳嗽频作,干咳少痰,或吐痰白黏,或喘粗憋闷;舌红苔黄而干,脉数。常规服用。

注意事项与禁忌 声带小结或息肉之失音,应在医生指导下服用。

复方青果颗粒

药物组成 青果、胖大海、金果榄、麦冬、玄参、诃子、甘草。

功能主治 清热利咽。用于咽喉肿痛,口干舌燥,声哑失音。

剂型规格与用法用量 颗粒剂:每袋10克,开水冲服,每次1袋,每日2~3次。

家庭医疗 应用本品的基本指征:口干舌燥,声哑失音,咽喉肿痛。

1. 治疗慢喉喑(慢性喉炎):证属肺肾阴虚。症见声音低沉费力,讲话不能持久,甚则嘶哑,日久不愈。每因劳累,多说话后症状加重,喉部微痛不适,干燥,喉痒,干咳少痰,常有"清嗓"习惯,当"吭喀"动作后,喉间自觉舒适。检查可见声带微红肿,边缘增厚,喉关、喉底发红,或伴颧红唇赤,头晕耳鸣,虚烦少寐,腰酸膝软,手足心热;舌红少苔,脉细数。

2. 治疗喉痹(慢性咽炎):咽部不适,如有异物,咽干疼痛,干咳无痰,咽喉部充血不明显,但滤泡增生明显;舌红少津,苔白干燥,脉细。常规服用。

3. 治疗声嘶:证属气阴两虚。症见声音嘶哑,或发声困难,喉干不适,查见咽喉色红不润,伴有气短乏力,面色少华,心慌自汗等;舌淡苔薄,脉细弱者为。常规服用。

药物新用

1. 治疗喉麻痹:本品清热利咽,缓解喉返神经麻痹。常规服用。

2. 治疗鼻出血:血色紫或鲜红,伴鼻部干燥,疼痛,口干,便干。常规服用。

注意事项与禁忌

1. 声哑,咽喉痛伴心悸,胸闷,咳嗽气喘,痰中带血等,应去医院就诊。

2. 外感风寒,声嘶,咽痛初起,恶寒发热,鼻流清涕忌用。

3. 本品含糖,糖尿病人慎用。

4. 儿童、老人、孕妇、哺乳期妇女应在医生指导下服用。

金鸣片 OTC

药物组成 地黄、麦冬、玄参、乌梅、硼砂(煅)、冰片、珍珠粉、玄明粉、牛黄、丹参、薄荷脑。

功能主治 清热生津,开音利咽。用于声音嘶哑,咽喉肿痛。

剂型规格与用法用量 片剂:每片0.6克,含服,每次1~2片,每日3次。

家庭医疗　应用本品的基本指征:咽喉肿痛,吞咽困难,或有异物感,声音嘶哑,发声费力,起声困难,或有发热恶寒;舌淡红苔黄,脉数。

1. 治疗急喉喑(急性喉炎):证属风热侵袭。症见病起喉内不适,干痒而咳,音低而粗,声出不利,或喉内有灼热疼痛感,伴发热,恶寒,头痛,肢体怠倦,骨节疼痛;舌边微红,苔白或兼黄,脉浮数。常规服用。

2. 治疗喉痹(急性咽炎):证属风热外侵。症见咽干灼热,微痛,吞咽不适,疼痛逐渐加重,以致咽部异物感,或痰涎增多,吞咽困难。常规服用。

3. 治疗乳蛾(扁桃体炎):证属风热外侵。症见咽部疼痛逐渐加重,吞咽和咳嗽疼痛加剧,咽喉干燥,声音嘶哑,核肿大。常规服用。

4. 治疗失音:证属风热外侵。症见声音嘶哑,甚或失音,咽部不适,或疼痛,或伴有发热恶寒等。常规服用。

药物新用

1. 治疗慢性喉炎、慢性咽炎:咽喉部疼痛,吞咽不适,声音嘶哑等。常规服用。

2. 治疗声带炎:声音嘶哑,喉部疼痛。常规服用。

注意事项与禁忌

1. 不适宜外感风寒所致的咽痛。

2. 不宜同服温补性药物。

3. 气虚失音者慎用。

4. 孕妇慎用。

金果含片 典 OTC

药物组成　西青果、蝉蜕、胖大海、地黄、麦冬、玄参、太子参、南沙参、陈皮、薄荷油。

功能主治　养阴生津,清热利咽。用于肺热阴伤所致的咽部红肿,咽痛,口干咽燥;急、慢性咽炎见上述证候者。

剂型规格与用法用量　片剂:每片 0.57 克,含服,每小时 2~4 片,每日 10~20 片。

家庭医疗　应用本品的基本指征:肺脏气阴两虚,虚火上炎,蕴结咽喉,音哑,口干咽燥,咽部红肿,疼痛。

1. 治疗风热喉痹(急性咽炎):证属风热。症见初起咽部干燥灼热,微痛,吞咽不利,其后疼痛加重,咽部有阻塞感。检查可见咽部微红稍肿,腭垂色红、肿胀,喉底红肿,或有颗粒突起,伴发热恶寒,头痛,咳嗽痰黄;舌苔薄白或微黄,脉浮数。常规含服。

2. 治疗虚火喉痹(慢性咽炎):证属肺阴虚。症见咽部不适,微痛,口鼻干燥,咽部有异物感,伴干咳少痰,盗汗,气短乏力,形体消瘦;舌红苔少,脉细数无力。常规含服。

3. 治疗虚火喉痹:(慢性咽炎):证属肾阴虚。症见咽部干涩而痛,吞咽不利,朝轻暮重,伴腰酸膝软,耳鸣耳聋,失眠多梦,盗汗,手足心热;舌红苔少,脉细数无力。常规含服。

4. 治疗慢喉喑(慢性喉炎):证属肺肾阴虚。症见声音低沉费力,讲话不能持久,甚则嘶哑,日久不愈。每因劳累,多说话后症状加重,喉部微痛不适,干燥,喉痒,干咳少痰,常有"清嗓"习惯,当"吭喀"动作后,喉间自觉舒适。检查可见声带微红肿,边缘增厚,喉关、喉底发红,或伴颧红唇赤,头晕耳鸣,虚烦少寐,腰酸膝软,手足心热;舌红苔少,脉细数者。常规含服。

注意事项与禁忌　少数患者用药后偶有恶心、上腹不适感。

金嗓开音丸^{典OTC}

药物组成　金银花、连翘、玄参、板蓝根、赤芍、黄芩、蝉蜕、桑叶、菊花、前胡、牛蒡子、燀苦杏仁、泽泻、僵蚕(麸炒)、胖大海、木蝴蝶。

功能主治　清热解毒,疏风利咽。用于风热邪毒所致的咽喉肿痛,声音嘶哑;急性咽炎、亚急性咽炎、喉炎见上述证候者。

剂型规格与用法用量　水蜜丸:每丸0.1克,口服,每次6~12克,每日2次。

家庭医疗　应用本品的基本指征:咽干疼痛,吞咽咳嗽时加重,咽部异物感,声音嘶哑,甚或失音,言语困难,喉核肿大色红。

1. 治疗喉痹(急性、亚急性咽炎):症见咽干灼热,微痛,吞咽不适,疼痛逐渐加重,或咽部异物感。常规服用。

2. 治疗喉喑(喉炎):咽喉肿痛,声音嘶哑。常规服用。

3. 治疗乳蛾(扁桃体炎):症见咽部干燥疼痛,逐渐加重,吞咽或咳嗽时加重,喉核肿大色红。常规服用。

4. 治疗失音:声音嘶哑,甚或失音,言语困难,咽部不适,或疼痛。常规服用。

注意事项与禁忌

1. 忌烟及辛辣食物。

2. 外感风寒所致咽痛声嘶者慎用。

3. 不宜同服温补性药物。

4. 脾虚便溏者慎用。

金嗓利咽丸^{典OTC}

药物组成　法半夏、枳实(炒)、青皮(炒)、胆南星、橘红、砂仁、豆蔻、槟榔、合欢皮、厚朴(制)、茯苓、六神曲(炒)、木蝴蝶、蝉蜕、紫苏梗、生姜。

功能主治　疏肝理气,化痰利咽。用于痰湿内阻,肝郁气滞所致的咽部异物感,咽部不适,声音嘶哑;声带肥厚见上述证候者。

剂型规格与用法用量　水蜜丸:每丸 0.1 克,口服,每次 6~12 克,每日 2 次。

家庭医疗　应用本品的基本指征:咽喉不利,咽部异物感,咽之不下,咳之不出,痰少难咯,咽喉微痛,声音嘶哑等。

1. 治疗慢喉喑(慢性喉炎):证属肺脾气虚。症见声嘶日久,劳则加重,上午明显,语言低微,讲话费力,不能持久。检查可见咽喉黏膜色淡,声带松弛无力,闭合不良。或伴少气懒言,倦怠乏力,纳呆便溏,唇舌淡红;舌体胖,苔白,脉虚弱者。常规服用。

2. 治疗喉痹(慢性咽炎):证属痰湿蕴肺。症见咳嗽反复发作,尤以晨起咳甚,咳声重浊,痰多,痰黏腻或稠厚成块,色白或带灰色,胸闷气憋,痰出则咳缓、憋闷减轻,常伴体倦,脘痞,腹胀,大便时溏;舌苔白腻,脉濡滑。常规服用。

3. 治疗梅核气:咽喉异物感,如梅核梗阻,咽之不下,咯之不出,时发时止。常规服用。

药物新用

1. 治疗干燥性咽炎:有化痰散结,疏风调肝,清利咽喉之功效。配合维生素 A,常规服用。

2. 治疗咽异感症:本品有燥湿化痰,疏肝理气功效。口服,每次 9 克,每日 2 次。

注意事项与禁忌　忌烟及辛辣食物。

金嗓清音丸^典^{OTC}

药物组成　玄参、地黄、麦冬、石斛、黄芩、牡丹皮、赤芍、蝉蜕、僵蚕(麸炒)、川贝母、泽泻、薏苡仁(炒)、胖大海、薄荷、木蝴蝶、甘草。

功能主治　养阴清肺,化痰利咽。用于肺热阴虚所致的慢性喉瘖,慢喉痹,症见声音嘶哑,咽喉肿痛,咽干;慢性喉炎、慢性咽炎见上述证候者。

剂型规格与用法用量　大蜜丸:每丸 9 克,口服,每次 1~2 丸,每日 2 次;水蜜丸:每丸 0.1 克,口服,每次 6~12 克,每日 2 次。

家庭医疗　应用本品的基本指征:证属阴虚肺热。症见咽部干燥或疼痛,干咳无痰,或五心烦热,或夜间盗汗。

1. 治疗喉痹(咽炎):咽干声嘶,疼痛渐加重,口干舌燥,甚或言语不能。常规服用。

2. 治疗咽喉肿痛:咽部干燥疼痛,干咳少痰,咳时疼痛加重,口干渴。常规服用。

药物新用

1. 治疗慢性喉炎:咽干,声音嘶哑。常规服用。

2. 治疗慢性扁桃体炎:咽干而痛,扁桃体肿大,久病不愈。常规服用。

3. 治疗声带炎:本品清热养阴,消炎止痛,常规服用。

注意事项与禁忌

1. 忌烟及辛辣食物。

2. 不宜同服温补性药物。

3. 孕妇慎用。

金嗓散结丸^典

药物组成 金银花、马勃、木蝴蝶、浙贝母、蝉蜕、板蓝根、蒲公英、醋莪术、醋三棱、燀桃仁、红花、丹参、泽泻、麦冬、玄参、炒鸡内金。

功能主治 清热解毒,活血化瘀,利湿化痰。用于热毒蕴结,气滞血瘀所致的声音嘶哑,声带充血,肿胀;慢性喉炎、声带小结、声带血肉举国上下上述证候者。

剂型规格与用法用量 水蜜丸:每丸0.1克,口服,每次6~12克,每日2次。1个月为一个疗程,一般需2~3个疗程。

家庭医疗 应用本品的基本指征:长期发音不扬,甚至嘶哑失音,声带黯红、黏膜肥厚,有小结节或息肉,或声门闭合不良。

1. 治疗慢喉喑(慢性喉炎):证属气滞血瘀,痰凝。症见声嘶日久,说话吃力,咽喉不适有异物感,常有"清嗓"习惯,胸闷。检查可见声带色黯,有小结或有息肉,常有黏痰附其上;舌黯,脉涩。常规服用。

2. 治疗急喉喑(急性喉炎):证属风热侵袭。症见病起喉内不适,干痒而咳,音低而粗,声出不利,或喉内有灼热疼痛感,伴发热,恶寒,头痛,肢体怠倦,骨节疼痛;舌边微红,苔白或兼黄,脉浮数。常规服用。

3. 治疗气滞血瘀型声嘶:症见息肉色泽紫红;舌苔薄白,脉弱或沉迟。

4. 治疗血瘀痰结型声嘶:症见发音困难,声音嘶哑较甚,咽喉不适。检查可见小结色白质硬;舌苔薄,脉平或沉迟。常规服用。

药物新用 本品具有明显的抑菌、抗炎、镇痛、活血化瘀及改善微循环状态等作用。

1. 治疗声带小结:捣碎,饭前服用,儿童用量酌减。视病情服用1~3个疗程。

2. 治疗声带息肉术后:常规服用。

3. 治疗慢性咽炎:本品具有抗病原微生物、抗病毒、抗炎、解热、解毒、提高机体免疫、抗血小板聚集、利胆、保肝等作用、促进唾液分泌、抗自由基、提高

耐缺氧能力。口服每次 6 克,每日 2 次,连续服用 10 天为一个疗程,可用 1~3
个疗程。

4. 治疗声带白斑:本品具有抑制肉芽组织增生及降低全血黏度、血浆黏
度、纤维蛋白原含量和血小板黏附率,抗慢性炎症及活血化瘀等作用。口服每
次 9 克,每日 3 次,4~8 周为一个疗程。

注意事项与禁忌　孕妇慎服。

咽速康气雾剂

药物组成　牛黄、麝香、冰片、雄黄、蟾酥、珍珠。

功能主治　清热解毒,消肿止痛。用于咽喉肿痛、急性咽喉炎、慢性咽炎
急性发作、急性扁桃体炎。

剂型规格与用法用量　气雾剂:充分振摇,倒置,喷头圆口对准口腔,闭
气,按阀门上端喷头,溶液呈雾状喷入口腔,每次喷 3 下,闭口数分钟,每日 3
次,7 天为一个疗程。

家庭医疗　应用本品的基本指征:咽喉疼痛,咽部红肿,喉底或有颗粒突
起,喉核肿胀,或喉核有红肿或黄白色脓点。

1. 治疗急喉喑(急性喉炎):证属风热侵袭。症见病起喉内不适,干痒而
咳,音低而粗,声出不利,或喉内有灼热疼痛感,伴发热,恶寒,头痛,肢体怠倦,
骨节疼痛;舌边微红,苔白或兼黄,脉浮数。常规应用。

2. 治疗风热喉痹(急性咽炎):证属肺胃热。症见咽部疼痛逐渐加剧,痰
多,吞咽困难,言语艰涩,咽喉梗塞感。检查可见咽部及核红肿,腭垂肿胀,喉
底滤泡肥大,颌下有瘰核,压痛,伴高热,口干喜饮,头剧痛,痰黄黏稠,大便秘
结,小便黄;舌红苔黄,脉数有力。常规应用。

3. 治疗风热乳蛾(急性扁桃体炎):证属邪热传里。症见咽部疼痛剧烈,
连耳根及颌下,吞咽困难,有堵塞感,或有声嘶,喉核红肿,表面或有黄白色
脓点,逐渐连成伪膜,甚则咽峡红肿,颌下有瘰核,压痛明显,伴高热,口渴引
饮,咳嗽痰黄稠,口臭,大便秘结,小便黄赤;舌红苔黄厚,脉洪大而数。常规
应用。

药物新用　治疗慢性咽炎:本品清热解毒,化痰消肿,有抑菌消炎作用。
常规应用,7 天为一个疗程。

注意事项与禁忌

1. 用药后有麻、胀感,一般 30 分钟后可自行消失。

2. 不宜短时间内连续多次喷用。

3. 孕妇忌用。

复方草珊瑚含片^典^{OTC}

药物组成 肿节风浸膏、薄荷脑、薄荷素油。

功能主治 疏风清热,消肿止痛,清利咽喉。用于外感风热所致的喉痹,症见咽喉肿痛,声音嘶哑;急性咽喉炎见上述证候者。

剂型规格与用法用量 片剂:每片 0.44 克(小片)或每片 1 克(大片),含服,小片每次 2 片,大片每次 1 片,每隔 2 小时 1 次,每日 6 次。

家庭医疗 应用本品的基本指征:外感风热所致的咽喉肿痛不利,声音嘶哑,或伴恶寒发热等。

1. 治疗急性喉炎:外感风热后期出现声音嘶哑,咽干咽痛,或有发热恶寒。常规服用。

2. 治疗急性咽炎:咽部疼痛,吞咽时尤甚,或伴有发热恶风寒等,扁桃体可肿大,甚或有脓性分泌物。常规服用。

3. 治疗急性扁桃体炎:证属热邪传里。症见咽部疼痛剧烈,连耳根及颌下,吞咽困难,有堵塞感,或有声嘶,喉核红肿,表面或有黄白色脓点,逐渐连成伪膜,甚则咽峡红肿,颌下有瘰核,压痛明显,伴高热,口渴引饮,咳嗽痰黄稠,口臭,大便秘结,小便黄赤;舌红苔黄厚,脉洪大而数。常规服用。

药物新用 治疗口腔溃疡:本品清热解毒,消肿止痛,消炎抗菌,常规服用。

注意事项与禁忌

1. 不宜与温补性药物同服。

2. 外感风寒所致的咽痛慎用。

桂林西瓜霜^典(胶囊、含片)^{OTC}

药物组成 西瓜霜、黄连、黄芩、黄柏、浙贝母、山豆根、无患子果(炭)、青黛、冰片、煅硼砂、射干、大黄、薄荷脑、甘草。

功能主治 清热解毒,消肿止痛。用于风热上攻,肺胃热盛所致的乳蛾、喉痹、口糜,症见咽喉肿痛,喉核肿大,口舌生疮,牙龈肿痛或出血;急、慢性咽炎,扁桃体炎,口腔炎,口腔溃疡牙龈炎见上述证候者,以及轻度烫伤(表皮未破)。

剂型规格与用法用量 散剂(喷剂):外用,喷、吹或敷于患处,每次适量,每日数次,重症者兼服,每次 1~2 克,每日 3 次,牙痛,喷敷或用药棉沾药填塞龋齿孔中,或抹擦牙肉肿痛处,每日数次。止血:清洁创面,喷敷患处,用纱布包扎。烧、烫伤:用适量食油调本品,涂擦患处,每日数次;胶囊剂:每粒 0.5 克,口服,每次 2~4 粒,每日 3 次,外用,取内容物适量,敷患处,每日数次;含片:每片 0.62 克,含化,每次 2 片,每日 2~5 次,5~7 天为一个疗程。

家庭医疗　应用本品的基本指征:咽喉肿痛、喉核肿大,口舌生疮,牙龈肿痛或出血;急、慢性咽炎,扁桃体炎,口腔炎,口腔溃疡等。

1. 治疗风热喉痹(急性咽炎):证属风热侵袭。症见初起咽部干燥灼热,微痛,吞咽不利,其后疼痛加重,咽部有阻塞感。检查可见咽部微红稍肿,腭垂色红、肿胀,喉底红肿,或有颗粒突起,伴发热恶寒,头痛,咳嗽痰黄;舌苔薄白或微黄,脉浮数。常规应用。

2. 治疗喉痹(慢性喉炎):证属肺胃热。症见咽部疼痛逐渐加剧,痰多,吞咽困难,言语艰涩,咽喉梗塞感。检查可见咽部及喉核红肿,腭垂肿胀,喉底滤泡肿大,颌下有瘰核,压痛。伴高热,口干喜饮,头剧痛,痰黄黏稠,大便秘结,小便黄;舌红,苔黄,脉数有力。常规应用。

3. 治疗乳蛾(急性扁桃体炎):证属风热外侵。症见咽部疼痛,吞咽不利,吞咽时疼痛加剧,咽喉有干燥灼热感,喉核红肿,连及周围咽部,伴发热严寒,头痛,鼻塞,肢体倦怠不适,咳嗽;舌边尖红,苔薄白微黄,脉浮数。常规应用。

4. 治疗鹅口疮:证属心脾积热。症见口腔舌上白屑堆积,周围红较甚,面赤唇红,烦躁不宁,吮乳啼哭,或伴发热,口干或渴,大便秘结,小便短黄;舌红,脉滑数,或指纹紫滞。常规应用。

5. 治疗口疮:证属风热乘脾。症见以口颊、上腭、齿龈、口角溃疡为主,甚则满口糜烂,或疱疹转为溃疡,周围焮红疼痛拒食,烦躁不安,口臭,涎多,小便短黄,大便秘结,或伴发热,咽红;舌红苔薄黄,脉浮数。常规应用。

6. 治疗水火烫伤:证属火热伤津。症见发热,口干欲饮,大便秘结,小便短赤;舌红苔黄,脉数。常规应用。

药物新用　本品清热解毒,消肿止痛,疏风利咽,泻火燥湿,收敛祛腐,止痛。对黏膜无刺激性,溃疡愈合快,口感好。

1. 治疗疱疹性口腔炎:本品散剂 2.5 克与思密达 3.0 克,混匀后喷涂疱疹处,每日 3 次。

2. 治疗耳鼻部湿疹:用 1/1000 洁尔灭棉球清理病变部位结痂及渗液后,将本品散剂喷于患处,每日 2 次。

3. 治疗带状疱疹:依据皮损面积大小,取本品散剂或胶囊剂适量,如患处疱疹未破溃,可用适量香油将药粉调和成稀糊状,每日涂敷 3 次;若疱疹已溃破,可将药粉直接喷敷于皮损处,每日 3 次。

4. 治疗单纯性疱疹:先用 75% 酒精清洗患处,再喷本品散剂,每日 2~3 次。

5. 治疗中耳炎:用过氧化氢或生理盐水清洗患耳耳道,拭干,将本品散剂对准耳道将药粉喷入患处,每日 2 次。

6. 治疗慢性非特异性溃疡性结肠炎:本品散剂或胶囊剂 3~6 克加生理盐水 80~150 毫升溶解,每日睡前保留灌肠 1 次,15~30 天为一个疗程。

7. 治疗肛裂:每日便后用1:5000高锰酸钾水坐浴,然后将本品散剂喷于局部,外盖无菌纱布,每日1次。2周为一个疗程。

8. 治疗阴痒:每晚睡前清洗外阴后,将本品散剂喷洒于外阴及阴道内,每日1次,连续7天,经期停用。

注意事项与禁忌

1. 喷药时不要吸气,防止药粉进入气管引起呛咳。用药后半小时内不得进食、饮水。

2. 不宜同服滋补性中药。

3. 扁桃体已化脓或口糜严重者应去医院就诊。

4. 发热体温超过38.5℃时应去医院就诊。

健民咽喉片 典OTC

药物组成 玄参、麦冬、蝉蜕、诃子、桔梗、板蓝根、胖大海、地黄、西青果、甘草、薄荷素油、薄荷脑。

功能主治 清利咽喉,养阴生津,解毒泻火。用于热盛津伤,热毒内盛所致的咽喉肿痛,失音及上呼吸道炎症。

剂型规格与用法用量 片剂:每片0.195克(小片),0.292克(大片),含服,每次2~4片(小片),或每次2片(大片),每隔1小时1次。

家庭医疗 应用本品的基本指征:咽部疼痛,吞咽或咳嗽时疼痛加剧,声音嘶哑,言语艰涩。

1. 治疗喉痹(咽炎):咽干灼热,微痛,吞咽不适,疼痛逐渐加重,咽部异物感,或痰涎增多,吞咽困难,言语艰涩等。常规服用。

2. 治疗乳蛾(扁桃体炎):咽部疼痛逐渐加重,吞咽和咳嗽时疼痛加剧,咽喉干燥,声音嘶哑,喉核肿大,或表面有脓性分泌物,重者高热口渴;舌红苔黄,脉滑数。常规服用。

注意事项与禁忌 声哑咽痛伴有其他症状,应去医院就诊。

黄氏响声丸 典OTC

药物组成 薄荷、连翘、蝉蜕、儿茶、浙贝母、胖大海、桔梗、川芎、酒大黄、诃子肉、甘草、薄荷脑。

功能主治 疏风清热,化痰散结,利咽开音。用于风热外束,痰热内盛所致的急、慢性喉痹,症见声音嘶哑,咽喉肿痛,咽干灼热,咽中有痰,或寒热头痛,或便秘尿赤;急、慢性喉炎及声带小结、声带息肉初起见上述证候者。

剂型规格与用法用量 炭衣丸:每丸0.133克,饭后服用,每次6丸,每日3次,儿童减半;糖衣浓缩水丸:每丸0.04克,饭后服,每次20丸,每日3次。

家庭医疗 应用本品的基本指征:实热性咽部疾患,声音嘶哑,咽喉肿痛,喉中痰鸣,或寒热头痛,或便秘尿赤。

1. 治疗失音:声音嘶哑,甚或失音,或寒热头痛。常规服用。

2. 治疗咽痛:咽部疼痛,吞咽困难,或伴有发热重。常规服用。

3. 治疗乳蛾(扁桃体炎):咽部疼痛,吞咽时尤甚,检查可见喉核肿大,或有脓性分泌物,或伴发热恶寒。常规服用。

药物新用

1. 治疗急性咽炎:咽部疼痛,红肿,吞咽时疼痛加剧。常规服用。

2. 治疗急性喉炎:咽喉部疼痛,声音嘶哑,甚或失语。常规服用。

3. 治疗急性声带炎:声音嘶哑或失音。常规服用。

4. 治疗声带息肉或声带小结初期:常规服用。

5. 治疗习惯性便秘:常规服用,于清晨用淡盐水 250 毫升送服,10 天为一个疗程。

注意事项与禁忌

1. 不宜与温补性药物同服。

2. 外感风寒者慎用。症见恶寒发热,鼻流清涕等。

3. 胃寒便溏者慎用。

4. 声带小结、息肉较重者,应去医院就诊。

5. 孕妇慎用。

银黄口服液^{典OTC}
(颗粒^{典OTC}、胶囊^{OTC}、软胶囊、片^{典OTC}、含片^{OTC}、含化片^{OTC})

药物组成 金银花提取物、黄芩提取物。

功能主治 清热疏风,利咽解毒。用外感风热,肺胃热盛所致的咽干、咽痛、喉核肿大,口渴,发热;急慢性扁桃体炎、急性咽炎、上呼吸道感染见上述证候者。

剂型规格与用法用量 口服液:每支 10 毫升,口服,每次 10~20 毫升,每日 3 次;颗粒剂:每袋 2 克(无糖型),或 4 克(无糖型),开水冲服,每次 1~2 袋,每日 2 次;胶囊剂:每粒 0.3 克,口服,每次 2~4 粒,每日 4 次;软胶囊剂:每粒 0.5 克,口服,每次 2~4 粒,每日 4 次;片剂:每片 0.25 克,口服,每次 2~4 片,每日 4 次;含片或含化片:每片 0.65 克,含化,每次 1~2 片,每日 6~8 次。

家庭医疗 应用本品的基本指征:发热恶寒,咽喉肿痛,吞咽尤甚,局部红肿,或已化脓。

1. 治疗发热:外感风热,发热头痛,或高热不退,或大便干结,鼻塞流涕,食欲减退,食少体倦,大便干结。常规服用。

2. 治疗咽痛:外感风热,咽喉肿痛,吞咽尤甚,发热恶寒,高热不退,局部色红肿胀,或已化脓,或伴有头痛。常规服用。

药物新用

1. 治疗流行性感冒:发热头痛,鼻塞流涕,体倦神疲。常规服用。
2. 治疗急、慢性扁桃体炎:扁桃体红肿疼痛,吞咽痛甚。常规服用。
3. 治疗急、慢性咽炎:咽部红肿疼痛,吞咽加重。常规服用。

注意事项与禁忌

1. 不宜与温补性药物同服。
2. 脾气虚寒者慎用。
3. 扁桃体化脓或高热不退,应去医院就诊。

清喉咽合剂^典(颗粒) OTC

药物组成 连翘、黄芩、地黄、麦冬、玄参。

功能主治 养阴,清咽,解毒。用于急性扁桃体炎、咽峡炎、局限性咽白喉、轻度中毒型白喉。

剂型规格与用法用量 口服液:每支10毫升,口服,第一次20毫升,以后每次10~15毫升,每日4次,小儿酌减;颗粒剂:每袋18克,开水冲服,第一次2袋,以后每次1袋,每日4次,小儿酌减。

家庭医疗 应用本品的基本指征:咽喉疼痛,或咽痒音哑,失音等。

1. 治疗乳蛾(急性扁桃体炎):证属邪热传里。症见咽部疼痛剧烈,连耳根及颌下,吞咽困难,有堵塞感,或有声嘶,喉核红肿,表面或有黄白色脓点,逐渐连成伪膜,甚则咽峡红肿,颌下有瘰核,压痛明显,伴高热,口渴引饮,咳嗽痰黄稠,口臭,大便秘结,小便黄赤;舌红苔黄厚,脉洪大而数。常规服用。

2. 治疗喉痹(急性咽炎):证属肺胃热。症见咽部疼痛逐渐加剧,痰多,吞咽困难,言语艰涩,咽喉梗塞感。检查可见咽部及喉核红肿,腭垂肿胀,喉底滤泡肿大,颌下有瘰核,压痛,伴高热,口干喜饮,头剧痛,痰黄黏稠,大便秘结,小便黄;舌红苔黄,脉数有力。常规服用。

3. 治疗急喉喑(急性喉炎):证属风热侵袭。症见病起喉内不适,干痒而咳,音低而粗,声出不利,或喉内有灼热疼痛感,伴发热,恶寒,头痛,肢体怠倦,骨节疼痛;舌边微红,苔白或兼黄,脉浮数。常规服用。

4. 治疗咽白喉:症见咽痛,吞咽不便,咳嗽,继而或有声嘶或呼吸急促,甚则高烧,烦躁,脉速,呼吸困难,精神萎靡以至衰竭,咽部组织充血肿胀,有灰白色或灰黄色假膜覆盖于扁桃体及其周围组织上,边界分明,附着较紧且不易去除,若强行撕去则有出血,口腔有腐臭味,咽白喉的假膜可蔓延至鼻咽或喉咽部,有3/4的咽白喉伴喉白喉,常伴颈淋巴结肿大、软组织炎症而致颈增粗,俗称"牛颈"。常规服用。

药物新用　治疗轻度中毒型白喉,急性扁桃体炎,咽峡炎:本品对革兰氏阳性菌,多种真菌、白色葡萄球菌、枯草杆菌、大肠杆菌、伤寒杆菌、溶血性链球菌、绿脓杆菌、肺炎双球菌等有杀灭和抑制作用。常规服用。

喉症丸

药物组成　人工牛黄、板蓝根、猪胆汁、雄黄、冰片、硼砂、蟾酥、玄明粉、青黛、百草霜。

功能主治　清热解毒,消肿止痛。用于咽炎、喉炎、扁桃体炎,以及一般疮疖肿毒。

剂型规格与用法用量　微丸:每224粒重1克,含化,3~10岁每次3~5粒,成人每次5~10粒,每日2~3次。外用,凉开水化开后,涂于疮疖红肿热痛处,每日数次。

家庭医疗　应用本品的基本指征:咽喉疼痛,喉核红肿,或有黄白色脓点,兼有全身风热症状,或声音不扬,甚至嘶哑失音,发病较急,伴外感症状,局部有声带红肿,以及一般疮疖肿毒等。

1. 治疗风热喉痹(急性咽炎):证属肺胃热。症见咽部疼痛逐渐加剧,痰多,吞咽困难,言语艰涩,咽喉梗塞感。检查可见咽部及喉核红肿,腭垂肿胀,喉底滤泡肿大,颌下有瘰核,压痛,伴高热,口干喜饮,头剧痛,痰黄黏稠,大便秘结,小便黄;舌红苔黄,脉数有力。常规服用。

2. 治疗急喉喑(急性喉炎):证属风热侵袭。症见病起喉内不适,干痒而咳,音低而粗,声出不利,或喉内有灼热疼痛感,伴发热,恶寒,头痛,肢体怠倦,骨节疼痛;舌边微红,苔白或兼黄,脉浮数。常规服用。

3. 治疗风热乳蛾(急性扁桃体炎):证属邪热传里。症见咽部疼痛剧烈,连耳根及颌下,吞咽困难,有堵塞感,或有声嘶,喉核红肿,表面或有黄白色脓点,逐渐连成伪膜;甚则咽峡红肿,颌下有瘰核,压痛明显。伴高热,口渴引饮,咳嗽痰黄稠,口臭,大便秘结,小便黄赤;舌红苔黄厚,脉洪大而数。常规服用。

4. 治疗疖:证属热毒蕴结,气实火盛。症见轻者疖肿只有1~2个,也可散发全身,或簇集一处,或此愈彼起,伴发热,口渴,溲赤,便秘;舌红苔黄,脉数。常规服用。

5. 治疗疔:证属热毒蕴结。症见疮形如粟粒,或痒或麻,可见红肿热痛,肿胀范围3~6厘米,顶高根深坚硬;伴恶寒发热;舌红苔黄,脉数。常规服用。

药物新用

1. 治疗急性牙周炎、冠周炎:常规服用。

2. 治疗带状疱疹:取本品150粒,食醋适量,调成糊状后外敷于皮疹处,每日 2 次,7 天为一个疗程。

3. 治疗局部溃疡:用 75% 酒精消毒溃疡局部及周围,取本品研末,均匀撒布溃疡面上,纱布覆盖,胶布固定,每天换药 1 次,一般 4 天可获显效。

4. 治疗虫咬蜂螫、皮炎、丘疹样荨麻疹、毛囊炎:本品研末水调涂患处。

注意事项与禁忌

1. 不可过量服用。

2. 疮已溃破者不可外敷。

3. 孕妇忌服。

锡类散

药物组成　青黛、人工牛黄、冰片、壁钱炭、珍珠、象牙屑、人指甲。

功能主治　清热解毒,消肿止痛。用于内有蕴热,外感时邪引起的温疫白喉,咽喉肿痛,喉风乳蛾,牙痛,口舌溃烂。治疗扁桃体炎、急性会厌炎、口腔溃疡、鹅口疮。

剂型规格与用法用量　散剂:外用,取药少许吹撒患处,每日 2~3 次。

家庭医疗　应用本品的基本指征:咽喉肿痛、牙痛、扁桃体肿大化脓等。

1. 治疗白喉:症见犬吠样咳嗽,声音嘶哑甚至失音,若伴有鼻和咽白喉,尤其咽白喉,症状更严重,可见全身中毒症状,常并发中毒性心肌炎、肾炎、周围神经炎或脑神经损害。常规应用。

2. 治疗乳蛾(扁桃体炎):证属邪热传里。症见咽部疼痛剧烈,连耳根及颌下,吞咽困难,有堵塞感,或有声嘶,喉核红肿,表面或有黄白色脓点,逐渐连成伪膜,甚则咽峡红肿,颌下有瘰核,压痛明显,伴高热,口渴引饮,咳嗽痰黄稠,口臭,大便秘结,小便黄赤;舌红苔黄厚,脉洪大而数。常规应用。

药物新用

1. 治疗口腔溃疡:喷覆患处。

2. 治疗手足口病:涂擦口腔患处,每日 3 次,3 天为一个疗程。

3. 治疗湿疹:本品加滑石、熟石膏、黄连等,以粉剂或油剂的形式外涂患处。

4. 治疗臁疮:加麻油适量调成膏,敷患处,外用无菌敷料覆盖,每日换药 1 次。

5. 治疗慢性糜烂性胃炎:常规治疗的同时,加服本品 0.5 克,餐前 1 小时温开水送服,每日 3 次,14 天为一个疗程,连续用药 2 个疗程。

6. 治疗胃及十二指肠溃疡:单用或配合其他药物使用。单用取本品 2 管,溶于 10 毫升凉开水中口服,每日 2 次。夜间疼痛者睡前加服 1 次。亦可用本品和白及粉配制成混悬液,通过内镜直接用药于胃肠内溃疡创面上。

7. 治疗慢性非特异性溃疡性结肠炎、慢性菌痢、伪膜性肠炎、放射性直肠炎、结肠气囊肿等:直接喷入或灌肠。每次 0.6~1.2 克,每日 1 次。15 天为一个疗程,一般 2 个疗程,重者 3 个疗程。

8. 治疗内痔出血:睡前温开水冲服本品 6 克,翌日便后将本品油膏(浓度30%)棉条填肛内。

9. 治疗肛裂:每日大便后将本品少许倒入手纸上,敷于裂口稍加压迫即可。

10. 治疗外阴瘙痒、外阴感染溃疡、慢性宫颈炎、宫颈糜烂等:用 1‰新洁尔灭溶液常规消毒外阴,拭净宫颈黏液及阴道分泌物,然后将本品喷散于患处,每日 1 次。

口腔溃疡散^{典OTC}

药物组成　青黛、枯矾、冰片。

功能主治　清热,消肿,止痛。用于火热内蕴所致的口舌生疮,黏膜破溃,红肿灼痛;复发性口疮、急性口炎见上述证候者。

剂型规格与用法用量　散剂:每瓶 3 克,用消毒棉球蘸药少许涂擦患处,每日 2~3 次。

家庭医疗　应用本品的基本指征:热证实证之口腔黏膜溃疡,疼痛难忍,口水不断,溃疡面色红。

1. 治疗口腔溃疡:症见黏膜糜烂溃破,疼痛难忍,遇热加重,口水频流,溃疡面色红;舌红苔黄腻,脉滑数。常规应用。

2. 治疗牙龈脓肿:症见牙龈肿胀,色红痛甚,时有跳痛,局部色红,进食疼痛加重;舌红苔黄厚腻,脉滑数。常规应用。

药物新用　本品清热解毒,消炎止痛。

1. 治疗急性咽炎:适量含服。

2. 治疗急性扁桃体炎:含服或喷涂患处。

注意事项与禁忌　本品为外用药,一般不内服。

利咽解毒颗粒^{典OTC}

药物组成　板蓝根、金银花、连翘、薄荷、牛蒡子(炒)、焦山楂、桔梗、大青叶、僵蚕、玄参、黄芩、生地黄、天花粉、大黄、麦冬、浙贝母。

功能主治　清肺利咽,解毒退热。用于外感风热所致的咽痛,咽干,喉核红肿,两腮肿痛,发热恶寒;急性扁桃体炎、腮腺炎见上述证候者。

剂型规格与用法用量　颗粒剂:每袋 20 克(含糖型)、6 克(无糖型),开水冲服,每次 1 袋,每日 3~4 次。宜饭后服用。

家庭医疗　应用本品的基本指征:咽部肿痛,咽干舌燥,声音嘶哑,口舌生疮,大便干结;舌红苔黄厚,脉滑数。

1. 治疗喉痹(急性咽炎):证属风热。症见咽部疼痛,吞咽时加重,或伴有发烧,咽部弥漫性充血,口干渴,小便色黄,大便干;舌红苔黄或腻,脉滑数。常规服用。

2. 治疗乳蛾(急性扁桃体炎):证属风热。症见咽部肿痛,发热恶寒,或伴有头痛,扁桃体肿大,充血明显,脓性分泌,小便黄,大便干;舌红苔黄厚,脉滑数。常规服用。

3. 治疗口腔溃疡:症见口腔疼痛,口腔黏膜有溃疡面,色鲜红,流口水多,进食时痛甚,小便黄,大便干;舌红苔黄,脉数。常规服用。

4. 治疗鼻窦炎:症见鼻塞流脓涕,头痛较重,或发烧,小便色黄,大便干;舌红苔黄厚,脉滑数。常规服用。

药物新用

1. 治疗急性支气管炎:本品清热利咽,抗菌消炎。常规服用。

2. 治疗白喉:本品清热杀菌,对咽白喉初起有效。常规服用。

注意事项与禁忌

1. 外感风寒者忌用。

2. 糖尿病患者宜用无糖型。

金莲花颗粒^典(胶囊^典、片^典、分散片、咀嚼片、口服液^典) OTC

药物组成 金莲花。

功能主治 清热解毒。用于风热邪毒袭肺,热毒内盛引起的上呼吸道感染、咽炎、扁桃体炎。

剂型规格与用法用量 颗粒剂:每袋8克,开水冲服,每次1袋,每日2~3次;胶囊剂:每粒0.35克,口服,每次4粒,每日2~3次;片剂:每片0.31克,口服,每次3~4片,每日3次;分散片:每片0.7克,加水分散后口服或直接嚼碎服,每次3片,每日2~4次;咀嚼片:每片0.55克,咀嚼,每次4片,每日2~3次;口服液:每支10毫升,口服,每次1支,每日3次,用时摇匀。

家庭医疗 应用本品的基本指征:咽部疼痛,发热,口干口渴,局部红肿。

1. 治疗风热喉痹(急性咽炎):证属风热外侵。症见咽部疼痛,或发热,口干口渴,咽部弥漫性充血;舌淡红,苔薄黄,脉滑数。常规服用。

2. 治疗风热乳蛾(急性扁桃体炎):证属风热外侵。症见咽部疼痛剧烈,连耳根及颌下,吞咽困难,有堵塞感,或有声嘶,喉核红肿,表面或有黄白色脓点,逐渐连成伪膜,甚则咽峡红肿,颌下有瘰核,压痛明显,伴高热,口渴引饮,咳嗽痰黄稠,口臭,大便秘结,小便黄赤;舌红苔黄厚,脉洪大而数。常规服用。

3. 治疗咽部疼痛:证属风热外侵。症见吞咽不利,吞咽时疼痛加剧,咽喉有干燥灼热感,喉核红肿,连及周围咽部。伴发热严寒,头痛,鼻塞,肢体倦怠不适,咳嗽;舌边尖红,苔薄白微黄,脉浮数。常规服用。

注意事项与禁忌 如疑有咽部肿物所致疼痛,应去医院就诊。

青黛散^{OTC}

药物组成 青黛、冰片、儿茶、黄连、人中白、薄荷、硼砂(煅)、甘草。

功能主治 清热解毒,消肿止痛。用于口疮,咽喉肿痛。

剂型规格与用法用量 散剂:每瓶 1.5 克,先用凉开水或盐水漱口,清洗口腔,然后将药物少许吹撒患处,每次适量,每日 2~3 次。

家庭医疗 应用本品的基本指征:口舌生疮,红肿热痛,咽部肿痛,吞咽时加重,牙龈出血,心烦口苦,小便黄;舌红少苔,脉数。

1. 治疗口疮:口腔黏膜溃破,形成溃疡,心烦口苦,局部疼痛。常规应用。

2. 治疗舌疮:舌面生疮,或溃疡,或尖刺,疼痛,进食时加重。常规应用。

3. 治疗咽喉肿痛:咽部红肿,疼痛,或有脓性分泌物;舌红苔黄,脉细数。常规应用。

4. 治疗牙龈出血:牙龈红肿,出血,溢脓,痒痛,口臭。常规应用。

5. 治疗乳蛾(扁桃体炎):喉蛾红肿,表面有脓,疼痛,吞咽时加重,或伴有恶寒发热。常规应用。

药物新用

1. 治疗口腔炎:证属实热。常规应用。

2. 治疗舌炎:舌面生疮,疼痛,进食时尤甚。常规应用。

3. 治疗急性咽炎:咽部红肿疼痛,咽干咽痒。常规应用。

4. 治疗外痔:用凡士林调本品成膏状,外敷。

5. 治疗乳头糜烂:将乳头洗净,用本品加麻油少许调敷患处,以纱布固定,每日 3 次。

6. 治疗颈淋巴结核:埋置疗法,天鼎穴埋入本品约 0.1 克,皮肤不需缝合,加盖无菌敷料后胶布固定,6 日后即可取掉敷料。

7. 治疗尿布皮炎:研细末,茶油和匀,调敷患处,每日 3~5 次。

8. 治疗慢性结肠炎:本品 2.5~5 克,加水 40~60 毫升,保留灌肠,每晚 1 次。

9. 治疗足癣:本品调涂患处,每日 2 次。

10. 治疗肛门湿疹:以苦参汤坐浴后,搽拭本品,每晚 1 次,一般 7 日愈。

11. 治疗龟头溃疡:本品加麻油调成稀糊状,敷患处,每日数次,现调现用,10 天为一个疗程。

注意事项与禁忌

1. 防止药粉进入气管引起呛咳。

2. 不宜与温补性药物同服。

3. 阴虚,虚火上炎者慎用。

4. 孕妇慎用。

复方黄芩片^{OTC}

药物组成　黄芩、十大功劳、穿心莲、虎杖。

功能主治　清热解毒,凉血消肿。用于咽喉肿痛,口舌生疮。

剂型规格与用法用量　片剂:每片 0.33 克,口服,每次 4 片,每日 3~4 次。

家庭医疗　应用本品的基本指征:咽喉肿痛,吞咽困难,口舌生疮。

1. 治疗咽喉肿痛:咽部肿痛,吞咽时加重,或伴有发热,扁桃体可肿大,或有脓性分泌物。常规服用。

2. 治疗口疮:症见口腔内疼痛,进食冷热时均可加重,检查可见口腔内或黏膜上有溃疡面等。常规服用。

3. 治疗外感发热:症见发热恶风寒,鼻塞头痛,咽部疼痛,咳嗽,咽痒,或伴有汗出。常规服用。

4. 治疗痈疮:症见局部红肿疼痛,触压加重,疼痛为搏动性,可伴有寒战发烧等。常规服用。

药物新用

1. 治疗急性扁桃体炎:咽喉肿痛。常规服用。

2. 治疗蜂窝织炎:常规服用。

注意事项与禁忌　不宜与温补性药物同服。

穿心莲片(胶囊、内酯滴丸)^{典OTC}

药物组成　穿心莲(滴丸为穿心莲内酯)。

功能主治　清热解毒,凉血消肿。用于邪毒内盛,感冒发热,咽喉肿痛,口舌生疮,顿咳劳嗽,泄泻痢疾,热淋涩痛,痈肿疮疡,毒蛇咬伤。内酯滴丸:清热解毒,抗菌消炎。用于上呼吸道感染,细菌性痢疾。

剂型规格与用法用量　片剂:小片(每片含穿心莲干浸膏 0.105 克),大片(每片含穿心莲干浸膏 0.21 克),口服,每次 2~3 片(小片),每日 3~4 次,或每次 1~2 片(大片),每日 3 次;胶囊剂:每粒 0.55 克(含穿心莲干浸膏 0.105 克),口服,每次 2~3 粒,每日 3~4 次;内酯滴丸:每袋 0.6 克(含穿心莲内酯 0.15 克),口服,每次 1 袋,每日 3 次,儿童减半。

家庭医疗　应用本品的基本指征:咽痛咽干,咳时尤甚,口舌生疮,疼痛难忍,发热等。

1. 治疗急性扁桃体炎:咽部疼痛难忍,发烧头痛,咽干口苦,扁桃体充血肿大,甚者有脓性分泌物;舌红苔黄腻,脉滑数。常规服用。

2. 治疗口腔溃疡:口腔上有溃疡面,色红润,或溃面周围红润,疼痛难忍,进食时尤甚;舌红苔黄,脉滑数。常规服用。

3. 治疗口疮:口舌生疮,糜烂疼痛难忍,口水频流;舌尖嫩红有刺,苔黄,脉数。常规服用。

药物新用

1. 治疗流感:身热头痛,汗出热不解;舌红,苔黄厚腻,脉滑数。常规服用。

2. 治疗肺热咳喘:咳喘频作,咳痰黏稠色黄;舌红苔黄,脉数。常规服用。

3. 治疗湿热泻痢:便稀薄有脓血,里急后重,肛门灼热,或身热,舌红,苔黄腻,脉滑数。常规服用。

注意事项与禁忌

1. 外感风寒者忌用。

2. 如出现心悸胸闷,痰中带血,应去医院就诊。

热毒清片^{OTC}

药物组成　重楼、板蓝根、蒲公英、冰片、甘草。

功能主治　清热解毒,消肿散结。用于感冒发烧,咽喉肿痛。

剂型规格与用法用量　片剂:每片0.3克,口服,每次3~4片,每日3次。

家庭医疗　应用本品的基本指征:外感发热,头痛身痛,鼻塞流涕,咽喉肿痛,吞咽困难。

1. 治疗感冒:证属风热外侵。症见发热恶寒,头痛鼻塞,咽部疼痛,吞咽时加重,检查可见咽部充血色红,喉核增大。常规服用。

2. 治疗咽痛:证属风热外侵。症见咽部疼痛,身体发热,吞咽时疼痛加重,局部充血,喉核增大,或有脓点。常规服用。

药物新用　本品有抗炎杀菌作用,对上呼吸道感染有疗效。

1. 治疗急性上呼吸道感染:发热恶寒,鼻塞头痛。常规服用。

2. 治疗急性扁桃体炎:扁桃体红肿疼痛,吞咽痛甚。常规服用。

3. 治疗急、慢性咽炎:咽部红肿疼痛。常规服用。

注意事项与禁忌

1. 不宜与温补性药物同服。

2. 外感风寒者忌用。症见声嘶咽痛,初起兼见恶寒发热,鼻流清涕等。

3. 孕妇慎用。

清咽丸^典(片)^{OTC}

药物组成　桔梗、北寒水石、薄荷、诃子肉、乌梅肉、青黛、煅硼砂、冰片、甘草。

功能主治　清热利咽,生津止渴。用于肺胃热盛所致的咽喉肿痛,声哑失音,口舌干燥,咽下不利。

剂型规格与用法用量　大蜜丸:每丸6克,口服或含化,每次1丸,每日2~3次;片剂:每片0.25克,口服,每次4~6片,每日2次。

家庭医疗　应用本品的基本指征:咽部不适或疼痛,声音嘶哑,甚或失音,或口舌生疮;舌红苔黄,脉数。

1. 治疗急性咽炎:症见咽部疼痛,遇热加重,咽喉部充血肿胀,咽干口渴,甚者咽部有滤泡,色鲜亮;舌红苔黄,脉滑数。常规服用。

2. 治疗慢性咽炎:证属热证实证。咽部不适,有异物感,咽痛咽干,口干口渴,咽部可有充血,或有滤泡;舌红少津,苔白干燥,脉细数。常规服用。

3. 治疗急性喉炎:症见咽喉肿痛,声音嘶哑,重者失音,呼吸可出现鸡鸣声,检查可见声带痉挛或喉头水肿,咽干口渴舌燥;舌红,苔黄或黄厚,脉滑数。常规服用。

药物新用　治疗口疮:本品清热利咽,敛疮生肌,常规服用。

注意事项与禁忌

1. 忌食烟、酒、辛辣之物。

2. 肺脾气虚不宜服用。表现为声嘶日久,逐渐加重,语音低微,倦怠乏力。

3. 孕妇忌服。

藏青果颗粒 ^OTC（喉片）

药物组成　藏青果。

功能主治　清热,利咽,生津。用于慢性咽炎、慢性喉炎、慢性扁桃体炎。

剂型规格与用法用量　颗粒剂:每袋15克,开水冲服,每次1袋,每日3次;片剂:每片0.5克(成人片每片含干浸膏40毫克,小儿片每片含干浸膏20毫克),含服,每次2~3片(成人片)或1~2片(小儿片),每日4~6次。

家庭医疗　应用本品的基本指征:咽干咽痛,咽部不适,或有异物感,伴有口干口渴,声音嘶哑,舌红少津,苔少,脉细数。

1. 治疗慢性咽炎:咽部不适,有异物感,咽痛咽干,口干口渴,咽部可有充血,或有滤泡;舌红少津,苔白干燥,脉细数。常规服用。

2. 治疗慢性喉炎:声音嘶哑,或失音,或伴有咳嗽,咽干咽痛,或喉中有"鸡鸣"声;舌红少津,脉细数。常规服用。

3. 治疗慢性扁桃体炎:咽干咽痛,时轻时重,干咳少痰,扁桃体肿大明显,但充血不明显,表现为色淡,或时有发热;舌淡,苔白或少苔,脉细数。常规服用。

药物新用

1. 治疗慢性口腔溃疡:口腔内长期溃疡不愈,疼痛较轻,溃面色淡;舌淡红,苔白脉细数。常规服用。

2. 治疗急性肠炎:颗粒剂,常规服用。

3. 治疗细菌性痢疾:颗粒剂,常规服用。

注意事项与禁忌

1. 外感风寒者忌用。

2. 声哑咽痛同时伴有心悸胸闷、咳嗽气喘、痰中带血,应去医院就诊。

第33节　耳鼻病用药

鼻为肺之外窍,以通为用,故鼻病多鼻塞。感冒后鼻塞,可用宣肺通窍之法。临床常选用鼻炎片、鼻炎康片、千柏鼻炎片等;若伴有流黄鼻涕,头痛头昏等症状,可用通鼻清窍之法,选用藿胆丸、鼻渊丸等。

耳病主要有肝胆火盛,肝经湿热,肝肾阴虚,气虚不固等证型。均可引起头晕目眩,头昏眼花,耳鸣耳聋等。肝胆火盛可选用耳聋通窍丸、泻青丸,肝经湿热,耳内生疮可选用滴耳油,肝肾阴虚可选用耳聋左慈丸,气虚不固可选用益气聪明丸等。

千柏鼻炎片(胶囊)典OTC

药物组成　千里光、卷柏、决明子、麻黄、羌活、川芎、白芷。

功能主治　清热解毒,活血祛风,宣肺通窍。用于风热犯肺,内郁化火,凝滞气血所致的鼻塞,鼻痒气热,流涕黄稠,或持续鼻塞,嗅觉迟钝;急慢性鼻炎、急慢性鼻窦炎见上述证候者。

剂型规格与用法用量　片剂:每片0.25克或0.44克,口服,每次3~4片,每日3次;胶囊剂:每粒0.5克,口服,每次2粒,每日3次。

家庭医疗　应用本品的基本指征:外感风热之邪,入里内郁化火,鼻塞鼻痒,时轻时重,流涕黄稠,或持续鼻塞,嗅觉迟钝。

1. 治疗伤风鼻塞(急性鼻炎):证属风寒外袭。症见恶寒发热,头痛,不闻香臭,鼻黏膜肿胀淡红,鼻塞较重,喷嚏频作,涕多清稀,语音闷重,头痛,口淡不渴;舌淡苔薄白,脉浮紧。常规服用。

2. 治疗鼻窒(慢性鼻炎):证属肺热蕴积。症见交替性鼻塞,时轻时重,鼻涕色黄而稠,遇热加重,鼻黏膜充血明显,色红较深,鼻孔干燥,呼气灼热,头痛或胀,口干欲饮,大便秘结;舌红,苔黄少津,脉滑数。常规服用。

药物新用

1. 治疗急性鼻窦炎:本品醒鼻通窍,消炎抗菌,常规服用。

2. 治疗慢性鼻窦炎:鼻塞流涕,或浊或清,量较少,头痛呈持续性,痛势隐隐,影响学习和日常工作。常规服用。

注意事项与禁忌 不宜与温补性药物同服。

辛夷鼻炎丸 ⓄⓉⒸ

药物组成 辛夷、苍耳子、鹅不食草、白芷、防风、紫苏叶、薄荷、板蓝根、鱼腥草、菊花、广藿香、三叉苦、甘草。

功能主治 祛风,清热,解毒。用于鼻炎。

剂型规格与用法用量 浓缩水丸:每袋3克,口服,每次3克,每日3次。

家庭医疗 应用本品的基本指征:鼻塞,或流清涕,或流浊涕,或流涕黏稠,鼻孔处色红疼痛,或发热,或咳吐黏稠痰,恶风;舌红苔白,脉浮数。

1. 治疗感冒鼻塞:证属寒热并存,或风寒表证未解入里化热。症见发热恶风寒,无汗或微汗,鼻塞流涕清稠,常伴头痛;舌淡苔薄黄,脉浮数。常规服用。

2. 治疗鼻炎:症见鼻塞流稠涕,夜间尤甚,以口代鼻呼吸,头昏沉,或发热恶风,遇风加重;舌淡苔薄黄,脉浮数。常规服用。

3. 治疗过敏性鼻炎:症见鼻塞突然出现,迅速缓解,遇风寒、花粉、冷空气、异味等可诱发,脱离上述环境可迅速缓解。常规服用。

药物新用

1. 治疗鼻窦炎:常规服用。

2. 治疗支气管炎:常规服用。

3. 治疗上呼吸道感染:常规服用。

注意事项与禁忌 服药后如感觉唇部麻木应停用。

辛芳鼻炎胶囊 ⓄⓉⒸ

药物组成 辛夷、白芷、薄荷、荆芥穗、防风、细辛、枳壳(炒)、蔓荆子(炒)、水牛角浓缩粉、黄芩、柴胡、菊花、龙胆、川芎、桔梗。

功能主治 发表散风,清热解毒,宣通鼻窍。用于慢性鼻炎,鼻窦炎。

剂型规格与用法用量 胶囊剂:每粒0.25克,口服,每次6粒,每日2~3次。

家庭医疗 应用本品的基本指征:鼻塞流涕,头痛而兼有表证。

1. 治疗慢性鼻炎:鼻塞不通,头痛时轻时重,流涕黏浊,浊涕出后头痛可减,时有发热恶寒等表证。常规服用。

2. 治疗慢性鼻窦炎:持续头痛,痛以钝痛或闷痛为主,常流浊涕。常规服用。

药物新用

1. 治疗头痛:胀痛,伴心烦。本品可疏肝理气止痛。常规服用。

2. 治疗支气管哮喘:本品清热消炎,定痉止喘。常规服用。

注意事项与禁忌

1. 属寒证者慎用。

2. 孕妇慎用。

香菊片（胶囊）^{OTC}

药物组成　化香树果序、野菊花、防风、辛夷、夏枯草。

功能主治　辛散祛风,清热通窍。用于急、慢性鼻窦炎,鼻炎。

剂型规格与用法用量　片剂:每片 0.3 克,口服,每次 2~4 片,每日 3 次;胶囊剂:每粒 0.3 克,口服,每次 2~4 粒,每日 3 次。

家庭医疗　应用本品的基本指征:风寒入里化热,或感受风热引起鼻塞流浊涕,甚或流脓涕,头痛以前额为重,或伴有发热恶寒表证。

1. 治疗伤风鼻塞:证属风热侵袭。症见鼻内肌膜红肿,鼻塞时轻时重,鼻痒气热,喷嚏,流涕黄稠,发热恶风,头痛咽痛,咳嗽,咯痰不爽,口渴喜饮;舌红,苔白或微黄,脉浮数。常规服用。

2. 治疗肺热鼻塞:证属肺热蕴积。症见交替性鼻塞,时轻时重,鼻涕色黄而稠,遇热加重,鼻黏膜充血明显,色红较深,鼻孔干燥,呼气灼热,头痛或胀,口干欲饮,大便秘结;舌红,苔黄少津,脉滑数。常规服用。

3. 治疗鼻渊(鼻窦炎):证属风热壅遏。症见涕多黄浊,头痛头胀,鼻塞不利,嗅觉减退,眉间或颧部有叩压痛,伴咽喉不利,咳吐黄痰,口渴喜冷饮。大便或干,小便黄少;舌红苔薄黄,脉浮数。常规服用。

药物新用

1. 治疗急性鼻炎或慢性鼻炎急性发作:发热头痛,鼻塞声重,流涕黏浊。常规服用。

2. 治疗急性鼻窦炎或慢性鼻窦炎急性发作:鼻流浊涕,甚或流脓涕腥臭,伴有剧烈头痛,或伴有发热恶风。常规服用。

注意事项与禁忌

1. 风寒外感尚未化热之前慎用。

2. 孕妇慎用。

通窍鼻炎片（胶囊、颗粒）^{典OTC}

药物组成　炒苍耳子、防风、白芷、薄荷、辛夷、黄芪、炒白术。

功能主治　散风固本,宣肺通窍。用于风热蕴肺,表虚不固所致的鼻塞时轻时重,鼻流清涕或浊涕,前额头痛;慢性鼻炎、过敏性鼻炎、鼻窦炎见上述证候者。

剂型规格与用法用量 片剂:每片 0.3 克,口服,每次 5~7 片,每日 3 次;胶囊剂:每粒 0.4 克,口服,每次 4~5 粒,每日 3 次;颗粒剂:每袋 2 克,开水冲服,每次 1 袋,每日 3 次。

家庭医疗 应用本品的基本指征:体虚自汗,反复感冒,鼻塞,流涕。

1. 治疗气虚感冒所致的鼻塞:感冒反复发作,自汗恶风怕寒,稍遇风寒则头痛鼻塞流清涕,咳嗽频作,吐痰稀薄;舌淡苔薄白,脉细无力。常规服用。

2. 治疗慢性鼻炎:鼻炎反复发作,经久不愈,流涕清稀,头痛头晕,体倦乏力,形寒肢冷,小便清长;舌淡苔薄白,脉细弱无力。常规服用。

3. 治疗慢性鼻窦炎:鼻塞重,清涕不断,头痛较轻,睡眠时加重,头胀头沉,喜按压喜温,恶风怕寒,四肢不温,大便溏薄;舌淡,脉细弱。常规服用。

药物新用 本品具有抑菌、抗病毒、抗皮肤真菌、抗炎、镇痛、增强免疫、抗变态反应作用、促进细胞代谢等作用;可抑制对金黄色葡萄球菌、甲型溶血性链球菌、乙型溶血性链球菌、肺炎链球菌、卡他球菌、白喉杆菌、绿脓杆菌、白色念珠菌、大肠杆菌、痢疾杆菌、炭疽杆菌、红色毛癣菌等。

1. 治疗过敏性鼻炎:常规服用。

2. 治疗呼吸系统感染:常规服用。

3. 治疗头痛:常规服用。

4. 治疗真菌感染性皮肤病:研碎水调涂抹患处。

注意事项与禁忌 用药后如感觉唇部麻木,应停用。

鼻炎片 典OTC

药物组成 苍耳子、辛夷、细辛、连翘、野菊花、知母、黄柏、荆芥、防风、麻黄、白芷、桔梗、五味子、甘草。

功能主治 祛风宣肺,清热解毒。用于风热蕴肺所致的急、慢性鼻炎,症见鼻塞,流涕,发热,头痛。

剂型规格与用法用量 片剂:每片 0.5 克,口服,每次 2~4 片,每日 3 次。

家庭医疗 应用本品的基本指征:鼻塞流浊涕,头痛,头晕,身热;舌淡苔黄,脉滑数或弦数。

1. 治疗鼻炎:鼻塞重,常用口呼吸,常有间断缓解,流涕浊黄,或伴有恶寒发热;舌淡苔黄,脉滑数。常规服用。

2. 治疗鼻窦炎:鼻塞流涕或流脓涕,甚者有异味,头痛较重,或头痛欲裂,或恶寒发热;舌红苔黄,脉弦滑数。常规服用。

药物新用

1. 治疗体虚反复感冒:与玉屏风散联合,常规服用。

2. 治疗婴幼儿喘息性支气管炎:常规服用。

注意事项与禁忌

1. 用药后如感觉唇部麻木,应停用。

2. 慢性鼻炎、过敏性鼻炎等缠绵不愈,或因鼻息肉而引起的鼻塞头痛,应去医院就诊。

鼻炎康片 典OTC

药物组成　广藿香、苍耳子、鹅不食草、麻黄、野菊花、当归、黄芩、猪胆粉、薄荷油、马来酸氯苯那敏。

功能主治　清热解毒,宣肺通窍,消肿止痛。用于风邪蕴肺所致的急、慢性鼻炎,过敏性鼻炎。

剂型规格与用法用量　片剂:每片 0.37 克,口服,每次 4 片,每日 3 次。

家庭医疗　应用本品的基本指征:鼻塞鼻痒,或流浊涕或流清涕,甚或伴头痛,遇风寒外感时诸症加重。

1. 治疗急性鼻炎:鼻塞流涕,或流浊涕或流清涕,伴头痛头晕。常规服用。

2. 治疗慢性鼻炎、慢性鼻炎急性发作:鼻塞鼻痒,或流浊涕或流清涕,甚或伴头痛,遇风寒外感时诸症加重。常规服用。

3. 治疗过敏性鼻炎:遇风寒鼻流清涕不止,喷嚏声重。常规服用。

药物新用

1. 治疗鼻窦炎:常规服用。

2. 治疗肺炎:常规服用。

注意事项与禁忌

1. 虚寒证慎用。

2. 本品含马来酸氯苯那敏,用药期间不宜驾车、管理机器及高空作业。

3. 高血压患者慎用。

4. 不宜过量、久服。

5. 孕妇慎用。

鼻舒适片

药物组成　苍耳子、野菊花、白芷、鹅不食草、防风、墨旱莲、白芍、胆南星、甘草、蒺藜、马来酸氯苯那敏。

功能主治　清热消炎,通窍。用于喷嚏、流涕、鼻塞、鼻痒,头痛。

剂型规格与用法用量　片剂:每片 0.3 克或 0.27 克,口服,每次 4~5 片,每日 3 次。

家庭医疗　应用本品的基本指征:鼻塞、鼻痒、喷嚏、流涕、头痛等。

1. 治疗鼻鼽(急性鼻炎):初起鼻腔发痒,酸胀不适,继则喷嚏频作,鼻塞不通,流涕清稀量多,嗅觉暂时减退。检查可见鼻腔肌膜肿胀湿润,其色淡白或灰白,鼻涕清稀,可伴头痛,耳鸣,听力障碍,以及恶风,面色㿠白,气短声低,自汗等,常规服用。

2. 治疗鼻窦炎:鼻阻塞,脓涕,局部疼痛和头痛,嗅觉下降,继而出现畏寒发热,周身不适,精神不振,食欲减退等。常规服用。

3. 治疗慢性单纯性鼻炎:鼻塞时轻时重,或双侧鼻窍交替堵塞,肌膜肿胀,甚至鼻甲硬实不消,凹凸不平,但鼻腔内无新生物堵塞,病情反复,经久不愈,甚而嗅觉失灵。常规服用。

4. 治疗过敏性鼻炎:常规服用。

注意事项与禁忌 本品含马来酸氯苯那敏,驾车及高空作业者慎用。

鼻渊丸(片)^典

药物组成 苍耳子、辛夷、金银花、茜草、野菊花。

功能主治 祛风宣肺,清热解毒,通窍止痛。用于鼻塞鼻渊,通气不畅,流涕黄浊,嗅觉不灵,头痛,眉棱骨痛。

剂型规格与用法用量 浓缩水丸:每10丸重2克,口服,每次12丸,每日3次;片剂:每片0.32克,口服,每次6~8片,每日3次。

家庭医疗 应用本品的基本指征:鼻塞鼻渊,通气不畅,流涕黄浊,嗅觉不灵,头痛,眉棱骨痛。

1. 治疗鼻窦炎:鼻阻塞,流脓涕,嗅觉下降,头痛,眉棱骨痛,或恶寒发热;舌红苔黄,脉弦滑数。常规服用。

2. 治疗鼻炎:鼻塞鼻痒,或流浊涕,或伴头痛,遇风寒外感时诸症加重,或伴恶寒发热;舌淡苔黄,脉滑数。常规服用。

药物新用

1. 治疗伤风伴鼻塞流涕:症见发热恶寒,鼻塞,流浊涕,头晕,常规服用。

2. 辅助治疗鼻息肉:症见持续性鼻塞,嗅觉减退,鼻涕增多,伴头昏、头痛。可见鼻腔内一个或多个赘生物,表面光滑,色灰白或淡红,半透明,触之柔软而不痛,可移动。常规服用。

注意事项与禁忌

1. 鼻渊之属风寒表虚、表实者,不宜使用。

2. 忌辛辣厚味。

3. 含有苍耳子,不宜过量、长期服用。

藿胆丸^典(滴丸、片^典)^{OTC}

药物组成 广藿香叶、猪胆粉;滴丸为猪胆酸、藿香油。

功能主治　芳香化浊,清热通窍。用于湿浊内蕴,胆经郁火所致的鼻塞,流清涕或浊涕,前额头痛。

剂型规格与用法用量　水丸:口服,每次 3~6 克,每日 2 次;滴丸:每粒 500 毫克,口服,每次 4~6 粒,每日 2 次;片剂:每片 0.2 克,饭后口服,每次 3~5 片,每日 2~3 次。

家庭医疗　应用本品的基本指征:风寒入里化火,或热郁于内,上攻于鼻窍所致鼻塞,浊涕不断,或流脓涕,量多色黄,鼻塞不通,不闻香臭,头痛剧烈,以前额为重。

1. 治疗鼻塞:鼻塞不通,不闻香臭,头胀头痛,鼻流浊涕等。常规服用。

2. 治疗鼻渊(鼻窦炎):鼻流浊涕,甚或脓涕腥臭,不闻香臭,头痛较重,以前额处为甚,或伴发热咽干。常规服用。

药物新用

1. 治疗急、慢性鼻窦炎:证属胆腑郁热,症见鼻塞,鼻涕黄浊黏稠如脓样,有臭味,嗅觉差,头痛及患处疼痛剧烈,并有发热,口苦咽干,烦躁;舌红苔黄,脉弦数。常规服用。

2. 治疗急、慢性鼻炎:证属湿热。急性鼻炎或慢性急性发作。常规服用。

注意事项与禁忌　脾气虚所致鼻涕清稀者,应在医生指导下服用。

鼻通宁滴剂🆗

药物组成　鹅不食草、辛夷。

功能主治　通利鼻窍。用于鼻塞不通。

剂型规格与用法用量　滴鼻剂:滴鼻,每次 1~2 滴,每日 2~3 次。

家庭医疗　应用本品的基本指征:鼻塞流涕,头痛背紧,喷嚏频作;舌淡苔薄白,脉浮紧。

治疗鼻塞:证属外感风寒。症见恶寒无汗咳嗽,吐痰稀白,鼻塞流清涕,侧卧位时,每下方鼻孔为甚;舌淡苔薄,脉浮紧。常规应用。

药物新用

1. 治疗急性鼻炎:有或无全身风寒之症,鼻塞重,需用口呼吸,一般无间断缓解,睡觉时出现鼻鼾。常规应用。

2. 治疗慢性鼻炎:鼻塞日久,反复发作,时轻时重,经久不愈,每遇外感而加重,或伴有咳嗽,吐白痰;舌淡苔白,脉浮。常规应用。

3. 治疗过敏性鼻炎:鼻塞突然发作,突然缓解,遇风寒、花粉、冷空气、异味等可诱发,脱离上述环境可迅速缓解。常规应用。

4. 治疗鼻窦炎:鼻炎日久不愈,出现头痛鼻塞,头痛以前额、两眼眶周围、鼻梁处为重,疼痛多在睡眠时加重,流清涕,无明显热象。常规应用。

注意事项与禁忌

1. 禁用滴眼及内服。

2. 仅用于感冒鼻炎引起的鼻塞,不可长期应用。

3. 鼻塞有热象者忌用。

鼻窦炎口服液^{典OTC}

药物组成 辛夷、苍耳子、荆芥、薄荷、桔梗、竹叶、柴胡、白芷、川芎、茯苓、黄芪、川木通、黄芩、栀子、龙胆草。

功能主治 疏散风热,清热利湿,宣通鼻窍。用于风热犯肺,湿热内蕴所致的鼻塞不通,流黄稠涕;急慢性鼻炎、鼻窦炎见上述证候者。

剂型规格与用法用量 口服液:每支10毫升,口服,每次1支,每日3次,20天为一个疗程。

家庭医疗 应用本品的基本指征:鼻塞流涕,头痛头重,以额部,鼻梁部,面颊部为甚。

1. 治疗鼻渊(鼻窦炎):鼻塞流浊涕,甚者有异味,头痛较重,伴有鼻塞,夜间张口呼吸;舌红苔黄厚,脉滑数。常规服用。

2. 治疗伤风鼻塞(急性鼻炎):证属风热侵袭。症见鼻内肌膜红肿,鼻塞时轻时重,鼻痒气热,喷嚏,流涕黄稠,发热恶风,头痛咽痛,咳嗽,咯痰不爽,口渴喜饮;舌红,苔白或微黄,脉浮数。常规服用。

药物新用

1. 治疗偏头痛:感冒鼻塞,头痛较重,或左侧或右侧,时有喷嚏;舌红苔白或黄,脉滑数。常规服用。

2. 治疗急性单纯型上颌窦炎:头痛头晕,时有喷嚏,上颌窦压痛,鼻甲充血肿胀,鼻道内可有脓性分泌物,量或多或少;舌淡苔白,脉数。常规服用。

注意事项与禁忌

1. 服药后如感觉唇部麻木,应停用。

2. 虚证鼻涕清稀者忌用。

泻青丸^{典OTC}

药物组成 龙胆、栀子、青黛、酒大黄、防风、羌活、当归、川芎。

功能主治 清肝泻火。用于肝火上炎所致的耳鸣耳聋,口苦头晕,两胁疼痛,小便赤涩。

剂型规格与用法用量 大蜜丸:每丸10克,口服,每次1丸,每日2次;水蜜丸:每袋7克,口服,每次1袋,每日2次。

家庭医疗 应用本品的基本指征:耳中轰鸣,听力减退,甚或耳聋,目赤红肿,不能安卧,头眩头痛,大便干,小便黄;舌红苔黄,脉弦数。

1. 治疗耳鸣:耳鸣如潮,或耳鸣如雷,听力减退,伴有口苦咽干,头眩头痛。常规服用。

2. 治疗耳聋:耳聋突然发作,或听觉明显减弱,甚至全聋,暴怒后耳聋加重。常规服用。

3. 治疗胞肿如桃:胞睑肿硬,目珠肿痛,泪热羞明,兼有头痛眩晕,面红目赤,尿赤便秘。常规服用。

4. 治疗头痛:头痛头晕,心烦易怒,常因精神紧张而诱发,睡眠不实,口干口苦,面红,耳鸣,便秘。常规服用。

5. 治疗小儿急惊风:高热,二目直视不瞬,项急拘紧,四肢搐搦,甚则角弓反张;舌红苔黄,脉数。常规服用。

药物新用

1. 治疗海绵窦血栓形成:可配本品,常规服用。

2. 治疗全眼球炎:眼红,眼胀,眼痛。常规服用。

3. 治疗眶蜂窝织炎:常规服用。

4. 治疗血管神经性头痛:常规服用。

5. 治疗高血压性头痛:常规服用。

注意事项与禁忌

1. 不宜与温补性药物同服。

2. 脾肾两虚慎用。

3. 孕妇忌服。

耳聋通窍丸 ^{OTC}

药物组成 龙胆、黄柏、大黄、栀子(姜制)、芦荟、黄芩、黄连、石菖蒲、当归、木香、路路通、磁石(煅)。

功能主治 清热泻火,利湿通便。用于肝胆火盛,头眩目胀,耳聋耳鸣,耳内流脓,大便干燥,小便短赤。

剂型规格与用法用量 水丸:每袋5克,口服,每次5克,每日1次。

家庭医疗 应用本品的基本指征:耳鸣耳聋,面目红赤,头胀头痛,口苦胸闷,大便干燥;舌苔黄,脉弦数。

1. 治疗耳鸣、耳聋(神经性):耳鸣如潮,或如雷鸣,耳聋突然发作,听觉减退明显,甚至全聋,或暴怒后耳聋加重,并见口苦,咽干,头目眩晕,烦躁不宁,大便秘结;舌红苔黄,脉弦数。常规服用。

2. 治疗耳内流脓(化脓性中耳炎):耳内疼痛,流脓,脓液黄稠,或有腥臭味,量多,兼见面赤耳红,口苦咽干;舌红苔黄,脉弦数。常规服用。

注意事项与禁忌

1. 不宜与温补性药物同服。

2. 脾肾两虚慎用。

耳聋左慈丸^{典OTC}

药物组成 磁石(煅)、熟地黄、山药、山茱萸(制)、茯苓、牡丹皮、泽泻、竹叶、柴胡。

功能主治 滋肾平肝。用于肝肾阴虚,耳鸣耳聋,头晕目眩。

剂型规格与用法用量 大蜜丸:每丸9克,口服,每次1丸,每日2次;小蜜丸:每次6克,每日2次;水蜜丸:每次6克,每日2次;浓缩丸:口服,每次8丸,每日3次。

家庭医疗 应用本品的基本指征:耳聋耳鸣,听力减退,头晕目眩,急躁易怒,腰膝酸软。

1. 治疗耳聋:听力减退或丧失,或伴有耳鸣,头晕目眩,急躁易怒,腰膝酸软;舌红少苔,脉弦数。常规服用。

2. 治疗耳鸣:耳鸣如蝉,听力逐渐减退,头晕心悸,失眠心烦;舌红少苔,脉弦数。常规服用。

3. 治疗眩晕:头目眩晕,如坐舟船,或如踩棉絮,情绪急躁易怒,心烦失眠。常规服用。

注意事项与禁忌

1. 突发耳鸣耳聋者忌用。

2. 外耳、中耳病变而出现的耳鸣或耳道异物等,应去医院就诊。

益气聪明丸^{OTC}

药物组成 黄芪、党参、升麻、葛根、黄柏(炒)、蔓荆子、白芍、甘草(炙)。

功能主治 益气升阳,聪耳明目。用于耳聋耳鸣,视物昏花。

剂型规格与用法用量 水丸:每瓶4.5克或9克,口服,每次9克,每日1次。

家庭医疗 应用本品的基本指征:耳鸣耳聋,头昏眼花,视物不清,记忆力减退,失眠健忘,怠惰乏力。

1. 治疗耳鸣、耳聋:耳鸣耳聋,遇劳役饥苦则加重,常有四肢不温,便稀嗜卧。常规服用。

2. 治疗内眼病:翳膜,或视物昏花,神疲倦怠,乏力纳呆;舌淡苔薄。常规服用。

3. 治疗健忘:失眠健忘,或眠而不实,易醒,头目昏昏不清,气短乏力。常规服用。

4. 治疗眩晕：头目昏沉,眩晕,走路如踩棉絮状,神疲乏力,精力不能集中。常规服用。

药物新用

1. 治疗神经性耳聋：单侧或双侧耳部不同程度的渐进性听力减退直至耳聋,伴有耳鸣、耳内闷塞感,约半数病人伴有眩晕、恶心及呕吐。常规服用。

2. 治疗神经衰弱：精神倦怠,精力不足,萎靡不振,头昏眼花,心慌胸闷,气短多汗,失眠多梦,易烦易怒多忧,缺乏忍耐性,注意力不集中,记忆力减退,工作效率低下,紧张性头痛。严重者可出现阳痿、早泄、月经不调等。常规服用。

3. 治疗视网膜病变：可分为中心性视网膜炎、黄斑部病变、视网膜变性、视网膜脱落、糖尿病性视网膜病变等。常规服用。

注意事项与禁忌

1. 突发性耳聋应在医生指导下应用。

2. 实证慎用。

滴耳油 ⓄⓉⒸ

药物组成　核桃油、薄荷油、黄柏、冰片、五倍子。

功能主治　清热解毒,消肿止痛。用于耳鸣耳聋,耳内生疮,肿痛刺痒,破溃流脓水。

剂型规格与用法用量　油剂：滴耳,先擦净外耳道脓水,再滴入药油,每次2~3滴,每日 3~5 次。

家庭医疗　应用本品的基本指征：耳鸣耳聋,耳内生疮,肿痛刺痒,破溃流脓水。

1. 治疗耳鸣、耳聋：证属肝经湿热。症见耳鸣耳聋;舌红苔黄,脉弦滑。常规应用。

2. 治疗耳疮：耳道弥漫红肿,或有渗液,耳灼热疼痛。常规应用。

药物新用

1. 治疗慢性化脓性中耳炎：是急性化脓性中耳炎长期不愈转为慢性的结果。为中耳黏膜、骨膜或深达骨质的慢性化脓性炎症,常与慢性乳突炎合并存在。慢性中耳炎在临床上可分为良性和恶性两种。良性病变仅在中耳黏膜发生慢性浸润性炎症,不损害骨壁,不出现复杂的并发症,耳鼓膜穿孔只在中鼓室。恶性病变则有肉芽、息肉增生和胆脂瘤,听骨、上鼓室、面神经管、骨迷路、颌骨板等骨质损害。慢性中耳炎恶性发作时,可蔓延感染至颅内,完全破坏耳鼓膜,一般恶性中耳炎都在上鼓室发病。临床表现常见耳内间歇性流脓,量多少不等,上呼吸道感染时,流脓发作或脓量增多,脓液呈黏液性或黏脓性,一般不臭,鼓膜穿孔位于紧张部,多呈中央性穿孔,大小不一,一般有轻度传导性聋。常规应用。

2. 治疗耳部湿疹:耳部生疮,瘙痒溃水。本品可抗炎止痒。适量涂抹,不限次数。

3. 治疗肛周脓肿:局部红肿,瘙痒,溃破,疼痛。外涂本品于患处。

注意事项与禁忌 不宜同服温补性药物。

第6章　药物基础知识

第34节　药物、药品与中成药

药物　药物泛指用于防病治病的物质,包括一些天然植物、动物、矿物原材料及其原始粗制品,以及经过现代科学技术加工制造的天然物质的有效成分或其单体、人工合成的化学原料药、生物制品及各种制剂。药物的内涵广泛一些,既沿用了传统的药物概念,也包含了现代药品的概念。

自古以来,药物就是人们预防疾病和治疗疾病的重要工具。虽然西医学技术有了很大的发展,并有了很多新的医疗方法,但大多数疾病的治疗仍以药物治疗为主,因此药物治疗是人们防治疾病不可替代的一种重要手段。

我国目前应用的药物按其理论体系可分为中药、西药二类。前者是按中国传统医学理论用于防治疾病的药物,后者是按西医学理论用于防治疾病的药物。中药以自然药物为主,包括植物药、动物药、矿物药及其制品;西药则以化学提取或制成品为主,包括有机化学药、无机化学药和部分动植物药制品。

药物的来源不外乎两个,一是自然界,二是人工制备。来自自然界的药物称为天然药物,包括中药及一部分西药;来自人工制备的药物是化学药物,包括大部分西药。天然药物,人都已经经过长期临床使用,其疗效多已肯定,使用安全性较高,因此近年来受到各国医药界的重视。相比之下,化学药物则由于某些品种毒副作用较大,有的毒副作用还需要在长期使用中方能发现,其潜在的不安全性,使对药物的研究转向注意天然药物的研究。

植物性天然药物在天然药物中占较大比例,他的化学成分一直受到人们的注意。经过几百年的研究,其成分现已基本被人们所了解。

药品的定义　新修订的《中华人民共和国药品管理法》对药品的定义做了法定的解释:"药品,是指用于预防、治疗、诊断人的疾病,有目的地调节人的生理功能并规定有适应证或者功能主治、用法和用量的物质,包括中药材、中药饮片、中成药、化学原料药及其制剂、抗生素、生化药品、放射性药品、血清、疫苗、血液制品和诊断药品等。"

世界卫生组织对药品的定义是:任何生产、出售、推销或提供治疗、缓解、预防和诊断人和动物的疾病、身体异常或症状的;或者恢复、矫正或改变人或动物的器官功能的单一物质或混合物。

从上述定义可以看出,《中华人民共和国药品管理法》中规定的药品仅指人用药;而世界卫生组织及美国、日本等许多国家药事法规中的药品,均包括人用药和兽用药。

中成药的定义 中成药是指以中药材为基本原料,在中医药理论指导下,按申报批准的处方、生产工艺、质量标准生产的,可直接供给人们用以防病治病的药物。

中成药起源于祖国医药学的方剂。在我国几千年文明历史上,历代中医药学著作中记载的成药方剂数以万计,这些成方经过长期实践、演变和发展,逐渐形成了现在丰富多彩的中成药。近年来,随着医药科学技术的迅速发展,中成药吸收运用现代医药学及各相关学科的先进技术,取得了一大批科研成果,新品种、新剂型不断涌现,同时也淘汰了许多疗效不确切、实用价值不高、组方不合理、剂型老化的品种。中成药的发展已进入了一个新时期。

药品的命名,应遵循如下原则:"新药名称要明确、简短、科学,不准用代号及容易混同或夸大疗效的名称。"(引自卫生部颁发"新药审批办法")

中成药的命名,遵循一定的规律,有些因历史的演变,已约定俗成。通过分析归类,大致有五种情况:

1. 按照功效命名:如补心丹、补中益气丸、感冒退热颗粒等。
2. 按照处方中主要中药名称命名:如木香槟榔丸、桂枝茯苓胶囊等。
3. 按照处方中中药味数及主要中药名称命名:如六味地黄丸、九味羌活丸等。
4. 按照创建人姓氏或原载书籍名称命名:如王氏保赤丸、局方至宝散等。
5. 按照成药颜色命名:如紫雪丹、红药片等。

药品的特性 药品是一种特殊商品,有以下几方面的特性:

专属性:药品是防病治病的工具,对于具体药品均有其一定的适应证,只能在有对应的具体病症时对症用药,而不能盲目地使用于各种情况。

两重性:药的两重性是指即使在对症用药的情况下,药品在产生治疗作用的同时,也可能产生不良反应。也就是说,使用药品既有对人体健康有利的一面,又有不利甚至是有害人体健康的一面。药品的有效性和安全性往往是相对的,很少有完全无害的药品。

质量的重要性:只有符合法定质量标准的药品,才能保证药品的有效性和安全性,药品只能是合格品,不能有次品。不合格药品轻则达不到治疗效果,重则贻误病情,或产生严重的毒副反应,甚至危及人的生命。

上述特性是药品使用者应首先明确的基本概念。消费者要使用药品,首先需要了解他的内容,即药品的剂型、规格、性状、用法和用量;此外还要注意药品的禁忌证与不良反应。

第35节　处方药与非处方药

处方药　处方药是指须凭执业医师和执业助理医师处方方可购买和调配,并在医生指导、监控下使用的药品。

处方药具有以下特点:

药物的毒副作用较大,患者自行服用难以掌握,须在医生指导下使用。

药物具有依赖性,服用不当会给患者健康造成危害。

有些新药物的作用还需临床进一步观察,必须医生参与,以便及时处理出现的问题。

有些药物的使用必须由医护人员操作。

某些疾病须由医生和实验室确诊,非专业人员难以正确用药和处理。

非处方药　非处方药(over the counter,OTC)是指由国务院药品监督管理部门公布的,不需要凭执业医师和执业助理医师处方,消费者可以自行判断、购买和使用的药品。

这些药品可以在零售药店销售和购买,有的还可以在零售商店销售和购买。

经营甲类非处方药的零售企业必须具有《药品经营许可证》,经批准的其他商业企业,可以零售乙类非处方药。

《中华人民共和国药品管理法》第三十七条规定:“国家对药品实行处方药与非处方药分类管理制度。”为了推进和深化我国医疗体制改革,与国际药品管理制度接轨,创建有中国特色的非处方药制度,使广大消费者受益,我国已公布了六批非处方药,其中,中成药3247种。

非处方药的特点　易于选用:非处方药的适应证明确,患者易于判断,易于自我对症选用,使病症得到到及时治疗。

疗效确切:非处方药的治疗范围、针对病症明确,专属性强。治疗效果经过长期临床验证,起效迅速,效果确切、可靠。

应用方便:非处方药的使用方法多为患者可以自行操作的口服、外用、吸入等,且多为方便应用的剂型。使用方法明确,用量准确,易于掌握,不需要医药专业人员指导和监督。

用药安全:非处方药是经过筛选的,普遍具有较大的安全性,常规服用一般不会产生明显的副作用和毒性。少数有不良反应的,也常在可耐受范围,多不影响用药,待停药后即可自行恢复。药品中不含有毒性和成瘾性成分,不会引起依赖性,不在体内蓄积,不产生耐药性和抗药性。

质量稳定:非处方药的理化性质稳定,在正常生产、保管、贮藏条件下,保质期内不会变质、失效,质量可靠。

说明详细:非处方药的药品说明书有专门的规范要求,因此,对药品的用法、用量、注意事项等情况有详细的介绍,患者可通过阅读药品说明书对药品有较全面的了解。

第36节 假药与劣药

假药 《中华人民共和国药品管理法》明确规定:

"有下列情形之一的,为假药:

(一)药品所含成分与国家药品标准规定的成分不符合的;

(二)以非药品冒充药品或者以他种药品冒充此种药品的。

有下列情形之一的药品,按假药论处:

(一)国务院药品监督管理部门规定禁止使用的;

(二)依照本法必须批准而未经批准生产、进口,或者依照本法必须检验而未经检验即销售的;

(三)变质的;

(四)被污染的;

(五)使用依照本法必须取得批准文号而未取得批准文号的原料药生产的;

(六)所标明的适应证或者功能主治超出规定范围的。"

劣药 《中华人民共和国药品管理法》明确规定:

"药品成分的含量不符合国家药品标准的,为劣药。

有下列情形之一的药品,按劣药论处:

(一)未标明有效期或者更改有效期的;

(二)不注明或更改生产批号的;

(三)超过有效期的;

(四)直接接触药品的包装材料和容器未经批准的;

(五)擅自添加着色剂、防腐剂、香料、矫味剂及辅料的;

(六)其他不符合药品标准规定的。"

假药、劣药的识别 药品是防病治病的工具,其质量好坏直接关系到人们身体健康和生命安全,只有符合法定质量标准的药品才能保证用药的安全和有效。假药、劣药会对人体健康和生命安全带来极大的危害。

识别假药、劣药的常用方法有:

看有无药品批准文号 批准文号是国家批准药品生产的依据。批准文号必须在成品包装上予以标明,有无批准文号是识别假药的一个重要标志。

看有无产品批号 产品批号、生产厂家厂名、地址及注册商标,都是药品生产企业应在药品包装上标明的内容。

看是否超过有效期 超过有效期的药品属劣药。

看药品外观有无重要变化 变质药品往往在其外观性状上有较明显的变化,如糖浆剂、合剂、口服液出现混浊发霉、酸败异味,片剂、胶囊剂出现受潮粘连、松散爆裂、发霉虫蛀、变色和严重斑点,丸剂出现虫蛀霉变,软膏剂出现异臭,颗粒、散剂出现结块发霉等,表示药品质量出现变化,应作为假药处理。

警惕便宜药品和上门推销药品 药品进货、销售渠道和价格国家都有严格政策规定,药物必须在获得"药品经营许可证"的单位销售,价格不可能有很大差别,如果比市面上同一品种药品的价格相差较多,有可能是假劣药品。

第37节 药品批准文号

药品批准文号是由国家食品药品监督管理部门,下发给生产单位的批准其生产该品种的文号,是获得批准生产的标志,是药品生产上市流通的依据。《中华人民共和国药品管理法》规定:"生产新药或已有国家标准的药品的,须经国务院药品监督管理部门批准,并发给药品批准文号……药品生产企业在取得药品批准文号后,方可生产该药品。"未取得批准文号的一律不得生产。药厂生产的药物成品,必须在其包装、标签或者说明书上标明批准文号。进口药品则发给进口许可证。药品批准文号或进口许可证,由国家食品药品监督管理局(总局)审批和发放。

中成药药品批准文号基本格式为:"国药准字Z××××××××",由"国药准字Z"和"××××××××"8位数码组成。含意为:"国药准字"为批准机关(国家食品药品监督管理局,现为国家食品药品监督管理总局),"Z"代表中药,批准文号中,前4位数字代表批准年份(年号),后4位数字代表顺序号。香港、澳门、台湾的中成药药品,批准文号为"医药产品注册证"号,格式为"ZC××××××××","Z"代表中药,"C"代表医药产品,前4位数字代表批准年份(年号),后4位数字代表顺序号。

第38节 药品产品批号

药品的"产品批号"是表示药品生产年份和生产批次的一种编号,以同一次投料、同一生产工艺所生产的产品作为一个批号。"产品批号"一般由生产年份和当月第几次投料的数字组成。如 170610 表示是 2017 年 6 月第 10 次投料生产的产品。

药品的产品批号,是药品质量跟踪的主要依据,对于药品保管、管理、使用具有重要意义。了解药品的产品批号有以下作用:①判断药品出厂时间的早晚,掌握药品存放时间的长短。时间是影响药品质量变化的因素之一,贮存时间愈久,发生变质的可能性愈大,故采用先生产先使用的原则,以减少药品贮存时间,保障用药安全有效。②便于对不合格药品进行处理。在正常情况下,药品是以批号为单位保管的,除保管因素外,如果发现某药品质量有问题,往往同一批号药品均可能存在质量问题,便于追踪处理。

第 39 节　药品有效期

药品在正常的储藏条件下,都具有一定的保质期。过了保质期,药品就会变质并失效,无法继续使用。为了保证药品质量和用药安全,根据其稳定性试验和实际观察,对药品分别规定了有效期限。

药品有效期与储藏条件有密切关系。因此,药品既要严格按照规定的贮藏条件保管,又要在规定的效期内使用,两者缺一不可,是相辅相成的。如果忽视外界环境因素对药品的影响,不遵守规定的贮藏条件,即使未到失效期,药品也可变质或效价降低;反之,若能创造良好的贮藏条件,有时虽然超过了有效期限,由于延缓了其失效速度,药效降低较少,尚有可能继续应用。因此,必须采取有效的保管措施,才能保证药物的质量和用药的安全有效。一般,消费者应注意药品的贮藏保管情况,并注意不使用超过有效期的药品。

有效期　药品有效期是保证药品安全有效的期限,是药品质量的重要指标之一。《中华人民共和国药品管理法》规定:有效期应在药品的包装容器和外包装上标明。国内生产、销售的中成药,现全部采用"有效期至"××××年 ×× 月或 ×× 日表示。药品有效期标至月份的,一般可以使用到所标明月份的最后一天。如"有效期至 2018 年 12 月",可以用到 2018 年 12 月 31 日,2019 年 1 月 1 日即失效。又如"有效期至 2018 年 12 月 10 日",可以用到 2018 年 12 月 10 日,2018 年 12 月 11 日即失效。

失效期　药品失效期是药品在一定的贮藏条件下,能够保证质量的期限,到达此期限即认为失效。有些药品稳定性较差,在运输、贮藏过程中会产生各种物理或化学变化,从而降低疗效,增加毒性或刺激性。药品失效期标至年和月份的,可以使用到所标明年和月份的前一个月的最后一天。如失效期为 2018 年 12 月,可使用到 2018 年 11 月 30 日。失效期是失效的时间,所以 2018 年 12 月 1 日即已失效。药品失效期标至年月和日的,可以使用到所标明年月份和日的前一天。如失效期为 2018 年 12 月 10 日,可使用到 2018 年 12 月 9 日,2018 年 12 月 10 日即已失效。

《中华人民共和国药品管理法》规定:超过有效期的药品按劣药论处,不得使用。

第 40 节 中药的化学成分

植物性天然药物在天然药物中占较大比例,它的化学成分一直受到人们的注意。经过几百年的研究,其成分现已基本被人们所了解。较重要的植物药化学成分如下。

生物碱 是一类含氮的碱性有机物质,大多数是无色或白色结晶性粉末和细小结晶,味苦,少数具有颜色(如小檗碱)或为液体。在水中多数难溶,易溶于有机溶剂如醚、氯仿、醇等。但与酸反应成盐后,易溶于水,能溶或稍溶于醇,而难溶于醚、氯仿等有机溶剂。这类成分一般都具有相当强烈的生理作用。重要的生物碱有:吗啡、可待因(含于阿片)、奎宁(含于金鸡纳皮)、咖啡因(含于茶叶、咖啡豆)、阿托品(含于颠茄)、东莨菪碱(含于洋金花)、士的宁(含于番木鳖)、吐根碱(含于吐根)、麻黄碱(含于麻黄)、可卡因(含于古柯叶)、毒扁豆碱(含于毒扁豆)、毛果芸香碱(含于毛果芸香叶)、麦角新碱、麦角胺(含于麦角)、小檗碱(含于黄连、黄柏、三颗针等)、延胡索乙素(含于延胡索)、汉防己甲素(含于粉防己)等。

多聚糖 简称多糖。是由十个以上的单糖基通过苷键连接而成,一般多聚糖常由几百甚至几千单糖组成。许多中草药中含有的多糖具有免疫调节作用,如黄芪多糖。从香菇分离出的香菇多糖具有明显地抑制实验动物肿瘤生长的作用。鹿茸多糖则有抗溃疡作用。

苷(配糖体、糖杂体、苷) 是糖或糖的衍生物与另一称为苷元(苷元和配基)的非糖物质,通过糖端的碳原子连接而成的化合物。苷的共性是都有糖的部分,而苷元部分几乎包罗各种类型的天然成分,故其性质各异。但大多数是无色无臭的结晶或粉末,味苦或无味;多能溶于水与稀醇,亦能溶于其他溶剂;遇湿气及酶或酸、碱时即能被分解,生成苷元和糖。苷类可根据苷键原子不同而分为氧苷、硫苷、氮苷等,其中氧苷最常见。

氧苷以苷元不同又可分为醇苷、酚苷、氰苷、酯苷、吲哚苷等。现简述如下。①醇苷:如具有适应原样作用的红景天苷和具有解痉止痛作用的獐牙粉菜苦苷均属醇苷。醇苷苷元中不少属于萜类和甾醇类化合物,其中强心苷和皂苷是重要的类型。含有强心苷的药物有洋地黄、夹竹桃、铃兰等。皂苷是一类比较复杂的苷类化合物,广泛存在于植物界,大多可溶于水、振摇后可生成胶体溶液,并具有持久性、似肥皂水样的泡沫。皂苷是由皂苷元和糖、糖醛酸或其他有机酸所组成。按照皂苷被水解后所生成的苷元的结构,皂苷可分为两大类:甾体皂苷和三萜皂苷。薯蓣科薯蓣属许多植物所含的薯蓣皂苷属于甾体皂苷;三萜皂苷在自然界的分布也很广泛,种类很多,如桔梗、人参、三七、甘草、远志、柴胡等均含有三萜皂苷。②酚苷:黄酮、蒽醌类化合物通过酚羟基与糖结合而形成黄酮苷、蒽醌苷。如芦丁、橙皮苷均属黄酮苷,分解后可产生具有药理活性的黄酮;大黄、芦荟、番泻叶等含有蒽醌苷,分解后产生的蒽醌具有泻下作用。③氰苷:氰苷易水解而产生羟腈、后者很不稳定,可迅速分解为醛和氢氰酸。如苦杏仁苷属于芳香族氰苷,分解所释放出的少量氢氰酸具有镇咳作用。④酯苷:如土槿皮中的抗真菌成分属酯苷。⑤吲哚苷:如中药大青叶所含的靛苷是一种吲哚苷,其苷元吲哚醇氧化成靛蓝,具有抗病毒作用。

黄酮 是广泛存在于植物界中的一类黄色素,大多与糖类结合为苷状结构存在。多具有降血脂、扩张冠脉、止血、镇咳、祛痰、降低血管脆性等作用。银杏、毛冬青、黄芩、陈皮、枳实、紫菀、满山红、紫花杜鹃、枇杷叶、芫花、槐米、蒲黄等都含有此类成分。

内酯和香豆素 内酯属含氧的杂环化合物。香豆素系邻羟基桂皮酸的内酯,为内酯中的一大类,单独存在或与糖结合成苷,有镇咳、祛痰、平喘、抑菌、扩张冠脉、抗辐射等作用,秦皮、矮地茶、补骨脂、蛇床子、前胡、白芷等均含有此类成分。其他内酯则存在于穿心莲、白头翁、当归等,有的有抑菌作用,有的有解痉作用。

甾醇 常与油脂类共存于种子和花粉粒中,也可能与糖结合成苷。谷甾醇(黄柏、黄芩、人参、附子、天门冬、铁包金等含有)、豆甾醇(柴胡、汉防己、人参、款冬、黄柏等含有)、麦角甾醇(麦角、灵芝、猪苓等含有)及胆甾醇(即胆固醇,含于牛黄、蟾酥等)都属于此类成分。

木脂素 多存在于植物的木部和树脂中。多数为游离状态,也有一些结合成苷。如五味子、细辛、红花、连翘、牛蒡子等含此类成分。

萜类 具有$(C_5H_8)_n$通式的化合物以及其含氧及饱和程度不等的衍生物。中草药的一些挥发油、树脂、苦味素、色素等成分,大多属于萜类或含有萜类成分。

挥发油 挥发油是一类混合物,其中常含数种乃至十数种化合物,主要成分是萜类及其含氧衍生物。具有挥发性,大多是无色或微黄色透明液体,具有特殊的香味,多比水轻,在水中稍溶或不溶,能溶于醇、醚等。主要用途有调味、防腐、镇痛、通经、祛痰、镇咳、平喘等。含挥发油的药材很多,如陈皮、丁香、薄荷、小茴香、八角茴香、桂皮、豆蔻、姜、桉叶、细辛、白芷、当归、川芎、芸香草等。

树脂　均为混合物,主要组成成分是二萜和三萜类衍生物,有的还包括木脂素类。多由挥发油经化学变化后生成,不溶于水,能溶于醇及醚。如松香。树脂溶解于挥发油,即为"油树脂"。油树脂内含有芳香酸(如苯甲酸、桂皮酸等),亦称做"香树脂"。

树胶　是由树干渗出的一种固体胶,为糖类的衍生物。能溶于水,但不溶于醇,例如阿拉伯胶、西黄芪胶。

鞣质　又名"单宁"。药材中含此类成分较多的有五倍子、茶叶、大黄、石榴皮等,其他树皮、叶、果实中也常含有。鞣质具有收敛作用和涩味,遇三氯化铁液变黑色,遇蛋白质、胶质、生物碱发生沉淀,氧化后变成赤色或褐色。常见的五倍子鞣质亦称鞣酸,用酸水解时,分解成糖与五倍子酸,因此也可看做苷。主要有止血和解毒等作用。

有机酸　有机酸广泛存在于植物中,未成熟的果实内尤多,往往和钙、钾等结合成盐。常见的有枸橼酸、苹果酸、蚁酸、乳酸、琥珀酸、酒石酸、草酸、罂粟酸等。

第 41 节　中成药的剂型

中成药的剂型是指中成药制剂的形态。制备中成药时,要根据所用中药材的性质、所含成分、临床治疗、给药需要等,选择适宜的剂型,使药物发挥最佳疗效,达到最佳治疗目的。

中成药的传统剂型有丸剂、散剂、膏剂、丹剂、酒剂等。随着现代科学技术的发展,中成药的新剂型不断出现,现代新剂型如:片剂、颗粒剂、胶囊剂、微囊剂、口服液、滴丸剂、栓剂、气雾剂、注射剂等。传统剂型也有发展和创新,如丸剂中出现了浓缩丸、微丸、滴丸等。现将常见、常用的中成药剂型作以简要介绍。

丸剂　药材细粉或药材提取物加适宜黏合剂或辅料,制成的球形或类球形制剂为丸剂。又可分为蜜丸、水蜜丸、水丸、糊丸、蜡丸、浓缩丸、微丸等类型。

1. 蜜丸:是以蜂蜜为黏合剂制成的丸剂。又可分为大蜜丸(每丸重1.5~12 克,常见的有 3 克、6 克、9 克等)和小蜜丸(每丸重 0.2~1 克)。蜜丸的特点是质地柔润,吸收缓慢,作用缓和,兼有滋补和润肺作用,急、慢性病均可应用。

2. 水蜜丸:是以蜂蜜和水以适当比例混匀为黏合剂制成的丸剂。每丸重约 0.1 克。水蜜丸的特点与蜜丸相似,但硬度略大。

3. 水丸:是以水或黄酒、醋、药汁等为黏合剂制成的丸剂。水丸必要时还可包衣。特点是质地较坚硬,易于吞服,较蜜丸、糊丸易于崩解,吸收快。

4. 糊丸:是以米糊或面糊等为黏合剂制成的丸剂。糊丸中常含有剧毒性或刺激性的药物。糊丸较蜜丸、水丸崩解缓慢,可延长药效,减少药物的毒副作用和对胃肠道的刺激性。

5. 蜡丸:是以蜂蜡为黏合剂制成的丸剂。蜡丸中常含有较大量剧毒或强刺激性药物。蜡丸是丸剂中崩解吸收最慢的一种,以求缓慢释放药物,达到降低药物毒副作用和刺激性的目的。

6. 浓缩丸:是将全药材或部分药材提取成清膏或浸膏,再与适宜的辅料或药粉,加适宜的黏合剂制成的丸剂。以黏合剂的不同,又可分为浓缩蜜丸、浓缩水蜜丸、浓缩水丸等。特点是体积小,有效成分含量高,易于服用。

7. 微丸:是指直径小于2.5毫米的各类丸剂。以贵重或细料药材为原料时,多制备成微丸。

散剂 一种或多种药材混合制成的粉末状制剂为散剂。散剂的特点是治疗范围广,疗效发挥快。

膏药剂 药材经食用植物油提取,再加红丹炼制而成的外用制剂为膏药剂。是中成药的传统剂型。特点是药物容量大,多用于跌打损伤,风湿痹痛,疮疡痈肿等疾病。

丹剂 水银、硝石、雄黄等矿物药经加热升华或炼制而成的外用制剂为丹剂。另应注意部分丸剂、散剂、锭剂品种,习惯虽称为丹,但多为具有奇特疗效的传统内服药,不在经典丹剂之列。

酒剂 药材用蒸馏酒浸提制成的澄清液体制剂为酒剂。其特点是服用量少,吸收迅速,见效快,适用于补虚养体及治疗风寒湿痹,跌打外伤等。

合剂和口服液 以水或其他溶剂提取药材成分,经浓缩制成的内服液体制剂为合剂。单剂量包装者称为口服液。合剂相当于预先制备好的汤剂,但浓度高,体积小,便于服用,见效迅速。口服液的浓度更高,常加入适当矫味剂,因此服用量小,口感好,吸收快,疗效高。

片剂 药材细粉或提取物加适宜辅料压制而成的片状制剂为片剂。由于原料、制备方法和用途的不同,又可分为药材原粉片、浸膏或半浸膏片、素片、糖衣片、口含片、肠溶片等。片剂具有较多的优点,如剂量准确,质量可靠,吸收稳定,服用方便等。

颗粒剂(冲剂) 药材提取物或部分细粉与适宜辅料制成的颗粒状制剂为颗粒剂。以往习惯称为冲剂。1995年版中国药典统称为颗粒剂,但压制成块状的仍称为块状冲剂。颗粒剂又可分为可溶性、混悬性、泡腾性及含糖型、无糖型等不同类型。颗粒剂体积小,服用方便,口感好,作用迅速,是很受欢迎的剂型。

胶囊剂 胶囊剂又分为硬胶囊、软胶囊(胶丸)、肠溶胶囊等。硬胶囊是直接将药材粉末、颗粒或将药材提取物、药粉、辅料共同制成的粉末或颗粒,充填于空心胶囊中而成的制剂。软胶囊是将药材提取物加适宜的辅料,密封于球形或椭圆形等其他形状的软质囊材中压制而成的制剂。肠溶胶囊的区别在于所用胶材,需在肠液中才能崩解释放药物。胶囊剂的特点是可掩盖药物的不良气味,外形整洁美观,吞服方便。

滴丸剂　固体或液体药物与基质加热溶化混匀后,滴入不相混溶的冷凝液中,收缩冷凝而成的丸状制剂为滴丸剂。特点是药物含量准确,质量稳定,生物利用度高,尤其适用于液体药物的制备生产。

栓剂　药材提取物或药粉与适宜基质制成的供腔道给药的固体制剂为栓剂。栓剂在塞入人体肛门、阴道等腔道内后,在体温的作用下,可很快熔化并释放药物。栓剂具有很多优点:比口服给药吸收快,可直接作用于用药局部,吸收后不经肝脏而直接进入大循环,避免了对肝脏的不良损害。因不经过上消化道,避免了药物对胃的刺激,也避免了胃酸及消化道酶对药物的破坏作用,提高了药物的生物利用度。

气雾剂　将药物与适宜的抛射剂,装入具有特别阀门系统的耐压容器中制成的制剂为气雾剂。使用时借助于抛射剂气化产生的压力,将药物呈雾状微粒喷出至呼吸道、腔道或皮肤,发挥局部或全身治疗作用。具有奏效迅速、稳定性好、计量准确、副作用小等优点。

注射剂　提取中药材的有效成分,经进一步精制加工制备而成的供注入人体使用的灭菌溶液或供临用前配制溶液的灭菌粉末制剂为注射剂。可用于皮下、肌内、静脉注射或静脉滴注。特点是剂量准确,起效迅速,生物利用度高,便于急救使用。

我国正式生产使用的中成药剂型已有 40 多种。除上述介绍的常见、常用品种外,还有糖浆剂、煎膏剂(膏滋)、浸膏剂、流浸膏剂、软膏剂、橡胶膏剂、胶剂、酊剂、滴眼剂、喷鼻剂、袋泡剂、微囊剂、锭剂、搽剂、露剂、膜剂、灸剂、线剂、条剂、棒剂、熨剂、海绵剂等。

第 42 节　中成药的剂型与药效

中成药的剂型与药效是有一定联系的。相同的处方可以有不同的剂型,如可以制成蜜丸、水丸、片剂、胶囊剂、颗粒剂、注射剂等。同一种中成药有多个不同剂型的现象是很普遍的。不同的剂型在发挥疗效的快慢,临床适应证等诸多方面都有差别,有时甚至有很大的差别。

为了临床治疗的需要,选择一个合适的剂型是很重要的。一般认为,各种剂型吸收快慢的顺序:注射剂 > 气雾剂 > 汤剂 > 口服液 > 酊剂 > 酒剂 > 颗粒

剂 > 散剂 > 胶囊剂 > 片剂 > 浓缩丸 > 水丸 > 蜜丸 > 糊丸 > 蜡丸。

各种剂型的特点及临床选用,古人就已有过非常精湛的论述,如:"汤者荡也,去大病用之,散者散也,去急病用之,丸者缓也,不能速去病舒缓而治之⋯⋯"(金·李杲《用药法象》)"疾有宜服丸者,宜服散者,宜服酒者,宜服膏者,亦兼参用所病之源以为制耳。"(梁·陶弘景《本草经集注》)

另外,同一剂型,由于所用辅料、生产工艺、产品质量等因素,对药效也会有影响。因情况比较复杂,专业性较强,故不再多做介绍。

由此可见,无论医生或患者,在临床用药时,都应根据具体病情、治疗需要、药物性质和用药要求,对所用中成药的剂型有所选择,以充分发挥不同剂型的优势,达到最佳治疗效果。

第43节　中成药的同名异物

由于历史的演变及报批渠道或区域的不同,中成药的同名异物或同物异名现象很普遍,例如,仅据《全国医药产品大全》的统计,同名异方的中成药就达283个。临床用药时应对这一现象有所了解,使用药准确可靠。

同名异物是指中成药的名称相同,但并非同一处方。由此产生了两种情况:第一种是虽然处方不完全相同,但大致相同,因此功能主治基本相同,差别不大。这种情况的中成药临床替代使用影响不大;第二种是处方组成、功能主治均有较大差别。这种情况的中成药,临床不可相互替代或混淆使用,应引起重视。

同物异名是指中成药的处方、功能主治完全相同,却有两个或多个不同的名称(不同剂型的名称不在此列)。

另外,中成药名称还有相近似的情况。关于名称相近似的中成药有三种类型:第一类是名称相似,处方相同,可归于同物异名之类,临床可相互通用;第二类是名称相似,处方相近,功能主治相近,临床可酌情替代使用;第三类是名称相似,处方组成悬殊,功能主治截然不同,临床不可混淆使用。

上述情况,要对其有所了解,购买使用时应注意详细阅读药物说明书,不要凭想当然,防止出现用药失误。

近年来,国家有关管理部门对药品进行整顿和严格管理,中成药同名异物的问题已基本杜绝。

第44节　中成药的用药方法

中成药的用药方法并非像人们想象的那样简单,他包括许多方面的内容。

使用方法正确,可以达到预期的治疗目的,反之,不但会影响临床疗效,有时还会造成不良后果。所以,掌握正确的用药方法是十分重要的。现简要介绍以下几方面的内容。

内服法 直接服用 内服的液体剂型一般可直接服用,如合剂、露剂、酒剂、口服液、酊剂、糖浆剂、流浸膏剂、乳剂、滴剂等。

温开水送服 固体剂型一般均需用温开水或饮用水送服,如各种丸剂、片剂、胶囊剂及散剂等。

沸水冲服 颗粒剂、煎膏剂(膏滋)或浸膏剂、流浸膏、胶剂须用沸水冲开溶化后服用。

沸水泡服 茶剂用沸水浸泡取汁服用,有时还需要加以煎煮。

调服 散剂:用乳汁或糖水将散剂调成糊状服用,既可矫味,又不至于呛咳,多用于儿童及吞咽困难者。滴剂:将滴剂加入乳汁或糖水中服用。

研服 对儿童和吞咽困难者,可将丸剂、片剂加水研成糊状服用。但要注意研服药物必须对胃部无刺激或少刺激,也不会因服用而迅速吸收引起不良反应。肠溶片不能采取这种方法服用。

含化 将药物含于口中缓缓溶解,使药物缓慢吸收进入血液或直达患病部位。如口含片。

吸入 气雾剂给药,吸入鼻腔,或口腔吸入作用于咽、气管等部位。

口服方法 口服用药一般是指用放凉的温开水,将药物送下的服用方法。片剂、丸剂、胶囊剂等均可采用此种服药方法。蜜丸在服用时,可先于口中嚼碎或预先掰成小粒,然后用温开水送服。肠溶片应整粒送服,不得嚼碎或压碎。水丸可直接送服,也可压碎或调成糊状送服。散剂应用少量温开水调成糊状送服,如直接将散剂倒入口中送服,易呛入气管。固体药物如片剂、丸剂等,送服时可将头后仰,使药物下沉,利于下咽。较轻的胶囊剂在水中是漂浮的,服用时不宜将头后仰,如稍微低头,反而更利于下咽。过大的胶囊下咽困难时,可将胶囊拔开,倒出其中药物送服,但具有刺激性的药物,不宜采用此种服用方法。

冲服方法 颗粒剂可用冲服的方法。为使颗粒剂较好的溶化,多采用开水冲溶,放凉到温热时,搅匀饮服。颗粒剂有全溶、不全溶和混悬的不同。在用开水冲溶时,不必要求全部溶解,只要饮服时,将其搅拌均匀,不留药渣或药液即可。

含化方法 含化是将药物含于口中,使其缓慢溶化,再缓缓咽下的服药方法。治疗咽喉肿痛的药物,常采用含化的服用方法。可使药物缓慢溶化,增加药物与咽喉部位接触的时间,使药物作用于病变局部,更好地发挥疗效。

服药时间 在每种中成药的用法用量项下,对用药时间都有必要的说明。

如饭前服,饭后服等。用药时间的总体原则是:根据病情需要,充分发挥药物疗效,尽量避免或减少毒副作用和不良反应,选择适宜的用药时间。

用法用量项下常说的每日2次或每日3次,一般应于早、晚或早、中、晚饭后半小时至1小时服用。根据病情的不同,心脑血管病用药应在发病前尽早服用,以预防发作,治疗中应按要求,定时、定量用药,以保证持续发挥药效;发汗解表的感冒用药,应尽早服用,以防止病邪由表入里,亦可选择上午阳分之时(11时)服药,以顺应阳气升浮,使药效充分发挥;止咳平喘用药,应在咳、喘发作前2小时服用,可起到截止发作的作用;祛痰用药,应在饭前服用,可使药物刺激胃黏膜,间接促进支气管分泌物增加,使痰液稀释,利于咳出;胃肠道病用药,开胃宫宜饭前服用,消食导滞药宜饭后服用,制酸药宜饭前服用,对胃有刺激的药,宜饭后服用;润肠通便药,宜空腹或半空腹服用;驱虫药宜清晨或晚睡前空腹服用;镇静安眠药宜睡前1~2小时服用;滋补强壮用药,宜饭前服用,有利于吸收,属补阴的药物宜晚上服用,可提高疗效;调经用药,应按照月经周期,于经前1周左右开始服用;助阳、涩精、止遗药,宜早、晚服用;咽喉用药,宜不拘时多次频服、含化、嚼服,并缓缓下咽,尽量增加药物于咽喉部位的接触,延长停留时间,以利药效发挥。

服药姿势　服药时应尽量采取站立姿势,这样可以使药物及时进入胃部。有人实验证实,卧床服药,药物容易滞留在食道,造成药物吸收延缓或降低药效,甚至刺激食道造成溃疡。必须卧床的患者,服药时也应将上身直立,并增加送服的饮水量。

服药饮水量　服药时的饮水量,应在100毫升以上。饮水量过少,除可造成药物滞留食道外,还不利于药物的溶解和吸收。有人做过实验,饮水量如从75毫升增加到150毫升,可使药物的吸收速度增加一倍。

中成药的用量　中成药的用量,一般应按照规定量服用,不能随意减少或增大用量。用量过小,达不到治疗效果,会贻误病情。有人治病心切,认为加大用量会增加疗效或加速病情好转,实际上这种认识是错误的。用量过大会损伤身体,造成不良反应甚至过量中毒。

每种中成药的用量,在用法用量项下已明确进行了说明。但由于患者的体质、年龄以及发病季节各异,临床实际运用时,是可以根据自己的实际情况,灵活掌握,进行适当增减,调节用量的,但应有一个限度,不可盲目进行。例如:体质较强的青壮年患者,用药可适当加大用量,体质较弱或老年患者,可适当减少用量。

外用法　**涂敷**　将药物直接涂敷于患处,是外用软膏剂、油膏剂或搽剂、油剂等剂型的用药方法。

调敷　将药物用适当液体调成或研成糊状敷于患处,是外用散剂或锭剂的用药方法。清洁水、醋、酒、香油、蛋清等皆可用于调药。

贴敷　将药物贴于皮肤患处,如止痛膏、膏药。

点敷　将药粉蘸取于消毒棉签上,点药到患处,如口腔溃疡用药。

滴入　①滴眼:为眼膏、滴眼剂(眼药水)的用药方法,轻轻上下翻开眼睑,挤入眼膏,或滴入滴眼剂,然后开闭眼数次;②滴鼻、滴耳等。

洗浴　用较大量的药液或药物溶液洗浴患处。

坐药　用栓剂塞入肛门或阴道的用药方法。

外用药物使用方法　供外用的中成药,有多种剂型和品种,如散剂、药膏、药液、膏药、橡皮膏等。

供外用的药膏、药液,一般可直接将药物涂擦于患处表面,使成一薄层。

供外用的散剂,应在使用时选择适宜的液体如温开水、白酒、黄酒、香油、醋等,调成糊状,敷于患处或直接撒布于患处,使成一适当厚度,必要时敷以无菌纱布固定。

黑膏药需在微火上烘软至黏性适中时,贴于患处。

橡皮膏可将贴物除去后,直接贴于患处或规定部位。

皮肤表面用药,应注意事先用温开水或医生吩咐的药汁将皮肤表面或患处洗净或清理干净,晾干再用药。

咽喉、牙龈、耳内用药,可用纸卷成细筒,一端挑取少许药粉,于另一端用口将药物吹布于患处。

使用栓剂,应先清洗肛门或阴道,然后用戴上指套的手指,缓缓将栓剂纳入腔道。肛门用药一般应推入肛门 2~3 厘米,阴道用药一般应推至阴道深部。然后需平卧 20 分钟。

外洗药应用纱布包裹,放入规定量或适量开水浸泡或微加热,使药物成分溶出,然后熏洗患处。药液可使用数次,但以每天换一次为宜。如复方荆芥熏洗剂。

使用滴耳药,应先清洗外耳道,然后让耳孔向上,将耳拉向后方(成人)或拉向下方(小儿),将药液滴入外耳道,保持体位数分钟,必要时轻塞纱布或药棉,以保持湿润,防止外流。

使用眼药时,使用眼膏可分开眼睑,将一小条眼膏涂于下眼睑内,再轻拉上眼睑盖住眼膏,同时放开下眼睑,闭目休息 10 分钟左右,或于临睡前点用;使用眼药水可让病人采取坐位或平卧,头向后仰,分开眼睑,将药液点在结合膜囊中央,不要滴在角膜上;如为散剂,可用专用小玻璃棒,先用温水湿润,然后蘸取适量散剂,点入眼大眦角处。

小儿及特殊患者用药　小儿用药,可根据儿童的特点,用糖水、乳汁将药物调成糊状服用,送服液体可用糖水、蜂蜜水、乳汁等。癫痫病人,昏迷病人等特殊患者,由于牙关紧闭,或不省人事,自己无法服药,这时可将药物用温水调成糊状,采取鼻饲方法给药。但不可强行撬开病人牙齿灌服,以防损伤牙齿或将药液呛入气管。

药引的应用 为了使药物充分发挥疗效,有些药物在服用时,需配合使用药引。部分药引的使用,在用法用量中已做了必要的说明,如伤科接骨片"以黄酒冲服"、乌鸡白凤丸"以温黄酒送服"等。没有做具体说明的中成药,药引的使用可掌握这样几个原则:活血通络的中成药宜用黄酒为药引,如人参再造丸等,可增强温通经络的作用;化瘀止痛的中成药宜用白酒为药引,如云南白药、跌打丸等,可增加活血祛瘀的作用;温中散寒的中成药宜用生姜汁或生姜煎液为药引,如附子理中丸、藿香正气丸等,可增加温散里寒,发散表寒,以及安胃止呕的作用;固肾、涩精、助阳的成药,宜用淡盐水为药引,如龟龄集、蛤蚧大补丸等,可引药入肾经,增强补肾固精的作用。

注射用药 皮下、肌内、穴位、静脉注射或静脉滴注给药的注射剂,一般应由医护人员进行操作,没有专业知识和条件的患者,不宜在家庭医疗中使用。

第45节 中成药的联合应用

患者的病情是错综复杂的,有时一种药物不能达到治疗目的,或病情需要,或数病同治,就必然需要联合用药。联合用药一般分三种情况:一是中成药与汤剂联用;二是中成药与中成药联用;三是中成药与西药联用。

联合用药有有利的一面,也有不利的一面。有利的方面,如可以扩大治疗范围,增强疗效,满足数病同治的需要,有时还可特意配合使用以减少药物的不良反应等。但不利的方面也很多,如产生配伍禁忌,干扰疾病证象,妨碍临床辨证诊断等。

中成药联合用药产生的配伍禁忌,主要有两个方面。

一是中药自身的配伍禁忌。中药传统有"十八反""十九畏"的配伍禁忌。经现代大量研究,有些已有定论,有些虽无定论,但均属遵循之列。十八反的药物是指:乌头反半夏、瓜蒌、贝母、白蔹、白及;甘草反海藻、大戟、甘遂、芫花;藜芦反人参、沙参、丹参、苦参、玄参、细辛、芍药。相反的意思是说,凡相反的药物配伍在一起应用,会产生毒性或不良反应,对人体造成危害。十九畏的药物是指:硫黄畏朴硝;水银畏砒霜;狼毒畏密陀僧;巴豆畏牵牛;丁香畏郁金;牙硝畏三棱;川乌、草乌畏犀角;人参畏五灵脂;官桂畏石脂。相畏的意思是说,相畏的药物配伍在一起应用,会使药物的作用减弱或失去治疗功能。两种不同的中成药或汤剂同服时,如果有相反或相畏的药物合并在了一起,同服后就会出现相反或相畏的现象,产生配伍禁忌。

二是中成药与西药配伍禁忌。这一问题比较复杂,而且临床上极为常见,应引起充分重视。

首先,可产生或增强毒副作用。含朱砂的中成药(如朱砂安神丸、冠心苏合丸等)不宜与苯甲酸钠同服,两者可生成可溶性苯汞盐,引起药源性汞中毒;含雄黄的中成药(如六神丸、安宫牛黄丸、喉症丸等),不宜与硫酸盐、硝酸盐类西药(如硫酸镁、硫酸亚铁等)合用,因雄黄中的硫化砷会被氧化而增加毒性;含蟾酥的中成药(如六神丸)有较强的强心作用,不宜与洋地黄类西药合用,因易引起洋地黄类药物中毒,导致心律不齐;含钙、含甘草的中成药,也不宜与洋地黄类西药合用。因钙离子与洋地黄类药物可同时增加心肌收缩,抑制KATP 酶,使强心苷毒性增加。甘草的氧皮质酮能"保钠排钾",减少体内钾离子,增加心脏对强心苷的敏感性而中毒;含麻黄碱的中成药(如人参再造丸、大活络丹等),不宜与单胺氧化酶抑制剂(如痢特灵、优降宁、苯乙肼等)同服,因二者同服可使血压升高,导致高血压危象和脑出血;含乙醇的酊剂、药酒,可与多种西药(如水合氯醛、苯巴比妥、胍乙啶、利尿酸、氯丙嗪、降糖灵、优降糖、阿司匹林、水杨酸钠及呋喃类抗菌药等)产生毒副作用,均不可同服。

其次,可降低或消除药物疗效。含重金属离子(钙、镁、铝、铁等)成分的中成药,不宜与四环素族抗生素同服,因它们会产生螯合沉淀,影响吸收率;含鞣质成分的中成药可与多种药物成分产生沉淀,而使人体难以吸收,不宜同服的有抗生素(如四环素、红霉素、灰黄霉素、林可霉素等)、酶制剂(如胃蛋白酶、胰酶等)、生物碱(如麻黄素、阿托品、颠茄片等)、苷类(如洋地黄、地高辛、可待因等)、重金属(如硫酸亚铁等)以及维生素 B_1、利福平、氨基比林等;含胆汁或具利胆作用的中成药(如蛇胆川贝液、利胆片等),不宜与奎尼丁同服,因胆汁可与奎尼丁生成不溶性络合物,影响吸收;丹参注射液不宜与细胞色素 C 配伍,因丹参酮的酚羟基能与细胞色素 C 的含铁蛋白生成混合物,使药效降低;含莨菪碱、阿托品成分(药材如洋金花、天仙子、华山参等)的中成药,可抑制胃肠蠕动,使胃排空延缓,影响药物到达小肠的速度,减少吸收,降低疗效,不宜同服的西药如四环素族、红霉素、氨苄青霉素、利福平等;具有酸性的中成药(如大山楂丸、五味子丸、乌梅丸等),不宜与具碱性的西药(如胃舒平、氨茶碱、碳酸氢钠等)同服,因两者可产生中和反应,使药效丧失。具酸性的中成药还不可与红霉素同服,因为红霉素在酸性环境中不稳定,会发生水解而丧失抗菌作用;同理,具碱性(如含硼砂、皂角等)的中成药,不宜与四环素族药物同用,因四环素族药物在碱性环境中可产生分解,使抗菌作用丧失;含组织胺成分的中成药(如感冒清、抗感片等),不宜与肾上腺素神经元阻断药(如利血平、胍乙啶、巴吉林等)同用,二者有药理拮抗作用;含甘草、鹿茸的中成药(如甘草片、参茸大补丸等),不宜与降糖药物(如降糖灵、甲磺丁脲等)合用,他们也有药理拮抗作用。

再次,可造成身体的直接损害。含朱砂的中成药,如与具还原性的西药(如溴化钾、溴化钠、碘化钾、碘化钠等)同用,可使朱砂中的硫化汞生成溴化汞或碘化汞,导致药源性肠炎,引起赤痢样大便。含甘草、鹿茸的中成药,如与阿司匹林、水杨酸类药物同服,可刺激胃部,使胃酸增多,降低胃肠抵抗力,使消化道溃疡发生率增加。

第46节 中成药的用药禁忌

服用中成药时,医生常常给患者交代一些注意事项。因为药物的性质和每个患者病情的具体情况不同,注意事项是多方面的。中药的配伍禁忌、妊娠禁忌等已在有关章节做了介绍,在此主要介绍饮食禁忌的内容。

中医俗称的忌口,属饮食禁忌的范畴。这分为三种情况:一是饮食对药物本身产生的影响。如服用含有人参的中成药,应忌食萝卜,因为萝卜具有破气作用,会使人参大补元气的作用丧失。又如服用含金属离子成分的中成药,应忌饮茶,因为茶叶中的鞣质会与金属离子发生络合反应,使药物中的有效成分无法吸收。二是饮食对药物治疗产生的影响。如热盛化火的疾病,服用清热泻火类中成药时,应忌食辛辣温热的食物。三是饮食对用药后配合身体调养的影响。如患者素有胃肠虚寒,功能低下疾患,为配合治疗,应禁止饮食生冷、酸甜、油腻、辛辣等食物。

第47节 中成药的不良反应

中成药的不良反应,近来有上升的趋势,有关的报道逐渐增多,并有严重过敏性休克的病例。中成药的不良反应,主要包括以下三个方面:

一是中成药自身的毒性。有些中成药中含有毒性成分,当超量服用时,会出现中毒现象。如中成药中含有生川乌、生草乌、生附子、马钱子、巴豆、蟾酥、朱砂、雄黄等有毒药物时。

二是中成药的药理反应。有些中成药的药理作用比较剧烈,当患者体质较弱或体质有个体差异时,出现过于剧烈的药理作用。如含有甘遂、大戟、芫花等峻下逐水药物时。

三是中成药的过敏反应。任何物质都可以成为人体过敏源,因此中成药中许多成分都有致人体过敏的可能。故服用中成药时出现过敏反应并非药物之过,特别是属过敏体质的患者,发病率更高。大家应该注意的是,要早期发现,及时停药,必要时对症治疗。

出现中成药不良反应的人为因素也不可忽视,而且常是造成不良反应的主要原因。这包括以下几个方面:一是剂量过大。不按使用要求或医嘱服用,盲目认为加大剂量疗效也会随之增加,自行加大用量,造成中毒或不良反应。二是积蓄中毒。由于长期服用带有毒性的某种中成药,使毒性在体内积蓄,造成慢性中毒。三是误服误用。如服用了药性相反的药物或前面提到的同名异物、同物异名中成药,以及近几年不容忽视的假药、劣药等。

除此之外,药品质量方面的问题,也可导致不良反应。如原料药材未依法加工炮制,生产工艺不严格遵守,剂型设计选择不当,药品质量不合格等。

第48节　中成药的中毒与解救

中成药中毒,多是由于误服或超量服用含有毒剧药物的中成药所致。中成药中毒的解救,主要根据引起中毒的具体毒性药物的类别进行解救。根据药物所含毒性的类别,现简要将中毒症状和解救方法分述如下:

含川乌、草乌、附子类中成药的中毒与解救　这类药材的主要毒性成分为乌头碱。含有此类成分的中成药很多,如小活络丸、附子理中丸、灵仙跌打片、木瓜丸等。

乌头碱的毒性很强,内服 0.2 毫克即可中毒。大量误服时,可很快经消化道吸收而出现中毒症状。3~4 小时内,就可因严重心律失常或呼吸中枢麻痹而死亡。

中毒症状:流涎、恶心、呕吐、腹痛腹泻、头昏、眼花、口舌四肢及全身发麻、脉搏减少、呼吸困难、手足抽搐、烦躁不安、神志不清、大小便失禁、血压及体温下降、心律不齐,进而昏迷、虚脱、呼吸衰竭、直至急性心源性脑缺血综合征而死亡。

解救方法:误服时间短,药物未吸收或吸收较少时,可内服 2% 鞣酸溶液,较重时可用温开水或 0.02% 高锰酸钾溶液洗胃。出现中毒症状者,给予保温、输氧,口服或注射硫酸阿托品、普鲁卡因酰胺,静脉输液以稀释毒素,促进尽快排泄。全身麻木者,皮下注射戊四氮,烦躁不安者用苯巴比妥镇静;心肌麻痹者用毒毛旋花子苷 K;呼吸衰竭用樟脑,人工呼吸;血压下降用肾上腺素。辅助治疗用苦参 30 克水煎服;黄连 9 克、黑豆 30 克水煎服;生姜 15 克、甘草 15 克、金银花 18 克水煎服。

含马钱子中成药的中毒与解救　马钱子的毒性成分为番木鳖碱(士的宁),同时也是有效成分。马钱子中毒的主要原因有:服用生马钱子、服用炮制不合格的马钱子或超剂量服用等。含马钱子的中成药如:伸筋丹胶囊、通痹片、腰腿痛丸、腰痛宁胶囊等。番木鳖碱的毒性极强,口服 5~10 毫克就可引起中毒,30毫克就能致死。

中毒症状:马钱子的毒性主要是对中枢神经的强烈兴奋作用。对延脑呼吸中枢和血管舒缩中枢的兴奋,对脊髓反射性兴奋,引起肌肉强直性痉挛。中毒症状主要表现为头痛头晕、焦躁不安、呼吸加快、血压升高、面肌颈肌强直,继而高度反射兴奋,呈阵发性、强直性惊厥,角弓反张,牙关紧闭,面呈狞笑,两手握拳,进而呼吸肌强直收缩而窒息。上述症状可因声、光刺激而加剧。兴奋过后继而出现麻痹,终因呼吸麻痹而死亡。

解救方法:以控制惊厥,保护延脑、中脑为治则。首先应避免声、光刺激。中毒时间短,惊厥或肌肉强直未出现时,可将1克鞣酸或2毫升复方碘溶液,溶于100~200毫升温开水中口服,使消化道中的番木鳖碱生成不溶物而沉淀,随即用高锰酸钾溶液洗胃,以减少吸收中毒。已出现惊厥者,应移至黑暗及安静处,静注戊巴比妥或阿米妥钠0.3~0.5克,或给水合氯醛等镇静剂,制止惊厥。惊厥控制后酌情以0.05%高锰酸钾溶液或1%~2%的鞣酸溶液洗胃。症状严重者,除输液外,立即吸入乙醚进行轻度麻醉。中毒症状可因二氧化碳增高而加剧,故应给予氧气吸入。抢救中不得使用阿片、咖啡因等类药物,因他们可加重番木鳖碱的毒性。

含巴豆中成药的中毒与解救 巴豆中的巴豆油有强烈的泻下作用,巴豆毒素是毒性极强的毒性球蛋白。巴豆含有34%~57%的巴豆油和18%的巴豆毒素。含有巴豆的中成药如:七珍丸等。

口服0.5~1滴巴豆油,即能产生口腔及胃黏膜的烧灼感及呕吐,0.5~3小时内即有多次大量水泻,伴有剧烈腹痛和里急后重。2滴就可致严重中毒或死亡。巴豆油酸在消化道内分解后,有强烈的腐蚀和峻泻作用,使肠道产生炎症,促使肠道强烈蠕动,导致肠嵌顿、肠出血、剧烈腹痛。巴豆素能溶解红细胞,对中枢神经系统有原浆毒作用。

中毒症状:口腔、咽喉灼热刺痛,流涎、恶心、呕吐,严重者肠壁腐蚀糜烂,排泄米汤样大便,因剧烈泻下而脱水,因肾脏受损而发生蛋白尿、血尿、尿闭等。有时出现呼吸困难、脉细数而弱、体温下降、谵语、发绀等虚脱症状,最后因呼吸、循环衰竭而死亡。

解救方法:误服在6小时以内者,用0.2%~0.5%高锰酸钾溶液或温开水洗胃。操作中动作应轻巧,避免损伤食道和胃黏膜。准备生绿豆60~90克,捣碎,用开水泡开后,放冷,洗胃后立即灌服。其他可对症支持治疗。如脱水可输液;中枢神经抑制可嗅氨水或注射士的宁、安钠咖、可拉明等兴奋剂;腹痛剧烈可注射盐酸吗啡、硫酸阿托品;预防虚脱可皮下注射咖啡因及阿托品。

含蟾酥中成药的中毒与解救 蟾酥的主要有效成分为蟾酥二烯内酯,同时也是毒性成分。含蟾酥的中成药如:九龙丹、心灵丸、环心丹、益心丸、六神丸、喉症丸、牙痛一粒丸等。

蟾酥中的蟾酥二烯内酯,有类似洋地黄的强心作用,中毒症状也类似于洋地黄中毒。过量中毒时,多在 0.5~1 小时内发病,少数可延迟至 2 小时左右。

中毒症状:消化系统出现恶心呕吐,先吐清水,后吐胃溶物、胃液、胆汁,甚至血液,有腹痛、肠鸣、腹泻等。循环系统出现胸闷心悸、脉搏细弱、心率缓慢、心律不齐、心房纤颤、轻度发绀、四肢冰冷、血压下降。神经系统出现头晕头痛,口唇、四肢麻木,嗜睡,出汗,膝反射迟缓或消失,惊厥等。

解救方法:针对症状可采用洗胃、导泻、补液及大剂量应用维生素 B_1、维生素 C 等。已出现类似洋地黄中毒症状者,按洋地黄中毒解救。心肌传导阻滞,可肌注阿托品 0.5~1 毫克,每隔 2~3 小时重复使用一次。严重心律不齐,经阿托品治疗未见好转或有心源性脑缺氧综合征潜在威胁者,可加异丙肾上腺素等。嗜睡者可给中枢兴奋剂。治疗后毒素可迅速排泄,12 小时内中毒症状可完全消失。

含雄黄中成药的中毒与解救 雄黄的毒性成分为砷化物硫化砷(As_2S_2)。含有雄黄的中成药很多,如牛黄解毒丸、安宫牛黄丸、六神丸、牙痛一粒丸等。

硫化砷具有极强的毒性,极易经呼吸道或消化道黏膜吸收。误服后 0.5~1 小时即可出现急性中毒,24 小时至数日内死亡。

中毒症状:主要表现为神经系统刺激症状和心、肝、肾等脏器功能障碍。如中毒性神经衰弱症候群、脑膜炎、脊髓炎、多发性神经炎等广泛性神经系统病变;中毒性肝炎、急性亚急性黄色肝萎缩;心脏脂肪浸润、肾小球损害等。症状轻者有眼睑水肿、眼花、皮肤发红等;重者出现口咽干燥、灼热、吞咽困难,继而剧吐,腹痛腹泻,大便呈米汤样并带血丝,血压下降,少尿,发绀,四肢发冷,虚脱,皮肤色素沉着,亦可出现瘫痪、脂肪肝、再生障碍性贫血等。

解救方法:误服时间短,未被吸收或吸收较少时,立即用解毒剂洗胃,以活性炭 20~30 克吞服,吸收胃中残留物,继用硫酸镁 30 克导泻,必要时用肥皂水灌肠。中毒重者可用特效解毒药二巯基丁二酸钠或二巯基丙醇。前者首次 2 克,以后每日 1 克,溶于生理盐水或 5% 的葡萄糖注射液中配成 5%~10% 的溶液,于 10~15 分钟内缓缓注射(不可静滴),3~5 天为一个疗程,间隔 3~4 天后重复治疗。本品不稳定,需现用现配,不可久置。对本品过敏或肝、肾功能严重不全者慎用。二巯基丙醇,用于轻度中毒,每次剂量按 2.5 毫克 / 千克·体重使用,前两天每日 2 次,其后每日 1 次,连用 10 天,直至完全恢复;重度中毒者,每次剂量按 3 毫克 / 千克·体重,前两天每 4 小时 1 次,第 3 天每日 4 次,以后每日 2 次,连用 10 天。

含朱砂、红升丹、白降丹类中成药的中毒与解救 这类中药的毒性成分是汞与汞的化合物。朱砂主要成分为硫化汞(HgS)、红升丹为氧化汞(HgO)、白降丹为氯化汞（$HgCl_2$）。含朱砂的中成药如：局方至宝丸、牛黄解毒丸、磁朱丸等。红升丹、白降丹常作为外用中成药，可经皮肤或伤口吸收。

汞及汞的化合物，可经消化道和皮肤吸收，对人体有强烈的刺激性和腐蚀性，对内脏毒性很大，对中枢神经先有短暂兴奋，继而转入抑制，产生心衰、休克，直至神经麻痹而死亡。

中毒症状：口服中毒，口中可出现金属味和辛辣感，黏膜红肿，口渴，呕吐，吐出物带黏膜呈血糊样，继而便血，尿血，尿少，呼吸困难，脉搏细小，体温下降，严重者最终因中毒性肾病、心衰而死亡。

解救方法：口服中毒可用碳酸氢钠饱和溶液或冷开水洗胃，给予牛奶、蛋清或活性炭。口服或皮肤吸收中毒均可肌注二巯基丙醇。有口腔炎，可取贯众、黄连各 10 克水煎漱口，或绿豆、桔梗、甘草煎汤内服。

第49节　儿童用药特点

儿童时期正处于生长发育阶段，各年龄段的生理功能及对药物的吸收、分布、代谢和排泄各不相同、各有特点。儿童用药应根据儿童各年龄段的生理功能及特点进行。

各年龄段的用药特点　新生儿及 1 岁以下婴儿：

各系统器官的功能尚未成熟，又处于生理和物质代谢过程迅速变化时期，用药变化较大，如有疾病，应在医生指导下用药，不要自行用药，以免发生意外。

1 岁以上婴幼儿：

各脏器发育及其功能已渐成熟，但多数不能明确叙说病症，且婴幼儿疾病发展变化较快，宜早去医院诊断治疗。选用药物时应根据其生理特点，选用糖浆剂、口服液、颗粒剂、滴剂、栓剂，尽量少用片剂、胶囊剂等固体剂型。

婴幼儿期易发生消化功能紊乱，如腹泻或便秘。使用非处方药治疗时要注意饮食调整，补充液体，不宜过早使用止泻药。便秘也应从饮食调整入手，不宜使用口服通便药或泻药。

婴幼儿期神经系统发育尚未成熟，患发热性疾病后常表现为烦躁不安，甚至高热惊厥，及时使用有退热镇静作用的药物有利于预防惊厥，促进病儿康复。

学龄期儿童：

各脏器及生理功能均趋于成熟，能和成人一样地进行药物代谢，但应注意最好使用儿童专用药品。用药不良反应如过敏反应，常在这一阶段发生，在用药过程中如出现新的症状，应及时送医院诊治。

这一时期儿童的水和电解质平衡能力较差，环境变化或患病，易引起水与电解质平衡紊乱，故在环境过热或患病时应注意补充液体，防止脱水，若已发生脱水和电解质紊乱,应及时去医院进行治疗。

儿童用药剂量计算 儿童用药的剂量有自己的规律和特点,常用剂量的计算方法有以下几种。

按实际体重计算:

对规定了千克(kg,公斤)体重用药剂量的药物,应按儿童实际体重算出用药剂量(每日量),再算出每次给药量。

例如:某药物规定每日用量为 15 毫克 / 千克体重,分 3 次应用,某儿童体重为 20 千克,则

每日用量 =15 毫克 × 20=300 毫克

每次服用量 =300 毫克 /3=100 毫克

按成人用药剂量计算:

对未给出千克(kg,公斤)体重用药剂量的药物,可按下式计算:

儿童剂量 = 小儿体重(kg)× 成人剂量 /60

60 为一般成人体重(kg)

如成人剂量为每次量,此计算量即为儿童每次量。如成人剂量为每日量,还应再按服用次数计算出每次给药量。

儿童用药剂量按年龄折算,见表 1。

表 1　儿童用药剂量折算表

年龄	折合成人剂量	年龄	折合成人剂量
新生儿 ~1 个月	1/18~1/14	4~6 岁	1/3~2/5
1~6 个月	1/14~1/7	6~9 岁	2/5~1/2
6 个月 ~1 岁	1/7~1/5	9~14 岁	1/2~2/3
1~2 岁	1/5~1/4	14~18 岁	2/3~ 全量
2~4 岁	1/4~1/3		

上表仅为参考值,在实际应用中还应根据儿童的发育状况、体质、病情及具体药物的性质等因素综合考虑,选取用药量。

按体表面积计算:

根据体表面积计算用量比较合理,可避免按体重计算的缺点。用体表每平方米表达用药量,适合于各年龄段儿童,同样也适合于成人。

30 千克(kg)以下儿童用药量的计算方法:

儿童体表面积 = 体重 × 0.035+0.1

儿童用量 = 成人剂量 × 儿童体表面积 /1.7

1.7 是成人（体重 70 千克）的体表面积（平方米,m²）。

30 千克(kg)以上儿童用药量的计算方法:

按体重每增 5 千克,体表面积增加 0.1 平方米计算,30 千克的体表面积基数为 1.1 平方米。

例如:儿童体重 35 千克,体表面积为 1.1+0.1=1.2 平方米,体重 40 千克为 1.3 平方米,体重 45 千克为 1.4 平方米……。但体重 65 千克时则为 1.6 平方米,70 千克为 1.7 平方米。

儿童体表面积估算,见表 2。

表 2　儿童体表面积估算表

年龄	体重（kg）	体表面积（m²）	年龄	体重（kg）	体表面积（m²）
新生儿	3	0.21	3 岁	14	0.59
1 个月	4	0.24	4 岁	16	0.66
2 个月	4.5	0.26	5 岁	18	0.73
3 个月	5	0.27	6 岁	20	0.80
4 个月	5.5	0.28	7 岁	22	0.89
5 个月	6	0.31	8 岁	24	0.94
6 个月	6.5	0.33	9 岁	26	1.00
7 个月	7	0.35	10 岁	28	1.08
8 个月	7.5	0.36	11 岁	30	1.15
9 个月	8	0.38	12 岁	33	1.19
10 个月	8.5	0.40	13 岁	36	1.26
11 个月	9	0.42	14 岁	40	1.33
1 岁	10	0.44	16 岁	50	1.50
2 岁	12	0.52	18 岁	60	1.67

第 50 节　妊娠期及哺乳期用药特点

妊娠期禁用的中成药　很多中成药具有活血化瘀,破血通经,消癥逐水等作用,会对孕妇和胎儿产生不良影响和危害,甚至引起坠胎。这类中成药分为孕妇禁用、忌用、慎用三种情况。属禁用的药物应绝对禁止使用。属忌用的药物,基本上不可使用。属慎用的药物,以不用为好,如病情确实需要,可以酌情使用,但应在医生指导和密切观察下进行。这类中成药中常常含有损伤胎元的中药,禁用的有巴豆、牵牛、大戟、斑蝥、商陆、麝香、三棱、莪术、水蛭、虻虫等,慎用的有桃仁、红花、大黄、枳实、附子、干姜、肉桂等。

众所周知,妊娠期孕妇使用药物会对胎儿发生影响,所以孕期尽量不用药或少用药,尤其在妊娠前3个月内应避免使用任何药物,非处方药也是如此,必须用药时应在医生指导下使用。

胎儿的药物代谢动力学特点 吸收 大多数药物经胎盘转运进入胎儿体内,有一些药物经羊膜转运进羊水后而被胎儿吞饮,随羊水进入胃肠道被吸收入胎儿体内;从胎儿尿中排出的药物又可因胎儿吞饮羊水重新进入胎儿体内,形成羊水—肠道循环。经胎盘转运的药物进脐静脉,脐静脉血在未进入全身循环前大部分经过肝脏,故亦有首过效应。

分布 胎儿的肝、脑等重量比与成年人相比相对较大,血流多。药物进入脐静脉后,随血流进入肝脏,故肝内药物分布较多。胎儿的血脑屏障功能较差,药物易进入中枢神经系统。胎儿血浆蛋白含量较母体为低,可使进入组织的自由型药物增多。

代谢 胎儿的肝脏是代谢药物的主要器官,与成人相比,其代谢能力甚差,药物与葡萄糖醛酸结合的能力缺如,故对某些通过这种结合方式而解毒的药物,易产生中毒。

排泄 胎儿的肾小球滤过率较低,肾脏排泄药物的功能亦差,从而延长了药物及其代谢产物在胎儿体内的停滞时间。某些经过代谢降低原有脂溶性的药物,不易通过胎盘屏障,使转运到母体血中的速度降低,致使药物在胎儿体内积蓄。

妊娠期用药对胎儿的影响 孕妇用药时,药物可通过胎盘屏障,对胎儿产生影响,这种影响与胎儿的胎龄(孕期)及其成熟程度有关。妊娠早期(即妊娠头3个月),受精卵不断地分化成为胚胎,胎儿尚未成型,若在此期间用药,可导致胎儿发育畸形。妊娠中后期(妊娠中的中3个月和末3个月),胎儿的大部分器官组织已分化完成,所以此时用药引起畸形的可能性不大。但用药不当,仍可影响胎儿生长发育,药物可直接透过胎盘屏障而影响胎儿,或使胎盘转运功能受阻,引起胎儿发育不良、流产、早产、甚至死胎。在临产前用药,药物通过胎盘转运给胎儿,若药物未能及时经胎盘排出,而胎儿已经娩出,致使药物在儿体内积蓄较多,血药浓度有时可以高于母体,从而引起窒息、黄疸等严重的新生儿疾病。

孕妇生理特点与用药 妊娠期孕妇,尤其是妊娠末期,孕妇身体与平时有明显的改变。首先,血容量明显增加,使用药后血药浓度降低;其次,肾血流量增加,使药物排泄加快;再次,由于宫腔内胎儿存在,对透过胎盘屏障的药物来说,分布容积明显增大。由于这些因素孕妇用药应根据不同情况相应增加剂量,才能达到有效的血药浓度,保证充分的治疗作用。

妊娠期用药剂量越大,时间越长,通过胎盘到达胎儿血药浓度也越高,越持久,对胎儿的影响也越严重。因此,孕妇应尽量少用药或不用药,不能滥用药或乱用药。

哺乳期妇女用药 多数药物可通过乳腺随乳汁喂给乳儿。因此必须重视哺乳期用药对乳儿的影响。一般乳母用药后,乳汁中药物浓度不会太高,但也有某些药物在乳汁中浓度相当高,甚至可比血浆中浓度还高,可导致乳儿发生毒性反应。不过哺乳期妇女用药对乳儿的危害性,与乳汁中药物浓度并不完全相关,某些药物在乳汁中浓度虽很高,却不一定对乳儿产生不良影响,相反某些仅在乳汁中微量存在的药物,也可引起过敏反应,甚至发生生命危险。因此哺乳期妇女用药一定要慎重,必须用药时应向医生和药师咨询,获得用药指导。

第51节 老年人用药特点

老年人的生理特点及对药物的影响 老年人患病率增加,与年龄相关的疾病增多,常多种慢性疾病或新患疾病同时存在,如心血管疾病、癌症、老年性痴呆症、糖尿病和关节炎等,老年人因此同时服用多种药物的机会增多。而老年人机体的老年性变化和各器官,特别是心、肾、肝等脏器的功能衰退,使老年人对药物的吸收、分布、代谢和排泄过程与青年人发生了明显的不同,引起不良反应或毒副作用的几率增大。据统计,20~29岁为3%,40~49岁为7.5%,而70~79岁增加至21.3%。所以老年人用药,必须根据老年人的生理特点,正确应用。

老年人用药的基本原则 随着衰老而产生的生理变化,使机体内环境稳定能力减弱,由于药代动力学的改变,老年人用药容易产生药物的毒性反应,药物不良反应的发生率明显增高。老年人用药应注意以下事项:

1. 尽量减少用药的品种,剂量应从小到大,逐渐加大,一般可以从常用量的1/2量开始,然后根据疗效和不良反应进行调整,做到剂量个体化。不长期用药,可用可不用的药物坚决不用。

2. 老年人多同时患有几种疾病,用药时应根据病情的轻重缓急,以先急后缓的原则用药。

3. 定期检查老年人使用的药物,根据病情及时减量或停药。

4. 服用对肝、肾可能有损害的药物时,治疗前、治疗中应定期做肝、肾功能检查,并注意观察有无副作用。

5. 老年人记忆力和理解力减退,易引起服药混乱,常因漏服或过量而出现不良反应,所以对所用药物及用法用量必须反复交代,亲属和护理人员也应特别注意,防止重服或漏服。

6. 慎用降压药和利尿药,避免引起体位性低血压。

7. 输液时应控制用量,特别是肺部感染时,避免加重心脏负担。

8. 慎用有便秘不良反应的各种药物,防止引起老年人便秘。

9. 治疗高血压时,应避免血压降得过低。因老年人自主神经功能失调,易发生体位性低血压,用降压药应注意防止晕厥。老年人常有心、脑血管硬化,若血压过低易引起缺血性脑中风或心肌梗死。

10. 老年妇女用雌性激素预防骨质疏松和脂质代谢异常,多数妇产科专家主张应用,国外应用更为广泛。根据临床统计,乳腺癌和子宫内膜癌的发生率不因雌激素的应用而增加。应用雌激素时应与黄体酮同用。

11. 衰老时的中枢神经系统变化,常使老年人睡眠失调(睡眠变少、不规则),此时给予巴比妥类和安定类药物,虽然采用老年剂量,仍可能出现运动失调、眩晕或意识模糊等不良反应。

第 52 节　中成药使用注意事项

所有中成药在使用时,都必须遵守以下注意事项:

1. 各药品注意事项中的具体规定应遵照执行。

2. 药品有禁用、忌用、慎用的应严格遵守。

3. 服药期间应忌烟、酒及辛辣、生冷、油腻食物。

4. 对药品中任一成分过敏者均禁用。过敏体质者慎用。

5. 如药品对肝、肾、心功能有损害的,应严格按照要求服用。服药期间还应定期检查肝、肾、心功能是否正常。

6. 严重高血压、心脏病、肝病、肾病、糖尿病等慢性病患者,应在医师指导下服用。

7. 小儿、孕妇、哺乳期妇女、年老体虚、脾虚便溏者应在医师指导下服用。

8. 儿童用药应在成人监护下使用。

9. 长期服用应向医师或药师咨询。

10. 正在接受其他治疗,多种药品同时服用时,为防止药物间相互产生不良反应,服用前应咨询医师或药师。

11. 服用过量或发生严重不良反应时应立即就医。

12. 用药 3~7 天(或规定的时间内)症状不缓解时,应咨询医师或药师。

13. 应将药品放在儿童接触不到的地方。防止儿童误食误用。

14. 药品出现性状改变、发霉变质、过期失效等,不得使用。

这些注意事项,为了避免赘述,在本书各药品项下一般不再单独列出,但应遵守。

第53节 中成药自购注意事项

购买中成药时,首先必须明确所患疾病,根据自己的病情,选购适宜于自己的中成药,做到对症选药,或咨询医师或药师。

购买时应注意详细阅读说明书,看是否与自己的病情和与需要的中成药用途相符,切勿轻信广告宣传。

辨明药品的名称、成分、适应证,切勿粗心大意。有些药品名称相似,但作用不同,必须认真、仔细分辨。

弄清所购药品的规格、含量、用法用量,不明白和有疑问的地方应向医生或药店询问清楚。

仔细阅读药品的注意事项,特别注意药品的禁忌、慎用等内容,并严格遵守有关要求,以避免药品的不良反应和毒副作用。

注意检查包装上的批准文号、产品批号、药品有效期、生产厂家的注册商标、生产厂家的厂名、厂址等是否齐全。这些内容不全者则有疑问,不宜购买。

检查药品的有效期,临近失效期、超过有效期或失效的药品不能购买。

检查药品的外观质量,外观性状、颜色有无改变,有无吸潮、结块、霉变、沉淀等。并注意药品的外包装是否完整,有无拆封。有可疑情况则不宜购买。

每次购买药品数量不宜太多,疾病的治疗是按疗程进行的,最好按一个疗程的量购买。一般急性病3天量即可,慢性病7~10天(或一个疗程)量即可。如需继续服用,可在用完后再购买一个疗程的用药。

第54节 中成药的保管与贮存

家庭保管、贮存中成药一般应注意:

1. 适当贮备少量常用和急救的中成药。如预防和治疗感冒、发烧、咳嗽、咽喉肿痛、腹痛腹泻、一般创伤及心脏病急救用药等。如:感冒退热颗粒、创可贴、速效救心丸、心灵丸等。

2. 贮存的中成药应全部保留药品标签,包括药名、规格、用法用量、产品批号,以备再用时识别。家庭贮存的药品如没有标签,不知药名,分辨不清或有疑问,千万不可凭记忆或想当然随便服用,以防错用而发生意外。

3. 中成药应贮存在阴凉、干燥、通风的地方,避免阳光直射、高温、潮湿。还应注意放于儿童拿不到的位置,尤其是毒剧药品,防止小儿误拿误吃。

4. 药品使用后,应及时将瓶盖或包装重新盖好或密封,可防止药品受潮或过早变质。

5. 对家庭贮存保管的药品,重新服用前应注意检查药品标签和药品质量,已受潮、发霉、发酵、变质、过期、失效的药品,不得再服用。

6. 糖浆剂、合剂、口服液等液体剂型的中成药易发霉、发酵、变质,可放于冰箱中贮存。一旦开瓶使用后,应连续用完,不可久置后重新使用。

附录　撤销、淘汰中成药品种名单（463 种）

原卫生部四次发文公布撤销、淘汰中成药品种 463 个。其中"卫药发（1991）第 49 号"文公布 105 种、"卫药发（1993）第 63 号"文公布 128 种、"卫药发（1994）第 39 号"文公布 105 种、"卫药发（1996）第 60 号"文公布 125 种。

现以撤销、淘汰中成药品种名称汉语拼音为序，排列名单如下。

A

安脑牛黄片
安神养血丸

B

八宝油膏
菝葜酒
白凤丸
白酱感冒冲剂
白银丹
百部鸡精片
百草膏
百灵膏
百日咳嗽散
百顺胶囊
百消丸
百效膏
板山感冒冲剂
板菌冲剂
半边消膏药
半夏咳喘宁糖浆

半枝莲片
宝康乐冲剂
宝灵素
保儿散
保肺定喘丸
保健丸
保金丸
保童止嗽糖浆
保童止嗽丸
保眼散
豹骨胶
豹骨药酒
贝母止咳蜜浆
贝母止咳散
崩漏丸
鼻炎宁蜜浆
鼻渊丸
槟榔丸
补肺汤
补气养血膏
补肾养阴丸
补天灵（丸）

补血养神丸
补益活络丸

C

采云散
柴银片
陈德兴枯陈药酒
出核膏
川贝枇杷露
川贝枇杷糖浆
川贝枇杷止咳冲剂
喘咳静片
疮疖膏药
吹耳红棉散
垂盆草糖浆
刺五加蜂乳
刺五加硫胺冲剂
刺五加硫胺糖浆
刺五加王浆片

D

大力士补液

大麻风丸

当归黄精糖浆

当归养血丸

跌打损伤膏

跌打五花丸

丁蔻附桂理中丸

东北蜂王浆补膏

东陵益母膏

东梅止咳水

冻疮酊

杜仲叶冲剂

断血流胶囊

E

儿茶酊

耳底药

二味黑锡丹

F

防风通圣片

防感片

肥儿冲剂

肥儿疳积散

肺咳平丸

肺灵丸

风寒感冒冲剂

风寒疼痛丸

风湿跌打止痛膏

风湿骨痛糖浆

风湿活络丸

风湿解毒片

风湿止痛丸

风损膏药

风痛片

扶脾散

扶阳固肾丸

妇科调补丸

妇乐合剂

妇女通经丸

附桂理中丸

复方矮地茶糖浆

复方百松糖浆

复方斑钠片

复方甘草片

复方甘肃丹参片

复方海蚌含珠片

复方桔梗止咳片

复方咳宁片

复方木瓜酶肠溶胶囊

复方七叶一枝花片

复方山楂浆

复方胃痛片

复方岩白菜素冲剂

复方羊藿片

复方鱼腥草素片

覆盆明目地黄丸

覆盆子膏

G

肝胃气痛散

肝炎宁片

肝炎片

感冒复康片

感冒解毒丸

感冒灵胶囊

感冒片

感冒平液

感冒去痛水

感冒退热片

更衣丸

枸杞冲剂

枸杞晶

枸杞子膏

瓜蒂素片

关节疼痛丸

冠安片

冠心丹

冠心宁片

冠心苏合片

光和熊胆油

光明燥眼药

归芪丸

归芍地黄丸（二方）

龟鹿人参膏

桂元糖

H

蛤蟆化积膏

沅瀣丸

黑阿胶

红膏药

红毛坠金膏

红桃颗粒

葫芦油

虎骨胶

虎杖矿工酒

化毒膏

化痰止咳糖浆

化痔膏

黄柏果片

黄病补血丸

黄病绛矾丸

黄芪片

汇雪（散）

活络舒肝片

J

鸡鸣定喘丸
急慢惊风丸
加味滚痰丸
加味宁神丸
甲抗宁膏
建神散(健神曲)
健步木瓜酒
健尔康口服液
健母安胎丸
健脑灵糖浆
健脾除湿丸
健脾肥儿散
健脾消食丸
健身可乐晶
健身滋补膏
健肾地黄丸
健肾丸
脚癣净
解表化痰丸
解热镇惊散
金龟莲片
金虎止痛片
金钱膏药
金青感冒片
金芍玉液酒
金衣至宝锭
筋骨风痛露
九粒止咳丸
九龙冲剂
九龙糖浆
救急丸
桔梗浸膏片
桔梗丸

K

康保灵冲剂
康福饮
抗感宁胶囊
抗过敏膏
抗结核片
抗咳灵糖浆
抗泻痢片
咳宝糖浆
咳复舒
咳宁膏
咳丸
可利肝
克咳宁糖浆
坤灵膏
坤顺丸

L

赖氨酸蜂乳
阑尾消炎灵胶囊
劳动养血丸
雷滴净胶囊
雷击散
理气舒肝丸
理疝胡芦巴丸
痢带灵(丸)
痢特敏胶囊
亮菌片
六味寒水石散
龙胆退黄糖浆
龙胆泻肝丸
鹿茸胶囊
鹿茸三鞭酒
鹿尾酒

M

马钱子流浸膏
买麻藤冲剂
买麻藤片
买麻藤糖浆
麦母宁糖浆
脉安糖浆
明目磁珠丸
木馏油牙痛水

N

蛲虫药膏
内伤膏
内消瘰疬丸
宁嗽糖浆
牛黄金锁丸
牛黄凉惊丸
浓缩午时茶
女用康健片

P

平喘片
平喘镇咳药烟
平肝丸

Q

芪枣冲剂
气咳膏药
千金止带丸
强力痰咳净片
强阳保肾丸
强壮糖浆
青果豉
清导胃气片

清肺散
清肺丸
清宫丸
清火眼丸
清理丸
清凉药肉
清热保幼丸
清热丹
清热解毒口服液
清胃黄连丸
驱风药水
祛风活血酒
全身散

R

人参阿胶益寿膏
人参补浆
人参健脾膏
人参葡萄糖（冲剂）
人参搜风丸
人参银耳浆
如意丸
乳块消片
润肺清冲剂

S

三草冲剂
三合素胶丸
三颗针片
三七片
三蛇胆川贝末
三蛇胆汁酒
三仙浆
桑菊感冒液
桑菊饮

山腊梅茶
山麦冲剂
山梅感冒片
山楂浸膏片
山楂糖浆
山珍精
伤风止咳冲剂
伤科内服丸
上感冲剂
少腹逐瘀丸
蛇胆胡椒
蛇胆液
麝香伤湿膏
参补灵片
参桂鹿茸膏
参苓白术丸
参苓健脾酒
参麦固本丸
参芪鹿茸精
参杞糖浆
参茸固本片
肾气丸
十全丸
石百兰片
石城白药
首乌酒
首乌益寿晶
寿尔康糖浆
舒肺片
舒肝和胃丸
舒筋活血丸
舒眠片
舒胃气痛片
疏风保童丸
熟地膏

水泻散
顺气片
四合素胶囊
四合素片
四季青糖浆
松柏散
速效伤风冲剂
碎米柴片

T

太乙膏
烫伤膏
桃儿七片
调胃承气片
调元补肾丸
痛必治跌打酒

W

万年春蜂王浆
万应曲
万应丸
王浆片
王子丸
维C银翘胶囊
卫生宝胶囊
胃安颗粒
胃活片
胃活散
胃康片
胃溃疡片
胃溃疡散
胃舒宁片
胃痛散
胃疡安丸
温中健胃丸

问荆冲剂
乌金溶液
五行散
五花茶
五积丸
五加皮冲剂
五味补汁
五味子参杞糖浆
五痫再生丸
武威膏药

X

息儿咳
细叶香薷润喉片
仙半夏
陷甲膏
香连散
香砂六君丸
香砂养胃丸
逍遥丸
消风丸
消炎冲剂
消炎生肌散
消瘿顺气散
消痔散
消滞茶
小儿八珍药糕
小儿定喘止咳露
小儿化痰止咳冲剂
小儿化痰止咳糖浆
小儿化滞丸
小儿鸡肝散
小儿健脾糠浆
小儿解感片

小儿金片
小儿宁嗽散
小儿七珍丸
小儿奇应片
小儿镇咳糖浆
小儿止咳冲剂
小儿止咳散
小青龙口服液
泻腹水胶囊
心可乐冲剂
新金柜丸
新抗感冒片
新消咳宁片
信枣散
熊麝膏

Y

牙疳散
延龄冲剂
炎痛舒膏
炎症丸
眼药散
阳和丸
洋金花止喘烟
养心定悸膏
养心片
养血归脾酒
养血归脾丸
医痫丸
益欢散
银耳补液
婴儿散
映山红片
玉咳宁糖浆

玉屏风口服液
云芝糖浆

Z

增尔寿片
增生宁
黯皮液擦剂
樟香散
樟叶油胶丸
珍珠镇惊丸
镇惊膏
镇惊片
镇惊散
镇惊丸
栀子金花丸
止喘精
止带丸
止咳冲剂
止嗽片
止吐泻片
止血消炎灵(散)
至宝锭
治咳化痰丸
治咳枇杷颗粒
中耳炎散
中联止咳糖浆
中满分消丸
周胆星(茶曲)
周氏回生丸
朱珀宁神丸
竹红菌素油剂
追风虎骨膏
滋补片
滋阴补肾丸

紫花杜鹃冲剂

注射液

复方柴胡注射液
复方金黄注射液
肝舒注射液
肝炎静注射液
汉桃叶注射液

黄芩苷注射液
抗麻痹注射液
了哥王注射液
磷酸川芎嗪注射液
毛冬青注射液
牛西西注射液
千里光注射液
去感热注射液

人参注射液
盐酸农吉利碱注射液
伊痛舒注射液
止血宁注射液
枳实注射液
坐痛宁注射液

注:禁止使用犀牛角、虎骨药材及其含有犀牛角、虎骨的中成药。

▎药品索引▎

（以药品名称汉语拼音为序）

主要参考文献

1. 国家药典委员会.中华人民共和国药典 2015 版 一部.北京:中国医药科技出版社, 2015
2. 国家食品药品监督管理局.国家非处方药目录(中成药部分第一至第六批)
3. 国家食品药品监督管理局.国家非处方药说明书(中成药部分第一至第六批)
4. 各收载药物药品说明书
5. 李世文,康满珍,陈雪.老药新用途.第 4 版.北京:人民军医出版社,2010
6. 李世文,康满珍,彭松玉.中成药新用途.第 4 版.北京:人民军医出版社,2011
7. 何艳玲,梅全喜.老药新用途手册.北京:化学工业出版社,2010

12检